ÉLÉMENTS

DE

PATHOLOGIE MÉDICALE.

PARIS. — TYPOGRAPHIE DE HENRI PLON,
IMPRIMEUR DE L'EMPEREUR,
8, RUE GARANCIÈRE.

ÉLÉMENTS

DE

PATHOLOGIE MÉDICALE

OU

PRÉCIS DE MÉDECINE THÉORIQUE ET PRATIQUE

ÉCRIT

DANS L'ESPRIT DU VITALISME HIPPOCRATIQUE,

PAR A. L. J. BAYLE,

DOCTEUR ET PROFESSEUR AGRÉGÉ DE LA FACULTÉ DE MÉDECINE DE PARIS,
CHEVALIER DE LA LÉGION D'HONNEUR, OFFICIER DE L'ORDRE DU SAUVEUR,
MÉDECIN DES DISPENSAIRES, ANCIEN BIBLIOTHÉCAIRE ADJOINT DE LA FACULTÉ,
MEMBRE DE L'ACADÉMIE ROYALE DE MÉDECINE DE NAPLES, DE LA SOCIÉTÉ DE MÉDECINE D'ATHÈNES,
DE LA SOCIÉTÉ DES SCIENCES ET ARTS DE STRASBOURG, ETC.

Natura morborum medicatrix.
HIPP.

TOME PREMIER.

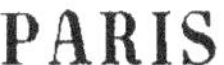

PARIS

GERMER-BAILLIÈRE, LIBRAIRE-ÉDITEUR,

17, RUE DE L'ÉCOLE DE MÉDECINE.

LONDRES, | MADRID,
H. BAILLIÈRE, 219, Regent-Street. | CH. BAILLY-BAILLIÈRE.

NEW-YORK, CH. BAILLIÈRE.

1856

AVANT-PROPOS.

Un des premiers mérites d'un livre quelconque, mais surtout d'un livre de médecine, serait de former un seul tout dont les parties se lieraient ensemble et se coordonneraient d'une manière claire et méthodique, d'être appuyé sur un petit nombre de principes dont les conséquences et les preuves se développeraient logiquement dans tous les détails de l'ouvrage.

Cette qualité serait surtout à désirer dans un traité de pathologie destiné à embrasser toutes les maladies qui affligent l'espèce humaine, sujet si vaste et si complexe de sa nature.

Cette marche synthétique exigerait avant tout que les principes fondamentaux de la science des maladies fussent des faits généraux établis par l'expérience, mais par l'expérience de tous les temps et de tous les lieux.

Ces principes existent, et leur découverte remonte aux époques les plus reculées de la médecine; ils ont été vérifiés, ratifiés et développés par tous les grands praticiens qui se sont succédé dans une longue suite de siècles; les systématiques les ont écartés, dénaturés, proscrits sans pouvoir les détruire; ils subsistent avec toute leur fécondité, et je pourrais dire leur nouveauté, puisque la plupart des médecins ne les ont jamais connus ou les ont perdus de vue. Ils constituent le vitalisme hippocratique : le *vitalisme*, parce qu'ils sont fondés sur la vie et sur son caractère le plus général, la force vitale; *hippocratique*, parce qu'ils remontent à Hippocrate, comme leur véritable auteur.

Formuler ces principes avec précision et clarté ; démontrer que, loin d'être contredits par les progrès récents de la science, ils y trouvent au contraire une nouvelle et éclatante confirmation, qu'ils donnent des explications satisfaisantes des faits dont la pathologie s'est enrichie de nos jours, et dont les systèmes, et en particulier l'organicisme, étaient inhabiles à rendre compte ; prouver enfin que ces principes fournissent aux connaissances pathologiques une liaison et un enchaînement dont elles étaient dépourvues : tel est le but que je me suis proposé dans cet ouvrage. Je n'ai pas la prétention d'être parvenu à l'atteindre ; je ne suis sûr que de mes intentions et de mes efforts.

Fidèle à la méthode synthétique, la seule qui puisse convenir à un livre élémentaire, j'ai exposé dans l'introduction de cet ouvrage les principes du vitalisme hippocratique tels que je les conçois dans l'état actuel de la science ; je les ai développés avec quelques nouveaux détails dans le résumé succinct de pathologie générale qui suit l'introduction ; j'ai classé les maladies qui forment le domaine de la pathologie spéciale, autant que possible, d'après les mêmes règles ; j'en ai donné une description courte, mais complète, embrassant les derniers progrès de la médecine ; enfin dans un article *pathogénie* ajouté à la description générale de toutes les classes et souvent même à l'histoire des maladies individuelles, j'ai expliqué l'origine, la génération et le développement des maladies d'après les principes vitalistes établis dans l'introduction.

Je me suis acquitté sans doute d'une manière bien imparfaite d'une tâche si difficile. J'espère qu'on voudra bien m'accorder quelque indulgence, en raison de cette difficulté même, ainsi que de la nouveauté du sujet. Ce livre est le premier essai de pathologie spéciale qui ait été tenté depuis plusieurs siècles pour expliquer toutes les maladies d'après les principes hippocratiques. On a publié sans doute de nos jours comme autrefois, à Paris comme à Montpellier, beaucoup d'écrits d'un grand mérite, inspirés par les idées du père de la médecine, mais on n'a mis au jour aucun travail d'ensemble, aucun traité général, embrassant le cadre pathologique tout entier ; lacune regrettable dont l'influence sur la science et sur l'art n'a pu qu'être funeste.

Bien des causes ont empêché, de nos jours, la publication d'une pathologie hippocratique. Au commencement de ce siècle, c'était le Brownisme, dont le règne en France n'eut d'ailleurs qu'une existence bien éphémère ; ce fut ensuite le solidisme si exclusif de Pinel, qui après avoir payé un tribut d'hommages enthousiastes aux dogmes du père de la médecine en commençant sa *Nosographie*, n'en tint plus aucun compte dans le reste de son livre, inconséquence étonnante de la part d'un esprit si distingué ; vint enfin le système de Broussais, qui exerça pendant dix ans une telle domination, que la majorité des jeunes médecins se laissèrent subjuguer par sa séduisante simplicité. Mais l'obstacle le plus puissant aux idées vitalistes, c'est l'influence que l'anatomie pathologique a prise depuis soixante ans sur les esprits. Cette science a doté la médecine de découvertes si importantes, elle a jeté une telle lumière sur le diagnostic et le pronostic, qu'il n'est pas étonnant que son étude, devenue prédominante, ait peu à peu fait exagérer son importance et détourné les esprits des idées d'un autre ordre.

Ces raisons n'existent plus aujourd'hui : le Brownisme et le Broussaisisme sont déjà de l'histoire ancienne, tant leur chute a été complète ; le solidisme a disparu devant la masse de preuves qui établissent les altérations du sang et des autres liquides ; l'anatomie pathologique elle-même commence à reprendre le véritable rang qui lui appartient comme branche des sciences médicales ; les explications purement anatomiques perdent chaque jour de leur crédit, et les écrits vitalistes sont recherchés avec une sorte d'empressement.

Ce changement dans les idées s'est surtout révélé d'une manière bien remarquable dans une discussion récente sur le vitalisme, qui a occupé cinq ou six séances de l'Académie de médecine. Presque tous les orateurs ont montré les tendances vitalistes les plus prononcées ; les organiciens purs sont restés muets sur leur siége, et n'ont pas trouvé une parole à répondre à leurs antagonistes.

Ces débats ont vivement intéressé les médecins de Paris et attiré à l'Académie une affluence extraordinaire d'auditeurs ; les journaux de médecine, si nombreux aujourd'hui, y ont pris une part active et ont été à peu près unanimes pour soutenir et défendre les principes vitalistes.

Ces symptômes nous ont fait penser que le moment était opportun pour offrir au public médical un précis de médecine écrit dans l'esprit du vitalisme hippocratique.

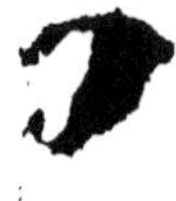

Persuadé que l'avenir de la science et de l'art est intéressé aux idées que je soutiens dans cet ouvrage, j'ai fait tous mes efforts pour lui donner les deux qualités indispensables pour qu'un livre puisse se répandre et obtenir une certaine influence sur les esprits, c'est-à-dire la clarté et la concision. Ce motif m'a obligé à un sacrifice pénible, qu'on me pardonnera, j'espère, celui de passer le plus souvent sous silence le nom et les ouvrages des auteurs qui ont concouru de nos jours aux progrès des connaissances pathologiques.

On trouvera d'ailleurs dans les monographies et dans les traités généraux étendus les notions historiques et les indications bibliographiques que la brièveté de ces Éléments ne pouvait comporter.

INTRODUCTION.

DOCTRINE DE CET OUVRAGE.

Le livre qu'on va lire est conçu et rédigé dans l'esprit du vitalisme hippocratique, doctrine à qui seule appartient cette double gloire d'avoir survécu à tous les systèmes qu'elle avait vus naître, et d'avoir servi de guide aux praticiens les plus habiles et les plus heureux dans le traitement des maladies. J'ai cru dès lors nécessaire de présenter, en tête de ces éléments, un résumé de la doctrine qui les a inspirés. Ces notions répandront beaucoup de jour sur les classes de maladies qui composent la pathologie spéciale, et nous dispenseront souvent d'entrer dans des détails de pathogénie que le lecteur pourra trouver de lui-même. On y verra que les découvertes les plus modernes de l'art de guérir, comme ses plus anciennes conquêtes, trouvent dans les principes que nous défendons l'explication la plus satisfaisante.

Avant d'exposer sommairement la doctrine hippocratique de cet ouvrage, nous jetterons un coup d'œil rapide sur les théories diverses qui ont régné en médecine depuis les temps les plus reculés jusqu'à nos jours.

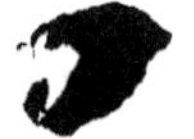

ARTICLE PREMIER.

SYSTÈMES.

Il y a deux sortes de médecine : la médecine empirique et la médecine rationnelle. La première est une réunion de notions qui nous viennent de l'observation et de l'expérience seules, sans avoir entre elles un lien systématique qui les unisse ; la seconde est un ensemble de connaissances médicales coordonnées par le raisonnement de manière à former un tout dans lequel les causes et les effets s'enchaînent et se déduisent logiquement les uns des autres.

L'empirisme est aussi ancien que les maladies ; il est né du besoin qu'ont les hommes de chercher du soulagement à leurs souffrances et à celles de leurs semblables. Longtemps borné à des moyens simples, trouvés dans l'intérieur des familles et transmis, par tradition, des pères aux enfants, il s'enrichit peu à peu des remèdes et des procédés que le hasard, l'analogie ou d'heureuses recherches avaient fait découvrir.

La médecine rationnelle prit naissance du jour où l'on voulut lier et coordonner ces connaissances expérimentales et expliquer les faits observés, car les systèmes et les doctrines ne sont autre chose qu'un moyen d'explication et de classification. Les choses pouvant être envisagées sous des aspects très-divers, on conçoit qu'il a dû y avoir bien des systèmes, c'est-à-dire bien des médecines rationnelles.

Plusieurs siècles avant Hippocrate, on avait déjà cherché à lier et à expliquer les connaissances d'observations ; il y avait des doctrines médicales, car il dit lui-même que *la médecine est établie depuis longtemps*. Il n'a donc point créé la science, comme le pensent beaucoup de médecins, mais il l'a ramenée à l'observation de la nature vivante ; il l'a purgée des subtilités philosophiques qui l'offusquaient ; il l'a enrichie, perfectionnée, et il a fondé une doctrine qui est restée debout quoiqu'elle remonte à plus de quatre cents ans avant notre ère.

Certes si les médecins célèbres qui se sont succédé pendant vingt-deux siècles, depuis le père de la médecine jusqu'à nous, s'étaient attachés à conserver et à développer les grandes vues qu'il nous a transmises au lieu de les proscrire, nous posséderions aujourd'hui l'édifice médical le plus majestueux et le plus complet. Mais il n'en fut point ainsi : plus de vingt systèmes ont tour à tour envahi, dominé et nous pourrions dire ravagé la science depuis Hippocrate jusqu'à nous, systèmes plus ou moins faux et exclusifs, fondés la plupart sur les idées régnantes alors en philosophie, en physique, en mécanique, etc.

C'est ainsi que les fils, les élèves et les premiers successeurs d'Hippocrate, repoussant la voie lente mais sûre de l'observation et de l'expérience que l'oracle de Cos leur avait ouverte, ne suivirent d'autre règle que le raisonnement et fondèrent le *Dogmatisme*, dont les bases étaient empruntées à la théorie des nombres de Pythagore, à la physique de Platon et au stoïcisme.

Dans le siècle suivant, *Philinus*, de Cos, dégoûté sans doute des éternelles discussions de l'école dogmatique sur les causes premières, créa l'*Empirisme*, qui lui est diamétralement opposé. Rejetant tout raisonnement et toute théorie et surtout toute recherche des causes, cette doctrine faisait profession de n'admettre que les résultats de l'expérience. L'observation, l'histoire et l'analogie, tels étaient les trois moyens dont elle faisait usage pour augmenter le répertoire des connaissances médicales. Quoique cette école, principalement vouée à la thérapeutique, soit bien souvent tombée dans des idées superstitieuses et dans une confiance aveugle en des remèdes dont l'efficacité n'était pas prouvée, on ne peut nier cependant qu'elle n'ait rendu d'importants services à l'art de guérir. Cette école, qu'on ne saurait appeler un système, puisqu'elle ne cherche point à lier et coordonner les faits d'observation, n'a jamais cessé de régner parmi les hommes livrés à la pratique de l'art, et nous lui devons certainement plus de reconnaissance qu'à tous les systèmes qui se sont partagé l'empire de la science dans la suite des temps.

Cinquante ans avant notre ère, parut à Rome le fameux

Asclépiade, de Bithynie, dont le talent et la renommée jetèrent le plus vif éclat. C'était le moment où Lucrèce venait de populariser le système d'Épicure dans son poëme célèbre sur la nature des choses. Asclépiade, repoussant avec mépris la doctrine hippocratique, qu'il appelait une méditation de la mort, créa un système qui a pour base la théorie corpusculaire du philosophe grec. Le corps humain est composé, comme tous les autres êtres, de pores et d'atomes qui dans l'état de santé circulent librement et facilement dans leur cavité. Les maladies n'ont d'autre cause qu'un trouble mécanique de cette circulation, et d'autre moyen de traitement que ce qui peut rétablir la régularité de ce mouvement circulatoire.

Thémison, de Laodicée, le plus illustre des disciples d'Asclépiade, fonda le *Méthodisme* au commencement de l'ère chrétienne. Ce système célèbre, que Broussais a renouvelé de nos jours, fait dériver toutes les maladies de trois états différents des solides vivants, du resserrement (*strictum*), du relâchement (*laxum*) et de l'état intermédiaire (*mixtum*); de là aussi trois sortes de moyens thérapeutiques.

Pendant que l'école méthodique jouissait, à Rome, de toute sa splendeur, *Athénée*, d'Attalie en Cilicie, établissait dans la même ville un nouveau système, le *Pneumatisme*, dont l'idée première était empruntée à la philosophie d'Aristote. Suivant cette théorie, tout dépend dans l'économie saine ou malade, du bon ou du mauvais état d'un principe particulier aériforme, le *pneuma*, qui réside et circule dans les vaisseaux.

Agathinus, de Sparte, disciple d'Athénée, s'éloigna des principes de son maître, qu'il chercha à concilier avec ceux des empiriques et des méthodistes. C'est pour cela que l'école dont il est le fondateur prit le nom d'*éclectisme*, mot qui signifie choix, parce qu'il avait la prétention de choisir tout ce qu'il y avait de bon dans les écoles pneumatique, empirique et méthodique.

Dans le deuxième siècle parut *Galien*, le plus grand génie de la médecine antique après Hippocrate, esprit universel, imagination brillante, à qui nous devons une véritable encyclopédie médicale. Le *Galénisme* ou le système de Galien a exercé une longue et prodigieuse domination sur le monde médical, puisqu'il ne s'est éteint qu'au dix-septième siècle, c'est-à-dire près de quatorze cents ans depuis la venue de son fondateur. Ce système, quoique composé des débris des anciennes théories, forme cependant un ensemble bien coordonné. Il est impossible de résumer ici en quelques lignes la doctrine du médecin de Pergame. Nous dirons seulement que cet auteur regardait le corps humain comme composé par les quatre éléments, le feu, l'eau, l'air et la terre. Chaque élément a une qualité première qui lui est propre : le feu est chaud, l'eau humide, l'air froid et la terre sèche. Les éléments en se mêlant intimement forment les trois sortes de parties du corps humain, savoir, les parties similaires, les organes et le corps entier ; il y a en outre quatre humeurs, le sang, la pituite, la bile jaune et la bile noire ou atrabilaire. Le sang est chaud et humide, la pituite froide et humide, la bile jaune chaude et sèche, l'atrabile froide et sèche. Les maladies sont produites par un excès ou un défaut de chaud, de froid, de sec ou d'humide des parties du corps, ou par une altération des humeurs qui peuvent pécher par excès, par défaut ou par cacochymie. Leur traitement consiste à seconder la nature ou à les combattre par leurs contraires, c'est-à-dire le chaud par le froid, le froid par le chaud, le sec par l'humide, et l'humide par le sec ; de là quatre classes de médicaments, les rafraichissants, les échauffants, les humides et les desséchants. Les humeurs ont d'autres médicaments contraires aux altérations qu'elles ont éprouvées.

Nous passerons sous silence la médecine des *Arabes*, espèce d'humorisme galénique surchargé de formules empiriques et superstitieuses, ainsi que les extravagances des *Alchimistes* et de *Paracelse*, pour arriver à *Van Helmont*, qui vivait au commencement du dix-septième siècle.

Van Helmont, le plus puissant adversaire du galénisme, frappé de la coordination des actes de l'organisme vers une fin, créa des êtres intelligents pour présider à cet ordre. Tous les phénomènes vitaux sont sous la dépendance de l'*archée*, principe particulier, recteur et monarque de l'économie. L'archée a sous ses ordres des archées secondaires qu'il appelle *blas* et qui sont situés dans les viscères. Les maladies sont produites les unes par une lutte qui s'établit entre l'archée général et les archées secondaires, les autres par des ferments acides ou alcalis. Ce système, puisé à la fois dans la chimie et dans un naturisme hippocratique altéré, donna naissance à l'*Humorisme chimiatrique* de *Sylvius de le Boé* et à l'*Animisme de Stahl*.

Sylvius (au milieu du dix-septième siècle) expliqua toutes les fonctions de l'organisme sain ou malade par la chimie. Les maladies ont leur siége exclusif dans les humeurs et sont produites par des âcretés acides ou alcalines. Pour les guérir, il faut évacuer ces âcretés ou les neutraliser par des réactifs chimiques.

Stahl, à la fin du même siècle, fit dépendre tous les phénomènes vitaux et organiques de l'intervention directe et immédiate de l'âme raisonnable. C'est l'âme qui gouverne toutes les fonctions nutritives, qui est atteinte par les causes morbifiques, qui réagit à son tour et qui guérit les maladies en provoquant la fièvre, des hémorrhagies, des sueurs etc., pour expulser la cause du mal. On voit par là que si l'on substitue la nature à l'âme, la doctrine de Stahl n'est au fond que la doctrine hippocratique. Mais ce profond observateur exagéra hors de toutes limites l'autocratie médicatrice de l'âme, en réduisant l'art presque tout entier à l'expectation.

Les exagérations d'un système jettent souvent dans un système opposé. C'est ainsi que l'humorisme exclusif de Sylvius de le Boé fit surgir en quelque sorte le *Solidisme* de *Baglivi*. Cet auteur regarda les liquides comme inertes et passifs; les solides seuls sont actifs; les maladies dépendent de l'augmentation ou de la diminution du ton des fibres qui les composent; les phénomènes de l'organisation sont eux-mêmes sous la dépendance de la force vitale. Au reste, Baglivi admit en même temps tous les dogmes du vitalisme hippocratique, dont il peut être considéré comme un des commentateurs les plus justement célèbres.

C'est encore dans le dix-septième siècle que parut une autre théorie, le *Mécanicisme*, que ses auteurs tirèrent des sciences physiques et mathématiques appliquées à l'économie vivante. *Borelli*, Bellini, Pitcarn et leurs élèves expliquèrent les fonctions et les maladies de l'homme par les lois de l'hydraulique, de la statique, de la mécanique et du calcul. C'est aussi à ce système que sacrifia Boerhaave, un des plus vastes et des plus brillants génies qui aient illustré la médecine. Mais ce célèbre auteur appartient à la doctrine hippocratique par les premiers écrits de sa jeunesse, comme par les derniers de sa vieillesse, et il paraît aussi que sa pratique n'avait pas d'autre base.

Les trois théories que nous avons maintenant à indiquer ont la plus grande analogie entre elles et rappellent, les unes et les autres, l'antique méthodisme. Comme lui, elles sont tirées des lois de l'économie animale et non des sciences étrangères; comme lui aussi, elles sont dichotomiques, c'est-à-dire qu'elles réduisent toutes les causes prochaines des maladies à deux états différents et opposés. Ces systèmes sont ceux de Frédéric Hoffmann, de Brown et de Broussais.

Frédéric *Hoffmann*, l'un des plus grands médecins des temps modernes, contemporain et rival de Stahl, développa avec un talent supérieur une théorie *mécanico-dynamique* séduisante qui expliquait toutes les affections morbides par le *spasme* et l'*atonie*. Ce système compta parmi ses défenseurs, au dix-huitième siècle, le célèbre Cullen, qui fit surtout jouer un rôle considérable à l'influence nerveuse dans tous les phénomènes organiques.

Le système de *Brown*, élève de Cullen, parut à la fin du dernier siècle. Il reposait sur un petit nombre de principes généraux très-simples. La vie, suivant le réformateur écossais, était le résultat de la faculté que possède l'organisme d'être affecté par les choses extérieures ou intérieures, faculté qu'il appelait *incitabilité*. Ces choses elles-mêmes se nommaient *incitants* ou stimulants; et l'incitabilité mise en jeu par les incitants prenait le nom d'*incitation*. La santé et les maladies ne différaient entre elles que par le degré de l'incitation. Les maladies n'avaient que deux sources, deux causes prochaines, qui constituaient deux modes opposés d'altération de l'incitabilité : ou l'incitation était augmentée et portée au delà de son degré normal, et alors il y avait *sthénie* ou excès de force, ou bien elle était trop faible, et il y avait *asthénie* ou diminution de force. Sur cent maladies, trois seulement étaient sthéniques; les quatre-vingt-dix-sept autres étaient asthéniques. Il en résultait deux sortes d'indications et de moyens thérapeutiques, les antiphlogistiques et les débilitants contre les premières, les toniques et les stimulants contre les secondes.

De nos jours, *Broussais* n'a fait que retourner ce système en changeant seulement les termes. Il appelle *excitabilité*, *irritabilité* ce que Brown nommait incitabilité, et *excitation* ce que le médecin écossais désignait sous le nom d'incitation. Lorsque les modificateurs externes agissent avec trop d'énergie dans un ou plusieurs organes, ils y font naître de l'*irritation* et par suite de l'*inflammation,* et cette cause est le principe de presque toutes les maladies; si, au contraire, ces agents extérieurs n'impressionnent pas l'organisme avec assez de force (ce qui est fort rare), il y a ce que le réformateur nomme *ab-irritation*, c'est-à-dire affaiblissement d'où naissent quelques maladies, mais en très-petit nombre. Presque toutes les maladies sont donc irritatives et inflammatoires; un très-petit nombre sont ab-irritatives : de là l'indication presque constante des antiphlogistiques et des affaiblissants, et l'indication fort rare des fortifiants. On voit par là que le broussaisisme est le contre-pied parfait du brownisme. Ce système, qui de 1816 à 1825 avait fasciné peut-être la moitié des esprits en France et à l'étranger, est tombé aujourd'hui dans un tel discrédit qu'on aurait peut-être de la peine à lui trouver un seul partisan.

Dans les seizième et dix-septième siècles, beaucoup de médecins avaient déjà ouvert des cadavres et consigné l'examen nécroscopique à la suite des histoires particulières de maladies qu'ils avaient publiées; mais ces faits étaient épars dans un grand nombre d'auteurs, et l'importance des lésions anatomiques était loin d'être établie d'une manière générale. Théophile Bonet rassembla toutes ces histoires individuelles auxquelles il ajouta ses propres observations. Le volumineux ouvrage où il les recueillit, et qu'il publia sous le titre de *Sepulchretum anatomicum*, donna naissance à une science nouvelle, l'anatomie patholo- gique, destinée à rendre de grands services au diagnostic et au pronostic des maladies. Morgagni refondit entièrement cet ouvrage dans son immortel traité : *De sedibus et causis morborum*, et fit oublier la riche compilation du médecin de Genève, par l'esprit de critique qu'il mit dans les matériaux de son li- vre, non moins que par la multitude de faits nouveaux qui lui sont propres. On sentit dès lors la nécessité de s'éclairer sur les altérations que les maladies apportent dans la texture des organes et des tissus. Le commencement de notre siècle est surtout remarquable par l'impulsion extraordinaire donnée à ces travaux. De nos jours, l'anatomie pathologique s'est enri- chie et perfectionnée par les travaux de Corvisart, de Bayle, notre oncle, de Laennec, de Dupuytren et d'une foule d'auteurs morts ou vivants dont la liste serait trop longue pour figurer dans ce coup d'œil rapide ; car l'on peut dire qu'il n'est pas une seule maladie qui n'ait été soigneusement scrutée sous le point de vue anatomique.

Cette étude et les grands travaux qu'elle a fait naître ont jeté une vive lumière sur le siége des maladies, leur marche, leurs terminaisons, leur diagnostic et leur pronostic ; ils ont donné à la pathologie un degré d'exactitude et de précision dont les travaux des anciens étaient dépourvus. Mais on n'a pas tardé à abuser de ces connaissances nouvelles, et un nou- veau système, l'*Anatomo-pathologisme* ou mieux l'*Organicisme*, est né de cet abus.

Ce système, universellement répandu de nos jours, ne tient aucun compte de la force vitale dans l'explication des maladies, et fait profession de n'admettre que ce qui frappe les sens. Les nécropsies révélant le plus souvent des altérations anato- miques dans les organes, il en conclut que ces altérations sont toujours la cause des symptômes ou troubles fonctionnels ob- servés pendant la vie ; il établit ainsi comme un fait général ce qui n'est vrai qu'en certains cas et cherche dans le cadavre la solution du problème de l'homme malade ; de là sa tendance à ne voir partout que des affections locales, ou à n'admettre des maladies générales que comme une localisation étendue à des organes généraux, tels que le système vasculaire, le sang, etc.

Oui sans doute, il est beaucoup d'altérations matérielles des organes qui sont l'origine et la source des symptômes; mais ce fait est bien loin d'avoir la généralité qu'on lui donne. Il n'est pas très-rare de ne rencontrer à l'ouverture des cadavres aucune altération appréciable; les organiciens de bonne foi en conviennent, mais c'est, disent-ils, parce qu'on a mal cherché ou parce que nos moyens d'investigation ne sont pas assez parfaits; c'est-à-dire que, dérogeant, pour le besoin de la cause, à la philosophie sensualiste dont on fait profession, on suppose des lésions lorsqu'on ne peut en découvrir.

Dans les cas même où les altérations anatomiques sont évidentes, c'est mal raisonner que de conclure toujours de leur existence à leur caractère de causes productrices des phénomènes morbides; car, parmi elles, il en est qui sont les effets d'une maladie générale que la nature localise par une suite d'efforts critiques et conservateurs; d'autres ne surviennent qu'à la fin des longues maladies; d'autres encore sont des reliquats de la perturbation des fonctions qui arrive à l'agonie. Est-il d'ailleurs d'une saine logique de remonter, dans des explications pathogéniques, d'une lésion telle que l'autopsie la révèle, jusqu'aux premiers symptômes d'une maladie commençante, époque où cette lésion était toute différente ou n'existait pas? Mais la plus grave erreur des organiciens, c'est de vouloir tirer les indications thérapeutiques et le traitement des maladies d'une seule source, les altérations matérielles des organes.

Toutefois ne soyons pas injustes envers l'organicisme et reconnaissons que l'esprit d'observation patiente et laborieuse qui l'anime lui a fait découvrir une foule de faits nouveaux et importants qui resteront comme des progrès considérables de la médecine dans ce siècle. Qu'a-t-il à faire pour être dans le vrai et pour devenir la véritable doctrine médicale? C'est de cesser de n'envisager qu'un seul côté des maladies, le côté matériel, de reconnaître les lois de la vie qui dominent tout l'organisme, de proclamer la force vitale, son unité, son activité et sa tendance médicatrice. Alors, sans abandonner aucune des découvertes matérielles qu'on lui doit, il les mettra à la place qui leur appartient, et une vive lumière se répandra sur les grands travaux qu'il a faits comme sur ceux qu'il entreprendra dans l'avenir. S'il entre dans cette voie, il rendra des services bien autrement importants à la science que ces vitalistes, qui ne savent que se perdre dans des dissertations métaphysiques sur la nature du principe vital, sur son alliance avec l'âme et sur les maladies de cette alliance, oubliant trop souvent que si l'homme a une force vitale et une âme, il a aussi des organes matériels dont il faut tenir compte.

Si l'on excepte l'école organique ou anatomique dont nous venons de parler, toutes les théories que nous avons passées en revue et qui se sont succédé pendant plus de deux mille ans sont tombées les unes à la suite des autres, après une domination longue ou éphémère, et il n'en reste plus de traces. Ce qui prouve combien était frêle la base sur laquelle elles reposaient.

ARTICLE II.

DOCTRINE D'HIPPOCRATE.

Mais il est une doctrine, la plus ancienne de toutes, puisqu'elle remonte à Hippocrate, doctrine appuyée sur l'observation la plus vraie et la plus profonde de la nature, et qui a survécu à toutes les théories. Conservée et transmise d'âge en âge par les hommes que l'esprit de système n'avait point aveuglés, elle a été embrassée par les plus grands praticiens qui aient paru dans le monde, par Fernel, Houllier, Duret, Baillou, Sydenham, Huxham, Pringle, Stahl, Stoll, Baglivi, Boerhaave, Bordeu, Tissot, Lepecq de la Cloture, Barthez, Corvisart, Pinel, Bayle, Hufeland, etc.

De nos jours aussi, elle n'a point cessé d'avoir des partisans et des organes. C'est elle qui dirige une foule de médecins souvent obscurs, mais pleins de bon sens et d'habileté pratique; c'est pour la soutenir que nous créâmes en 1824, de concert avec quelques amis, le journal mensuel *la Revue médicale*; c'est elle que propagent à Paris par leurs écrits MM. Cayol, Bousquet, Gibert, Edouard Auber etc., et qu'enseignent à Montpellier M. le professeur Lordat, savant commentateur de Barthez, et plusieurs autres professeurs de cette école.

Ce n'est pas tant pour avoir le premier rassemblé en corps d'ouvrage toutes les connaissances médicales de son temps qu'Hippocrate mérite le nom glorieux de père de la médecine que vingt-deux siècles lui ont donné, que pour avoir jeté les bases d'une doctrine qui n'a cessé d'enfanter tous les grands médecins qui ont paru dans les siècles passés, et en particulier Sydenham, qui a mérité par les grands développements qu'il a donnés à l'hippocratisme, non moins que par ses succès en médecine pratique, d'être appelé l'Hippocrate anglais.

Gardons-nous toutefois de ce fanatisme aveugle qui, méprisant les immenses progrès accomplis depuis le grand oracle de Cos, veut trouver toute la science dans Hippocrate. Si la collection qui porte son nom, et dont une partie seulement est véritablement de lui, mérite d'être étudiée, c'est surtout, il faut l'avouer, sous le point de vue historique. En effet, une foule de maladies aujourd'hui bien connues n'y sont pas même mentionnées; les autres y sont décrites d'une manière si sommaire, qu'on a de la peine à les reconnaître; l'anatomie et la physiologie y sont seulement ébauchées et bien souvent erronées. On n'y trouve aucune trace des nombreuses connaissances anatomo-pathologiques et des précieuses acquisitions thérapeutiques dont les anciens et les modernes ont enrichi la science. Mais la gloire d'Hippocrate, que rien ne saurait ternir, c'est d'avoir séparé la médecine de la philosophie qui la jetait dans de fausses spéculations métaphysiques, d'avoir voulu la fonder uniquement sur l'observation et l'expérience, d'avoir créé la science du pronostic, de s'être élevé à une foule d'axiomes de médecine dont la plupart ont été vérifiés par les observateurs modernes; c'est surtout d'avoir découvert des principes généraux de vitalisme, fruits de l'observation la

plus profonde et de l'esprit de déduction le plus prodigieux,
principes qui dominent encore aujourd'hui toute la médecine,
parce qu'ils sont appuyés sur la vérité, qui est éternelle.

Ces principes, fondements de la doctrine hippocratique,
sont peu nombreux, mais prodigieusement féconds et exprimés avec cette concision qui caractérise tous les livres qui,
dans la collection de ce nom, appartiennent réellement au
père de la médecine.

Suivant Hippocrate, tout est gouverné, dans le corps de
l'homme sain ou malade, par la nature, c'est-à-dire par le
principe de vie, ou la force vitale (*enormon*) qui l'anime.

« La nature, dit-il, a des facultés qui sont comme ses ministres; c'est par elles que tout est régi dans le corps de
l'homme et des animaux; ce sont elles qui font passer le sang,
les esprits et la chaleur dans toutes les parties, qui par ce
moyen reçoivent le mouvement et la vie; ce sont elles qui font
croître et nourrir toutes choses.

« La manière d'agir de la nature, par l'entremise des facultés
ou forces vitales, consiste, d'un côté, à attirer ce qui est
bon, ou ce qui convient à chaque espèce, à le retenir, à le
préparer ou le changer, et de l'autre à rejeter ce qui est superflu et nuisible [1]. »

Il admet entre les diverses parties de l'organisme une
sympathie générale qui fait qu'elles compatissent réciproquement aux maux qu'elles souffrent, comme elles partagent le
bien qui leur arrive en commun. Ce grand principe de physiologie saine et morbide est exprimé dans ces deux aphorismes aussi concis que profonds : « Il n'y a qu'un seul effort,
qu'un seul concours; tout conspire ensemble dans le corps
humain [2]... » « Tout est subordonné à tout le corps; tout l'est
aussi à chaque partie [3]. »

« Il y a une faculté ou force simple et multiple dans ses ef-

---

[1] Daniel Leclerc, *Hist. de la Méd.* Genève, 1696.

[2] Confluxio una, conspiratio una, consentientia omnia. (Hipp., *De alimento*, n° 4.)

[3] Ad universam quidem totius naturam omnia, ad particularem verò partis cujusque particulæ ad opus. (*Ibid.*)

fets, par laquelle toutes choses sont gouvernées dans le corps, quelque différentes qu'elles soient, et qui est autre pour la vie du tout ou des parties [1]. » C'est-à-dire qu'il n'y a qu'une force vitale qui anime l'économie entière, et dont les propriétés (la sensibilité et la contractilité organiques) sont réparties à des degrés très-divers dans les organes et les appareils. Les travaux de Bichat sur les propriétés vitales des tissus sont un admirable commentaire d'une partie de la sentence du père de la médecine :

« C'EST LA NATURE QUI GUÉRIT LES MALADIES [2]... Elle trouve elle-même, sans y penser, les voies dont elle a besoin ; elle fait ce qui convient sans avoir rien appris [3]... Elle soulage sans avoir besoin de médecin [4]. »

« Il faut conduire où tend cette nature, et si elle est opprimée, la soulager... C'est dans les efforts de la nature, qu'un médecin attentif et habile voit la manière dont il devra se conduire... Après avoir connu les maladies par leurs signes, si la nature ne suffit pas pour leur guérison, l'art apprend à y exciter de doux efforts en l'agaçant, de manière qu'elle se débarrasse, sans aucun risque, de ce qui la surcharge [5]. »

« Toutes les maladies aiguës se terminent par quelque évacuation qui a lieu ou par la bouche, ou par les intestins, ou par la vessie, ou par quelque autre voie de la même espèce ; mais la sueur est commune à toutes [6]. »

De ce petit nombre de principes généraux [7], commentés et développés par les plus grands médecins dont la médecine

[1] Facultas una et non una, ex quâ hæc omnia et ab his diversa administrantur, alia quidem ad totius et partis vitam. (*Ibid.*)

[2] NATURA MORBORUM MEDICATRIX. (*Epid.*, lib. VI, sect. 6, n° 1.)

[3] Invenit natura sibi ipsi vias, et quum nihil didicerit facit quæ expediunt. (*Ibid.*, sect. 5, n° 2.)

[4] Natura omnibus subvenit. Naturæ omnium nullo doctore usæ sunt. (*De alim.*, n°s 4 et 8.)

[5] *De arte*, n°s 16 et 17 ; traduction de GARDEIL.

[6] Morbi omnes solvuntur aut per os, aut per alvum, aut per vesicam, aut alium quemdam ejusmodi articulum ; sudor verò omnibus communis est. (*De ratione victûs in acutis.*)

[7] Nous pourrions en citer plusieurs autres, écrits dans le même esprit.

s'honore, dérive toute la doctrine du vitalisme hippocratique. Nous allons la formuler ici succinctement, telle que nous la comprenons, en la mettant en harmonie avec les conquêtes modernes de l'art de guérir, qu'elle embrasse sans en répudier aucune et sans modifier les principes établis par le génie d'Hippocrate.

ARTICLE III.

VITALISME HIPPOCRATIQUE MODERNE.

Le sujet de la médecine, c'est l'homme, que Dieu créa, dès l'origine du monde, à son image et à sa ressemblance [1].

L'HOMME est un être complexe, composé d'une âme et d'un corps, unis ensemble d'une manière mystérieuse pendant cette vie mortelle.

L'AME est une substance simple, spirituelle et immortelle. Ses facultés sont de sentir, de penser, de vouloir, d'agir librement, et de distinguer le bien et le mal, le juste et l'injuste. C'est l'âme qui voit les couleurs et les formes, qui entend les sons, qui flaire les odeurs, qui goûte les saveurs et qui éprouve les impressions du toucher, de la faim et de la soif, du plaisir et de la douleur, d'où naissent les passions. C'est là ce qu'on nomme les sensations.

C'est l'âme qui pense, c'est-à-dire qui a des idées, qui se souvient, qui compare, qui juge, qui raisonne, qui réfléchit, et ces différentes opérations sont comprises sous le nom d'intelligence ou d'entendement.

Enfin, c'est l'âme qui veut, c'est-à-dire qui délibère sur ses actions, qui agit volontairement et librement, qui sent intérieurement ce qui est bon ou mauvais, et qui peut choisir l'un ou l'autre et rendre ainsi l'homme digne de récompense ou de punition.

En d'autres termes, les facultés de l'âme sont les sensations, les passions, la comparaison, le jugement, le raison-

---

[1] Et creavit Deus hominem ad imaginem suam. (*Genèse*, I, 27.)

nement, la réflexion, la mémoire, la volonté, la liberté et la conscience. Ce sont là les opérations de l'être intellectuel; elles composent tout le moral de l'homme.

Le CORPS est un admirable assemblage de parties matérielles, solides et liquides, pénétrées de la vie et organisées de la manière la plus merveilleuse pour le but auquel le Créateur les a destinées; savoir, d'être les instruments de l'âme pendant l'existence de l'homme sur la terre.

Les parties du corps, ou les organes, servent l'âme d'une manière directe ou indirecte.

Les organes directs de l'âme sont ceux qui mettent l'homme en rapport avec tout ce qui l'entoure, et que pour cette raison on appelle organes de relation. Ce sont les organes des sens qui transmettent à l'âme les impressions des corps extérieurs; le cerveau, le cervelet et la moelle épinière, où se passent les opérations intellectuelles; les nerfs, qui sont doués d'une double faculté, de conduire à l'âme les impressions du dehors, et aux organes locomoteurs les déterminations de la volonté; enfin, les muscles et les os, qui opèrent les mouvements que l'âme commande.

Les organes qui servent l'âme indirectement sont ceux qui ont pour mission de nourrir ses instruments directs; ce sont les organes de nutrition; savoir : les organes digestifs, qui transforment en chyle les aliments dont nous nous nourrissons; les organes respiratoires, qui changent ce chyle en sang, fluide vivant et aliment universel du corps; les organes circulatoires, qui par les veines ramènent au cœur le sang qui a déjà servi à la nutrition, et qui, par les artères, portent à toutes les parties le sang revivifié qui doit les nourrir; les organes sécrétoires, qui sont chargés de préparer certaines humeurs nécessaires aux autres fonctions, et de séparer du sang des parties devenues étrangères, qui doivent être chassées au dehors.

Il existe encore un troisième ordre d'organes du corps, qui tient des deux autres et qui a pour but la génération, c'est-à-dire la propagation de l'espèce.

On appelle ORGANISME l'ensemble de toutes ces parties solides et liquides du corps. L'organisme est pénétré d'une force qui anime tous les organes et préside à toutes les fonctions. Hippocrate la nommait *nature* ou *force vitale*. C'est sous ce dernier nom que nous la ferons connaître.

ARTICLE IV.

FORCE VITALE.

La force vitale ne tombe pas sous les sens ; elle est cependant bien distincte de l'organisation, qui en est le siége et le théâtre et sans laquelle on ne peut la concevoir. On la connait par ses phénomènes que la matière seule ne saurait présenter, puisque, au contraire, les êtres doués de la vie échappent aux lois physiques du règne inorganique pendant le temps de sa durée. Différente de l'âme, qui a pour caractères essentiels la conscience et la volonté, elle est *une* cependant comme elle, malgré la grande variété des phénomènes qui lui appartiennent dans les diverses parties du corps qu'elle vivifie. La force vitale a des procédés aveugles et nécessaires, quoique empreints d'une profonde sagesse ; l'âme au contraire est intelligente et libre par elle-même. La première a la science infuse et la seconde la science acquise par ses propres efforts et ses études. Périssable comme le corps qu'elle anime, la force vitale, après avoir formé les organes, les conserve et les défend pendant la durée de l'existence ; elle lutte sans cesse contre l'influence des causes morbifiques qui l'attaquent au dehors et au dedans de l'organisme ; elle peut augmenter d'énergie, ou s'affaiblir, s'altérer de diverses manières, s'épuiser et se réparer ; tôt ou tard elle finit par s'éteindre.

Quelle est la nature de cette force qui préside aux phénomènes vitaux de tout le règne organique, des plantes comme des animaux, et qui sans doute diffère suivant l'organisation des êtres qui en sont doués? Nous l'ignorons. Est-elle l'attribut essentiel d'un principe matériel et impondérable, tel que l'âme végétative des anciens, le principe vital de certains physiologistes du dernier siècle, de Barthez en particulier, le

fluide nerveux, le fluide électrique, l'éther, etc.? Toutes les
hypothèses sont permises à cet égard, mais aucune ne saurait
se prouver. Il est probable que ce principe particulier existe,
quelle que soit sa nature et qu'il sert en quelque sorte de
moyen d'union entre l'âme et le corps. Mais ce n'est là qu'une
présomption, et non une vérité démontrée, tandis que la force
vitale est un fait aussi évident que la lumière du jour.

Sans chercher à pénétrer la nature de cette force, il me
semble qu'on peut assurer qu'elle *n'est pas le produit de l'organisation*. S'il en était ainsi, les propriétés vitales des organes
devraient toujours être en rapport parfait avec la structure de
ces organes, être les mêmes dans les parties dont l'organisation est identique, et différer seulement dans celles dont la
structure diffère. Or, l'observation prouve que c'est souvent le
contraire qui a lieu. En voici quelques exemples :

L'examen le plus attentif montre une identité anatomique
complète entre les membranes muqueuses du pharynx et du
larynx, et cependant la première est parcourue par les aliments
solides et liquides, tandis que l'autre ne permet que le passage de l'air atmosphérique et est affectée de la manière la
plus douloureuse par les plus petites parcelles de tout corps
qui n'est pas gazeux. La membrane muqueuse du duodénum
est en rapport avec la bile ; la muqueuse vésicale avec l'urine.
Or la bile et l'urine sont des liquides âcres qui irriteraient les
autres membranes muqueuses. Peut-on dire que l'organisation explique ici cette différence de sensibilité? La structure
est la même et la sensibilité est toute différente ; donc celle-ci
n'est pas le produit de celle-là. Ceci fournirait un argument
en faveur de l'existence d'un principe particulier, dont la
force vitale ne serait que la manifestation la plus générale,
principe subtil et matériel, distinct de l'organisme qu'il ani-
merait et dont il ne serait jamais séparé. Ceci est une hypothèse sans doute, mais une hypothèse probable et qui a le
grand avantage d'expliquer une foule de phénomènes dont le
système organique ne saurait rendre compte : toutefois nous
n'en ferons point usage dans cet ouvrage, puisque la force
vitale, qu'on ne peut nier, nous donne la clef de tous les phé-

nomènes vitaux du règne organique, comme l'attraction explique tous les phénomènes physiques du règne minéral.

Bornons-nous donc à constater l'existence de cette force,
son but et ses caractères pendant la formation et le développement du corps, dans l'état de santé et de maladie, en ayant
soin de ne point la séparer de l'organisme, qui lui doit son activité et auquel elle est constamment unie pendant la vie.

§ 1er. *Force vitale pendant la formation du corps.*

L'ovule fécondé par une molécule séminale ou le germe ne
se développe et ne s'accroît que sous l'influence de la force vitale qu'il a reçue dans l'acte de la fécondation ; c'est cette force
qui, quoique aveugle, préside, avec tous les caractères de la
plus profonde sagesse, à l'évolution et à la formation graduelle
de tous les organes, jusqu'à leur développement complet ;
c'est le *nisus formativus* des anciens, parce qu'en effet à cette
époque de la vie la force vitale est formatrice.

§ 2. *Force vitale dans l'état de santé.*

Le même principe de vie, qui a fait croître et développer
tous les appareils de l'organisme, les anime pendant toute la
durée de l'existence et les rend propres à remplir les fonctions
qui leur sont dévolues ; c'est lui qui donne aux organes digestifs
la faculté de transformer en chyle les aliments les plus variés,
aux vaisseaux lactés la propriété d'absorber ce liquide nourricier, aux poumons celle de le changer en sang sous l'influence
de l'air atmosphérique, au cœur la puissance de contraction qui
pousse le sang et le distribue par les artères à tous les organes de l'économie, aux veines la propriété de ramener au cœur
ce fluide devenu noir après avoir reçu les résidus du mouvement de décomposition, aux glandes, à la peau et aux poumons la propriété d'extraire du sang les particules qui, ayant
déjà servi à la composition du corps, doivent être expulsées au
dehors. C'est sous son influence que s'opère dans la profondeur de tous les organes ce mouvement perpétuel et molécu-

laire de composition et de décomposition en vertu duquel ces parties choisissent dans le sang, par une propriété élective particulière, les matériaux qui doivent les nourrir et les rejettent ensuite, lorsqu'ils sont devenus, après un certain temps, impropres à la nutrition. Enfin c'est la force vitale qui conserve et maintient une chaleur moyenne du corps, toujours à peu près la même, au milieu des températures extérieures les plus différentes.

On voit dès lors que la force vitale, malgré son unité, agit de la manière la plus variée dans l'organisme pour arriver à son but final, la nutrition et la conservation du corps. C'est ce qu'avait vu le génie d'Hippocrate lorsqu'il disait, dans l'aphorisme suivant que nous répétons : *Il y a une force simple et multiple dans ses effets, par laquelle toutes choses sont gouvernées dans le corps, quelque différentes qu'elles soient, et qui est autre pour la vie du corps et des parties.*

Bichat, analysant les propriétés vitales des systèmes organiques et démontrant qu'elles diffèrent beaucoup dans chacun d'eux, a donné sans y songer, comme nous l'avons dit, un beau développement de la seconde partie de cette féconde proposition. Si, passant de là à un travail de synthèse, il avait étudié la vie ou force vitale dans son unité, son ensemble et son but, son commentaire de l'aphorisme eût été complet et son livre *De la vie et de la mort* serait devenu un des plus beaux ouvrages de vitalisme hippocratique. Que sont en effet les propriétés vitales de la vie organique de Bichat, sinon les manifestations de la force vitale, les formes sous lesquelles elle se montre, les caractères qui la distinguent? C'est elle, en effet, qui donne aux organes et aux tissus cette espèce de sensibilité locale et sans conscience qui leur fait apprécier les liquides nécessaires à leurs fonctions, cette contractilité, soit apparente, soit moléculaire, qui leur fait exécuter les mouvements manifestes ou latents qu'exigent la digestion, la respiration, la circulation, l'absorption, les sécrétions, l'assimilation; c'est elle, en un mot, qui préside à cette chimie vivante des fonctions organiques, comme l'attraction et l'affinité président aux phénomènes chimiques du monde inorganique.

La force vitale, au milieu des formes si variées qu'elle revêt dans les phénomènes de l'organisme, est *une* cependant dans son essence; comme le montrent ces sympathies et ces synergies physiologiques, où l'on voit plusieurs parties s'entendre et concourir ensemble pour produire un effet commun (*conspiratio una*). Mais cette unité n'a aucun rapport avec l'unité spirituelle, c'est-à-dire l'âme. Celle-ci a la conscience d'elle-même et de ce qui est hors d'elle; elle agit volontairement et librement. La force vitale, au contraire, n'a ni conscience ni volonté; ses actes sont nécessaires et aveugles, quoique coordonnés de la manière la plus admirable pour produire la fin à laquelle ils tendent. L'intelligence qu'on y remarque n'est point en elle, mais dans l'intelligence divine qui les a établis; on peut dire sous ce rapport que la force vitale a la science infuse comme l'instinct des animaux; elle opère tout ce qui convient sans avoir rien appris. *Quàm nihil didicerit, facit quæ expediunt* (Hipp.).

Aussi Galien, frappé d'admiration à la vue des ressorts si compliqués de l'organisme vivant, qui agissent sans cesse les uns sur les autres sans trouble ni confusion, disait-il, en finissant son bel ouvrage *De usu partium*, qu'il venait de chanter un hymne à l'Éternel; et Linné s'écriait-il en contemplant les merveilles du règne organique : *Deum à tergo vidi et obstupui; legi per creata rerum in quibus etiam minimis quàm inexplicabilis perfectio!*

Ainsi le principe de vie ou la force vitale, après avoir formé le corps de l'homme depuis sa conception jusqu'à son entier développement, le conserve pendant toute la durée de l'existence. Voyons maintenant le rôle que joue la même force dans les maladies.

§ 3. *Force vitale dans les maladies.*

I. Définition de la maladie.

La maladie, à ne considérer que son effet sur l'individu qui l'éprouve, consiste dans *un trouble ou un dérangement des organes et des fonctions de la vie capable d'altérer la santé d'une manière notable*; mais cette définition superficielle ne saurait éclairer le médecin sur la nature de cet état ni le guider dans la pratique. Il faut aller au delà, et faire connaître la maladie par des caractères essentiels qui puissent jeter du jour sur la pathologie tout entière. On trouvera cette définition dans la doctrine du vitalisme hippocratique, comme nous allons le voir :

Quand on observe avec soin ce qui se passe dans ces troubles fonctionnels appelés *maladies*, on voit bientôt que l'ordre et l'harmonie que l'on admire dans les opérations de l'organisme sain n'existent pas moins, quoique d'une manière différente et cachée, dans ses dérangements divers; car, dans ces désordres apparents, on voit un but et une tendance, une série de phénomènes qui s'enchaînent, se coordonnent et concourent à une fin qui est toujours la même, la guérison de l'individu. Ceci exige quelques développements :

La vie se conserve et s'entretient par l'action réciproque et nécessaire des objets extérieurs et par celle de nos organes : l'air atmosphérique vivifie et purifie sans cesse le sang dans l'acte de la respiration et concourt à la circulation veineuse ; les vêtements, modifiés suivant les saisons, servent à établir l'équilibre convenable entre la température extérieure et la température du corps; les aliments et les boissons nourrissent tous les organes par le sang qu'ils réparent et renouvellent; les sensations, les affections morales, les facultés intellectuelles et les mouvements ne se développent et ne s'entretiennent que par l'impression des objets extérieurs (les personnes et les choses), avec lesquels les sens nous mettent en relation par l'intermédiaire des sons, de la lumière et des corps.

La même chose s'observe dans l'intérieur de nos organes, où les solides et les fluides qui les composent agissent et réagissent mutuellement les uns sur les autres, dans les actes si nombreux et si compliqués de l'organisme.

Ces actions et ces réactions normales, soit extérieures, soit intérieures, placées sous l'empire de la force vitale, se font dans l'état de santé avec accord et harmonie et dans la mesure nécessaire pour l'entretien de la vie et la conservation de la santé.

Mais il n'en est pas toujours ainsi, et cet équilibre est fréquemment rompu. Toutes les fois que les influences du dehors ou du dedans agissent avec trop ou trop peu d'énergie ou de toute autre manière anormale, toutes les fois que des substances solides, liquides ou gazeuses portent une action nuisible sur l'économie, l'organisme animé par la force vitale réagit à son tour pour expulser, éliminer ou neutraliser cette cause. Il s'établit alors une véritable lutte, un combat qu'on pourrait nommer organique entre l'agent morbifique et la force vitale. De nouveaux phénomènes vitaux se manifestent, soit localement lorsque l'influence nuisible n'est pas très-intense, soit dans l'organisme entier lorsque, la vie se trouvant plus sérieusement menacée par cette influence, la plupart des fonctions se troublent et prennent part à la lutte.

Quelques exemples rendront plus évident ce grand principe de pathologie.

Des matières irritantes répandues dans l'air pénètrent-elles dans les fosses nasales, dans les bronches, dans les yeux, il survient à l'instant même des éternuments, de la toux, un larmoiement abondant qui chassent ces particules au dehors et rétablissent l'ordre momentanément troublé. Avale-t-on des substances nuisibles, solides ou liquides, l'estomac ne tarde pas à se révolter; ses contractions, aidées par celles du diaphragme et des autres muscles abdominaux, expulsent bientôt ces substances par le vomissement, et le calme se rétablit à l'instant même; ou bien si elles ont franchi le pylore, les intestins les rejettent au dehors par un surcroît prompt et énergique de leur action péristaltique. Un corps étranger, une épine s'enfonce-t-elle profondément dans les chairs sans qu'on puisse la retirer, dès lors une réaction locale se manifeste : la partie blessée devient douloureuse, le sang y afflue avec plus d'abondance, la circulation capillaire y acquiert un surcroît d'activité. Bientôt il se forme autour de l'épine un fluide nouveau, blanc et laiteux (le pus), qui l'ébranle et la chasse au dehors. Si la nature est impuissante pour éliminer le corps étranger, elle provoque autour de lui un travail sécrétoire d'où résulte une fausse membrane qui l'enveloppe et préserve ainsi les parties voisines de son contact nuisible.

Ces réactions sont simples et locales ; voici maintenant des exemples de réaction générale : Un homme néglige les précautions nécessaires pour se préserver des vicissitudes atmosphériques, et éprouve un refroidissement considérable avec suppression de la transpiration. Il ne tarde pas à être pris de malaise, de céphalalgie et de frisson ; tantôt il ne survient aucune affection locale, tantôt il se déclare un mal de gorge, de la toux, un point de côté, des douleurs rhumatismales, etc. Jusque-là on ne voit, en quelque sorte, que des phénomènes passifs, effets directs de l'impression de la cause morbifique ; mais la réaction ou lutte de l'organisme ne tarde pas à se prononcer. Le cœur accélère ses battements, la fièvre s'allume, une vive chaleur se déclare ; après un temps assez court, une sueur abondante termine la scène, et fait cesser à la fois la fièvre et tous les autres symptômes. N'est-il pas évident ici qu'après un effort de la nature, la maladie s'est terminée par l'expulsion de la cause qui l'avait fait naître, c'est-à-dire le surcroît de fluide perspiratoire ?

Les fièvres éruptives nous présentent cette lutte de l'organisme contre une cause nuisible sous des traits non moins frappants. Lorsque les miasmes contagieux de la rougeole, de la scarlatine, de la variole, répandus dans l'air, ont pénétré dans l'économie, absorbés par la peau ou par les poumons, ils ne décèlent d'abord leur présence par aucun trouble des fonctions ; ensuite surviennent du malaise, des lassitudes et des frissons ; ce sont encore les signes de l'action de la cause morbifique qui affecte passivement l'organisme ; bientôt après commence la réaction générale : elle se manifeste par la fièvre, l'éternument, la toux, le larmoiement, les vomissements, etc. La nature cherche à se débarrasser par toutes les voies du principe nuisible qui dérange ses fonctions ; elle n'y parvient pas ; mais après quelques jours elle chasse ce principe à la peau ; l'éruption se montre, et les premiers symptômes se calment ou même disparaissent.

Ces exemples, que nous pourrions multiplier à l'infini,

puisqu'on les retrouve dans la pathologie entière, démontrent tous avec évidence ce principe fondamental de médecine, que la maladie consiste presque toujours [1] dans :

UNE RÉACTION DE L'ORGANISME CONTRE TOUTE CAUSE QUI L'AFFECTE D'UNE MANIÈRE NUISIBLE, RÉACTION QUI TEND A ÉLIMINER ET A NEUTRALISER CETTE CAUSE OU A RÉPARER LES DOMMAGES QU'ELLE A PRODUITS.

Cette définition n'est au fond que celle de Sydenham, qui s'exprime ainsi : « La maladie n'est pas autre chose qu'un effort de la nature qui, pour conserver le malade, travaille de toutes ses forces à détruire la matière morbifique [2].... » « Le souverain maître de l'univers, continue l'Hippocrate anglais, ayant voulu que les hommes fussent exposés à différentes impressions de la part des choses extérieures, ils se sont trouvés par cette raison nécessairement sujets à diverses maladies, qui viennent en partie de certaines particules de l'air qui ne sont point analogues avec nos humeurs, et qui, s'insinuant dans le corps et se mêlant avec le sang, l'infectent et le corrompent, et en partie de différentes altérations d'humeurs... Dans de pareilles conjonctures, la nature emploie une méthode et un enchaînement de symptômes pour expulser la matière nuisible qui sans cela porterait bientôt un coup mortel à l'économie. Lorsque, abandonnée à elle-même, elle laisse périr le malade, soit parce qu'elle succombe sous la violence de l'effort, soit parce qu'elle se manque à elle-même au besoin, elle ne fait qu'obéir à la triste et inévitable loi imposée à tous les mortels, et suivant laquelle rien de ce qui est engendré ne peut durer. »

On voit par là que Sydenham faisait de la maladie une sorte de fonction accidentelle, ayant ses organes, ses phénomènes

---

[1] Je dis presque toujours et non toujours, parce qu'il y a quelques cas où la force vitale est si violemment atteinte par la cause morbifique qu'elle succombe sans résistance. Il y en a d'autres, comme certaines lésions chirurgicales, où elle n'est pas attaquée et ne saurait par conséquent réagir. J'aurais pu exclure ces dernières du cadre des maladies ; j'ai préféré les y conserver pour ne pas choquer l'opinion générale des hommes de l'art.

[2] Morbus nihil aliud est quàm naturæ conamen, materiæ morbificæ exterminationem, in ægri salutem omni opere molientis. (*Prax. med.*, p. 1.)

propres et son but. La plupart des hippocratistes venus après lui ont adopté cette manière d'envisager la maladie, entre autres Barthez, Dumas, Voulonne[1] et plusieurs autres praticiens de l'école de Montpellier. « Loin de regarder les maladies, à l'exemple de quelques médecins, comme des assemblages incohérents de symptômes, nous pensons au contraire, dit M. Bousquet[2], que toute maladie est une véritable *fonction accidentelle* dont l'exercice est en général préjudiciable aux fonctions naturelles, mais qui a comme celles-ci une marche constante et régulière, une durée déterminée, une solution connue, et qui se manifeste par des signes propres et invariables. »

La maladie ou fonction pathologique accidentelle présente dès lors trois choses à considérer : 1° l'effet direct de la cause morbifique sur l'organisme ou l'affection; 2° la réaction vitale qui s'ensuit; 3° la tendance médicatrice de cette réaction.

1° *Effet direct de la cause morbifique ou affection.* Lorsqu'une cause quelconque affecte l'organisme vivant, c'est-à-dire agit sur lui d'une manière nuisible, elle y produit d'abord une modification, une altération intérieure, une souffrance intime qui constitue la véritable nature de la maladie, et cette modification est aussi variée que les causes elles-mêmes sont d'espèces différentes. C'est cette modification que l'on appelle *affection,* et qui doit être soigneusement distinguée de l'appareil symptomatique par lequel elle se manifeste, c'est-à-dire de la réaction. L'affection consiste donc dans le trouble immédiat et passif que produisent sur la force vitale et par suite sur les liquides ou les solides vivants les causes auxquelles le corps de l'homme a été exposé; c'est elle, à proprement parler, qui établit l'essence et la nature des maladies, puisque les symptômes n'en sont que la manifestation extérieure; c'est ce qu'on nomme aussi cause prochaine, parce que les phénomènes morbides en sont la conséquence la plus directe; c'est encore là ce que nous appelons plus loin diathèse, ou maladie

---

élémentaire, par la raison que l'affection forme le fond et le principe des maladies.

Dans la plupart des cas d'atteinte ou d'action morbide, l'impression passive reçue par l'organisme se décèle à l'extérieur par des phénomènes de souffrance qu'il importe de distinguer des symptômes de réaction. Ces phénomènes sont principalement le refroidissement des extrémités, les frissons, la pâleur et l'altération des traits de la face, les malaises, les lassitudes, la petitesse et la concentration du pouls, la douleur et en général la plupart de ces troubles fonctionnels qu'on désigne sous le nom de prodromes.

Mais il arrive souvent que les symptômes de l'action morbide sont si légers, si fugaces, si promptement suivis de la réaction qu'ils échappent à l'observation, et que la maladie ne se présente que sous l'appareil de la résistance vitale.

2° *Réaction de l'organisme.* Après qu'une cause quelconque a exercé une influence nuisible sur l'organisme, la force vitale ne tarde pas, comme une garde vigilante, à manifester sa présence et à réagir à son tour, proportionnant son effort à la puissance de l'ennemi qu'elle doit combattre, effort purement local lorsque l'agent morbifique n'a porté son action que sur un point très-circonscrit de l'économie, effort général, lorsque cette cause agissant avec plus d'intensité, la nature a besoin de toute son énergie pour la surmonter. C'est ce qu'on a pu voir dans les exemples cités plus haut. On voit par là que l'affection, effet direct de la cause morbifique, devient à son tour cause de la réaction vitale, qui n'existerait pas sans elle, puisqu'il faut que l'organisme ait été *affecté* pour être porté à résister : l'action amène la réaction.

Dans beaucoup de circonstances la cause morbifique agissant peu de temps, ou étant promptement vaincue par la force vitale, la maladie ne présente dans la plus grande partie de son cours que la réaction de l'organisme qui revient peu à peu à son état normal.

D'autres fois cette cause ayant pénétré profondément dans l'économie par l'absorption cutanée ou pulmonaire, et ayant plus ou moins modifié ou altéré le sang, la maladie est l'image d'un long combat entre la cause morbifique qui résiste et l'organisme qui fait subir à cette cause une préparation, une élaboration nécessaires pour qu'elle puisse être expulsée au dehors. C'est ce que les anciens appelaient *coction*, supposant que le principe morbifique avait en quelque sorte besoin d'être *cuit* pour être susceptible d'élimination.

Les organes de cette fonction pathologique sont ceux qui ont reçu l'impression de l'agent morbifique dans les maladies locales, les appareils circulatoires et nerveux dans les maladies générales. Les phlegmasies et les fièvres primitives sont les exemples les plus frappants de ces deux classes de réaction morbide.

Dans les premières, la cause irritante porte son action sur un tissu ou sur un organe et y provoque de la douleur; celle-ci y fait affluer une plus grande quantité de sang par le principe *Ubi stimulus ibi fluxus* (Hipp.); la chaleur et le volume de la partie souffrante augmentent, la circulation y acquiert un surcroît d'activité; c'est vraiment une *fièvre locale* qui reste circonscrite à ces étroites limites si la maladie est légère ou le sujet peu irritable; mais la réaction s'étend souvent à l'économie tout entière, qui vient apporter son concours à la défense commune (*conspiratio una*). On dit alors qu'il y a une fièvre secondaire ou sympathique.

Dans les secondes, c'est-à-dire dans les fièvres primitives, les causes pathologiques portent directement leur action sur le sang, et par lui sur le cœur et le système nerveux; aussi la réaction est-elle de suite et primitivement générale.

Il résulte de là que la fièvre est le mode le plus fréquent de réaction dans les maladies, c'est-à-dire le moyen le plus ordinaire que la nature emploie pour combattre et pour expulser les agents nuisibles qui pénètrent dans l'organisme; c'est ce que les anciens n'ignoraient pas, comme l'indique le verbe *februare*, qui veut dire à la fois *avoir la fièvre* et *purifier* [1].

---

[1] Profectò enim est febris ipsa naturæ instrumentum quo partes impuras a puris secernat. (Sydenham, sect. 1, cap. 2.)

Denique ipsa febris (quod maximè mirum videri potest) sæpè præsidio est. (Celsus, lib. 3.)

Au reste, la résistance vitale varie beaucoup suivant les maladies; il en existe un petit nombre dans lesquelles la cause morbifique porte une action si promptement destructive de la vie, que celle-ci ne se défend pas ou donne à peine quelques signes insignifiants de réaction : et le malade succombe en peu de temps à la violence du mal.

Dans les maladies chroniques, la réaction est faible, peu marquée et à un degré le plus souvent insuffisant pour en amener la solution.

Un point très-important et qu'il ne faut jamais perdre de vue, c'est que des réactions qui ont entre elles la plus grande ressemblance symptomatique, et que pour cette raison on décrit sous le même nom de maladie, peuvent cependant dépendre de causes prochaines ou d'affections très-différentes les unes des autres, ce qui en fait des maladies de diverse nature et dont le traitement doit également varier. Prenons pour exemple l'épilepsie Sous le même appareil de réaction (perte subite de connaissance, mouvements convulsifs saccadés, etc.), elle peut tenir à une affection purement nerveuse du cerveau (ce qui est le plus ordinaire), à la présence du tænia dans les intestins, à l'empoisonnement saturnin, à une tumeur cancéreuse de l'encéphale, à une méningo-encéphalite chronique primitive, etc. Il est peu d'appareils de réaction ou de groupes de symptômes, qu'on désigne en pathologie sous un même nom générique, auxquelles on ne puisse appliquer la même remarque.

3° *Tendance médicatrice de la réaction* (nature médicatrice). Les réactions de l'organisme, sous quelque forme qu'elles se manifestent, ont une tendance et un but qui existent toujours, quel que soit d'ailleurs le résultat final qu'elles obtiennent; c'est de faire cesser l'action de la cause morbifique, de détruire l'effet immédiat qu'elle a produit, c'est-à-dire l'affection, et de guérir le malade.

Cette tendance est très-prononcée dans beaucoup de maladies; elle est moins évidente dans d'autres. Citons des exemples des unes et des autres, en commençant par les premières.

Dans les fractures, la force vitale développe sur les deux surfaces des os rompus des bourgeons charnus qui peu à peu se réunissent entre eux, s'imprègnent de gélatine et ensuite de phosphate de chaux. Par ce moyen, les deux fragments se soudent, et le cal passe de l'état charnu à l'état cartilagineux et enfin osseux. C'est alors que la continuité de l'os est rétablie et que le membre peut reprendre ses fonctions.

Lorsque la solution de continuité existe dans les parties molles, avec ou sans perte de substance, la nature emploie un procédé analogue, mais qui offre quelques différences à cause du tissu malade. La surface de la plaie ou de l'ulcère se couvre également de petites excroissances cellulo-vasculaires; mais il ne s'y fait aucune exhalation gélatineuse ou calcaire; les bourgeons se rapprochent, se réunissent et forment une espèce de fausse membrane qui, en se dégorgeant par la suppuration, se rétrécit de jour en jour de la circonférence vers le centre, et tire dans ce sens les bords de la solution de continuité, qui fait ainsi des progrès graduels vers la cicatrisation. Enfin, lorsque la peau ne peut plus s'étendre, la fausse membrane se dessèche, se durcit, se couvre d'épiderme et prend les principaux caractères d'une peau nouvelle; c'est ce qu'on nomme la cicatrice.

Le même travail curatif s'observe dans ces graves solutions de continuité qui se forment dans les organes intérieurs, et en particulier dans le cerveau et dans les poumons, à la suite de l'hémorrhagie cérébrale, de la phthisie, etc. Lorsqu'il s'est fait dans le parenchyme cérébral un épanchement médiocre de sang, ce fluide, devenu corps étranger, est enlevé peu à peu dans ses principaux éléments par l'absorption; l'excavation dans laquelle il était contenu se tapisse d'une fausse membrane qui, en se retirant sur elle-même, diminue graduellement la cavité apoplectique et constitue une véritable cicatrice en forme de kyste, lequel se remplit d'un fluide séreux. Dans les cas, malheureusement trop rares, où la nature parvient à guérir les excavations tuberculeuses, la fausse membrane qui entourait le tubercule s'organise peu à peu après le ramollissement et l'expulsion de cette production pathologique, s'épaissit et se rétrécit. Ses parois finissent par se rapprocher l'une contre l'autre et par contracter une adhérence intime. C'est alors que la cicatrice est complète et que la solution de continuité n'existe plus; l'œuvre de la nature médicatrice est achevée.

Les corps étrangers qui s'introduisent par diverses voies dans la cavité ou le tissu de nos organes nous offrent une autre forme de cette admirable providence organique qui ne cesse de veiller à la conservation de l'économie. A peine ces corps sont-ils entrés dans une des cavités, que la nature provoque les efforts d'expulsion nécessaires pour les chasser. Ces efforts consistent dans le larmoiement, l'éternument, la toux, le vomissement, suivant le siége qu'occupe le corps étranger. S'ils sont insuffisants pour les enlever, la force vitale suscite une réaction plus énergique, et au besoin même une inflammation avec formation de pus qui a pour but, en les enveloppant, de les rendre mobiles et d'en faciliter ainsi l'expulsion. Enfin, si cette ressource demeure encore impuissante, la nature n'abandonne pas pour cela la partie; elle entoure ce corps qu'elle n'a pu ébranler d'une fausse membrane, d'un kyste qui l'empêche d'irriter les parties molles qui l'environnent. Lorsque ces corps sont métalliques et aigus, comme des aiguilles, des épingles, etc., et qu'ils ont été avalés, la nature les chasse à travers les parties molles, qu'ils traversent le plus souvent sans inconvénient, et les pousse à la peau, d'où on les extrait avec la plus grande facilité.

Ce n'est pas seulement des corps d'un petit volume et aigus dont la nature parvient à se débarrasser de cette manière. On a vu plus d'une fois, à la suite des grossesses extra-utérines, les restes du fœtus mort se faire jour par morceaux, à travers les parois abdominales après avoir donné lieu à des abcès qui ne tardaient pas ensuite à se fermer.

Cette tendance médicatrice de la nature est plus frappante encore, parce qu'elle est plus prompte, dans les maladies aiguës. Combien de fois ne guérissent-elles pas seules et sans secours étrangers, ou malgré les médications les plus capables de les aggraver! N'est-ce pas là ce qui donne une apparence de fondement aux théories les plus opposées, aux systèmes les plus extravagants, et jusqu'aux recettes des charlatans et des bonnes femmes? N'est-ce pas là tout le secret des succès homœopathiques?

Lors même que les maladies se terminent d'une manière funeste, soit par suite d'une réaction trop énergique ou désordonnée de la nature, soit à cause de la violence de la cause morbifique que la force vitale ne peut surmonter, un médecin clairvoyant démêlera toujours, au milieu des phénomènes de réaction, cette tendance curative qui aurait souvent obtenu son effet si la nature avait pu recevoir de l'art l'aide et l'assistance dont elle avait besoin.

Les maladies chroniques, où la nature agit trop peu et se laisse vaincre par les progrès lents et incessants de la cause morbifique, ne sont pas dépourvues cependant de tout effort médicateur de l'organisme. Prenons pour exemple la phthisie pulmonaire, la plus meurtrière des maladies chroniques. Que sont, dans cette maladie, la toux, l'expectoration, la fièvre, les sueurs, sinon des moyens que la nature emploie pour expulser la matière tuberculeuse? Aussi, les malades sont-ils soulagés après avoir craché et sué plus ou moins abondamment; mais ces efforts curatifs sont insuffisants et impuissants contre une cause qui infecte le principal organe de la vie de nutrition; ils épuisent graduellement l'économie, au milieu de luttes que la nature renouvelle sans cesse et dans lesquelles elle est presque toujours vaincue. Il n'en est pas moins vrai que sa tendance médicatrice ne saurait être niée.

II. Procédés de la nature médicatrice pour guérir les maladies.

Nous venons de voir que la force vitale fait dans toutes les maladies des efforts énergiques ou faibles contre la cause du mal, qu'elle guérit le plus souvent et qu'elle tend toujours à guérir, quoique souvent elle ne parvienne point à cet heureux résultat. Disons quelques mots sur la marche qu'elle suit pour faire cesser l'action de la cause morbifique, but final de la réaction vitale.

Elle emploie trois procédés principaux qui sont : 1° l'expulsion ou élimination, 2° la neutralisation, 3° la régénération.

1° *Expulsion*. C'est la voie la plus ordinaire que suit la nature pour guérir les maladies. Après avoir fait subir à la matière morbifique une préparation, une élaboration plus ou moins longue, suivant la nature et l'intensité de cette cause, elle l'élimine et la chasse au dehors par les mêmes voies excrétoires qui, dans l'état normal, lui servent à débarrasser l'économie des parties qui lui sont devenues étrangères ; elle l'expulse, mêlée avec les humeurs sécrétoires dont la quantité est augmentée en même temps que leurs qualités sont altérées.

Parmi les maladies aiguës, les unes, et c'est le plus grand nombre, se terminent par de la moiteur ou des sueurs abondantes, plus ou moins odorantes, quelquefois fétides, tantôt acides, tantôt alcalines ; les autres par des urines copieuses, épaisses, sédimenteuses, par l'expectoration de crachats opaques, par des vomissements bilieux, par une diarrhée abondante, souvent très-fétide, par des hémorrhagies nasales et autres. D'autres fois la guérison arrive après le développement de diverses éruptions cutanées, après la formation d'abcès à l'extérieur du corps, etc. C'est ce qu'avait vu Hippocrate lorsqu'il s'exprimait ainsi : « Toutes les maladies guérissent par quelque évacuation qui a lieu ou par la bouche, ou par les intestins, ou par la vessie, ou par quelque autre voie de la même espèce ; mais la sueur est commune à toutes. » Il donnait à ces évacuations le nom de *crises,* mot qui veut dire jugement, comparant, jusqu'à un certain point, la nature médicatrice à un tribunal qui termine les procès en les jugeant. Ces évacuations par lesquelles l'organisme expulse les principes nuisibles qui se sont introduits dans l'économie arrivent souvent à certains jours qu'on a nommés *critiques.* Ces jours sont principalement le septième, le quatorzième, le vingt-unième, etc.

Il est encore d'autres voies d'élimination des causes morbifiques, telles que le larmoiement, la salivation, l'excrétion d'un mucus nasal abondant, etc. Il n'entre pas dans mon plan de les examiner en détail, non plus que les évacuations critiques mal placées qui, par une erreur de la nature, deviennent des causes de maladies graves ou de mort plutôt que de guérison. J'en parlerai un peu plus loin. Je n'ai maintenant pour but que d'indiquer le procédé le plus ordinaire de la force vitale médicatrice.

2° *Neutralisation.* La guérison par neutralisation arrive lorsque la nature surmonte la cause morbifique sans évacuation ni aucun autre phénomène sensible ; soit que l'organisme s'assimile cette cause, soit que spontanément, ou aidé par l'art, il la détruise ou la neutralise par un travail intérieur qui échappe à nos sens. On a des exemples de ce procédé curatif dans les terminaisons des maladies par résolution, dans la guérison des maladies vénériennes par les mercuriels, des fièvres intermittentes par le quinquina, de la chlorose par les ferrugineux, des névroses par les narcotiques et les antispasmodiques, etc.

3° *Régénération.* Ce mode de guérison s'observe dans les fractures, où la nature soude les os rompus en sécrétant de la gélatine et du phosphate de chaux qui recolle les fragments rompus ; — dans les plaies, où elle réunit les parties divisées ; — dans les ulcères avec perte de substance et dans toutes les autres espèces de solution de continuité, où elle répare en partie les chairs détruites et qu'elle cicatrise ; — dans les brûlures et dans toutes les lésions superficielles de la peau, où elle refait avec une grande promptitude un nouvel épiderme ; — dans la régénération du tissu osseux dans le jeune âge ; — dans les amaigrissements, suite des longues maladies, où l'on voit bientôt, dans la convalescence, l'appétit augmenter en raison des pertes éprouvées, les chairs se reformer, et les sujets revenir à leur embonpoint primitif, etc.

Il résulte de tout ce qui précède que si, d'un côté, la maladie se compose de deux éléments, l'effet de la cause morbifique ou l'affection et la réaction de la force vitale contre cette cause ; d'un autre côté, c'est la même force qui guérit la maladie lorsqu'elle se termine heureusement : *natura morborum medicatrix,* grand principe de pathologie qui ne souffre aucune exception et dont la découverte suffirait seule pour immortaliser à jamais le grand nom d'Hippocrate.

Admirons ici avec quel art merveilleux la nature, véritable

providence organique, défend le corps humain contre toutes les attaques qui lui viennent du dehors ou du dedans, variant ses moyens suivant l'espèce ou la violence de l'ennemi qui l'attaque, tantôt développant un appareil local de réaction lorsque la cause du trouble est légère, tantôt mettant en jeu la plupart des organes de l'économie, surtout le cœur et le système nerveux, qui tous concourent avec énergie à expulser et à détruire la cause du mal et à réparer les dommages qu'il a produits. C'est ici surtout que s'applique cet aphorisme du père de la médecine que nous ne saurions trop répéter : *Confluxio una, conspiratio una, consentientia omnia.* On voit donc qu'au lieu de considérer les maladies avec le vulgaire du monde et des médecins, comme l'image du trouble et de la confusion, il est très-conforme à l'observation de les envisager comme des fonctions pathologiques qui s'exécutent avec un ordre et une méthode admirables pour arriver au but auquel elles tendent, la guérison des maladies et la conservation du corps.

III. Résultats des réactions vitales dans les maladies.

Quoique la force vitale ait toujours une tendance médicatrice lorsqu'elle est atteinte par les causes morbifiques, il s'en faut de beaucoup qu'elle puisse toujours procurer la guérison des malades. La réaction est parfois nulle ; d'autres fois elle pèche de différentes manières qui peuvent empêcher le rétablissement normal des fonctions, ou même occasionner la mort.

Les maladies envisagées sous le point de vue de la réaction vitale et de ses résultats curatifs peuvent se présenter dans les neuf circonstances suivantes.

1re CIRCONSTANCE. *Maladies sans réaction parce que la force vitale n'est pas atteinte.* Ce sont des lésions physiques qui consistent dans des altérations de nombre, de volume, de situation, de rapports, de continuité des organes et qui peuvent exister sur le cadavre aussi bien que sur l'homme vivant, parce que la seule condition de leur existence, c'est un dérangement dans la conformation extérieure des parties. Ces lésions, lorsqu'elles sont simples, ne pouvant compromettre la vie, ne provoquent aucun effort, aucune résistance de la nature. On en a des exemples dans les hernies, les luxations, le déplacement des fragments des os fracturés, etc. J'aurais pu, à l'exemple de plusieurs auteurs hippocratistes, rayer les lésions physiques du nombre des maladies; j'ai cru plus sage de me conformer au langage habituel des médecins et du public.

2ᵉ CIRCONSTANCE. *Maladies avec réaction essentiellement médicatrice.* La nature réagit convenablement pour les terminer d'une manière heureuse, lorsqu'on les livre à elles-mêmes, surtout lorsqu'on seconde, au lieu de les contrarier, ses procédés curatifs. Cette classe comprend certainement le plus grand nombre des maladies aiguës.

3ᵉ CIRCONSTANCE. *Maladies avec réaction trop vive.* Ces cas sont très-communs dans les fièvres, les phlegmasies et beaucoup d'autres maladies; la nature résiste avec tant d'énergie et même de violence qu'elle augmente considérablement leur gravité et qu'elle compromet souvent la vie des malades.

4ᵉ CIRCONSTANCE. *Maladies avec réaction trop faible.* C'est ce qui arrive dans toutes les maladies chroniques. La cause morbifique, organique ou humorale, agit lentement, sans relâche, et fait des progrès incessants; la force vitale résiste, il est vrai; elle fait des efforts réels, sensibles, mais trop faibles et insuffisants pour surmonter le mal; elle se laisse vaincre peu à peu et finit par succomber, à moins que, spontanément ou excitée par l'art, elle n'acquière une activité salutaire.

5ᵉ CIRCONSTANCE. *Maladies avec réaction irrégulière.* La nature réagit d'une manière capricieuse, désordonnée, disproportionnée au principe morbifique; ses efforts n'ont aucune utilité évidente et ne sont suivis d'aucun mouvement critique. C'est ce qu'on voit dans certaines fièvres et dans la plupart des névroses.

6ᵉ CIRCONSTANCE. *Maladies avec réaction radicalement impuissante.* De quelque manière que la nature réagisse, faiblement, énergiquement ou violemment, elle ne peut expulser ou neutraliser la cause du mal, dont l'essence est telle qu'elle ne saurait être éliminée. Ces maladies sont incurables de leur nature, dans l'état actuel de la science. On en a deux exemples frappants dans la rage et les maladies cancéreuses.

7ᵉ CIRCONSTANCE. *Maladies avec réaction erronée.* La nature pèche par erreur de lieu. Je m'explique : les procédés médicateurs de la force vitale sont à peu près les mêmes, quel que soit l'organe malade, ils sont intelligents, mais aveugles. Ainsi pour expulser les causes irritantes, vives et locales, elle provoque parfois la formation du pus, une hémorrhagie, etc., lorsqu'elle ne peut les éliminer d'une manière plus salutaire. Ce procédé, qui peut être avantageux dans les phlegmasies situées à l'extérieur, devient fâcheux et souvent funeste lorsqu'il a pour siége les méninges, les plèvres, le péricarde, le péritoine, les reins, etc. Lorsqu'un foyer de sang, de bile, d'urine, de pus ou de toute autre humeur s'est formé quelque part, la nature tend à en débarrasser l'organisme en l'évacuant au dehors, et elle parvient souvent à cet heureux résultat ; mais il arrive aussi qu'en suivant le même procédé, elle répand ce foyer dans le péritoine ou dans tout autre organe intérieur ; elle tue le malade malgré sa tendance curative. Pour préserver la muqueuse laryngée de la cause irritante spéciale du croup, elle la couvre d'une fausse membrane, et devient ainsi la cause de la mort du malade, quoique ce procédé soit généralement très-salutaire dans une foule de maladies. Ce sont là évidemment des réactions erronées.

8ᵉ CIRCONSTANCE. *Maladies sans réaction par affaissement et extinction de la force vitale.* Il arrive parfois que les causes morbifiques agissent d'une manière si violente ou si délétère que la force vitale, livrée à elle-même, succombe promptement, sans opposer aucune résistance. C'est ce qu'on voit dans les cas de choléra asiatique promptement mortel, dans les morts occasionnées par le méphitisme des fosses d'aisances, par la syncope, l'asphyxie par submersion, les hémorrhagies foudroyantes, etc.

9ᵉ CIRCONSTANCE. *Maladies qu'il est dangereux de guérir.* Ces maladies sont des moyens dont la nature se sert pour se débarrasser de quelque chose qui nuirait à l'organisme ; ce sont

en quelque sorte des crises d'une affection interne qui échappe
à l'observation ; elles sont liées à la santé de l'individu qui les
éprouve, et leur guérison intempestive pourrait être suivie de
graves accidents. Tels sont les écoulements habituels et anciens, les hémorrhoïdes, certains exanthèmes chroniques, etc.

IV. Rôle du médecin dans le traitement des maladies.

On voit, d'après ce qui précède, que la force vitale est loin
d'être infaillible dans ses procédés de guérison ; que parfois
elle laisse périr le malade faute de réaction ; que d'autres fois
elle le tue par une réaction trop violente ou erronée, et enfin
que dans d'autres circonstances elle n'obtient aucun résultat
avantageux parce qu'elle agit trop faiblement ou d'une manière désordonnée. Mais dans la majorité des cas, la nature
fait seule tous les frais de la guérison et n'a besoin que d'être
surveillée ou secondée pour rétablir l'équilibre. C'est surtout
dans les cas de mauvaise réaction que le rôle du médecin devient actif et salutaire, pourvu qu'il ne perde jamais de vue
l'activité de la force vitale, ses procédés curatifs et ce grand
principe : *Natura morborum medicatrix.* Sa conduite se trouve
tracée d'avance : agir contre la cause morbifique et son effet
immédiat, c'est-à-dire l'affection, lorsque cette cause est connue
et attaquable ; dans les autres cas, exciter la réaction lorsqu'elle est nulle, l'augmenter lorsqu'elle est trop faible, la
diminuer lorsqu'elle est trop forte, la régulariser ou la supprimer lorsqu'elle est désordonnée, la détourner lorsqu'elle est
erronée, la respecter lorsqu'elle est modérée. Tels sont les
différents buts que doit se proposer l'homme de l'art dans le
traitement des maladies. Il ne doit jamais oublier que ce n'est
pas lui qui guérit, mais la force vitale qui n'a besoin, lorsque
la guérison est possible, que d'être amenée au degré de réaction convenable pour éliminer ou neutraliser la cause morbifique, et réparer les dommages qu'elle a produits. Il doit
être, comme on l'a dit souvent, l'interprète, le ministre,
l'ami de la nature ; il ne saurait être son maître.

Dans les cas mêmes où la réaction est nuisible ou inutile,

la tendance de la nature est encore médicatrice, et la guérison que l'art procure alors est toujours l'effet de la réaction vitale aidée ou corrigée par le médecin. Ainsi le praticien ne guérit jamais qu'indirectement et par l'intermédiaire du principe de vie qui anime l'organisme.

Il ne faudrait pas croire cependant que la thérapeutique n'ait pas d'autre base que le vitalisme hippocratique dont nous venons d'exposer les principes fondamentaux. Quoique cette doctrine possède seule ce critérium d'embrasser et d'expliquer tous les faits généraux d'expérience ancienne ou moderne, elle ne saurait par elle-même remplacer l'observation quand il s'agit de déterminer les vertus des agents qui peuvent exercer une action favorable sur l'organisme malade. L'expérience seule, mais l'expérience généralisée, peut conduire à cet heureux résultat, qui doit être le but de tous nos efforts. Comment, en effet, cette doctrine ou toute autre pourraient-elles faire deviner les modifications qu'exerceront sur l'économie des remèdes dont les propriétés sont encore inconnues? aussi nul système ne saurait se vanter d'avoir découvert *à priori* l'action physiologique ou thérapeutique d'un seul agent médicamenteux. Toutes nos connaissances à cet égard nous viennent de l'observation seule, et il n'y a pas d'autre voie pour en acquérir de nouvelles. La thérapeutique, comme je l'ai dit ailleurs [1], *ne doit avoir d'autre base qu'un empirisme raisonné*, c'est-à-dire que dans le traitement de chaque maladie, elle doit puiser sa méthode et ses principes dans les résultats d'une expérience constante, qu'ils s'accordent ou non avec telle ou telle théorie. Mais, par un privilége qui n'appartient qu'à lui, l'hippocratisme s'accorde avec tous ces faits et en donne une solution satisfaisante, et c'est là un témoignage capital de vérité.

Ainsi parmi les médicaments, il en est, et ce sont les meilleurs, qui neutralisent l'affection, c'est-à-dire l'impression première de la cause morbifique, ou si l'on veut, la diathèse, ou la cause prochaine de la maladie; tels sont le quinquina contre les fièvres intermittentes, le mercure contre les maladies

---

[1] *Bibliothèque de thérapeutique*, t. I, p. 7.

syphilitiques, les ferrugineux contre la chlorose, etc. Dans l'application de ces remèdes, le médecin ne fait que de l'empirisme raisonné, c'est-à-dire qu'il emploie ces agents thérapeutiques par la seule raison qu'une expérience constante a prouvé qu'ils guérissaient certaines maladies.

D'autres médicaments, et c'est l'immense majorité, agissent seulement contre la réaction. L'observation apprend qu'ils peuvent en général remplir les différents buts que le médecin doit se proposer, c'est-à-dire d'exciter, d'augmenter, de diminuer, de régulariser, de supprimer, ou de détourner cette réaction vitale suivant le caractère qu'elle présente dans chaque maladie individuelle. Mais ici le praticien fait de la médecine rationnelle. Il faut que par une série de raisonnements, toujours guidés sans doute par l'expérience, il détermine, d'un côté, les indications à remplir, c'est-à-dire les changements à opérer dans l'état du malade, et de l'autre, les moyens thérapeutiques les plus propres à cette fin. Or ce sont là des opérations de l'esprit qui exigent un grand savoir, un jugement sain et une bonne doctrine médicale. Quelle autre doctrine pourrions-nous suivre que celle qui a formé tous les grands praticiens qui ont paru dans le monde?

Cette doctrine enseigne à reconnaître la tendance de la nature dans chaque maladie individuelle, à distinguer les mauvaises réactions d'avec les bonnes, les meilleurs procédés curatifs de la force vitale, à diagnostiquer enfin ce qu'il faut faire pour que la nature puisse guérir. D'un autre côté, une science à part, purement expérimentale ou empirique, la *thérapeutique*, qui n'est en quelque sorte qu'une pathologie artificielle, lui fait connaître les modifications vitales que les médicaments produisent dans l'organisme. Pour guérir, il faut que le médecin choisisse dans l'arsenal pharmaceutique le moyen le plus capable de produire le changement que lui indique l'état de la réaction dans chaque maladie.

Souvent, il faut l'avouer, le praticien ne se livre point à cette logique médicale, à cette médecine rationnelle; il suit le premier procédé, qui est beaucoup plus expéditif, beaucoup plus simple, celui de l'empirisme raisonné; et certes lorsque des faits nombreux et bien observés ont établi l'efficacité d'un traitement dans un cas bien déterminé de maladie, il n'y a point à hésiter; c'est celui-là qu'il faut suivre, si l'on veut guérir, et c'est ce qui explique pourquoi l'on voit plus d'une fois au lit du malade des médecins appartenant à divers systèmes, mais ayant du bon sens, prescrire cependant les mêmes moyens thérapeutiques. Ils savent, dans ce cas, laisser le système à la porte pour obéir aux injonctions de l'expérience.

Mais cette médecine purement expérimentale, plus ancienne que tous les systèmes qui n'ont cessé de l'attaquer, de l'entraver, d'arrêter ses progrès, sans pouvoir la détruire, est inapplicable dans un très-grand nombre de circonstances où l'expérience n'a point prononcé. Elle a bien aussi ses difficultés et ses dangers :

Pour inspirer au médecin une confiance suffisante, les traitements empiriques exigent deux conditions : 1° les maladies contre lesquelles on les emploie doivent être bien connues et bien déterminées ; 2° l'efficacité des moyens thérapeutiques doit être prouvée par une masse considérable de faits analogues, précis et observés avec soin. Mais ces règles sont rarement suivies. Combien de fois n'arrive-t-il pas qu'on vante des traitements qui ne sont appuyés que sur une expérience incomplète et insuffisante contre des maladies complexes, tenant à diverses diathèses et dès lors d'une nature différente, qu'on attribue à l'action des médicaments ce qui dépend de la marche naturelle des maladies et de la force vitale médicatrice, que les médecins eux-mêmes se laissent séduire par le fameux raisonnement si commun dans le vulgaire : *Post hoc, ergò propter hoc?* C'est dans ce sens qu'Hippocrate avait dit avec raison *experientia fallax.* Oui, l'expérience thérapeutique qui ne repose point sur une connaissance complète des maladies et sur une masse considérable d'observations analogues est trompeuse et dangereuse.

Le rôle du médecin dans le traitement des maladies consiste donc à consulter d'abord les résultats positifs de l'empirisme raisonné, et lorsque ces résultats n'existent pas, ce qui est malheureusement le plus commun, à se guider d'après les principes du vitalisme hippocratique.

Tels sont les principes qui nous ont dirigé dans la rédaction de cet ouvrage, principes que nous avons développés dans divers endroits de la pathologie générale, et surtout dans les articles consacrés à la pathogénie de chaque classe de maladies; nous n'avons pas cru devoir y revenir dans la description de toutes les maladies en particulier, afin d'éviter des répétitions inutiles, le lecteur qui aura étudié cette introduction ou l'histoire de ces classes en général pouvant y suppléer facilement lui-même.

Nous ne terminerons pas cette exposé de doctrine sans faire une remarque que nous croyons nécessaire : L'observation est moins indépendante qu'on ne pense des systèmes dominants à chaque époque; on voit facilement ce qu'on désire rencontrer, et l'on néglige souvent comme indifférent ce qui n'a aucune liaison avec nos théories favorites. N'est-ce point à cette cause qu'on doit attribuer l'oubli où sont tombés beaucoup d'auteurs modernes, d'ailleurs recommandables, mais imbus des idées broussaisiennes ou organiciennes, de noter avec soin, dans les histoires particulières de maladies qu'ils ont publiées, les phénomènes critiques survenus dans leur cours? Nous faisons cette réflexion pour répondre à l'objection qu'on pourrait nous adresser de n'avoir pas toujours tenu nous-même un assez grand compte des crises. Nous avons dû prendre les faits généraux d'observation tels que nous les ont transmis les auteurs à qui nous les devons.

ÉLÉMENTS

DE

PATHOLOGIE MÉDICALE.

La pathologie est une des branches des sciences médicales qui a pour objet de faire connaître les maladies et les moyens de les guérir ou de les soulager.

On donne le nom de maladie à toute espèce de trouble ou de dérangement des organes et des fonctions de la vie, capable d'altérer la santé d'une manière notable. La santé consiste, par conséquent, dans l'exercice libre, facile et régulier de ces fonctions.

Mais si l'on veut donner une définition de la maladie qui pénètre dans le fond même de cet état du corps vivant, et qui éclaire la pathologie tout entière, il faut la chercher dans la doctrine hippocratique. La maladie, avons-nous dit plus haut (Introduction, p. 25), est une réaction de l'organisme contre toute cause qui l'affecte d'une manière nuisible, réaction qui tend à éliminer et à neutraliser cette cause, ou à réparer les dommages qu'elle a produits.

La pathologie, ou science des maladies, se divise en pathologie générale et en pathologie spéciale.

PATHOLOGIE GÉNÉRALE [1].

La Pathologie générale traite des maladies d'une manière abstraite et générale, et dans ce qu'elles ont de commun ; elle fait connaître leurs ressemblances, leurs analogies, leurs différences, les diverses manières de les considérer , sans entrer dans la description d'aucune en particulier. Elle contient les principes de la science dont les applications se trouvent dans la pathologie spéciale. Nous avons, au reste, déjà indiqué ces principes dans l'introduction de cet ouvrage.

Les maladies, envisagées dans leur ensemble, présentent six points de vue à considérer : leurs causes, leurs symptômes, leurs lésions anatomiques, leurs signes, leur traitement et leur classification ; de là, six branches de la pathologie générale, savoir :

1° L'ÉTIOLOGIE, qui traite de leurs causes;

2° La SYMPTOMATOLOGIE, qui s'occupe de leurs symptômes, c'est-à-dire des réactions vitales par lesquelles elles se manifestent ;

3° L'ANATOMIE PATHOLOGIQUE, qui fait connaître les altérations qu'on trouve dans les organes après la mort ;

4° La SÉMÉIOTIQUE, qui est relative à leurs signes;

5° La THÉRAPEUTIQUE, qui est consacrée à leur traitement;

6° La NOSOLOGIE, qui comprend leur classification.

CHAPITRE PREMIER.

ÉTIOLOGIE OU DES CAUSES DES MALADIES.

Les causes des maladies sont toutes les circonstances, toutes les influences, extérieures ou intérieures , capables de les

---

[1] Cet ouvrage étant surtout consacré à la description de chaque maladie en particulier, c'est-à-dire à la pathologie spéciale, nous ne donnerons sur la pathologie générale que les notions les plus élémentaires et les plus indispensables pour bien faire comprendre l'histoire des maladies étudiées individuellement.

produire ou de concourir à leur développement. Leur nombre est très-considérable, et les espèces qu'on en a admises très-nombreuses. La division la plus importante et la plus utile de toutes, parce qu'elle porte sur leur mode d'action, est aussi celle que nous adopterons. Il y a trois espèces de causes : 1° les causes prédisposantes ; 2° les causes occasionnelles ou excitantes ; 3° les causes prochaines.

ARTICLE PREMIER.

CAUSES PRÉDISPOSANTES.

Le nom de ces causes indique bien leur caractère. Elles prédisposent les individus sur lesquels elles agissent à être atteints des maladies, elles en préparent le développement par leur action lente et progressive ; elles rendent l'organisme de plus en plus apte à leur invasion. Ce sont évidemment les plus graves et les plus puissantes des causes et celles qui donnent lieu aux maladies les plus dangereuses, car elles exercent sur l'organisme des modifications graduelles et latentes dont l'effet est d'autant plus funeste que leur action a été plus longue et plus ignorée.

Elles sont *hygiéniques* ou *pathologiques*, c'est-à-dire qu'elles consistent dans les influences intérieures ou extérieures auxquelles l'homme est soumis dans l'état de santé, et dont l'étude est du ressort de l'hygiène, ou bien dans l'action de diverses maladies qui tendent à en développer d'autres.

§ 1er. *Causes prédisposantes hygiéniques.*

Elles se subdivisent en *constitutionnelles* et en *hygiéniques proprement dites*.

I. Les premières se tirent des divers états de l'organisme sain, depuis la naissance jusqu'à la vieillesse ; elles sont purement individuelles. Ce sont : l'origine, le sexe, l'âge, le tempérament, les habitudes, le genre de vie, les professions, la grossesse, l'idiosyncrasie, la partie faible, etc.

1° *Origine*. Les enfants apportent en naissant une disposition plus ou moins grande à être atteints des mêmes maladies que leurs père, mère, aïeux et aïeules et même que d'autres membres plus éloignés de leur famille; ces *prédispositions héréditaires* s'appliquent à une foule de maladies, mais surtout à celles qui sont chroniques. L'hérédité est, sans nul doute, la plus puissante et la plus grave des prédispositions, celle qui engendre le plus de maladies, et contre laquelle l'art lutte souvent sans succès. On en trouvera de nombreuses preuves dans la pathologie spéciale.

2° *Sexe.* Les deux sexes ont des maladies qui leur sont exclusivement propres, celles des organes sexuels; et comme chez la femme ces organes sont chargés de fonctions bien plus nombreuses et plus compliquées que chez l'homme, la grossesse, l'accouchement et l'allaitement, il s'ensuit qu'elle est naturellement prédisposée par son sexe à des affections également plus nombreuses et plus graves que celui-ci. Sa constitution plus délicate, plus irritable et plus sensible, l'expose davantage aux maladies nerveuses et à celles qui sont accompagnées de faiblesse, comme la chlorose, le rachitis, les scrofules, etc. L'homme, au contraire, est plus souvent atteint des maladies où domine l'excitation, comme les phlegmasies, l'apoplexie, etc. Ajoutons que les deux sexes sont encore prédisposés à une foule de maladies qui tiennent à la vie sédentaire et renfermée de l'un et à la vie extérieure de l'autre.

3° *Ages.* Chaque âge prédispose à certaines maladies; dans l'enfance, ce sont principalement les accidents de la dentition, le croup, les fièvres éruptives, les maladies de la tête; dans l'adolescence, les maladies de poitrine; dans l'âge mûr, les maladies du ventre, et dans la vieillesse, les maladies du ventre et de la tête.

4° *Tempérament.* Le tempérament et la constitution consistant dans la prédominance d'un ou de plusieurs des appareils organiques qui composent l'économie, on conçoit que cette prédominance doit être déjà un pas vers la maladie; c'est ce que confirme l'observation. Le tempérament sanguin est plus particulièrement sujet aux fièvres et aux inflammations; le tempérament lymphatique, aux maladies par débilité, aux hydropisies, aux scrofules, à la phthisie, au carreau, au rachitis ; le tempérament nerveux, aux différentes espèces de névroses ; le tempérament bilieux, aux maladies du foie, de l'estomac, des intestins ; l'athlétique, aux maladies des muscles, etc.

5° *Habitudes.* L'habitude de répéter certains actes, de se livrer à certaines actions, prédispose à plusieurs maladies dont l'invasion ne serait nullement à craindre sans la fréquence de ces actes ou de ces actions. Les exemples en sont trop communs pour ne pas être connus de tout le monde. Nous nous dispenserons donc d'en rapporter ici.

6° *Professions.* Les professions et le genre de vie sont encore des prédispositions très-ordinaires à beaucoup de maladies. Les hommes occupés par état aux travaux de cabinet, livrés aux contentions d'esprit, à des études profondes, sont plus particulièrement sujets aux maladies nerveuses et cérébrales ; ceux qui s'adonnent aux travaux de la campagne sont plus exposés aux fièvres continues ou intermittentes, et aux différentes espèces de lésions physiques ; les gens de mer, aux affections scorbutiques ; les militaires, aux plaies par armes à feu ; les blanchisseurs, aux varices, à l'œdème et aux ulcères des extrémités inférieures ; les cordonniers et les tailleurs, aux maladies chroniques de l'estomac ; les peintres, à la colique saturnine, etc.

7° *Grossesse.* Les femmes enceintes sont sujettes à des vomissements, au pica, aux varices, à l'œdème des membres inférieurs, à la *phlegmasia alba dolens*, à de petits accès de fièvre éphémère, etc.

8° *Idiosyncrasie.* Quoiqu'on ait ramené les constitutions et les tempéraments à un certain nombre de types principaux, cependant, quand on examine les hommes en particulier, il est rare qu'on rencontre les types constitutionnels bien tranchés. Chaque individu a une constitution qui lui est propre et qui diffère de celle des autres ; c'est là ce qu'on nomme *idiosyncrasie*, et dont il faut tenir un grand compte en pathologie et en thérapeutique. Beaucoup de maladies reconnaissent leur principale cause prédisposante dans l'idiosyncrasie.

9° *Partie faible.* Il est rare qu'il y ait une harmonie parfaite dans les divers organes de l'homme. La plupart des individus ont une partie plus faible que les autres, et qui est atteinte de préférence par les causes morbifiques.

II. Les deuxièmes, ou les *causes prédisposantes hygiéniques proprement dites*, embrassent toutes les influences extérieures ou intérieures qui font le sujet de l'hygiène, et dont les variations et les changements, par leur action longue et prolongée sur l'économie, peuvent prédisposer à de nombreuses maladies. Il y a six classes de ces causes, qui comprennent les influences atmosphériques, les vêtements, les aliments et les boissons, les excrétions, le mouvement et le repos, et le moral de l'homme. On les comprend sous les noms latins suivants : *circumfusa, applicata, ingesta, excreta, gesta* et *percepta*.

1° *Circumfusa.* Ce sont toutes les modifications dans les qualités de l'atmosphère dans laquelle nous sommes plongés ; les principales consistent dans un air froid et sec, froid et humide, chaud et sec, chaud et humide ; dans l'action des vents, dans la privation de la lumière, dans l'action de l'électricité atmosphérique, dans l'influence des saisons ; l'hiver, le printemps, l'été et l'automne ont chacun des maladies qui règnent plus particulièrement pendant leur durée, et qui ne se montrent point dans le cours des autres saisons ; dans les divers lieux d'habitation, dans les climats. Tout le monde sait que les circonstances atmosphériques et terrestres qui constituent ce qu'on appelle climat engendrent beaucoup d'affections. Indépendamment de ces causes qui agissent sur un grand nombre de personnes, il en est du même ordre qui sont purement individuelles et qui se rattachent souvent au genre de vie ou à la profession ; telles sont une habitation dans un lieu clos, étroit, bien chauffé ; la fréquentation des hôpitaux, etc.

Nous n'indiquerons point ici les nombreuses maladies auxquelles peuvent exposer les influences dont nous venons de parler ; ce qui nous entraînerait au delà des bornes que nous avons dû nous prescrire dans cet ouvrage.

2° *Applicata.* Des vêtements trop légers, trop chauds, trop étroits, humides, l'habitude des bains froids, tièdes ou chauds, etc., exposent à la longue à diverses maladies.

3° *Ingesta*. Cette classe comprend toutes les modifications et les altérations que peuvent éprouver les aliments et les boissons dont nous nous nourrissons; savoir, l'augmentation ou la diminution dans leur quantité, leurs mauvaises qualités, dont le nombre varie à l'infini, un régime exclusivement végétal ou animal, l'abus des boissons fermentées et des liqueurs, des eaux impures, corrompues ou contenant certaines matières nuisibles, l'abus des assaisonnements, des aromates, des médicaments, etc.

4° *Excreta*. Des sueurs abondantes et excessives, une sécrétion trop considérable de lait, de salive, l'abus du coït, la masturbation, la suppression des évacuations naturelles et artificielles favorisent également le développement d'un grand nombre d'affections.

5° *Gesta*. Des travaux du corps trop énervants, une fatigue excessive, l'oisiveté, le défaut d'exercice, le sommeil ou la veille trop peu ou trop prolongés, prédisposent aussi à plusieurs maladies.

6° *Percepta*. Enfin, on compte comme causes prédisposantes des sensations trop faibles ou trop vives, trop ou trop peu d'exercice de l'entendement, les passions violentes et profondes, surtout celles qui sont tristes et oppressives : l'ambition, l'orgueil, l'amour, la haine, la crainte, la jalousie, etc.

§ 2. *Causes prédisposantes pathologiques.*

Dans l'économie saine ou malade, tout se tient et s'enchaîne. Les effets deviennent des causes et les causes sont des effets relativement à des causes d'un ordre plus relevé. Les maladies, résultats d'influences plus ou moins nombreuses, favorisent souvent le développement d'autres affections. C'est ainsi que les tubercules pulmonaires prédisposent à l'hémoptysie; les dilatations du cœur, à l'apoplexie et aux congestions cérébrales; les aliénations mentales, aux phlegmasies chroniques des membranes séreuses et à celles de la membrane muqueuse gastro-intestinale ; les maladies vénériennes, aux affections scrofuleuses, etc.

ARTICLE II.

CAUSES OCCASIONNELLES, DÉTERMINANTES OU EXCITANTES.

On appelle cause occasionnelle, déterminante ou excitante, toute influence, extérieure ou intérieure, agissant promptement, momentanément et avec assez d'énergie pour donner lieu, après un temps ordinairement assez court, au développement d'une maladie. Cette définition la distingue suffisamment de la cause prédisposante dont le caractère consiste dans une action plus ou moins lente, latente, longtemps prolongée, qui ordinairement ne serait point suivie d'effet, s'il ne survenait aucune cause occasionnelle. Il suit de là que dans les cas où deux causes se réunissent pour produire un trouble fonctionnel, celle-là précède celle-ci.

Les causes occasionnelles sont de deux espèces : 1° les causes occasionnelles ordinaires ou communes; 2° les causes spécifiques.

§ 1er. *Causes occasionnelles ordinaires.*

Elles se subdivisent, comme les causes prédisposantes, en hygiéniques et en pathologiques.

I. Causes occasionnelles hygiéniques.

Ces causes comprennent les mêmes influences que nous avons déjà examinées en parlant des causes prédisposantes; elles n'en diffèrent que par le mode d'action. Il en résulte que, suivant l'intensité de cette action, la même cause peut être prédisposante ou occasionnelle.

Les principales sont :

1° *Circumfusa.* L'impression d'un air froid ou très-chaud, d'un vent du nord ou du sud, le repos dans un courant d'air, le passage subit d'un lieu très-chaud dans un lieu très-froid, ou d'un lieu très-froid dans un lieu très-chaud; l'habitation momentanée dans une chambre humide, des vapeurs nuisibles, minérales, végétales ou animales, répandues dans l'air, divers gaz qui en altèrent la pureté, comme le gaz acide carbonique, l'hydrogène carboné ou sulfuré, l'azote, l'oxyde d'azote ; les *constitutions atmosphériques*. On donne ce nom à certains changements de l'atmosphère, le plus souvent inappréciables à nos sens, qui exercent une grande influence sur l'organisme, et d'où naissent une foule de maladies épidémiques. Les constitutions atmosphériques sont un des points les plus importants de l'étiologie; sans elles, on ne saurait comprendre les maladies aiguës.

2° *Applicata*. Un changement passager dans l'épaisseur des vêtements, l'immersion dans un bain trop froid ou trop chaud, l'exposition à la pluie, des vêtements humides conservés sur le corps, des corps piquants, tranchants, contondants appliqués avec violence contre le corps, des liens trop serrés, des acides, des alcalis et autres substances âcres ou corrosives en contact avec nos parties, des corps incandescents, liquides, bouillants.

3° *Ingesta*. Des écarts de régime, des orgies, des indigestions, des aliments malsains, mal préparés, de digestion difficile, pris à des heures insolites, des boissons de mauvaise nature, des excès en vin ou en liqueurs spiritueuses, un vomitif ou un purgatif pris à contre-temps; les poisons, dont on distingue six espèces : les poisons corrosifs, astringents, âcres, narcotiques, narcotico-âcres et septiques.

4° *Excreta*. La suppression brusque de la transpiration, de la sueur, du lait, des règles; les rétentions d'urine, la constipation.

5° *Gesta*. Une grande fatigue, des courses contre le vent, des cris, des chants trop prolongés, de trop longues veilles.

6° *Percepta*. Des sensations très-vives, des émotions fortes et brusques, comme celles que produisent de mauvaises nouvelles, quelquefois même de bonnes, lorsqu'on les apprend tout à coup, des accès d'une passion violente, comme la colère, la terreur, etc.; des contentions d'esprit trop fortes, trop prolongées.

4.

II. Causes occasionnelles pathologiques.

Telles sont la suppression brusque d'un exutoire, d'un flux hémorrhoïdal, d'un érysipèle, d'une éruption dartreuse ou de tout autre exanthème aigu ou chronique; la rétrocession de la goutte, du rhumatisme, etc.

§ 2. *Causes spécifiques.*

Les causes spécifiques sont celles qui, toujours identiques à elles-mêmes et d'une nature tout à fait spéciale, produisent un effet constamment le même et qui n'appartient qu'à elles. Ce sont les *principes contagieux* et les *venins*. Les premiers sont les uns gazeux et on les appelle *miasmes*, et les autres liquides. Ils proviennent de sujets affectés de certaines maladies, et ont pour caractère de se transmettre aux individus sains par le contact immédiat ou médiat; plusieurs d'entre eux ont encore un autre mode de propagation qu'on nomme *infection*, et qui consiste dans l'altération de l'atmosphère par les miasmes, et dans le développement des maladies qu'ils engendrent par le seul fait de la respiration de cet air infecté.

Les principaux principes contagieux sont ceux de la variole, de la rougeole, de la scarlatine, de la peste, du typhus, de la fièvre jaune, de la syphilis, de la rage, de la pustule maligne, de la coqueluche, etc.

Les venins sont des liquides sécrétés par quelques animaux, et capables de produire des effets dangereux par leur introduction dans nos tissus; tels sont ceux qui proviennent des abeilles, des guêpes, du scorpion, de la vipère et de plusieurs autres espèces de serpents.

§ 3. *Mode d'action des causes prédisposantes et occasionnelles.*

Les diverses causes que nous venons d'énumérer se combinent de mille manières différentes dans la production des maladies. Le plus souvent il existe une ou plusieurs prédispositions, et il suffit d'une cause occasionnelle, souvent peu intense, pour déterminer le trouble des fonctions; d'autres fois il n'existe pas de cause excitante apparente; les causes prédisposantes sont les seules qu'on puisse accuser du mal qui est survenu ; dans d'autres circonstances, celles-ci. ayant eu pendant longtemps une action faible , acquièrent tout à coup plus d'intensité et sont à la fois causes prédisposantes et causes occasionnelles. Quelquefois les prédispositions étant peu marquées ou à peu près nulles , la maladie ne reconnaît qu'une cause excitante ; c'est ce qu'on remarque souvent dans les affections qui proviennent des principes contagieux et des venins.

Envisagées sous le point de vue de leurs causes prédisposantes ou excitantes et de leur mode d'action , on admet des maladies héréditaires. innées, acquises, spécifiques, sporadiques, épidémiques, endémiques. essentielles ou primitives, secondaires ou symptomatiques, etc. Les maladies *héréditaires* sont celles auxquelles on se trouve prédisposé par l'existence de maladies semblables chez ses parents ; les *innées* sont celles que l'enfant apporte en venant au monde ; les *acquises*, celles qui ne se développent qu'après la naissance et qui ne tiennent point à l'hérédité : les *spécifiques,* celles qui ont une nature tout à fait spéciale, comme, par exemple , celles qui doivent leur origine aux principes contagieux ; les maladies *sporadiques* tiennent à des causes individuelles, règnent çà et là et n'attaquent qu'une seule personne à la fois ou un petit nombre isolément ; les *épidémiques* sont dues à des causes générales , atteignent un grand nombre d'individus en même temps , n'ont qu'une durée limitée et reparaissent à des époques indéterminées ; les *endémiques* sont le résultat d'influences bornées à quelques pays, quelques localités , et règnent habituellement dans ces pays ou ces localités, soit sans interruption, soit à certaines époques ; les maladies *primitives* ou *essentielles* sont celles qui dépendent directement des causes morbifiques ; les maladies *secondaires* ou *symptomatiques*, celles qui tiennent à une autre affection dont elles ne sont que le symptôme.

On donne le nom d'*incubation* ou de *période d'incubation* des maladies au temps qui s'écoule entre l'application des causes et le développement des symptômes ; mais ce terme ne s'emploie guère que pour les maladies contagieuses.

ARTICLE III.

CAUSES PROCHAINES.

Les causes prochaines sont celles d'où dérivent immédiatement les symptômes des maladies. Elles sont appelées prochaines parce que les troubles fonctionnels sont le résultat direct de leur existence, tandis qu'ils ne sont que le résultat indirect des causes prédisposantes et occasionnelles, qui, sous ce rapport, sont encore appelées causes *éloignées* par opposition aux causes prochaines. On voit par là que la maladie n'existe pas sans elles et qu'elles forment, à proprement parler, l'*essence* ou la *nature des maladies*. On pourrait encore les appeler causes *organiques,* car elles consistent essentiellement dans les altérations primitives qu'éprouvent les organes dans leur structure et leur vitalité ou les liquides dans leur composition, altérations qui se traduisent au dehors par des troubles variés des fonctions de la vie, c'est-à-dire par des réactions de la force vitale qui lutte et résiste contre elles. Ces modifications intérieures de l'organisme, résultats directs de l'action des causes morbifiques, sont ce que Galien et l'école de Montpellier de nos jours appellent *affection;* c'est encore ce que j'ai nommé un peu plus loin maladie élémentaire ou diathèse.

Quand on ne veut point pénétrer trop profondément dans la nature intime des maladies, on peut dire qu'on connaît les causes prochaines d'un certain nombre d'entre elles ; c'est ainsi que nous savons que les tubercules sont la cause de la phthisie, du carreau et de plusieurs autres affections ; les tissus squirrheux et encéphaloïde, des maladies cancéreuses ; l'épanchement de sang dans le cerveau, de l'apoplexie [1], etc. Mais si, poussant plus loin la recherche des causes premières, nous voulons déterminer d'où proviennent immédiatement les matières tuberculeuse et cancéreuse, de quels changements primitifs de l'organisme procèdent toutes les maladies ou réactions vitales, nous tombons alors dans l'obscurité la plus pro-

[1] Ces lésions sont causes prochaines des symptômes; mais elles sont elles-mêmes des effets d'une cause plus cachée qui nous échappe.

fonde , et il ne nous reste de tous nos travaux que la désespérante conviction de notre impuissance à découvrir des secrets dont Dieu paraît s'être réservé le secret, du moins jusqu'ici.

Cependant cette conviction n'a pas été celle de tous les médecins, et le nombre de ceux qui ont cru avoir découvert la nature intime des maladies, depuis l'origine de la médecine jusqu'à nous, et qui ont fondé des théories et des systèmes sur cette prétendue connaissance est bien considérable. Nous avons jeté un coup d'œil sur ces systèmes dans l'introduction de cet ouvrage ; nous n'y reviendrons pas. Leur histoire n'est que le récit des erreurs de l'esprit humain appliqué à la médecine.

CHAPITRE II.

SYMPTOMATOLOGIE, OU DES SYMPTÔMES DES MALADIES.

On donne le nom de *symptôme* à tout phénomène anormal, perceptible aux sens, survenu dans les fonctions de la vie et lié à l'existence d'une maladie. Le mot de *phénomène* comprend tout ce qui se passe dans l'organisme sain ou malade, appréciable ou non appréciable par les sens : d'où l'on voit que cette dernière expression est beaucoup plus générale que la première, et que tout symptôme est phénomène, tandis que tout phénomène n'est pas symptôme.

Les symptômes sont les désordres fonctionnels par lesquels se décèle au dehors la lésion qu'a éprouvée l'économie , soit dans son ensemble, soit dans quelques-uns des instruments variés dont elle se compose. Envisagés sous le point de vue de leur but, ils sont les différentes manières dont l'organisme réagit contre les causes qui l'affectent, c'est-à-dire des réactions vitales.

La symptomatologie étudie d'une manière générale les symptômes des maladies pendant tout leur cours, depuis leur origine jusqu'à leur cessation, ce qui comprend :

1° Les phénomènes précurseurs ;

2° Les symptômes proprement dits;

3° La marche des maladies ou mode de succession des symptômes ;

4° Leur durée ;

5° Leurs terminaisons ;

6° Leurs complications.

L'étude de ces phases diverses des symptômes constitue, à proprement parler, l'histoire des maladies ; car ici le rôle du médecin consiste à observer ou à raconter fidèlement les phénomènes variés qui s'offrent à ses sens, sans qu'il doive porter un jugement sur leur siége, leur nature ou leurs causes : l'important pour celui qui décrit les symptômes, c'est d'être un peintre fidèle de ces tableaux si variés et si compliqués que nous offre l'organisme en proie aux maladies : aussi les anciens, dépourvus des lumières que nous devons aux travaux des modernes, nous ont souvent laissé des portraits si exacts et si ressemblants des phénomènes morbides, que les siècles suivants n'y ont rien ou presque rien ajouté.

ARTICLE PREMIER.

PHÉNOMÈNES PRÉCURSEURS.

Les phénomènes précurseurs, qu'on appelle aussi *prodromes* ou *préludes*, sont des symptômes peu graves, qui précèdent l'invasion d'un certain nombre de maladies, qui sont les mêmes pour plusieurs d'entre elles et qui, par cette raison, ne peuvent servir à les faire reconnaître. Leur existence est très-variable, et la même affection peut en offrir ou en être privée sans que cette circonstance exerce aucune influence sur le jugement qu'on peut en porter. On voit par là que les prodromes sont accidentels, peu importants, accessoires, ce qui les distingue essentiellement des symptômes ou troubles fonctionnels, dont l'existence est nécessaire pour constituer la maladie dont ils sont les manifestations extérieures.

Les principaux phénomènes précurseurs sont : des altérations des traits du visage, la face pâle ou rouge, une démarche chancelante, un sentiment général de fatigue, le refroidissement, le frisson, des douleurs légères dans diverses parties du corps, des troubles passagers dans la sensibilité générale, la vue et l'ouïe, l'inaptitude aux travaux de l'esprit, la perte du sommeil ou l'assoupissement, l'appétit diminué, augmenté ou perverti, des troubles fugaces de la digestion, de la circulation, de la respiration, etc.

Plusieurs de ces phénomènes, tels que la pâleur, le frisson, la lassitude, etc., paraissent le résultat immédiat et passif de l'action des causes morbifiques sur l'économie, avant que la force vitale ait provoqué l'appareil de réaction qui tend à éliminer ces causes.

ARTICLE II.

SYMPTÔMES PROPREMENT DITS.

Les symptômes ou les diverses formes de réaction vitale consistant dans les désordres si nombreux et si variés que peuvent éprouver les fonctions, nous en présenterons un tableau succinct et général en parcourant successivement les diverses parties du cadre physiologique. Nous préviendrons toutefois que cette méthode exige de nombreuses modifications, lorsqu'on s'occupe de l'examen des phénomènes de chaque maladie en particulier.

Les symptômes sont fournis :

1° Par les fonctions de relation ;
2° Par les fonctions de nutrition ;
3° Par les fonctions génitales.

§ 1er. *Lésions des fonctions de relation.*

I. Lésions de l'habitude extérieure du corps.

L'habitude extérieure comprend l'attitude et le volume du corps, l'état des chairs et de la peau, l'expression de la figure, la complexion, le maintien, etc. Le décubitus, ou la manière de se coucher des malades, varie suivant les affections dont ils sont atteints. Il peut être dorsal ou en supination, abdominal ou sur le ventre, latéral ou sur un des côtés ; le corps peut être augmenté ou diminué de volume, infiltré de graisse, de sérosité ou d'air (emphysème) ; les chairs peuvent être consistantes et fermes, ou molles, relâchées et flasques : la peau peut offrir des variétés de couleur morbide très-nombreuses : le blanc pâle, le rouge foncé, le livide, le jaunâtre, le verdâtre, le noirâtre et leurs nuances intermédiaires. Elle est le siége d'éruptions nombreuses dont les principales sont celles de la variole, de la rougeole, de la scarlatine, de l'érysipèle, de la teigne et des autres affections chroniques communément désignées sous le nom de dartres. La peau est, en outre, le siége des plaies, des ulcères, des fistules et des divers exutoires dont le pus peut fournir divers symptômes.

Chaque partie du corps, envisagée extérieurement, peut présenter des lésions particulières et, par conséquent, fournir des symptômes ; mais aucune d'elles n'est comparable, sous ce rapport, à la face, qu'on a regardée avec raison comme le miroir de l'âme. Dans les maladies, on peut dire qu'elle est le miroir des souffrances, surtout dans celles qui provoquent beaucoup de douleur. Faire connaître ici les principales expressions morbides de la face, ce serait aller au delà des bornes que nous devons nous prescrire. Nous dirons seulement qu'on appelle *face vultueuse* celle dans laquelle la peau de cette partie est si rouge qu'elle paraît distendue par le sang, *face grippée* celle dans laquelle les traits du visage, contractés convulsivement, sont tirés en haut et en dedans avec teint pâle et livide, comme on l'observe dans la péritonite ; *face hippocratique* celle qui est propre aux mourants et qui consiste dans le nez aminci, les yeux enfoncés, les tempes creuses, les oreilles froides, les lèvres pendantes et relâchées, etc.

II. Lésions des sensations.

Les sensations extérieures, la vue, l'ouïe, le goût, l'odorat et le toucher peuvent pécher par trop ou trop peu d'excitation, par abolition de la sensibilité ou par des perversions nombreuses. Les sensations intérieures qui nous avertissent de l'état de certains de nos organes, comme les sensations de la faim, de la soif, du besoin d'expulser les urines et le résidu des matières alimentaires, peuvent également présenter des troubles variés. En outre, tous les organes peuvent encore être le siége d'une sensation de souffrance à laquelle on donne le nom de *douleur* et dont les caractères diffèrent suivant les parties malades et suivant les maladies. La douleur peut consister dans un sentiment de compression, de poids, de battement, d'élancement, d'enfoncement, de chaleur, de chatouillement, de déchirement, etc.; elle prend alors les noms de douleur tensive, gravative, pulsative, lancinante, térébrante, contusive, brûlante, prurigineuse, déchirante, pongitive. Elle est continue ou intermittente, fixe ou vague, etc.

III. Lésions des facultés intellectuelles.

Les facultés intellectuelles, telles que l'attention, le jugement, la mémoire, la volonté, etc., les idées qui sont le résultat de leur exercice peuvent être troublées de plusieurs manières, qu'on peut rapporter à leur exaltation, leur affaiblissement, leur perversion et leur abolition. Ces divers désordres sont généralement désignés sous le nom de *délire,* qu'on divise en deux espèces : 1° en délire essentiel ou *aliénation mentale,* dans lequel le dérangement de l'entendement est primitif et constitue toute la maladie; 2° en délire *symptomatique,* dans lequel ce dérangement est occasionné par une autre maladie dont il n'est qu'un des symptômes. Le délire peut être général ou partiel, tranquille ou furieux, fixe ou vague, fébrile ou apyrétique, etc.

IV. Lésions des affections de l'âme.

Les lésions des affections morales et des passions ne marchent jamais sans celles de l'entendement, dont elles sont le plus souvent la conséquence; aussi est-ce principalement dans les maladies mentales qu'on les observe. Ces désordres consistent soit dans des passions nouvelles et anormales auxquelles l'aliéné n'était point sujet lorsqu'il jouissait de sa raison, soit dans la perversion, l'exaltation, l'affaiblissement ou l'abolition de ses affections habituelles, comme l'amour, la haine, la crainte, la jalousie, la joie, la tristesse, l'envie, etc.

V. Lésions de la locomotion.

Ces lésions se divisent en celles des os et celles des muscles. Les os peuvent être rompus dans leur continuité et offrir, lorsqu'on remue les deux fragments, un bruit particulier qui résulte du frottement des surfaces divisées et auquel on donne le nom de *crépitation*. D'autres fois ils se ramollissent, se déforment, se déplacent. Ils peuvent offrir à leur surface des tumeurs de plusieurs espèces.

Les lésions des muscles portent sur la force de contraction volontaire qui leur appartient. Cette force est considérablement augmentée dans la manie ; elle est affaiblie dans la plupart des maladies, abolie dans la paralysie, involontaire dans les convulsions. Les convulsions offrent des formes très-variées dans les tremblements, les roideurs, les rigidités, les crampes, les soubresauts, l'hystérie, la catalepsie, la chorée, l'épilepsie, le tétanos. On les divise en convulsions *cloniques*, qui consistent en des contractions violentes et involontaires qui alternent avec le relâchement des muscles contractés, et en convulsions *toniques*, dans lesquelles la contraction est permanente.

VI. Lésions de la voix et de la parole.

La voix peut être plus faible que dans l'état naturel ou même entièrement abolie, ce qu'on appelle *aphonie*; son timbre peut offrir diverses altérations qui la rendent aiguë, sifflante, enrouée, rauque, discordante, etc. La parole peut être trop lente, trop brusque, embarrassée, entrecoupée, hésitante, tremblante, bégayée : quelquefois elle est impossible, ce qui constitue le *mutisme*.

VII. Lésions du sommeil.

La suspension intermittente des fonctions de relation qu'on désigne sous le nom de *sommeil* est sujette à divers troubles,

qui portent surtout sur sa durée et son degré de tranquillité.
Le sommeil peut être calme ou agité, troublé par des rêves
et des cauchemars, suspendu (*insomnie*), trop prolongé, ce qui
constitue la somnolence et l'assoupissement, et dont les degrés les plus élevés sont appelés *léthargie, coma, carus*.

§ 2. *Lésions des fonctions de nutrition.*

I. Lésions de la digestion.

Aucun des appareils de l'économie ne présente un plus
grand nombre de désordres que celui qui préside aux fonctions
digestives. La *faim* est augmentée dans la boulimie, diminuée
ou anéantie dans l'anorexie, dépravée dans le pica; la *soif* est
excessive dans beaucoup d'affections fébriles, ainsi que dans
le diabète et plusieurs hydropisies; les *dents* peuvent être
affectées de carie, d'usure, de grincement, d'agacement, etc.;
les *gencives* peuvent être rouges, ramollies, saignantes, noirâtres: la *langue* est tantôt très-rouge, tantôt très-pâle; elle
est souvent couverte d'un enduit blanchâtre, jaunâtre, noirâtre, noir, fuligineux; d'autres fois elle est déviée, immobile, tremblante. La déglutition et les fonctions de l'estomac
et des intestins peuvent présenter les altérations suivantes :
la difficulté ou l'impossibilité d'avaler, des douleurs plus ou
moins vives, des nausées, des régurgitations, des vomissements, un sentiment de chaleur vive, des borborygmes,
du ténesme, du dévoiement, de la constipation, du météorisme, etc.

II. Lésions de la respiration.

Les principaux symptômes qui naissent des lésions de cette
fonction sont une respiration fréquente, rare, vite, lente,
grande, courte, difficile (dyspnée), douloureuse, suffocante
(orthopnée), suspendue, inégale, irrégulière, intermittente,
interrompue, entrecoupée, sifflante, suspirieuse, plaintive,
stertoreuse, râlante.

Les divers bruits qu'on entend dans la poitrine, dans les

maladies des poumons, lorsqu'on écoute la respiration, portent le nom de *râles*, dont on distingue plusieurs espèces, savoir : le *râle crépitant*, analogue au bruit que fait du sel qu'on jette sur des charbons ardents ; le *râle muqueux*, occasionné par le passage de l'air à travers des mucosités amassées dans les bronches ; le *râle sibilant*, c'est-à-dire caractérisé par un sifflement ; le *râle trachéal* ou *gargouillement*, qui a son siége dans la trachée et dépend de grosses bulles que forme l'air en traversant des liquides qui obstruent la cavité de cet organe. L'*auscultation*, c'est-à-dire l'action d'écouter la respiration et la voix, et dont la découverte est due au célèbre Laennec, fait encore entendre d'autres phénomènes morbides, dont les principaux sont les suivants : l'*égophonie* ou résonnance de la **voix** du malade, qui a beaucoup d'analogie avec la voix d'une chèvre ; la *pectoriloquie* ou retentissement de la voix qui se fait entendre à l'oreille appliquée sur la poitrine, comme si le malade parlait par cette partie ; la *bronchophonie* ou résonnance de la voix dans les gros tuyaux bronchiques ; le *tintement métallique* ou bruit analogue à celui qui aurait lieu si une goutte d'eau tombait dans une bouteille contenant une petite quantité d'eau, ou à un léger choc d'un corps métallique ; la *respiration amphorique*, qui a beaucoup de rapport avec le bruit qu'on produirait en soufflant dans une bouteille, etc.

La respiration fournit encore d'autres symptômes importants dans les maladies. Ce sont le rire, les bâillements, l'éternument, le hoquet, la toux et l'expectoration. La toux peut être sèche, humide, rare, fréquente, douloureuse, quinteuse, férine, intermittente, etc. Les crachats offrent de nombreuses différences ; ils sont transparents ou opaques, visqueux, homogènes ou formés de parties variées, blanchâtres, verdâtres, jaunâtres, brunâtres, sanguinolents, etc.

III. Lésions de la circulation.

Aucune fonction n'éprouve plus promptement et plus vivement l'impression des causes si multipliées qui peuvent apporter le trouble dans les fonctions ; car non-seulement elle ressent celles qui portent directement sur elle , mais elle s'affecte encore toutes les fois que d'autres organes sont un peu gravement atteints.

Examinons successivement les diverses parties de cette fonction, c'est-à-dire la circulation dans le cœur et les artères, dans les veines , dans les vaisseaux capillaires et dans le système lymphatique.

1° *Circulation dans le cœur et les artères*. Les battements du cœur peuvent s'éloigner de plusieurs manières de leur état normal. Ils sont tantôt trop faibles, tantôt trop forts et trop énergiques; dans ce dernier cas, on les appelle *palpitations* lorsque cette augmentation n'est pas un état habituel. Ils sont quelquefois plus lents , et très-souvent plus fréquents. D'autres fois ils sont inégaux, irréguliers, tumultueux, suspendus momentanément (syncope). Les bruits des contractions de cet organe, écoutés en appliquant l'oreille sur la poitrine, peuvent également être plus légers ou plus prononcés ; quelquefois ils sont accompagnés d'autres bruits anormaux qu'on a comparés à celui que fait entendre un chat lorsqu'on le flatte avec la main (*frémissement cataire*), à celui que produit une râpe que l'on frotte légèrement sur du bois (*bruit de râpe*), à celui que fait un soufflet que l'on ouvre et ferme alternativement (*bruit de soufflet*).

On a observé des variétés morbides encore plus nombreuses dans les battements des *artères*, ce qui tient surtout à la facilité qu'on a de les étudier par l'exploration du pouls. On appelle *pouls* les battements que présentent les artères superficielles lorsqu'on les comprime légèrement avec le doigt. Le plus souvent ce mot s'applique aux pulsations de l'artère radiale, dont la position rend l'examen très-commode. Les principales espèces de pouls anormal sont les suivantes : le pouls fréquent et le pouls rare, le pouls vite et le pouls lent, le pouls dur et le pouls mou, le pouls grand et le pouls petit, le pouls régulier et le pouls irrégulier, le pouls égal et le pouls inégal, le pouls intermittent, le pouls confus, etc.

Les artères peuvent encore offrir d'autres lésions , telles que des plaies, des déchirures, des dilatations (anévrismes), etc.

Le *sang* s'altère de bien des manières : il peut pécher par trop de consistance ou trop de fluidité, par une surabondance ou une diminution anormales de quelques-uns des matériaux qui le constituent (le sérum, la fibrine, l'albumine, les globules et la matière colorante), par une rougeur trop ou trop peu foncée, par des nuances de couleur qui lui sont étrangères dans l'état sain, par ce qu'on appelle un état de *dissolution*, c'est-à-dire une telle diminution de cohésion de ses éléments, qu'il coule comme de l'eau et qu'on dirait qu'il a été mêlé à quelque liquide dissolvant. Dans un assez grand nombre de maladies, mais surtout dans les phlegmasies, le caillot du sang qu'on a retiré des veines se recouvre d'une croûte grisâtre plus ou moins épaisse, à laquelle on donne le nom de *couenne inflammatoire*.

2° *Circulation veineuse.* Les veines peuvent être très-grosses et très-saillantes à l'extérieur, ce qu'on observe quelquefois dans la pléthore, ou bien être très-peu marquées ou même nullement apparentes. Elles sont exposées encore plus que les artères à des lésions de continuité et à des dilatations partielles plus ou moins considérables, auxquelles on donne le nom de *varices*.

3° *Circulation capillaire.* C'est à des troubles de la circulation capillaire que se rapportent toutes les variations de couleur de la peau et des membranes muqueuses, telles que la pâleur et les rougeurs plus ou moins vives qu'on remarque dans certaines maladies, les hémorrhagies actives et passives, les taches livides, les ecchymoses, etc.

4° *Circulation lymphatique.* Les symptômes fournis par les glandes et les vaisseaux lymphatiques consistent dans des tumeurs, des abcès, des ulcères, des écoulements blancs, etc.

IV. Lésions de la chaleur animale.

La chaleur du corps est sujette à deux principales altérations, savoir : son augmentation ou sa diminution. La chaleur augmentée offre des variétés nombreuses, soit pour son caractère, soit pour son intensité. Elle peut être légère, modérée ou ardente, sèche ou humide, générale ou partielle, âcre, mordicante, continue ou périodique, égale ou sujette à des exacerbations. La diminution de chaleur constitue ce qu'on appelle le *froid*, dont le frisson et l'horripilation ne sont que des degrés. Le froid, comme la chaleur, peut être partiel ou général, continu ou passager, etc. Enfin, la chaleur animale peut être pervertie ou abolie.

V. Lésions des exhalations.

1° *Exhalation cutanée ou transpiration*. Elle peut être diminuée, supprimée ou augmentée. Ce dernier phénomène porte le nom de *moiteur* lorsque la transpiration est peu augmentée, et de *sueur* lorsqu'elle est plus abondante. La sueur est partielle ou générale, chaude ou froide, ténue, aqueuse, visqueuse, incolore ou légèrement nuancée de rouge ou de jaune, d'une odeur ordinairement un peu acide, quelquefois fétide, etc.

2° *Exhalation muqueuse*. La sécrétion du liquide visqueux qui se fait à la surface des membranes muqueuses peut être supprimée, diminuée ou augmentée. Dans ce dernier cas, sa couleur, son odeur, sa consistance sont également changées et altérées, comme on le voit par les crachats dans la bronchite, par le liquide jaunâtre et verdâtre qui s'écoule de l'urètre dans la blennorrhagie, par l'écoulement blanchâtre de la leucorrhée, etc.

3° *Exhalation séreuse*. Le mode principal d'altération de cette exhalation consiste dans son augmentation, par suite de laquelle les membranes séreuses se remplissent à la longue d'un liquide aqueux, ce qui constitue ce qu'on appelle *hydropisies*.

4° *Exhalation graisseuse*. La quantité de graisse déposée dans les mailles du tissu cellulaire peut augmenter tellement, que les sujets qui présentent cette disposition acquièrent un volume vraiment monstrueux par leur obésité. Dans des circonstances beaucoup plus communes, la graisse diminue, et même disparaît entièrement. Ce phénomène, nommé *amaigrissement*, s'observe dans une foule de maladies.

5° *Exhalation synoviale*. Elle diminue dans plusieurs circonstances, et alors les mouvements des articulations deviennent roides et difficiles ; elle augmente dans les hydropisies de ces parties.

6° *Exhalation nutritive*. La nutrition peut pécher également par excès et par défaut. L'augmentation de volume de beaucoup d'organes, tels, par exemple, que les muscles extérieurs, est un avantage et non une maladie ; il n'en est pas de même de plusieurs organes intérieurs, qui ne peuvent bien remplir leurs fonctions qu'en conservant toujours à peu près les mêmes dimensions. Ainsi, l'augmentation de nutrition, et par conséquent de volume du cœur, du cerveau, du poumon, etc., produit des maladies graves, auxquelles on donne le nom d'*hypertrophies*. La diminution de nutrition est beaucoup plus commune que son augmentation. Elle donne lieu à un amaigrissement bien plus considérable que celui qui résulte de la perte de la graisse. Lorsqu'elle est portée très-loin et qu'elle ne s'applique qu'à un organe ou à un petit nombre, elle donne lieu à l'atrophie de ces parties.

VI. Lésions des sécrétions.

Les principaux troubles des sécrétions des larmes, de la salive, de la bile, du fluide pancréatique et de l'urine, consistent dans l'augmentation, la diminution ou l'altération du liquide sécrété. Le but que nous nous proposons n'exige point que nous passions en revue les changements morbides que peut éprouver chacune de ces sécrétions en particulier, nous dirons seulement un mot de celle de ces fonctions qui est le plus souvent troublée, ou du moins dont les désordres plus faciles à constater ont été observés et étudiés avec plus de soin : je veux parler de la sécrétion urinaire.

L'excrétion de l'urine peut être douloureuse, difficile ou impossible, trois degrés de la même maladie qu'on désigne sous les noms de *dysurie, strangurie, ischurie ;* d'autres fois elle s'écoule d'elle-même et involontairement, ce qui constitue l'*incontinence d'urine*. La quantité de ce liquide est augmentée dans le diabète, diminuée dans les hydropisies, supprimée dans la néphrite; sa couleur peut être blanchâtre, citrine, jaune, safranée, orangée, rouge, brune, noire, jumenteuse, c'est-à-dire couleur d'urine de jument. Souvent elle présente une matière qui nage au milieu du liquide, et qu'on nomme *enéorème*; d'autres fois elle laisse déposer au fond du vase une substance dont l'aspect et les caractères varient suivant les maladies, et qu'on désigne sous le nom de *sédiment*.

§ 3. *Lésions des fonctions génitales.*

I. Fonctions génitales de l'homme.

La sécrétion de la liqueur séminale ou du sperme est diminuée ou supprimée dans beaucoup de maladies. Elle est augmentée dans le satyriasis et abolie dans quelques cas d'impuissance. L'excrétion de ce liquide est sujette à des dérangements qui tiennent souvent à des vices de conformation des organes qui en sont chargés.

II. Fonctions génitales de la femme.

La menstruation est augmentée outre mesure dans la ménorrhagie ou hémorrhagie utérine, diminuée dans plusieurs circonstances, supprimée dans l'aménorrhée, déviée dans diverses maladies. L'utérus peut être le siége de douleurs, de gonflements, de tumeurs, d'ulcères, etc. La grossesse offre également des troubles nombreux. Les lochies et la sécrétion du lait peuvent être supprimées ou trop abondantes.

III. Fonctions génitales propres aux deux sexes.

L'appétit vénérien est trop vif dans le satyriasis et la nymphomanie, diminué dans la masturbation et la leucorrhée, aboli dans l'anaphrodisie. La copulation ou l'union des deux sexes peut également offrir divers dérangements.

§ 4. *Distinction des symptômes.*

Les différents troubles de fonctions que nous venons de passer rapidement en revue, et que l'on nomme symptômes, se réunissent et se combinent de diverses manières pour former les maladies. Tous ces symptômes n'ont pas la même importance considérés dans chaque affection en particulier. Sous ce rapport on les divise en deux espèces qu'il importe d'autant plus de connaître, qu'on les rencontre à chaque pas dans la pathologie spéciale, savoir :

1° Les *symptômes locaux,* qu'on nomme encore *primitifs* ou *idiopathiques.* Ce sont ceux qui, dans une maladie déterminée, dérivent immédiatement de la fonction primitivement affectée et dont le trouble occasionne celui des autres fonctions. Par exemple, dans la pneumonie, la douleur de côté, la dyspnée, les crachats sanguinolents sont des symptômes locaux.

2° Les *symptômes généraux,* qu'on désigne aussi sous les noms de *secondaires* ou *sympathiques.* Ce sont ceux qui se manifestent dans des fonctions autres que celle qui a été primitivement troublée. Ils résultent de la sympathie générale de l'organisme, c'est-à-dire de cette connexion intime qui existe entre tous les organes et qui fait que, lorsque l'un d'eux éprouve une souffrance un peu vive, les autres ne tardent pas à s'affecter ou plutôt à réagir de concert contre la cause morbifique (*consentientia omnia,* Hipp.). Dans la pneumonie, que nous avons citée plus haut, la fièvre, la chaleur, l'altération de la face, le trouble des facultés, etc., sont des symptômes généraux ou sympathiques.

Dans l'étude d'une maladie, il importe de distinguer avec soin les symptômes locaux d'avec les symptômes généraux, et de commencer par déterminer les premiers, puisqu'ils constituent la maladie, et que sans eux elle n'existerait pas; tandis que les seconds sont très-variables et nullement nécessaires à son existence. Mais comme il y a un certain nombre de maladies qui affectent tout l'organisme sans aucune lésion locale primitive, telles que les fièvres, on devra, dans ce cas, étudier leurs symptômes en suivant l'ordre des fonctions que nous venons d'exposer.

Parmi les symptômes, il en est qui surviennent accidentellement dans le cours d'une maladie sans lui être évidemment liés. On les appelle *épiphénomènes*.

ARTICLE III.

MARCHE DES MALADIES OU MODE DE SUCCESSION DES SYMPTÔMES.

Nous avons dit plus haut (Introd. p. 25) que les maladies, ou réactions vitales, présentaient pendant leur durée un ordre et un enchaînement de phénomènes qui ont un but et une tendance médicatrice. C'est ce qu'on peut remarquer quand on étudie avec soin la marche qu'elles suivent.

On appelle *marche des maladies* la manière dont les symptômes qui les constituent s'enchaînent et se succèdent pendant leur cours, depuis leur commencement jusqu'à leur terminaison. Ce mode de succession est également désigné sous le nom de *type*. On distingue trois types dans les maladies, le type continu, le type périodique ou intermittent, et le type rémittent.

1° *Type continu.* C'est celui dans lequel les maladies persistent sans interruption depuis leur début jusqu'à leur terminaison. Une maladie dont l'intensité est à peu près égale pendant son cours se nomme *continente*; lorsqu'elle est inégale, l'augmentation d'un ou de plusieurs symptômes prend le nom de *paroxysme*, d'*exacerbation* ou de *redoublement*, et la diminution s'appelle *rémission*.

2° *Type périodique ou intermittent.* Les maladies qui ont ce type se montrent et disparaissent par intervalles réguliers ou irréguliers. On appelle *accès* le retour des symptômes dans les maladies périodiques, lorsqu'il est accompagné de frissons, de chaleur et de sueur ; et *attaque*, lorsque ce retour a lieu sans ces derniers phénomènes. L'intervalle qui sépare les accès ou les attaques, et dans lequel les malades recouvrent passagèrement la santé, est désigné sous le nom d'*apyrexie* ou d'*intermission*. Les attaques appartiennent aux maladies périodiques proprement dites, et les accès aux fièvres intermittentes.

Les fièvres intermittentes ont trois types principaux : 1° le type *quotidien*; 2° le type *tierce*; 3° le type *quarte*.

Le type quotidien est caractérisé par un accès qui revient tous les jours, et qui est égal par sa durée, son intensité, ses principaux symptômes et l'heure de son retour aux accès des autres jours. Il a une variété, nommée type *double quotidien*, dans lequel il y a deux accès le même jour.

Le type tierce consiste dans un accès tous les deux jours; c'est-à-dire qu'il y a entre deux accès un jour entier d'intervalle. Il peut offrir trois variétés principales : Type *double tierce*: un accès tous les jours; les accès se correspondent par leur caractère, leur durée, leur retour de deux en deux jours; c'est-à-dire que l'accès du premier jour est semblable à celui du troisième, l'accès du deuxième jour est semblable à celui du quatrième, et ainsi de suite. Type *tierce doublé* : deux accès le même jour revenant de deux en deux jours. Type *triple tierce* : deux accès le premier et le troisième jour; un seul le deuxième et le quatrième. Ces trois accès se correspondent également toutes les quarante-huit heures.

Le type quarte est caractérisé par un accès qui revient tous les trois jours. Il peut présenter, comme le type tierce, trois variétés. Type *double quarte* : un accès deux jours de suite; le troisième jour, apyrexie complète; l'accès du quatrième jour est semblable à celui du premier; l'accès du cinquième, à celui du deuxième; l'apyrexie du sixième, à celle du troisième. Type *quarte doublé* : deux accès le même jour se correspondant de trois en trois jours. Type *triple quarte* : un accès tous les jours se correspondant pour l'heure, la durée et la violence de trois en trois jours.

3° *Type rémittent*. Ce type n'appartient qu'à un seul ordre de maladies, aux fièvres dites rémittentes. Il tient à la fois des deux types précédents, auxquels il est intermédiaire. Il offre, comme le type intermittent, des accès périodiques de frisson, de chaleur et de sueur, et comme le type continu des symptômes qui persistent sans interruption pendant tout le cours de la maladie.

4° *Distinction des périodes*. Dans toute maladie, on distingue trois périodes ; 1° l'*augment* ou *progrès*, qui s'étend depuis l'*invasion*, c'est-à-dire le moment où la maladie commence, jusqu'à celui où les symptômes ont acquis toute leur intensité; 2° la *violence* ou l'*état* marqué par la plus grande intensité des phénomènes morbides, et qui commence au moment où les symptômes cessent de s'aggraver et finit à celui où leur intensité diminue ; 3° enfin le *déclin*, qui commence lorsque la violence de la maladie diminue et finit lorsqu'elle disparaît entièrement.

Cette distinction, quoique fondée sur l'observation, est rarement suivie dans l'étude et la description des maladies. Cependant la nécessité de mettre de l'ordre et de la méthode dans l'exposition des symptômes et des modifications qu'ils éprouvent pendant leur cours oblige ordinairement à distinguer plusieurs phases ou périodes pendant la durée des maladies. Le nombre de ces périodes, fondé sur les changements propres à chaque affection et souvent aussi sur les opinions particulières des auteurs, est nécessairement soumis à de nombreuses variations. C'est ainsi que certaines maladies ont deux périodes, d'autres trois, quatre ou un plus grand nombre. Il existe, toutefois, un ordre d'affections, les fièvres intermittentes, dans lesquelles trois périodes ou stades sont si marqués, qu'on s'accorde généralement à les admettre. Chaque accès de ces fièvres présente une période de froid, une période de chaleur et une période de sueur.

ARTICLE IV.

DURÉE DES MALADIES.

La durée des maladies est l'espace de temps compris entre leur invasion et leur terminaison. Rien n'est plus variable que cet espace, et, sous ce rapport, il est impossible de rien établir d'une manière générale. Envisagées sous le point de vue de leur durée, les maladies sont divisées par les auteurs : 1° en *éphémères*, qui ne durent qu'un, deux ou trois jours au plus; 2° en *aiguës*, dont la durée, généralement courte, peut se prolonger jusqu'à quarante jours; 3° en *chroniques*, qui se prolongent au delà du quarantième jour.

Mais, suivant nous, la distinction si importante en médecine pratique des maladies aiguës et chroniques doit être fondée beaucoup moins sur leur durée que sur le degré de réaction qu'elles présentent. Toute affection morbide dans laquelle il y a fièvre, chaleur, excitation, indication de diminuer la réaction est aiguë, lors même qu'elle daterait déjà d'une époque assez éloignée, tandis que celle qui est accompagnée de faiblesse, de lenteur des mouvements vitaux est chronique, lors même que sa durée serait assez courte.

ARTICLE V.

TERMINAISONS DES MALADIES.

Les maladies se terminent d'une des trois manières suivantes : 1° par le retour à la santé ou la guérison; 2° par une autre maladie; 3° par la mort.

§ 1ᵉʳ. *Terminaison par la guérison.*

La guérison est marquée par le rétablissement des fonctions et la cessation des phénomènes morbides. Tantôt elle arrive graduellement et sans aucun symptôme nouveau, tantôt elle est précédée de quelque changement rapide joint à une évacuation ou à tout autre phénomène remarquable.

On donne le nom de *crise* à ce dernier mode de terminaison. Les phénomènes critiques peuvent survenir dans la plupart des organes de l'économie. Ce sont : 1° dans les membranes muqueuses, des hémorrhagies, une sécrétion abondante de mucosités, un flux séreux des aphthes, etc.; 2° à la peau, la moiteur, la sueur, des exanthèmes et éruptions de toute espèce, aiguës ou chroniques ; 3° dans les organes sécrétoires, un écoulement abondant de salive, des selles bilieuses, une urine copieuse et sédimenteuse, etc. ; 4° dans le tissu cellulaire, un abcès, de l'œdématie. Nous ne suivrons point tous les organes qui peuvent être le siége de phénomènes critiques, puisqu'il n'en est pas un peut-être qui ne puisse en présenter ; ce que nous venons de dire suffit pour en donner une idée.

Les crises sont évidemment le résultat de la tendance de la nature à éliminer la cause des maladies ; quoique cette tendance soit toujours salutaire et médicatrice, elle devient quelquefois funeste par une sorte d'erreur de lieu : c'est-à-dire que l'écoulement critique de sang, de pus ou de sérosité, au lieu de se faire au dehors et d'emporter le principe du mal, peut avoir lieu dans des organes intérieurs essentiels à la vie et occasionner ainsi une nouvelle maladie plus ou moins grave et quelquefois mortelle. Les crises de cette dernière espèce sont celles qu'on a appelées *mal placées*. Les crises qui sont suivies d'une entière guérison des maladies sont dites *complètes*; celles qui ne procurent qu'une amélioration des symptômes sont désignées sous le nom d'*incomplètes*.

C'est la nature, c'est-à-dire la force vitale, qui guérit les maladies, soit seule, soit aidée par l'art (*natura morborum medicatrix*). Elle emploie pour cela trois procédés : 1° le procédé d'expulsion ou d'élimination, par lequel elle chasse au dehors, par une crise, la cause morbifique : c'est ce qui arrive le plus souvent ; 2° le procédé de neutralisation, lorsqu'elle surmonte la cause du mal sans provoquer aucun phénomène nouveau ; 3° le procédé de régénération ou de réparation, comme on le voit dans la guérison des plaies, des ulcères, des fractures, etc.

Lorsqu'une maladie s'est terminée par la guérison, il s'écoule encore un certain temps pour que le sujet qui en était atteint ait recouvré ses forces et sa santé première. On appelle *convalescence* cet état intermédiaire à la maladie qui n'existe plus et à la santé qui n'est pas encore achevée.

Une maladie qui vient de se terminer reparaît quelquefois

avant que la convalescence soit achevée; ou bien, après s'être déjà manifestée une ou plusieurs fois, elle revient de nouveau après l'entier rétablissement de la santé, c'est ce qui constitue la *rechute* et la *récidive*.

§ 2. *Terminaison par une autre maladie.*

Quelquefois une maladie cesse en laissant après elle une autre affection qui tantôt est une de ses suites naturelles, tantôt le résultat d'une crise mal placée, tantôt enfin une transformation, un déplacement de la maladie primitive. On donne à ce dernier phénomène le nom de *métastase*.

On donne le nom de *phénomènes consécutifs* à divers dérangements de fonctions qui persistent ou qui surviennent après la terminaison des maladies.

§ 3. *Terminaison par la mort.*

Cette funeste terminaison peut arriver de différentes manières : 1° la cause morbifique agit parfois avec une telle violence ou avec un caractère si délétère que la nature ne peut lui opposer aucune résistance et que la mort survient subitement ou en très-peu de temps; 2° d'autres fois la réaction vitale tue elle-même les malades par sa violence; 3° dans d'autres circonstances, la cause morbifique augmente graduellement et lentement d'intensité, la nature ne fait pas des efforts suffisants pour la surmonter, et finit par succomber aux progrès du mal; 4° enfin il peut arriver qu'une évacuation critique, que la nature provoque pour guérir le malade, devienne elle-même, par une erreur de lieu, la cause de la mort.

La mort peut être subite ou lente, précédée ou non d'agonie; elle a lieu quelquefois après quelques exaspérations dans les symptômes.

Parmi les maladies qui se terminent d'une manière funeste, les unes laissent dans les organes qui en étaient atteints des altérations plus ou moins graves de texture, de conformation ou des liquides; les autres ne sont suivies d'aucune espèce

de changement appréciable aux sens dans les propriétés physiques et organiques de ces parties. L'histoire des altérations
cadavériques est l'objet de l'anatomie pathologique.

ARTICLE VI.

COMPLICATIONS DES MALADIES.

Il arrive quelquefois que plusieurs maladies, qui ne sont
pas entièrement indépendantes les unes des autres, coexistent
chez le même individu ; c'est ce qu'on nomme *complication*.
Il n'existe peut-être pas d'affection morbide qui ne puisse se
compliquer d'une autre maladie. Dans ce cas, tantôt elles
n'ont pas d'influence l'une sur l'autre, tantôt la seconde modifie, suspend ou termine la première, tantôt enfin la première
rend beaucoup plus grave la maladie qui survient.

CHAPITRE III.

ANATOMIE PATHOLOGIQUE.

L'anatomie pathologique ou la branche de la pathologie qui
a pour but de faire connaître les différentes altérations que
l'on rencontre à l'ouverture des cadavres, est une science toute
nouvelle dont nous sommes presque entièrement redevables
aux travaux des modernes, depuis Théophile Bonet et Morgagni, qu'on doit regarder comme ses véritables fondateurs.
Pour les anciens, la maladie consistait principalement dans les
troubles des fonctions ou les symptômes, tandis que les modernes y comprennent encore les lésions anatomiques des organes, considérées soit comme causes des désordres fonctionnels, soit comme effets ; de là sont résultées une foule de
découvertes qui ont singulièrement enrichi le domaine de la
science.

On a proposé un assez grand nombre de classifications des
lésions anatomiques. La meilleure, à notre avis, quoiqu'elle

présente plusieurs défauts, est encore la première qui ait été publiée et que nous devons à Laennec. C'est celle que je vais exposer, en y ajoutant les monstruosités et les altérations des liquides que ce célèbre auteur avait omises.

1re CLASSE. *Altérations dans la forme, la situation, le nombre, les rapports des organes.* Ce sont les luxations, les hernies, les transpositions et les monstruosités.

2e CLASSE. *Altérations de nutrition.* Elle comprend les hypertrophies, les atrophies et les ramollissements.

3e CLASSE. *Altérations de texture.* La texture peut être altérée de quatre manières différentes :

1° Par la solution de continuité des parties ;

2° Par l'accumulation ou l'épanchement de liquides qui existent naturellement dans le corps ;

3° Par l'inflammation et ses suites ;

4° Par la formation d'un tissu ou d'une substance qui n'existe pas dans les organes dans l'état de santé. Ces substances accidentelles se divisent en deux genres, suivant qu'elles sont sans analogues ou qu'elles sont analogues aux tissus du corps. Les tissus sans analogues sont les tubercules, les squirrhes, les encéphaloïdes, les mélanoses et les cyrrhoses. Les tissus analogues sont les fausses membranes, les kystes, les productions muqueuses, séreuses, graisseuses, cartilagineuses, fibreuses, fibro-cartilagineuses, osseuses, quelle que soit d'ailleurs la forme qu'elles puissent revêtir.

4e CLASSE. *Corps étrangers animés.* Ce sont les différentes espèces d'entozoaires ou de vers qui peuvent se développer dans le tissu même, dans la cavité ou à la surface de nos organes.

5e CLASSE. *Altérations des liquides :* du sang, des larmes, de la salive, de la bile, de l'urine, du mucus, du fluide pancréatique, du lait, du sperme, de la sérosité, de la synovie, de la graisse, etc.

L'anatomie pathologique a rendu d'immenses services à toutes les branches de la médecine, mais surtout à la pathologie. C'est à elle que nous devons d'avoir fixé d'une manière invariable le siége d'un grand nombre de maladies locales, d'avoir souvent rendu compte de leurs symptômes en les ralliant aux lésions organiques envisagées comme causes, et d'avoir jeté un grand jour sur le diagnostic et le pronostic de ces affections. Mais il est arrivé de cette science comme de toutes les nouvelles acquisitions; on en a abusé en exagérant son importance et en voulant en faire la base unique de la pathologie et de la thérapeutique. On a prétendu de nos jours, et une foule d'auteurs modernes prétendent encore que toutes les maladies sont primitivement locales, et résultent de lésions anatomiques des organes, et, en second lieu, que leur traitement doit être uniquement fondé sur cette considération. Quelques mots suffiront pour réfuter cette opinion : 1° il existe une foule d'affections dans lesquelles l'ouverture des cadavres ne révèle aucune espèce d'altération, et où, par conséquent, l'anatomie pathologique est muette pour expliquer les phénomènes morbides; 2° dans un certain nombre d'autres, les lésions ont commencé à déceler leur existence à une époque si avancée de leur cours, qu'on ne peut les envisager que comme des effets, des résultats du trouble général de l'organisme; 3° parmi celles où l'altération anatomique a été évidemment l'origine des désordres fonctionnels, on est obligé de reconnaître qu'il en est beaucoup où cette altération physique a été précédée d'une altération vitale qui a donné lieu aux premiers symptômes de la maladie; 4° l'autopsie ne nous fait connaître que le dernier état de ces altérations, et non les changements graduels par lesquels elles ont dû passer pour arriver aux apparences que nous apercevons; nous voyons l'organe altéré et mort, et non l'organe altéré et vivant, ce qui diffère comme la vie diffère de la mort; 5° enfin l'anatomie pathologique jette très-peu de jour sur la thérapeutique, science entièrement appuyée sur l'observation directe, sur un empirisme raisonné, c'est-à-dire sur les résultats immédiats d'une expérience longue et répétée. L'étude des lésions anatomiques, considérées généralement comme incurables, a été très-funeste au traitement des maladies, en réduisant singulièrement le nombre des agents thérapeutiques, et en restreignant dans des bornes très-étroites la puissance de la nature et de l'art.

CHAPITRE IV.

SÉMÉIOTIQUE, OU DES SIGNES DES MALADIES.

On donne le nom de *signes* à toutes les circonstances propres à faire connaître une maladie. Les signes diffèrent des symptômes en ce que les premiers sont des conclusions que l'esprit tire de l'étude des causes, des phénomènes, de la marche et des résultats du traitement des maladies, pour arriver à leur connaissance, tandis que les seconds ne sont que les troubles fonctionnels, perceptibles aux sens, par lesquels ces maladies se révèlent; d'où l'on voit, d'un côté, que les symptômes ne sont pas essentiellement des signes, et qu'ils ne le deviennent que par un jugement du médecin, qui les rattache à telle ou telle maladie, et de l'autre, que les signes ont une étendue beaucoup plus grande que les symptômes.

Les signes ont pour objet : 1° de faire connaître une maladie jusqu'au moment où elle se présente à l'observation, et on les appelle *signes diagnostiques,* ou simplement *diagnostic;* et 2° d'éclairer sur la marche qu'elle suivra ultérieurement, sur ses suites et ses terminaisons, et on les désigne sous le nom de *signes prognostiques* ou de *pronostic.* Ce chapitre sera divisé en trois articles; les deux premiers seront consacrés au diagnostic et aux signes en particulier, et le troisième au pronostic.

ARTICLE PREMIER.

DIAGNOSTIC DES MALADIES.

Le diagnostic ou la distinction et la connaissance des maladies s'établit à l'aide des signes tirés des symptômes passés et présents, des causes qui ont préparé ou provoqué leur développement, des résultats du traitement employé, etc. On les divise en signes *caractéristiques* et en signes *communs.* Les premiers sont ceux qui, réunis en petit nombre, suffisent pour faire connaître une maladie. Parmi eux, quelques-uns portent le nom de *pathognomoniques*, parce que la maladie n'existe jamais sans eux, et qu'ils ne se présentent jamais sans elle. Les seconds sont ceux qui se rencontrent dans plusieurs maladies et qui n'en caractérisent aucune en particulier. Ils sont cependant d'un grand secours pour déterminer la classe et le genre auxquels elles appartiennent, ainsi que leur caractère.

Les signes sont fournis au médecin à l'aide de ses propres sens, et par le rapport du malade. Il devra suivre, dans l'examen et l'interrogation de l'individu qui se présente à lui, l'ordre suivant : il commencera par s'informer de son âge, de sa profession, du lieu de son habitation, de l'époque à laquelle la maladie a commencé, des progrès de l'affection, s'ils ont été lents ou rapides, continus ou intermittents, s'ils n'ont point varié depuis son invasion; il lui demandera ensuite à quelle cause il attribue son mal, et il lui fera une série de questions pour arriver à déterminer les causes prédisposantes et occasionnelles dont la maladie peut dépendre.

Après avoir ainsi déterminé tout ce qui a précédé le moment de l'interrogation, ce qui constitue ce qu'on nomme les signes *anamnestiques* ou *commémoratifs*, le médecin passera à l'examen des symptômes actuels. Il demandera au malade s'il a quelque douleur, quel est son siége, si elle est profonde, superficielle, continue, passagère; il examinera s'il y a quelque changement dans la couleur, le volume, la forme, la consistance de la partie souffrante; il explorera successivement les fonctions des organes renfermés dans la tête, la poitrine et l'abdomen. Dans les maladies où il existe un trouble général de l'organisme sans affection locale, il suivra, dans l'exploration des phénomènes morbides, le même ordre que nous avons adopté plus haut pour l'exposition des symptômes.

Dans le diagnostic de la plupart des maladies, on doit se proposer quatre choses : 1° d'arriver à la connaissance de leur siége et de leur espèce; 2° d'établir les rapports qui existent entre les altérations anatomiques et les symptômes; 3° de déterminer leur caractère essentiel ou leur diathèse (*pathogénie*);

4° de bien les distinguer des maladies avec lesquelles on pourrait les confondre.

§ 1er. *Diagnostic du siége et de l'espèce des maladies.*

Parmi les maladies, les unes consistent dans un trouble général de l'organisme, sans aucune affection locale primitive; les autres ont leur siége dans un organe ou un système organique. Dans ce dernier cas, tantôt elles provoquent des désordres sympathiques dans la plupart des fonctions de l'économie, tantôt elles n'exercent aucune influence sur les autres organes, et les phénomènes qui les constituent ne s'étendent point au delà de la partie sur laquelle elles avaient primitivement fixé leur siége. Si cette dernière circonstance existe, le siége est facile à établir, puisqu'il suffit de remonter, à l'aide des notions physiologiques, des fonctions troublées à l'organe qui est chargé de ces fonctions. Dans la première circonstance, celle d'une maladie locale devenue générale, le diagnostic est plus difficile, car il s'agit de démêler, au milieu du désordre de la plupart des fonctions, quel est l'organe qui est essentiellement malade et dont le trouble a entraîné celui des autres. On y arrive en recherchant : 1° quelles sont les fonctions qui ont été les premières dérangées; 2° quel a été le siége des premières douleurs ressenties; 3° quel est l'organe qui dans le moment présent parait le plus profondément atteint. Il est rare que la partie qui présente ces trois circonstances réunies ne soit pas celle qu'on doit regarder comme le siége primitif de la maladie. Mais, si la plupart des fonctions ont été troublées dès le début de l'affection, s'il n'y a pas de douleur locale, ou si cette douleur n'est survenue qu'à une époque assez éloignée de l'invasion, on peut ordinairement augurer que la maladie a été primitivement générale. Ces notions acquerront, au reste, beaucoup plus de précision quand nous examinerons chaque maladie en particulier.

L'espèce d'une maladie s'établit surtout à l'aide des symptômes passés et présents. Toutes les maladies qui présentent pendant leur cours un groupe de phénomènes semblables ou très-analogues portent le même nom et sont dites de la même espèce, quoique des différences radicales les séparent quelquefois sous le rapport de leur nature ; ce qui est sans doute un grand défaut ; car il faut avouer que la détermination des espèces est principalement fondée sur les apparences extérieures.

§ 2. *Diagnostic des rapports entre les lésions anatomiques et les symptômes des maladies.*

Envisagées sous ce rapport, les maladies doivent être divisées en deux classes, celles dans lesquelles l'ouverture des cadavres ne révèle aucune altération dans les organes et celles qui présentent des lésions anatomiques. La première classe, qui comprend surtout les névroses, une partie des hémorrhagies, etc., ne doit point nous occuper, puisque ces maladies n'offrent que des altérations de fonctions.

La deuxième classe se partage en trois ordres : 1° les maladies dans lesquelles les lésions anatomiques sont causes des symptômes ; 2° celles dans lesquelles elles sont l'effet du trouble général de l'organisme ; 3° celles dans lesquelles il n'existe aucun rapport de cause à effet entre les unes et les autres.

I. Lésions anatomiques considérées comme causes des symptômes.

Il existe un grand nombre de maladies dans lesquelles les altérations que l'on rencontre à l'ouverture des cadavres doivent évidemment être regardées comme les causes prochaines des troubles fonctionnels qui se sont manifestés pendant la vie ; telles sont les phlegmasies, certaines hémorrhagies, comme l'apoplexie cérébrale et pulmonaire, les maladies tuberculeuses et cancéreuses, la cirrhose, la mélanose, les maladies vermineuses, et les affections produites par des lésions des propriétés physiques de nos organes. Dans ces maladies, la lésion locale a précédé le trouble local ou général des fonctions, et l'on peut parvenir, en s'aidant des notions physiologiques et anatomiques, à expliquer le développement et la marche des symptômes considérés comme effets, par la formation et les progrès de l'affection locale envisagée comme cause. On rend ainsi un compte plus ou moins satisfaisant de la génération des maladies, de la filiation et de la coordination des phénomènes qui les constituent. Mais dans cette appréciation logique, dans laquelle brille surtout la sagacité du médecin instruit, il est un point important qu'il ne faut jamais perdre de vue ; c'est que l'autopsie ne nous montre point les altérations anatomiques telles qu'elles existaient pendant la vie, qu'elle ne nous en offre que le dernier terme, le cadavre, si l'on peut ainsi parler, et ne nous donne aucune idée des changements successifs par lesquels elles ont dû passer pour arriver à l'état où nous les voyons. Ce n'est qu'en multipliant les ouvertures des sujets morts aux différentes périodes des maladies qu'on peut parvenir à se former une idée de ces changements. Il ne faut pas perdre de vue non plus que ces affections locales impliquent toujours une lésion dynamique qui souvent même les a précédées.

II. Lésions anatomiques considérées comme effets des maladies.

Il est un certain nombre de maladies, comme les fièvres continues, intermittentes et éruptives, dans lesquelles il est impossible de regarder les altérations révélées par l'autopsie comme causes des symptômes observés pendant la vie, et cela par les raisons suivantes : 1° ces lésions n'ont commencé à se manifester qu'à une époque plus ou moins éloignée du début de la maladie ; 2° dès l'invasion il y avait eu trouble général de l'organisme, sans qu'on pût remarquer aucune affection locale grave et importante, capable d'expliquer les symptômes survenus ; 3° il n'y avait aucun rapport entre la gravité et la constance des lésions anatomiques, et celles des phénomènes observés pendant la vie ; c'est-à-dire que tantôt ces lésions n'existaient pas, quoique la maladie eût entraîné la mort ; tantôt elles étaient fort légères, les phénomènes morbides étant très-intenses; tantôt elles étaient graves, quoique la maladie eût été légère; tantôt enfin leur apparition était marquée par une diminution dans l'intensité de la maladie. Les congestions sanguines et les rougeurs dans différents organes, les épanchements, les gonflements et les ulcérations des follicules de Peyer et de Brunner, les charbons, les gonflements des parotides et de la rate, les exanthèmes, etc., nous offrent de nombreux exemples de ces lésions.

Les altérations dont nous venons de parler sont les effets du trouble général de l'organisme; ce qu'on ne peut comprendre qu'en se rappelant la définition que nous avons donnée de la maladie. Celle-ci consiste, avons-nous dit, dans une réaction de l'organisme contre toute cause qui l'affecte d'une manière nuisible, réaction qui tend à éliminer, c'est-à-dire à chasser au dehors la cause du désordre. La plupart des fièvres sont occasionnées par une cause extérieure qui agit avec violence sur nos organes, et souvent par un principe miasmatique qui s'est introduit dans l'économie. Peu de temps après l'action de cette cause, la réaction commence: le cœur, le système nerveux, l'appareil digestif se troublent et manifestent leur désordre par la fièvre, la chaleur, la soif, l'anorexie, le délire, etc. Mais ces troubles sont liés et coordonnés entre eux; ce sont de véritables efforts synergiques de l'économie, qui ont un but, une tendance, savoir, de surmonter la cause morbifique. C'est par suite de ces efforts que peuvent survenir les phénomènes suivants : 1° il se forme dans divers organes des congestions sanguines et des rougeurs qui peuvent se convertir en véritables phlegmasies secondaires; 2° il se manifeste des crises complètes ou incomplètes, par suite desquelles tantôt la cause morbifique est éliminée par des sueurs abondantes, des hémorrhagies nasales ou autres, la diarrhée, etc. ; tantôt elle est déposée dans quelque organe intérieur ou extérieur, mais surtout à la peau, dans l'appareil digestif et les organes secrétoires. C'est ainsi que se forment les exanthèmes dans les fièvres éruptives; les pétéchies, les érysipèles, les phlegmons, les anthrax, les bubons, les parotides, les éruptions et les ulcérations des follicules de Peyer, dans les fièvres typhoïdes et pestilentielles. Ces derniers phénomènes sont les résultats de la tendance de la nature à l'élimination; mais ils sont rarement des crises salutaires et complètes, et ils constituent des lésions anatomiques que l'on rencontre à l'autopsie lorsque les malades succombent. Dans les cas plus heureux, il arrive souvent que ces lésions persistent après que la fièvre a cessé, et qu'ils constituent de véritables maladies consécutives; 3° enfin, il se forme encore d'autres altérations qu'on doit regarder comme des crises accidentelles et mal placées; telles sont des hémorrhagies cérébrales et intestinales, des abcès dans les organes intérieurs, des ulcérations d'organes membraneux, etc.

III. Lésions anatomiques qui n'ont pas de rapport avec les symptômes.

Parmi les altérations cadavériques, il en est qui n'ont aucun rapport avec la maladie qui a précédé, soit comme causes, soit comme effets; ce sont de véritables complications dont on parvient à apprécier la valeur, en faisant attention à leur rareté, à leur siége, aux circonstances auxquelles elles doivent leur origine, aux phénomènes morbides qu'elles ont déterminés, et qui n'ont aucune relation avec la maladie principale.

§ 3. *Diagnostic de l'élément pathologique ou diathèse des maladies.*

Nous avons vu que les maladies ou réactions de l'organisme vivant, par suite d'une impression intérieure ou extérieure, se traduisaient au dehors par un certain nombre de désordres fonctionnels ou symptômes. Ces groupes de phénomènes, constituant tout ce qu'il y a d'apparent dans les troubles de l'économie, sont aussi regardés comme la maladie tout entière, et l'on réunit ordinairement dans la même espèce et sous le même nom toutes les maladies qui offrent les mêmes apparences extérieures; et cependant, quand on réfléchit à la différence de leur cause, de leur marche et de leurs terminaisons, on voit bientôt : 1° qu'il existe un certain nombre de maladies qui, tout en se traduisant par des symptômes analogues et en portant la même désignation, renferment réellement plusieurs maladies différentes; 2° que d'autres fois la même maladie change de caractère d'une année à l'autre, sous l'influence de constitutions atmosphériques diverses, et exige des traitements variés et même entièrement opposés les uns aux autres; 3° enfin, que beaucoup d'espèces paraissent réellement identiques à elles-mêmes par l'analogie de leurs causes, de leurs symptômes et de leur traitement. Il est donc de la plus haute importance de chercher à déterminer ce que j'appellerai l'élément pathologique d'une maladie, de savoir si cet élément est unique ou s'il en existe deux ou un plus grand nombre pour le même groupe de symptômes [1]. Cet élément ou diathèse n'est pas autre chose que l'affection que nous avons définie plus haut (p. 18) : la modification intérieure des solides et des fluides qui résulte de l'action des causes morbifiques; c'est encore la cause prochaine des maladies, puisqu'il donne lieu à la réaction, c'est-à-dire à l'appareil de résistance que la nature provoque dans le but de l'éliminer.

En comparant entre elles les nombreuses espèces de maladies qui composent le cadre nosologique, on voit bientôt qu'on peut les rapporter à un certain nombre de *diathèses* ou de *maladies élémentaires* qui, malgré leurs différences symptomatiques, suivant les organes qu'elles atteignent, sont cependant de la même nature, parce qu'elles se ressemblent par leurs causes, leurs terminaisons et le traitement qui leur est applicable. J'appelle *diathèses* [2] ou *maladies élémentaires* ces affections primitives dont les autres maladies dépendent, quelle que soit la diversité de leurs formes.

---

[1] Cette grande vérité n'avait pas échappé à Galien, qui s'exprime ainsi : *Primùm dicere oportet quod morbum appellamus; secundo loco, quot sint universi, primi et simplices morbi et veluti aliorum elementa; deinde vero tertio, quot sint ii qui ex eorum compositione proveniunt.* (DE DIFFER. MORB., lib. I.)

[2] L'acception ordinaire de ce mot, c'est la disposition aux maladies. Le sens que je lui donne est beaucoup plus étendu, puisqu'il comprend non-seulement cette aptitude, mais encore l'idée de toute maladie primitive ou radicale, qu'elle se décèle au dehors par des apparences légères ou très-prononcées.

Il est sans doute très-difficile de déterminer le nombre de toutes les diathèses, parce qu'il existe beaucoup de maladies dont les causes sont peu connues. Nous n'avons pas la prétention de fixer ce nombre ; nous sommes bien persuadé qu'il en existe un nombre beaucoup plus considérable que celles que nous allons citer ; il nous suffit que le principe d'après lequel elles sont établies soit vrai et de la plus haute importance en médecine pratique. C'est un point qui, nous l'espérons, ne sera point contesté et en faveur duquel déposent toutes nos connaissances pathologiques les plus positives.

Nous citerons seulement les diathèses suivantes [1] :

Diathèses inflammatoire.
— nerveuse.
— périodique ou intermittente.
— rhumatismale.
— goutteuse ou arthritique.
— gastrique ou bilieuse.
— atonique.
— scorbutique.
— scrofuleuse.
— tuberculeuse.
— cancéreuse.
— syphilitique.
— gangréneuse.
— chlorotique.
— cholérique.
— hydrophobique.
— herpétique.
— vermineuse.
— saturnine, etc., etc.

[1] Le nombre des diathèses est considérable. Les maladies aiguës et chroniques de la peau en fournissent peut-être à elles seules plus de vingt. Les médecins qui observeront sous ce point de vue augmenteront plutôt qu'ils ne diminueront le nombre de ces diathèses. Depuis Aristote jusqu'au dix-septième siècle, on n'admettait que quatre éléments dans la nature : la terre, l'eau, l'air et le feu. Les progrès de la chimie ont successivement accru ce nombre, qui se trouve porté aujourd'hui à plus de cinquante. Sans vouloir comparer les maladies qui sont des phénomènes vitaux à des êtres matériels, je pense qu'il pourra bien arriver aux éléments pathologiques ce qui est arrivé aux éléments chimiques.

Il existe un certain nombre de maladies qui ne sauraient rentrer dans ces diathèses; telles sont celles qu'on pourrait appeler *lésions physiques*, par opposition aux autres que nous avons désignées sous le nom de lésions vitales, parce qu'elles ne peuvent exister que sur l'homme vivant, tandis que les premières offrent encore tous leurs caractères sur le cadavre. Les maladies par lésions physiques, dont nous parlons, sont celles qui résultent d'un changement dans le volume, la forme, le nombre, la continuité et les rapports de nos organes, ou de tumeurs agissant seulement par leurs propriétés physiques.

Il est probable que les maladies épidémiques tiennent souvent à des diathèses particulières peu connues jusque aujourd'hui. Leurs différences avec les maladies sporadiques, le traitement spécial qu'elles réclament fréquemment, et qui quelquefois diffère entièrement, pour la même maladie, de l'épidémie d'une année à l'épidémie d'une autre année, rendent cette opinion extrêmement probable.

Il est donc de la plus haute importance pour le médecin d'étudier et de connaître la *constitution maladive régnante*. Il devra, dans ce but, observer et noter les degrés du baromètre et du thermomètre, la direction des vents, l'humidité, la sécheresse et les mutations de l'atmosphère, son état électrique, les causes physiques et morales qui agissent sur les populations, telles que la disette, la famine, la crainte, les calamités publiques, etc.; et encore, il faut l'avouer, le plus souvent il ne saura expliquer les causes générales qui, dans certains temps, rendent quelques maladies plus fréquentes que d'autres et leur donnent un cachet ou génie particulier, et qui dans d'autres agissent avec une telle énergie qu'une foule d'individus sont atteints à la fois de la même maladie (*constitution épidémique*).

I. Caractères principaux des diathèses.

L'histoire complète des diathèses trouvera sa place dans la pathologie spéciale, puisqu'elle résultera des descriptions que nous donnerons des divers groupes de maladies qui sont sous leur dépendance. Cependant, comme il existe un assez grand nombre d'espèces de maladies qui, tout en portant le même nom, tiennent à plusieurs diathèses, nous croyons utile d'exposer ici les principaux caractères de ces dernières.

1° *Diathèse inflammatoire.* Tous les âges y sont prédisposés, mais principalement les personnes jeunes et d'un tempérament sanguin. Elle est ordinairement provoquée par des causes extérieures qui agissent avec énergie. Elle est caractérisée, tantôt par une réaction primitivement locale avec rougeur, chaleur, gonflement et douleur de la partie malade (inflammations), tantôt par une réaction générale de l'organisme avec augmentation de la chaleur, de la fréquence et de la force du pouls et trouble de la plupart des fonctions (plusieurs fièvres continues et surtout les fièvres inflammatoires), tantôt enfin par un afflux de sang attiré dans quelque organe par un stimulus quelconque (congestions, hémorrhagies actives). Cette diathèse est principalement combattue par les antiphlogistiques, c'est-à-dire par les moyens qui ont pour but de diminuer l'excitation et la chaleur.

2° *Diathèse nerveuse.* Elle consiste dans un trouble quelconque de la sensibilité, de la motilité, des facultés intellectuelles et de l'innervation ou influence nerveuse, sans fièvre et sans lésion locale perceptible aux sens, lorsque les malades succombent. Cette diathèse comprend toutes les névroses ou réactions du système nerveux. Son traitement consiste dans l'emploi des antispasmodiques, des anodins et des narcotiques ou médicaments qui calment les mouvements convulsifs et la douleur.

3° *Diathèse périodique ou intermittente.* Elle consiste dans la disposition qu'ont certaines maladies à cesser et à se reproduire alternativement pendant un certain temps, avec ou sans fièvre, et à des intervalles plus ou moins longs, réguliers ou irréguliers. Les maladies qui composent essentiellemeut cette diathèse sont les fièvres intermittentes, simples, pernicieuses et larvées. Nous possédons dans le quinquina un médicament héroïque pour les combattre.

4° *Diathèse rhumatismale.* Elle se distingue par des douleurs accompagnées de fièvre ou apyrétiques, ayant leur siége dans

les muscles ou les articulations, dont elles rendent les mouvements difficiles ou impossibles, augmentant souvent par la
pression, se déplaçant avec une grande facilité pour se porter
soit dans d'autres parties des systèmes musculaires et fibreux
extérieurs ou intérieurs, soit dans des organes d'une autre
espèce. Cette diathèse reconnaît pour causes des influences
extérieures, mais surtout le refroidissement et l'humidité.

5° *Diathèse goutteuse ou arthritique.* Cette diathèse, souvent
héréditaire, se développe dans l'âge mûr chez les individus
qui font peu d'exercice et qui sont adonnés à la bonne chère.
Elle se manifeste par des douleurs avec rougeur et gonflement
des petites articulations, mais surtout de celles du pied. Ces
symptômes, accompagnés ou non de fièvre et de dérangement
des fonctions digestives, cessent après quelque temps et reviennent ensuite par accès à des intervalles plus ou moins éloignés. La goutte peut, comme le rhumatisme, changer de
place, se porter sur les diverses articulations, sur le système
musculaire et sur les organes intérieurs; elle revêt alors des
formes symptomatiques extrêmement variées. Il se forme chez
les individus qui en sont atteints des tumeurs de volume divers
autour des articulations, et quelquefois dans d'autres organes,
tumeurs nommées *concrétions tophacées*, et qui sont composées
d'*urate de chaux.*

6° *Diathèse gastrique ou bilieuse.* Elle dépend surtout d'une
sur-activité de la sécrétion de la bile, qui est plus abondante
que dans l'état normal et qui peut pécher aussi par ses propriétés physiques ou chimiques. Cette diathèse a pour principaux caractères un enduit jaunâtre de la langue, la bouche
amère, l'anorexie, le dégoût, des nausées et quelquefois des
vomissements de matières bilieuses, une teinte légèrement
jaunâtre de la peau, etc.; elle peut compliquer diverses maladies qui exigent alors le traitement de cette diathèse. On combat celle-ci par les vomitifs et les purgatifs.

7° *Diathèse atonique.* Elle est occasionnée par une diminution
dans l'action des excitants naturels de l'organisme et caractérisée par une faiblesse quelquefois locale, plus souvent générale,
qui se manifeste par la petitesse et la lenteur du pouls, la pâ-

leur de la peau, des **mouvements** musculaires peu énergiques, une grande disposition à la fatigue, l'amaigrissement, l'œdématie des extrémités, etc. Les hémorrhagies passives, l'asthénie sénile, certains ulcères, etc., sont le produit de cette diathèse, qui a les plus grands rapports avec les diathèses scrofuleuse, tuberculeuse, scorbutique et chlorotique. Son traitement consiste dans l'emploi des toniques, des stimulants et d'une alimentation substantielle.

8° *Diathèse scorbutique.* Elle survient chez les individus soumis à une humidité froide et prolongée, à un air concentré et impur, et surtout à une mauvaise nourriture principalement composée de viandes salées et dépourvue de végétaux frais, comme cela arrive aux marins. Ses principaux caractères sont une sorte de débilité générale, des dents branlantes, des gencives pâles, boursouflées et saignantes, des engorgements sanguins durs et indolents dans les membres, des ecchymoses dans diverses parties ou des pétéchies, des ulcères qui saignent avec la plus grande facilité, des hémorrhagies passives, un sang dissous et pauvre en matière fibrineuse, etc. Les principaux moyens employés contre cette diathèse sont un air pur, sec et renouvelé, l'exercice, une bonne alimentation, des végétaux frais, les acides et surtout les sucs des plantes crucifères dites antiscorbutiques.

9° *Diathèse scrofuleuse.* Provoquée comme les deux précédentes par toutes les causes débilitantes, comme un air froid, humide et non renouvelé, par une alimentation de mauvaise nature ou insuffisante, par l'origine de parents affectés de la même maladie ou très-délicats, cette diathèse offre les signes suivants : une peau pâle, luisante et sujette à s'infiltrer, des tumeurs indolentes, plus ou moins volumineuses et ayant leur siége dans les ganglions lymphatiques, des ulcères succédant à ces tumeurs et donnant issue à une sérosité purulente et abondante, des gonflements des extrémités articulaires des os, des déformations variées de ces derniers organes, une grande disposition à l'œdématie, etc. On combat cette diathèse par les toniques, le régime animal et par certains médicaments spéciaux, comme les préparations d'iode.

10° *Diathèse tuberculeuse*. Très-voisine de la diathèse précédente, qui lui donne souvent naissance, la diathèse tuberculeuse reconnaît pour cause prochaine la formation spontanée des *tubercules*. Les tubercules sont des productions morbides de forme variable, d'un blanc grisâtre, de la consistance du fromage, d'un volume qui varie depuis celui d'un grain de millet jusqu'à celui d'une noix ; pouvant se développer dans la plupart des organes de l'économie, mais se formant le plus souvent dans les poumons et le mésentère. Ces corps accidentels, après être restés un certain temps à l'état qu'on appelle *cru*, c'est-à-dire durs et offrant les caractères que nous venons de décrire, se ramollissent et se transforment en un pus grisâtre et grumeleux dont l'écoulement ou l'absorption laissent des excavations plus ou moins profondes dans le sein des organes où ils avaient leur siége, donnant lieu à des symptômes qui diffèrent suivant les organes. Le traitement curatif de cette diathèse est encore à trouver.

11° *Diathèse cancéreuse*. Elle consiste dans le développement d'une matière accidentelle appelée *cancer* ou *corps cancéreux*, et qui se présente sous la forme de tumeurs dures, inégales, bosselées, irrégulières, d'un volume si variable qu'elles peuvent égaler à peine la grosseur d'un pois ou être aussi grosses que le poing ou même la tête d'un enfant. Elles peuvent se former dans le tissu ou à la surface de tous les organes de l'économie. Quand on les incise pour examiner leur structure, on voit qu'elles offrent deux principaux aspects : 1° tantôt elles ressemblent par leur couleur grisâtre homogène, leur consistance et leur luisant à la substance du lard (*cancer lardiforme*) ; 2° tantôt elles sont d'un blanc mat parsemé de légères stries rouges et ont la plus grande analogie avec la matière cérébrale (*cancer cérébriforme* ou *encéphaloïde*). Les cancers restent durs pendant un certain temps et prennent alors le nom de *squirrhes* ; ils se ramollissent ensuite et s'ulcèrent en donnant lieu à des élancements nommés *douleurs lancinantes* et à divers autres symptômes qui diffèrent suivant les parties qui en sont atteintes. Ils sont mortels et incurables.

12° *Diathèse syphilitique*. Elle résulte d'un virus particulier appelé *syphilitique,* qui se transmet dans le coït par le contact des personnes affectées de syphilis à celles qui en sont exemptes. Les principaux caractères de cette diathèse sont les suivants : 1° des ulcères à surface grisâtre, à bords taillés à pic, qui se manifestent peu de temps après le contact impur et dans les lieux de ce contact (*ulcères primitifs*), ou bien dans des organes qui n'ont point éprouvé ce contact et après un temps assez long (*ulcères consécutifs*); 2° des tumeurs des ganglions de l'aine appelés *bubons;* 3° des végétations sur les membranes muqueuses des organes genito-urinaires (*condylomes*), 4° des caries et des tumeurs des os avec des douleurs dites *ostéocopes;* 5° des pustules, des boutons, des croûtes, des exanthèmes de diverses formes à la peau (*syphilides*); 6° des lésions extrêmement variées des autres organes de l'économie. Cette diathèse reconnaît dans les sudorifiques et les préparations de mercure un traitement spécifique héroïque.

13° *Diathèse gangréneuse.* Elle consiste dans la disposition d'un certain nombre de maladies à se terminer par la mortification des parties, ou à présenter des gangrènes plus ou moins étendues, dès leur début même ou pendant leur cours, soit que ces affections tiennent à un principe septique introduit dans l'économie, soit qu'elles dépendent d'autres causes inconnues dans leur nature. Cette diathèse se rencontre dans la pustule maligne, l'ergotisme dit gangréneux, la peste, certaines fièvres putrides, etc.

14° *Diathèse chlorotique.* Elle dépend d'une altération du sang qui devient plus fluide, plus séreux, moins coloré, moins fourni de matière fibrineuse. Ses principaux phénomènes sont une décoloration générale de la peau, surtout de la face, qui est très-pâle, l'anorexie, le dégoût ou un goût dépravé, de la dyspepsie, des palpitations, de la disposition à l'œdématie, un sentiment de lassitude dans les jambes, etc. Cette diathèse cède presque constamment à un traitement spécifique, l'emploi des préparations de fer.

15° *Diathèse cholérique.* Due probablement à un principe contagieux particulier, qui exige pour se transmettre certaines dispositions peu connues, soit individuelles, soit atmosphériques. Cette diathèse est caractérisée par une diarrhée liquide, blanchâtre et analogue à une décoction de riz, par des coliques et des vomissements répétés, par un ralentissement et une grande faiblesse du pouls et des battements du cœur, par un refroidissement général du corps et même de la langue, par une coloration bleuâtre et même bleue de la peau et surtout de la face, dont les yeux sont creux et enfoncés ; par des douleurs et des crampes dans les membres, etc., symptômes qui se terminent promptement par la mort dans plus de la moitié des cas.

16° *Diathèse hydrophobique.* Elle est occasionnée par un virus qui se développe spontanément chez le chien enragé, et qui se transmet à l'homme par la morsure de cet animal ou par celle d'un autre homme. Elle se manifeste par des accès dans lesquels il y a horreur de l'eau et de tous les objets qui peuvent la rappeler : salivation, soif, délire, agitation et mouvements convulsifs, fièvre, etc. Ces accès se renouvellent fréquemment et sont suivis de la mort au bout de peu de jours.

17° *Diathèses herpétiques.* Nous désignons sous ce nom les diathèse d'où dépendent les maladies chroniques de la peau communément désignées sous le nom de *dartres*. Il est prouvé aujourd'hui, depuis les travaux de Willan et de Bateman, que cette expression renferme plusieurs maladies différentes auxquelles ces auteurs et ceux qui les ont suivis ont donné des noms particuliers. On en trouvera la description dans la pathologie spéciale. D'après cela, l'épithète d'herpétique est impropre et défectueuse, puisqu'elle renferme plusieurs diathèses qu'il faudrait distinguer ; nous ne nous sommes décidé à l'employer qu'à cause de l'ignorance où nous sommes de la nature des maladies chroniques de la peau. La difficulté de guérir ces maladies, leurs fréquentes récidives, leur caractère évidemment dépuratoire dans beaucoup de cas, nous portent à penser que ces affections sont ordinairement et peut-être toujours le résultat d'une altération particulière du sang, dont l'organisme se débarrasse en déposant à la peau la matière morbifique, par suite de sa tendance à éliminer tout ce qui nuit.

18° *Diathèse vermineuse.* Elle consiste dans la présence de diverses espèces de vers dans l'appareil digestif et dans d'autres organes, présence d'où naissent des troubles variés des fonctions qui constituent les maladies vermineuses.

II. Complications des diathèses.

Une maladie ne résulte pas toujours d'une seule diathèse, tantôt il en existe en même temps deux ou un plus grand nombre qu'il importe de reconnaître et de combattre ; tantôt, après avoir été pendant un certain temps sous la dépendance d'une diathèse, la même maladie se trouve ensuite sous l'influence d'une autre, quelquefois entièrement opposée. C'est ainsi, par exemple, qu'une hémorrhagie qui est active d'abord, et par conséquent sous la diathèse inflammatoire, peut, en se prolongeant, devenir passive, et dépendre alors de la diathèse atonique, etc.

III. Pathogénie.

La pathogénie est l'explication de la manière dont les maladies naissent et se développent. Les maladies n'étant autre chose que des réactions de l'organisme contre les causes qui l'affectent d'une manière nuisible, ainsi que nous l'avons établi dans l'introduction, il importe, dans toute maladie, de rechercher la diathèse ou les diathèses qui lui donnent lieu, c'est-à-dire l'affection ou les affections qu'engendrent les causes morbifiques. Cet état intérieur provoque les symptômes, c'est-à-dire les phénomènes de réaction que suscite la force vitale pour neutraliser, expulser ou éliminer ce qui l'offense et la trouble.

§ 4. *Diagnostic différentiel, ou distinction des maladies qu'on pourrait confondre.*

Pour bien établir le diagnostic d'une maladie, il ne suffit pas de déterminer son siége, son espèce, son caractère ; il faut encore indiquer les maladies qui ont le plus de ressemblance avec elle, et résumer les principaux signes qui les distinguent. On évite ainsi le grave inconvénient de les confondre. C'est là ce qu'on nomme le *diagnostic différentiel*.

ARTICLE II.

§ 1er. *Signes fournis par les causes.*

Parmi les nombreuses circonstances capables d'éclairer sur l'espèce, le caractère et la nature des maladies, les causes tiennent sans doute le premier rang. Nous venons de voir que des maladies fort différentes en réalité se manifestaient souvent à l'extérieur par des symptômes semblables ou du moins fort analogues, et qu'en nosologie on était obligé de désigner sous les mêmes noms ces maladies cependant si diverses. Nous avons fait sentir l'importance qu'il y avait, dans ces cas, pour établir un bon diagnostic, de remonter aux maladies élémentaires ou diathèses qui donnent lieu aux mêmes lésions fonctionnelles, aux mêmes apparences symptomatiques. La recherche attentive des causes est ordinairement le meilleur moyen, et souvent l'unique, pour arriver à cette importante distinction. La raison en est simple : ce qui établit la différence réelle des maladies ou troubles fonctionnels, sous le rapport du traitement qu'elles réclament, comme sous celui de leur nature, ce sont leurs diathèses, c'est-à-dire, comme nous l'avons plusieurs fois expliqué, les maladies élémentaires dont elles dépendent ; or, ce qui engendre ces maladies élémentaires ou ces diathèses, ce sont des causes spéciales et propres à chacune d'elles. De là la nécessité, pour arriver à un diagnostic solide et à un traitement convenable, d'étudier ces causes avec la plus sérieuse attention. Quelques exemples rendront ce précepte clair et évident :

Deux enfants sont tout à coup atteints de fièvre, de toux, de céphalalgie, d'éternument et de larmoiement ; en apparence, la maladie est la même chez les deux, car elle offre les mêmes symptômes ; cependant elle est bien différente dans l'un et dans l'autre. En remontant aux causes qui ont agi sur ces enfants, le médecin apprend que l'un d'eux n'a eu aucune communication avec d'autres enfants, mais qu'il a éprouvé la veille un grand refroidissement ; il prononce que ce malade a une fièvre catarrhale ou une bronchite. On lui annonce que l'autre enfant a joué, quelques jours avant, avec d'autres enfants atteints de la rougeole, et il juge que ce second malade est dans la première période de cette fièvre éruptive.

Huit femmes sont atteintes de tumeur au sein, dure, indolente et chronique. L'aspect seul pourrait faire croire qu'on a affaire à la même maladie ; le volume de la tumeur, sa dureté, la couleur de la peau, l'absence de sensibilité au toucher, ne diffèrent pas sensiblement chez les unes et les autres, et cependant, en examinant avec soin la constitution et le tempérament de ces femmes, en les interrogeant sur les maladies de leurs parents, sur les causes qui ont agi sur elles peu de temps avant le développement de la tumeur, on arrive à cette conclusion, que les influences qui ont fait naître cette affection ont été différentes chez toutes ; qu'au lieu d'avoir à traiter une seule maladie, comme auraient pu le faire penser l'analogie et la ressemblance des symptômes, on a affaire à huit maladies élémentaires ou diathèses différentes ; c'est-à-dire que la tumeur est cancéreuse chez une malade, tuberculeuse chez l'autre, lymphatique et scrofuleuse chez la troisième, syphilitique chez la quatrième, fibreuse chez la cinquième, enkystée chez la sixième, laiteuse chez la septième, et une inflammation chronique chez la huitième. De là un traitement différent dans chacun de ces cas.

Ces exemples, que je pourrais multiplier à l'infini, suffisent pour montrer combien l'étude et la recherche des causes est importante pour le diagnostic et le traitement des maladies. Il ne faut négliger aucune de ces causes, qu'elles soient prédisposantes, spécifiques ou occasionnelles ; mais on doit se souvenir que les deux premières espèces sont celles qu'il importe le plus de déterminer, parce que ce sont celles qui éclairent le plus sur le caractère et la nature des maladies et sur leur pathogénie, c'est-à-dire leur développement et leur génération.

§ **2.** *Signes fournis par les symptômes des maladies.*

Les symptômes sont les phénomènes de réaction de l'organisme malade ; mais ils n'ont une valeur réelle qu'autant qu'ils deviennent des signes, c'est-à-dire qu'ils indiquent au médecin le siége, l'espèce, la nature du mal, la marche qu'il doit suivre ultérieurement et les moyens de le combattre. La conversion des symptômes en signes, c'est-à-dire l'interprétation de l'organisme malade, la connaissance de l'état morbide intérieur, d'après l'état morbide extérieur, est une des plus difficiles opérations de l'intelligence ; elle exige une connaissance approfondie de l'organisation et des fonctions de l'économie à l'état sain, des phénomènes et des causes des maladies, des lésions anatomiques qu'éprouvent les organes, des modifications que les médicaments peuvent produire dans l'état des forces vitales et des fonctions. C'est d'après toutes ces données que le médecin s'élève, par une série de raisonnements, jusqu'à la véritable connaissance de la maladie, travail intellectuel dont peu d'hommes sont capables. Pour le grand médecin, tous les phénomènes morbides sont des signes ; pour le praticien ordinaire, il n'y en a qu'un petit nombre ; pour le médecin ignorant, les symptômes frappent ses sens sans rien dire à son esprit ; ils n'ont aucune signification, à peu près comme celui qui lit un livre dans une langue qu'il ignore aperçoit des mots qui ne réveillent aucune idée dans son esprit.

Faire connaître la signification de tous les symptômes dont nous avons présenté plus haut le tableau succinct, ce serait dépasser les bornes que comporte cet ouvrage, presque entièrement consacré à la pathologie spéciale. Je me bornerai à indiquer les principaux signes, en suivant le même ordre que j'ai adopté précédemment pour les symptômes.

I. Signes fournis par les fonctions de relation.

1° *Habitude extérieure.*

L'*attitude* du corps est d'autant plus mauvaise qu'elle s'éloigne davantage de la situation que le malade a l'habitude de prendre. Le décubitus sur le dos et dans l'immobilité, indique l'assoupissement, ou un grand affaiblissement; l'agitation continuelle est un signe de douleurs intérieures. Le coucher sur un seul et même côté est souvent un indice qu'un des organes du côté opposé est malade; la flexion des cuisses sur l'abdomen et des jambes sur les cuisses annonce que le malade souffre du ventre; vouloir quitter son lit, se découvrir d'une manière indécente, sont des signes d'une grande anxiété ou de délire.

La *complexion* du corps fournit plusieurs signes importants : une taille élevée avec un corps mince et fluet est un signe de constitution faible; une poitrine plate avec des épaules saillantes et un cou long annonce une prédisposition à la phthisie pulmonaire; une constitution robuste et replète et un cou court font craindre l'apoplexie. Un amaigrissement considérable indique ou un défaut de nourriture, ou une affection morale, ou une fièvre de longue durée, ou une maladie chronique d'un des viscères thoraciques ou abdominaux.

La *couleur* de la peau est d'un grand intérêt en séméiotique : la rougeur indique la pléthore ou un afflux de sang vers la tête, la rougeur circonscrite des pommettes annonce la prédisposition à la phthisie pulmonaire; la pâleur est un signe d'un sang peu abondant, pauvre, séreux, de faiblesse et surtout de chlorose; une couleur bleue générale prouve le mélange du sang artériel avec le sang veineux (cyanose); des taches ou des plaques bleues à la surface du corps sont des signes d'une altération profonde du sang et surtout du scorbut; une coloration jaune annonce une maladie du foie; un teint jaunâtre indique une affection chronique des viscères abdominaux. Toutes les colorations morbides de la peau et les éruptions qui se développent à sa surface sont des signes d'une altération du sang; la peau est véritablement le miroir du sang. Nous avons annoncé et prouvé ce fait général nouveau dans un mémoire qui a pour titre : *Y a-t-il un signe des altérations du sang dans les maladies?* Il est cité un peu plus loin.

Les altérations des traits de la face ont des significations très-variées et très-nombreuses, qu'il serait trop long de faire connaître en particulier. Bornons-nous à trois plus saillantes que les autres : la face vultueuse annonce une forte congestion de sang vers la tête ; la face grippée, l'existence d'une péritonite ; la face hippocratique, la fin prochaine du malade.

2° *Organes des sens et sensations.*

OEil et vue. Le resserrement des pupilles et la difficulté de supporter la lumière indiquent une grande excitation de la sensibilité ; la dilatation, lorsqu'elle n'est pas l'effet de l'obscurité, peut annoncer une compression du cerveau, l'amaurose ou une réaction sympathique intestinale ou gastrique occasionnée par des vers ou un embarras saburral. Le strabisme qui survient tout à coup est un signe d'affection cérébrale ou d'une irritation consensuelle de l'estomac ou des intestins, dépendant, comme la dilatation des pupilles, de la présence des vers ou de matières saburrales dans ces organes. Le regard fixe, étonné, hagard, désordonné, dénote un désordre dans les facultés intellectuelles. L'obscurcissement de la vue est un indice de congestion cérébrale, de syncope imminente ou d'embarras gastrique. L'affaiblissement de la vue est un signe de faiblesse générale ou d'amaurose commençante.

Ouïe. Une vive sensibilité de l'ouïe, douloureusement impressionnée par le bruit et par tous les sons un peu forts, dénote une irritation du cerveau ou une grande excitation du système nerveux. L'affaiblissement de cette sensation est un signe d'affection de l'oreille ou d'une fièvre continue. Les tintements et les bourdonnements d'oreilles prononcés annoncent une congestion sanguine vers les organes auditifs internes.

Odorat. La perte de l'odorat est un signe d'affection catarrhale des fosses nasales ou d'une maladie nerveuse portée à un haut degré. Le saignement de nez est souvent une évacuation critique très-salutaire ; mais il peut être le symptôme de diverses maladies.

Goût. La perte du goût indique les mêmes causes que celles de l'odorat. Sa dépravation est un signe d'affection nerveuse du système digestif. La perception d'une saveur anormale a une signification variable suivant le caractère de cette saveur.

7.

Tact. Les différentes espèces de démangeaison ou prurit et les sensations de froid ou de chaleur sont les principaux signes que présente le sentiment cutané. La prurit est le plus souvent l'indice d'une éruption aiguë ou chronique ; lorsqu'il survient sans aucune trace d'exanthème, il dénote ordinairement, du moins dans les fièvres, ou qu'une éruption va se montrer, ou qu'une sueur critique se déclare. C'est encore un indice d'humeurs âcres qui irritent la peau. L'insensibilité de la peau, bornée à certaines parties, annonce ou une lésion cérébrale ou une affection nerveuse ou une stase sanguine. Le sentiment de froid, dont les divers degrés portent les noms d'horripilation, de chair de poule, de frisson, de tremblement, est l'indice certain d'une fièvre qui commence, continue, si le froid ne se montre qu'une fois au début, intermittente, si le frisson se reproduit périodiquement. Le froid qui survient dans le cours d'une fièvre continue annonce soit une complication d'une fièvre intermittente, soit l'invasion d'une phlegmasie, soit le passage à la suppuration, si l'inflammation existait déjà, soit enfin le commencement d'un travail critique. L'augmentation de *chaleur* dans les maladies est le signe de l'accélération de la circulation et des mouvements vitaux. Une chaleur locale vive dénote une congestion ou une inflammation de cette partie.

Sensations intérieures. Les sensations anormales si variées que présentent les maladies sont toutes des nuances de la *douleur,* signe le plus commun de la souffrance des organes ; aussi la trouve-t-on dans la séméiotique de toutes les maladies. Entrer dans des détails à cet égard, ce serait dépasser de beaucoup les bornes de cet ouvrage. Dans les inflammations, la cessation subite des douleurs indique la terminaison par gangrène ou une métastase.

3º *Facultés intellectuelles et affections morales.*

Le trouble des facultés intellectuelles et des affections morales prend le nom de *délire.* Le délire est l'indice d'une affection de cerveau : mais sa valeur séméiotique varie beaucoup, suivant qu'il indique une lésion idiopathique ou sympathique de cet organe, suivant que cette lésion est inflammatoire, nerveuse, spécifique, etc. Le délire idiopathique avec agitation et fièvre annonce l'inflammation des enveloppes du cerveau ; le délire calme, avec assoupissement et autres signes de débilité, indique l'affaiblissement de cet organe (typhus, épanchements séreux et sanguins dans le cerveau). Le délire essentiel, sans fièvre et avec désordre des affections morales, est le signe de l'aliénation mentale. Le délire sympathique a le plus souvent sa source dans l'estomac ou le canal intestinal irrités par des vers, des matières bilieuses et saburrales ou des poisons.

Les facultés, le sentiment et le mouvement sont quelquefois diminués ou suspendus ; c'est ce qu'on nomme *apoplexie*, maladie qui indique le plus souvent une congestion sanguine ou un épanchement dans le cerveau. Elle diffère de la *syncope* en ce que, dans celle-ci, le pouls, les battements du cœur et la chaleur participent à cet affaiblissement ou à cette cessation et sont le point de départ de tous les autres symptômes.

4° *Mouvements musculaires.*

Le trouble des mouvements musculaires se manifeste principalement par des tremblements, des convulsions et la paralysie. Le tremblement est un signe de faiblesse, d'affection nerveuse ou de pléthore. Les *convulsions* sont des contractions involontaires des muscles ; on les appelle *spasmes* lorsque ces contractions sont permanentes, et convulsions proprement dites lorsqu'il y a alternative de contraction et de relâchement. Les convulsions indiquent toujours une affection du cerveau, mais cette affection peut être *idiopathique*, c'est-à-dire avoir son origine dans cet organe même ; c'est ce qui arrive lorsqu'une excitation trop vive de la sensibilité nerveuse, de l'encéphale, l'épuisement des forces, une congestion sanguine, un cancer, des tubercules, etc., dans cet organe, donnent lieu aux convulsions ; ou *sympathique*, c'est-à-dire ayant son siége hors du cerveau. Dans ce cas, elle peut dépendre de la présence de matières saburrales dans l'estomac, de vers dans les intestins, d'une irritation éloignée quelquefois assez légère, d'une affection purement nerveuse.

La paralysie, c'est-à-dire l'affaiblissement ou la privation du sentiment et des mouvements volontaires, annonce le plus souvent une lésion du cerveau ou de la moelle épinière ; quelquefois, mais bien plus rarement, elle indique une affection bornée aux nerfs de la partie paralysée.

5° *Sommeil.*

Le sommeil prolongé, accompagné de délire ou de convulsions, soit que le malade se réveille sans cesse pour se rendormir de nouveau (*coma vigil*), soit que rien ne puisse le réveiller (*coma, carus*), dénote une affection grave du cerveau, ordinairement une fièvre typhoïde, le typhus, une méningite ou une encéphalite. L'insomnie est un signe d'excitation cérébrale nerveuse ou inflammatoire, idiopathique ou sympathique.

II. Signes fournis par les fonctions de nutrition.

1° *Digestion.*

Bouche. Les lèvres et la langue rouges indiquent la fièvre ou une irritation de l'estomac ; la langue couverte d'un enduit jaunâtre dénote la présence de matières saburrales dans cet organe ; les lèvres et la langue dures, sèches, brunes, noirâtres, les dents couvertes d'un enduit grisâtre, brunâtre, noirâtre (*fuliginosités*) sont les signes d'une fièvre typhoïde ou du typhus.

Déglutition. La difficulté d'avaler peut être le signe d'une angine, d'un spasme du pharynx, d'un obstacle mécanique ayant son siége dans cet organe, ou de la rage.

Faim et soif. L'anorexie ou défaut d'appétit dénote la présence de matières saburrales dans l'estomac, la faiblesse ou une maladie de la structure de cet organe ou l'existence d'une fièvre. Un appétit excessif (*faim canine*) peut être l'indice d'un défaut d'assimilation, d'une irritation nerveuse de l'estomac occasionnée par des vers, par l'hystérie, la grossesse, etc. L'appétence vive pour certains aliments est quelquefois une sorte d'instinct organique qu'il importe de satisfaire. Une grande soif annonce un besoin d'eau dans la masse du sang, une chaleur interne, la sécheresse de la bouche et du pharynx, une matière âcre dans l'estomac, etc.

Digestion stomacale. Le vomissement, état convulsif de l'estomac, est le signe d'une irritation idiopathique ou sympathique de cet organe. Le vomissement idiopathique annonce l'inflammation de l'estomac, l'existence de matières indigestes, âcres, irritantes dans sa cavité, une affection purement nerveuse ; le vomissement consensuel ou sympathique est l'indice de la grossesse, de la péritonite, de l'hépatite, des calculs biliaires et rénaux, d'une commotion ou congestion cérébrale, de la méningite, etc.

Digestion intestinale. La diarrhée, ou déjections alvines plus ou moins liquides et abondantes, est le signe d'une irritation de la membrane muqueuse des intestins par des matières nuisibles, âcres, irritantes. Cette irritation peut être l'effet d'une inflammation de ces organes, d'une exaltation nerveuse de leur irritabilité, d'ulcérations de leur membrane muqueuse, de la présence de vers dans leur cavité, etc. La diarrhée peut encore être l'indice d'une frayeur, de la suppression de la transpiration, d'un état d'atonie du canal intestinal, de la colliquation, d'une crise, etc. Les selles blanchâtres et incolores indiquent l'absence de la bile ; celles d'un brun foncé la surabondance de cette humeur ; la diarrhée verte chez les enfants à la mamelle est un signe d'irritation d'entrailles et souvent aussi d'acidités gastriques. La constipation, ou diminution des évacuations, peut annoncer l'atonie des intestins, la diminution de leur irritabilité, de la sécrétion biliaire, un état spasmodique du canal digestif, la trop grande sécheresse du résidu des aliments par suite de l'ingestion de boissons trop peu abondantes, des lésions organiques, etc. Les coliques sont des signes d'une irritation nerveuse ou inflammatoire des intestins ou de la présence de matières âcres dans leur cavité.

2° *Respiration.*

Une bonne respiration est toujours un excellent signe ; aussi Hippocrate a-t-il dit avec raison : *Respiratione bonâ, semper salus speranda est, etiamsi reliquia non bona essent.* En effet, l'examen de cette fonction fait connaître jusqu'à quel point l'air pénètre et dilate les poumons, les obstacles à l'expansion pulmonaire qui peuvent se rencontrer dans ces organes mêmes ou dans la trachée-artère, l'état de l'air extérieur, du système nerveux, de la force vitale et de la circulation. Il y a, en général, dans l'état normal et même dans beaucoup de fièvres, quatre pulsations pour une inspiration. Un changement dans cette proportion est un signe sérieux.

La respiration fréquente est un signe d'accélération de la circulation du sang; la respiration fréquente et grande, de la faiblesse des poumons; la respiration fréquente et petite, d'un obstacle à l'expansion pulmonaire, comme on l'observe dans la pneumonie, l'hydrothorax, etc. La respiration grande et rare annonce la faiblesse ou un état nerveux et spasmodique. La vitesse de la respiration indique que la dilatation de la poitrine provoque des douleurs thoraciques et abdominales qui portent le malade à raccourcir les mouvements inspiratoires, ou bien qu'il existe dans les poumons un obstacle qui gêne et diminue leur expansion. La lenteur extrême de la respiration marque beaucoup de faiblesse.

La respiration difficile (dyspnée, orthopnée) est le signe d'un embarras plus ou moins grand à la libre pénétration de l'air dans les poumons et, par suite, du mouvement circulatoire. Elle tient à un trouble organique ou purement spasmodique des organes respiratoires. La respiration sifflante annonce un rétrécissement spasmodique ou inflammatoire des tuyaux bronchiques. La respiration stertoreuse est l'indice d'une accumulation de crachats, de sang ou de pus dans les conduits aériens, accumulation dont le malade n'a pas la force de se débarrasser; c'est le râle des mourants. La respiration chaude est le signe d'une grande accélération de la circulation. La respiration fétide peut indiquer la carie de plusieurs dents, un état saburral de l'estomac, une affection scorbutique de la bouche, la gangrène du poumon.

La percussion et l'auscultation de la poitrine fournissent plusieurs signes importants. Un son clair rendu par le thorax qu'on frappe avec deux doigts indique que les poumons conservent leur légèreté, leur perméabilité, que les plèvres ne contiennent aucun épanchement. Un son sourd, mat, comme celui que rend la percussion de la cuisse, dénote que les poumons sont engorgés et endurcis, comme cela arrive dans la pneumonie, ou bien que la plèvre est remplie de sérosité (pleurésie, hydrothorax).

Les râles ou bruits anormaux qu'entend l'oreille appliquée sur la poitrine ont des significations diverses. Le râle crépitant est un signe de pneumonie; le râle muqueux, dû au passage de l'air à travers des mucosités, annonce la bronchite ou catarrhe pulmonaire; le râle sibilant ou sifflant est un caractère de la même maladie; le gargouillement annonce que des mucosités ou un autre liquide obstruent les grosses bronches ou la trachée.

L'auscultation donne encore d'autres signes non moins utiles à connaître : 1° l'égophonie, résonnance chevrotante de la voix, qui indique le faible épanchement de sérosité qui se fait dans la poitrine dans la première période de la pleurésie; 2° la pectoriloquie ou retentissement de la voix et de la parole comme si le malade parlait par la poitrine; elle est le signe d'une excavation presque toujours tuberculeuse des poumons; 3° la bronchophonie ou retentissement de la voix dans les gros tuyaux bronchiques; elle est un des signes de l'hépatisation des poumons; 4° le tintement métallique qui dénote l'existence du pneumothorax; 5° la respiration amphorique, qui annonce une caverne pulmonaire.

La *toux*, ou effort subit des muscles expirateurs que la nature provoque pour expulser quelque chose qui irrite les organes respiratoires, a des significations très-diverses. Lorsqu'elle est idiopathique, elle est un signe de toutes les maladies pulmonaires inflammatoires, nerveuses et organiques; lorsqu'elle est sympathique, elle peut avoir son point de départ dans l'estomac ou dans un autre viscère abdominal. La toux sèche ou sans expectoration peut annoncer une bronchite qui débute, une maladie nerveuse, goutteuse, rhumatismale, la présence de tubercules crus dans les poumons et beaucoup d'autres maladies; la toux brève, sèche et fréquente est propre à la rougeole. La toux humide varie suivant la nature des crachats. Les crachats muqueux, blancs, opaques, homogènes, indiquent le catarrhe pulmonaire ; les crachats visqueux, sanguinolents ou rouillés, la pneumonie ; les crachats purulents, la phthisie tuberculeuse. Dans les phlegmasies pulmonaires, les crachats cuits, épais, jaunâtres, analogues à une émulsion épaisse, sont le signe d'une crise locale très-salutaire.

3° *Circulation.*

La circulation, fonction la plus importante de la vie, four-nit aussi les signes les plus considérables pour reconnaître l'état de la force vitale, le caractère et le danger des maladies. On les tire de l'état du *pouls*, qui n'est autre chose que le contre-coup des contractions du cœur et de l'impulsion du sang, ressenti par l'artère radiale que les doigts du médecin com-priment.

Le *pouls* indique donc la puissance du cœur et, par elle, le degré d'énergie de la force vitale. La force de la pulsation est la mesure et le thermomètre de la force de la vie et des con-tractions du centre circulatoire, de même que sa faiblesse est l'indice de la faiblesse du cœur et de la vie. Il indique encore le mode d'irritabilité des systèmes vasculaire et nerveux, et jusqu'à un certain point, la quantité, la qualité du sang et les obstacles qui peuvent gêner la circulation.

Dans les maladies, le pouls apprend s'il existe de la fièvre et si cette fièvre est continue, rémittente ou intermittente ; si la maladie est sthénique ou asthénique, ou si elle a un carac-tère nerveux. Un pouls fort, dur, résistant, dénote la force ; un pouls mou, qui se laisse facilement déprimer, est presque toujours un signe de faiblesse ; un pouls inégal et variable annonce une maladie nerveuse.

Dans les fièvres, plus la vitesse du pouls augmente, plus la maladie s'aggrave, et *vice versâ*. Plus le pouls est inégal et in-termittent, ou faible et fréquent, plus aussi le danger est grand. Plus au contraire le pouls se rapproche de son état naturel, plus le malade se rapproche de la santé.

Signes tirés des espèces de pouls.

Dans l'état normal, et sauf des exceptions individuelles, le pouls des adultes bat environ soixante-dix fois par minute et celui des enfants au-dessous de deux ans quatre-vingt-dix fois. Le pouls est *fréquent,* lorsque les pulsations sont plus nombreuses que dans l'état naturel ; *rare,* lorsqu'elles sont moins nombreuses ; *vite,* lorsqu'elles sont plus courtes et plus promptes ; *lent,* lorsqu'elles durent plus longtemps.

La fréquence du pouls est le signe le plus commun des fièvres ; elle indique une réaction générale de l'organisme contre une cause qui l'affecte d'une manière vive, réaction accompagnée le plus souvent d'une augmentation de la force vitale, et d'autres fois d'une diminution. Cette fréquence peut être idiopathique, c'est-à-dire due à des causes qui agissent directement sur le système sanguin, telles qu'un sang trop irritant ou contenant des principes miasmatiques, la pléthore, etc. ; ou sympathique, c'est-à-dire provoquée par des causes placées hors du système vasculaire, telles que des irritations diverses et des inflammations. Le pouls excessivement fréquent (cent cinquante à deux cents pulsations) est un signe de faiblesse extrême ; lorsqu'il est en même temps petit et intermittent, la mort est imminente.

La rareté du pouls (qui est naturelle exceptionnellement chez quelques individus) dénote une grande diminution de l'irritabilité du cœur et du sang et s'observe dans la vieillesse, la convalescence, à la suite de fortes hémorrhagies, etc.

La vitesse du pouls annonce un état nerveux ou une grande faiblesse. La lenteur du pouls décèle un épuisement de la force vitale, et s'observe surtout dans les fièvres typhoïdes graves et dans les compressions du cerveau.

La dureté du pouls peut annoncer une grande énergie des contractions du cœur, la tension des tuniques artérielles ou un commencement d'ossification de ces tuniques. La mollesse du pouls est l'indice d'un état opposé.

La force et la faiblesse du pouls s'observent lorsque le pouls frappe avec énergie ou faiblement le doigt. La première annonce la force et la seconde la faiblesse de la force vitale. Cependant les pneumonies et les phlegmasies intestinales font parfois exception à cette dernière règle. Le pouls y est quelquefois petit et faible en apparence, quoique au fond l'irritabilité soit augmentée. Le pouls fréquent, fort et dur décèle toujours la fièvre inflammatoire et indique la saignée.

Le pouls est grand lorsque l'artère se distend fortement à chaque pulsation ; il est petit lorsque son impulsion est très-faible et se fait sentir dans une très-petite étendue. Le premier annonce l'énergie des contractions du cœur, l'extensibilité des artères et l'abondance du sang ; le second est un signe de faiblesse ou de spasme.

Le pouls petit et dur annonce un état nerveux et spasmodique de l'artère qui l'empêche de se dilater suffisamment sous l'impulsion du sang. Le pouls petit et mou décèle une grande faiblesse vitale du cœur qui ne peut chasser convenablement le sang dans le système artériel.

Le pouls plein indique la pléthore. Le pouls inégal, c'est-à-dire dont les battements sont inégaux en nombre, en force ou en durée, annonce un spasme ou un défaut d'énergie du cœur, quelquefois une gêne de la circulation. Le pouls intermittent indique le plus souvent un spasme du cœur dépendant ordinairement d'une maladie abdominale (de la diarrhée, par exemple), quelquefois une lésion organique de ce viscère.

Les *palpitations* du cœur sont le plus souvent nerveuses et les effets d'affections morales, de l'hystérie, de l'hypocondrie, d'une irritation sympathique vermineuse ; elles peuvent indiquer un état pléthorique ou tenir à des pertes abondantes de sang, à la chlorose ou à une lésion organique du cœur.

L'auscultation du cœur fait entendre dans certaines maladies divers bruits anormaux, savoir : 1° le *bruit de soufflet*, que son nom caractérise suffisamment. Il dénote presque toujours un trouble de l'innervation et se remarque surtout chez les sujets nerveux, hypocondriaques, hystériques, chlorotiques, etc. ; on l'observe aussi dans les gros troncs artériels. Il peut encore être occasionné par les hypertrophies, les dilatations du cœur et les rétrécissements de ses orifices ; 2° le *bruit de râpe*; c'est le signe d'un rétrécissement d'un des orifices du cœur ; 3° le *bruit de cuir*; il indique la péricardite chronique et paraît tenir au frottement que les parois du péricarde devenues rugueuses exercent les unes sur les autres pendant les contractions du cœur ; 4° le *frémissement cataire*, bruit analogue au murmure que fait entendre un jeune chat qu'on flatte. Il peut être de nature nerveuse ; mais le plus souvent il indique un rétrécissement d'une des ouvertures du cœur.

Signes tirés de l'état du sang.

Le sang, fluide vivant et nourricier du corps, est le réceptacle où aboutissent les causes d'une foule de maladies; mais nous n'avons aucun moyen direct de connaître les principales modifications morbides qu'il éprouve. Quelques-unes cependant portent une altération appréciable dans les matériaux qui le composent, et ce sont celles-là dont nous allons indiquer les significations.

Le sang retiré d'une veine se coagule promptement et se divise en deux parties : une partie séreuse et aqueuse qu'on appelle le *sérum*, et une partie solide et molle qu'on appelle le *caillot*; le sérum est de l'eau contenant de l'albumine et divers sels en dissolution. Le caillot se compose de fibrine, de sérum interposé et de globules dont une partie comprend la matière colorante.

Le sang trop consistant, contenant très-peu de sérum, indique une disposition aux inflammations. Lorsque ce liquide se coagule très-promptement, que la sérosité est rare, et que le caillot se couvre d'une croûte d'un blanc grisâtre très-consistante (*couenne inflammatoire*), c'est un signe de phlegmasie aiguë. Le sang trop fluide, dont le sérum est trop abondant, décèle la faiblesse, une diathèse hydropique ou chlorotique. Le sang très-foncé en couleur, à caillot ferme, annonce une constitution forte, comme celui qui est pâle et séreux indique une constitution faible.

Si, faisant abstraction de la vie qui anime le sang et qui le constitue ce qu'il est, on veut ne l'envisager que sous le rapport chimique, on peut le considérer comme un fluide composé d'une grande quantité d'eau, qui tient en suspension les globules visibles à l'aide du microscope, et en dissolution de la fibrine, de l'albumine et des sels (chlorures de potassium et de sodium, carbonate et sulfate de soude, phosphates alcalins, etc.)

On a voulu savoir les proportions relatives de ces divers éléments organiques dans l'état de santé et de maladie. Voici les résultats qu'ont obtenus, à cet égard, MM. Andral et Gavarret : dans l'état sain et en moyenne, le sang de l'homme contient sur 1000 parties, 3 parties de fibrine, 127 de matière globulaire, dans laquelle l'hématosine ou matière colorante entre pour 2 1/2; 68 d'albumine, 12 d'autres matières organiques ou inorganiques, et 790 d'eau. Ces quantités peuvent éprouver de nombreuses variations sans sortir de l'état normal, et il n'est pas facile de décider où commence l'état pathologique. En général, l'augmentation des globules et de la fibrine et la diminution de l'eau se lient à la force et à l'augmentation de l'énergie vitale, et au contraire la diminution des globules et de la fibrine et l'augmentation de l'eau sont des signes d'affaiblissement de la force vitale, des constitutions faibles, lymphatiques, appauvries, et des maladies asthéniques.

On conçoit, du reste, combien des analyses de cette espèce sont délicates, difficiles et, par conséquent, inapplicables dans la pratique.

Signe général des altérations du sang dans les maladies.

J'ai découvert ce signe en comparant entre elles les différentes maladies où cette altération est évidente. Je donne ici, à cause de l'importance du sujet, le mémoire que j'ai lu à l'Académie de médecine, le 29 mai 1855 [1], lequel n'est que l'extrait d'un travail très-étendu et inédit :

[1] *Gazette des hôpitaux* du 31 mai 1855.

Des observations nombreuses et exactes de pathologie humaine et comparée, des expériences sur les animaux, des analyses chimiques et microscopiques ont établi de la manière la plus positive que le sang peut présenter des variations nombreuses dans sa composition et la proportion de ses éléments, et s'altérer primitivement ou consécutivement dans les maladies. Plusieurs des modifications morbides auxquelles ce liquide est sujet sont admises par une induction légitime, quoique des expériences directes ne puissent les prouver. On comprend, en effet, que l'analyse d'un sang extrait d'un vaisseau et privé de vie soit souvent incapable de déceler les altérations que ce fluide peut subir pendant qu'il est vivant et circulant. La chimie ne saurait donc nous donner la solution du problème qui fait le sujet de ce mémoire : *Y a-t-il un signe général des altérations du sang dans les maladies?*

La pathologie seule peut nous apprendre si ce signe existe; et dans le cas où nous parviendrions à le découvrir, on sent facilement quelle pourrait être son importance pour le diagnostic, le pronostic, et surtout le traitement des maladies.

Il semble, en quelque sorte, que pour résoudre une pareille question, il faudrait presque voir le sang pendant qu'il circule. Si la chose est impossible d'une manière directe et immédiate, ne pourrait-on pas y arriver d'une manière indirecte et médiate, comme nous arrivons par l'auscultation à écouter médiatement ce qui se passe dans le cœur et les poumons? N'existe-t-il pas un organe général, la *peau*, où le sang arrive sans cesse avec abondance, et où il réfléchit, en quelque sorte, comme à travers un voile, sa constitution et sa vie?

Voyons donc ce qui se passe à la surface de la peau dans les maladies où le sang est évidemment altéré.

Commençons par les *fièvres continues graves*. Dans les fièvres typhoïdes, il survient à la peau des taches roses lenticulaires, des pétéchies, des bulles, des ecchymoses et des exanthèmes très-variés. La fièvre jaune se fait remarquer par une teinte jaune de toute la surface du corps, le choléra-morbus asiatique par une couleur bleue des téguments.

Dans les *fièvres éruptives*, où l'infection passagère du sang est prouvée par l'absorption des miasmes spécifiques qui développent ces maladies, nous voyons la peau se couvrir, après quelques jours d'une fièvre d'invasion, de petites taches rouges dans la rougeole, de larges plaques écarlates dans la scarlatine, de boutons ombiliqués dans la variole, de petites vésicules transparentes dans la suette miliaire, etc.

Voilà donc deux classes de fièvres où un mode quelconque d'infection du sang est établi par des recherches positives, admises aujourd'hui par tous les médecins instruits, et dans lesquelles nous remarquons, comme caractère général et commun, une coloration morbide ou une éruption à la surface des téguments. La coïncidence constante de ces deux ordres de faits (l'infection et l'éruption) dans des maladies aiguës nombreuses ne doit-elle pas induire à penser qu'il y a entre eux une corrélation de cause à effet?

Continuons le même raisonnement, et voyons si les *maladies chroniques*, dans lesquelles on est généralement d'accord pour reconnaître une altération du sang, ne présenteraient pas en même temps un changement correspondant dans la coloration de la peau, ou une forme quelconque d'éruption. Si cela était, ne semble-t-il pas que la forte présomption à laquelle nous sommes arrivés sur le signe que nous cherchons se changerait en certitude?

Parcourons successivement les maladies syphilitiques, chlorotiques, cancéreuses, scorbutiques et saturnines.

La syphilis est certainement une des affections chroniques où se montre de la manière la plus frappante le signe que nous avons trouvé dans les fièvres. L'infection humorale ne saurait être révoquée en doute ici par les esprits les plus sceptiques; tout le monde y croit. Eh bien, c'est aussi dans la syphilis un peu ancienne et devenue constitutionnelle que les éruptions cutanées se montrent sous toutes les formes. La peau se couvre de taches d'un rouge cuivré, de vésicules, de phlyctènes, de pustules, de tubercules, de papules et d'écailles.

Depuis longtemps on regardait la chlorose et l'anémie comme produites par un appauvrissement du sang. Cependant les personnes difficiles à convaincre, et qui veulent tout compter et mesurer, pouvaient peut-être faire encore des objections contre ce fait. Cette ressource ne leur est plus permise depuis que MM. Andral et Gavarret ont prouvé par l'analyse chimique et microscopique que le sérum du sang était augmenté et que ses globules étaient diminués dans ces maladies. L'état de ce sang aqueux ne se voit-il pas en quelque sorte à travers la peau, qui est pâle, décolorée et couleur de cire blanche qui a vieilli?

Les maladies cancéreuses ont deux périodes sous le rapport de l'état de la peau. Dans la première, celle-ci n'est pas modifiée dans sa coloration générale ; mais les organes qu'atteint le cancer sont le plus souvent sous-cutanés, et les téguments finissent toujours par être affectés. Dans la seconde période, celle de cachexie, toute la surface de la peau prend une teinte jaune paille qui est vraiment caractéristique.

Les maladies scorbutiques présentent constamment, à une époque de leur cours, des taches bleuâtres, livides ou noirâtres, et souvent des ecchymoses plus ou moins étendues. Il n'est pas rare de voir la peau s'ulcérer, et ces ulcères devenir le siége d'hémorrhagies abondantes.

Enfin les maladies produites par l'intoxication saturnine ont pour caractère une pâleur particulière qui ne ressemble nullement à la pâleur chlorotique.

Ainsi, toutes les maladies aiguës ou chroniques dans lesquelles le sang a éprouvé une altération primitive ou consécutive sont accompagnées d'une coloration morbide de la peau, ou d'éruptions dont les formes sont très-variées. Ne puis-je pas en conclure très-légitimement que ces deux faits sont liés entre eux, et que l'infection sanguine est la cause de l'affection cutanée?

Donc, le signe général des altérations du sang dans les maladies que je viens d'examiner consiste dans une coloration anormale, ou dans des éruptions de la peau, et les signes particuliers de chacune de ces altérations correspondent à des nuances et à des formes diverses de cette coloration et de ces éruptions.

Il nous reste à expliquer le rôle que jouent ces lésions cutanées dans la pathogénie des maladies aiguës et chroniques où elles se montrent, et les conséquences qu'on peut tirer de ce qui précède relativement aux exanthèmes aigus et chroniques, dont je n'ai point parlé jusqu'ici.

Le rôle de ces affections survenues à la peau diffère beaucoup suivant les maladies, car tantôt elles sont purement *symptomatiques*, tantôt elles sont *critiques*.

La coloration jaune de la peau dans la fièvre de ce nom, la couleur bleue des cholériques, la pâleur de cire vieillie des chlorotiques, les pétéchies et les ecchymoses des scorbutiques, la teinte jaune paille des cancéreux ne sont qu'une des formes *symptomatiques* diverses par lesquelles ces maladies se révèlent à nous ; mais elles ont cela de particulier qu'elles nous indiquent les altérations que le sang a subies. Ce fluide, dans sa circulation perpétuelle de l'intérieur à l'extérieur, passe sans cesse dans la peau, d'où il retourne au centre circulatoire. Pendant ce mouvement, cette enveloppe demi-transparente réfléchit en quelque sorte, par les désordres de coloration qu'elle éprouve, les graves transformations du liquide nourricier. Ainsi, comme je l'ai dit plus haut, nous voyons ici, jusqu'à un certain point, le sang lui-même d'une manière médiate, comme à travers un voile.

Les choses se passent tout autrement dans les éruptions cutanées *critiques*, quoiqu'elles révèlent aussi les altérations du sang. On ne saurait bien comprendre ceci qu'en remontant à ce grand principe de vitalisme hippocratique si bien formulé par Sydenham : « La maladie, dit-il, n'est pas autre chose » qu'un effort ou une réaction de la nature (c'est-à-dire de l'or- » ganisme) qui, pour sauver le malade, travaille de toutes ses » forces à détruire la matière morbifique. » Car il ne faut pas croire que cette force vitale qui préside à l'évolution du germe, au développement des organes et à la conservation du corps dans l'état de santé, l'abandonne lorsque des causes morbifiques du dehors ou du dedans viennent à l'assaillir. « Non, » ajoute l'Hippocrate anglais, la nature emploie alors une » méthode et un enchaînement de symptômes pour expulser » la matière morbifique, qui sans cela porterait bientôt un » coup mortel à l'économie. » C'est-à-dire qu'elle développe une fonction pathologique accidentelle, qui a pour but et pour tendance la guérison du malade.

Ces principes admis, voici comment s'expliquent les éruptions cutanées critiques, signes d'une altération du sang. Voyons d'abord ce qui se passe dans les fièvres éruptives.

Lorsque les miasmes contagieux de la rougeole, de la scarlatine et de la variole ont pénétré dans l'organisme, absorbés par les poumons ou par la peau, ils ne décèlent d'abord leur présence par aucun trouble des fonctions; ensuite surviennent des malaises, des lassitudes et des frissons : ce sont les premiers signes de l'action de la cause morbifique qui affecte passivement l'économie; bientôt commence la réaction générale; elle se manifeste par la fièvre, l'éternument, la toux, le larmoiement, l'angine, les vomissements, etc. Nul doute alors que le sang ne soit altéré par son mélange avec le principe contagieux qui circule avec lui et dont la nature cherche à le débarrasser par toutes les voies. Au bout de quelques jours, elle parvient à le chasser à la peau; l'éruption se montre, et l'on voit la fièvre se calmer ou même cesser entièrement. Cette diminution ou cette cessation de la réaction générale par l'apparition de l'exanthème n'est-elle pas une preuve que la maladie s'est améliorée en se localisant à la peau, que le poison miasmatique n'est plus dans le sang, mais qu'il est à la peau, où il doit subir une série de transformations qu'il n'est pas dans mon plan d'examiner? Tout ce que je veux prouver, c'est que l'exanthème des fièvres éruptives est critique, c'est-à-dire le résultat de cette force médicatrice qui tend à expulser les causes morbifiques, et en même temps qu'il est un signe d'une infection préalable du sang.

La plupart des éruptions qui se montrent à la peau dans les fièvres graves sont sans doute aussi le résultat du même effort éliminateur de la nature; mais ce sont des efforts incomplets, insuffisants et qui n'ont rien de curatif; ils n'ont qu'une signification certaine, celle d'une affection sanguine.

Maintenant nous nous demanderons quelles conséquences on peut tirer de ce qui précède relativement aux maladies aiguës et chroniques de la peau, considérées par beaucoup d'auteurs modernes comme des affections purement locales.

Certainement nous ne possédons aucune preuve directe de l'altération du sang dans ces maladies ; l'analyse chimique et microscopique n'a rien appris et ne devait rien apprendre sur des lésions probablement légères du liquide vital ; mais l'analogie ne peut-elle pas nous servir en quelque sorte de guide et de boussole? S'il était prouvé, comme je crois l'avoir fait dans ce mémoire, que, toutes les fois que le sang est altéré d'une manière prononcée dans les maladies, cette altération se traduit à la peau par un trouble dans sa coloration ou par des éruptions diverses, ne semblerait-il pas probable qu'il doit en être de même dans plusieurs et peut-être dans la plupart des maladies cutanées? Je me borne à cette preuve pour rester dans le sujet de ce mémoire ; mais il en existe un grand nombre d'autres que je crois devoir passer sous silence. Cela nous ramènerait, il est vrai, à cette pathologie humorale qui a tant excité les dégoûts de notre célèbre Pinel et de son école; mais qu'y faire? *Amicus Plato, sed magis amica veritas.*

Quant à moi, je crois à cette altération ou mieux à ces altérations du sang dans la plupart des maladies cutanées, altérations qui constituent autant de diathèses différentes, et je trouve dans les principes du vitalisme hippocratique de Sydenham une pathogénie vraiment satisfaisante des dermatoses.

Voici cette explication en quelques mots :

Les causes héréditaires, constitutionnelles ou extérieures, auxquelles on attribue les maladies de la peau, produisent un trouble, une modification anormale du sang, soit directement, soit indirectement, par le mélange de ce fluide avec un chyle de mauvaise nature. Alors l'organisme, en vertu de cette loi qui le fait réagir contre toute cause morbifique pour la chasser au dehors, sépare du sang ce principe nuisible par un effort critique et dépurateur qui échappe à nos sens et le pousse à la peau. Là cette matière morbide, de nature âcre et irritante, devient la source d'un travail local, souvent inflammatoire, d'où naissent les formes diverses des éruptions cutanées, les rougeurs et les taches, les phlyctènes, les vésicules, les pustules, les papules, les squames et les tubercules.

Il résulte de là que la plupart des dermatoses sont des maladies générales qui se localisent à la peau, des signes locaux d'une affection du sang, des résultats d'un effort éliminateur de la nature, qui parfois parvient à purifier entièrement le fluide nourricier si la crise a été complète, et qui le plus souvent laisse ce fluide plus ou moins infecté si le mouvement dépurateur est insuffisant et incomplet, ou si les causes du mal ne cessent point d'agir.

Nous conclurons donc ce mémoire en disant :

Dans les maladies, les colorations morbides de la peau et les éruptions qui se développent à sa surface sont les signes des altérations sanguines : LA PEAU EST LE MIROIR DU SANG.

4° Exhalations et sécrétions.

Sueur. La sueur est la plus commune et la plus complète des crises, c'est-à-dire des voies par lesquelles l'organisme expulse la cause morbifique. Les sueurs critiques, dans les maladies aiguës, arrivent surtout à la fin des septénaires, c'est-à-dire vers les septième, quatorzième, vingt et unième jours; elles sont chaudes, vaporeuses, plus ou moins abondantes; elles durent plusieurs jours et sont accompagnées d'une diminution ou de la cessation de la fièvre.

La sueur peut être purement symptomatique d'une autre maladie, telle que la suette, la phthisie pulmonaire, l'embarras gastrique, une grande faiblesse, etc.

Sécrétion urinaire. L'urine est le meilleur thermomètre pour faire apprécier l'état du sang et des actions de chimie vivante qui s'opèrent dans l'organisme; on sait, en effet, qu'il y a des substances ingérées qui passent dans ce liquide avec leurs caractères distinctifs.

L'urine rouge, avec fréquence du pouls, est un signe de fièvre primitive ou d'inflammation; l'urine claire, aqueuse, assez souvent accompagnée d'envies fréquentes d'uriner, annonce l'état nerveux et spasmodique; l'urine jaune, safranée ou verte, dénote le passage de la bile dans le sang, ce qui arrive dans les cas de calculs biliaires et dans l'ictère; l'urine purulente indique une suppuration interne, vésicale, rénale ou autre; l'urine muqueuse ou mucilagineuse, une affection catarrhale de la vessie ou des calculs; l'urine très-abondante et sucrée annonce l'existence du diabète; l'urine trouble, épaisse et sanguinolente fait craindre la colliquation du sang; l'urine épaisse et noire annonce la putridité ou le passage d'une inflammation à la gangrène; l'urine avec des gouttelettes huileuses, la fièvre hectique fort avancée.

L'urine critique est très-importante à distinguer des autres espèces d'urines morbides; car elle indique que la nature emploie cette voie pour éliminer le principe morbifique qui trouble ses fonctions. Il y a évacuation critique, lorsque l'urine, après avoir été claire ou légèrement trouble, dépose vers les septième, onzième, vingt et unième jours un sédiment blanc ou grisâtre, léger, homogène, qui peu de temps après l'émission tombe au fond du vase, et forme à peu près le quart, le cinquième ou le sixième de tout le contenu du vase. Le sédiment n'est pas critique, mais symptomatique lorsqu'il est livide, épais, pesant, irrégulier, déchiqueté et si abondant qu'il remplit la moitié du vase; le sédiment rouge et briqueté est un signe de fièvre intermittente ou de maladie rhumatismale; le sédiment blanc, crayeux, avec une urine épaisse, d'une maladie goutteuse ou de calculs urinaires; le sédiment obscur, brun, noir, d'un état putride.

ARTICLE III.

PRONOSTIC DES MALADIES.

Le pronostic est le jugement que l'on porte sur les changements qui doivent survenir dans le cours d'une maladie. Les signes à l'aide desquels on y arrive, et qu'on nomme *signes prognostiques*, se tirent du genre et de l'espèce des maladies, de leurs diathèses, du degré d'intensité de leurs symptômes, de leurs complications, de leur tendance naturelle vers telle ou telle terminaison, de leurs causes, de la puissance de l'art pour en modifier la marche, de l'effet obtenu par les moyens employés jusqu'alors, des circonstances relatives à l'âge, à la constitution, au tempérament, etc. etc.

Le pronostic varie non-seulement suivant chaque maladie, mais encore suivant le degré, la période, l'intensité de cette maladie. Nous n'entrerons dans aucun détail à cet égard, et nous renverrons le lecteur à la pathologie spéciale.

CHAPITRE V.

THÉRAPEUTIQUE, OU DU TRAITEMENT DES MALADIES.

La thérapeutique est la branche de la pathologie qui a pour objet le traitement des maladies. Deux méthodes dirigent le médecin dans la détermination des moyens à employer en thérapeutique : la méthode empirique et la méthode rationnelle. La première, uniquement appuyée sur l'expérience et mettant de côté tout système et toute théorie, prescrit un remède contre une affection donnée par la seule raison qu'une observation constante ou très-fréquente a prouvé que ce remède administré dans les mêmes circonstances guérissait cette affection. La seconde se sert de toutes les notions fournies par l'observation sur les causes, les symptômes, le caractère et les lésions anatomiques des maladies pour en déduire par une série de raisonnements le traitement qui leur est applicable. Celle-là n'exige que de bien déterminer si le traitement empirique d'une maladie repose sur une somme assez considérable de faits et si le nouveau cas qui se présente est de la même espèce que cette maladie ; celle-ci, bien autrement difficile et périlleuse, ne peut parvenir à une conclusion thérapeutique qu'après avoir soumis à une discussion sévère et profonde tous les éléments dont se compose une maladie. Or, comme ces éléments sont complexes et multipliés, qu'il est très-difficile de les observer tous et surtout de saisir leur enchaînement et leur valeur respective, les traitements rationnels que l'esprit déduit de ces notions comme corollaires d'une

suite de raisonnements sont souvent incertains, contradictoires et erronés. *Et sane difficilè est curationum vias ratiocina-
tione assequi* (HIPPOC. *Epid.* liv. VI, § 8). Il n'en est pas de
même des traitements appuyés sur un empirisme raisonné ;
lorsqu'une expérience suffisante est venue les établir, ils portent avec eux un caractère de vérité et de certitude qui leur
concilie la confiance générale, quoique le plus souvent nous
ne puissions pas saisir le rapport de l'effet produit à la cause
dont il dépend. C'est ce que nous voyons dans le traitement
des fièvres intermittentes par le quinquina, de la syphilis par
le mercure, du goître et des scrofules par l'iode, de la disposition à la variole par la vaccine, de l'inertie de matrice par le
seigle ergoté, etc. Il en résulte que les efforts des médecins
doivent tendre à augmenter le nombre des traitements empiriques.

Lorsque le traitement empirique d'une maladie n'est pas encore établi, et malheureusement c'est ce qui existe pour le
plus grand nombre d'affections, il faut nécessairement recourir à la méthode rationnelle. Mais sur quelles bases doit-on
s'appuyer? d'après quels principes doit-on se conduire? A notre
avis c'est d'après ceux de la doctrine hippocratique professés
et suivis par les plus grands praticiens de tous les siècles, et
qui ont pour eux la sanction de l'expérience ancienne et moderne. Pour concevoir cette doctrine appliquée à la thérapeutique, il faut remonter à la définition que nous avons donnée
de la maladie. La *maladie*, avons-nous dit, *est une réaction de
l'organisme contre toute cause qui l'affecte d'une manière nuisible,
réaction qui tend à éliminer et à neutraliser cette cause ou à réparer
les dommages qu'elle a produits.* Cette réaction suppose dans l'é-
conomie vivante une puissance, une force vitale qui préside à
tous les phénomènes de la santé et de la maladie ; cette force
n'est autre chose que ce que les anciens désignaient sous le
nom de *nature*.

Les réactions morbides ont un but, une tendance salutaires ;
mais il s'en faut de beaucoup qu'elles parviennent toutes à un
résultat heureux, c'est-à-dire à la guérison ; cela tient à ce que
tantôt elles sont trop violentes, trop énergiques pour parvenir

à la solution de la maladie, tantôt elles sont incomplètes, in-
suffisantes, trop faibles pour surmonter la cause du mal ; tantôt
dépendant de causes qui se renouvellent sans cesse ou périodiquement, elles deviennent habituelles ou périodiques ; tantôt elles sont en quelque sorte erronées et désordonnées, etc.
De là des rôles différents pour le médecin, qui devra diminuer
la réaction dans le premier cas, l'exciter dans le second, la
modifier diversement dans les autres. Mais son intervention ne
se borne point là : il peut quelquefois faire cesser la maladie
en éloignant la cause qu'il l'a produite, comme lorsqu'il extrait
des corps étrangers, qu'il neutralise ou expulse des poisons
ingérés, qu'il fait rejeter par le vomissement les matières saburrales. Il concourt encore à la guérison en écartant tous les
obstacles qui pourraient entraver le travail curatif intérieur
dont elle dépend ; c'est ainsi qu'agissent tous les soins hygiéniques, le repos, le régime, un air et une température convenables. C'est d'une manière analogue, mais plus évidente,
qu'agissent la réduction des fractures, le rapprochement des
bords des plaies et des ulcères, etc. D'autres fois le médecin
aide la nature à terminer une crise commencée et incomplète.
Dans les traitements spécifiques, où la nature ne saurait triompher seule, l'art imprime l'élan et provoque la réaction curative intérieure.

Il résulte de là que dans les cas où la nature n'a pas fait
tous les frais de la guérison, et où le médecin a exercé une influence avantageuse sur la solution de la maladie (cas beaucoup
moins nombreux que les autres), les moyens employés n'ont
agi que secondairement et par l'intermédiaire de la force vitale, véritable et seul agent de la guérison ; de là cet aphorisme éternellement vrai du père de la médecine et qui devrait
être inscrit en tête de tout ouvrage de thérapeutique : *Natura
morborum medicatrix*, c'est la nature qui guérit les maladies. Le
médecin ne doit agir que d'après ses inspirations ; il doit être,
comme nous l'avons dit, son interprète, son aide, son servi-
teur, son ministre ; il ne saurait être son maître.

La thérapeutique comprend les indications et les moyens
thérapeutiques.

ARTICLE PREMIER.

INDICATIONS.

Lorsque le médecin, à l'aide d'un examen attentif, est parvenu à reconnaître l'espèce d'une maladie, son **caractère particulier**, sa marche, sa tendance vers telle ou telle terminaison, les causes qui l'ont précédée, etc., ces circonstances fixent son jugement sur le mode de traitement qu'il doit suivre et semblent le lui indiquer ; c'est là ce qu'on nomme *indication*, qu'on a définie la manifestation fournie par la maladie elle-même de ce qu'il convient de faire pour améliorer l'état du malade (CHOMEL, *Pathol. générale*). Les indications se tirent encore du type des maladies, de leur intensité, de l'état des forces, des périodes, des symptômes prédominants, des complications et enfin de l'effet des moyens employés. Mais leur source la plus importante est fournie par la diathèse ou nature de la maladie, telle que nous l'avons décrite dans l'article du diagnostic.

Les indications prennent différents noms suivant le but qu'on se propose dans le traitement des maladies ; on les appelle :

1° *Préservatives* ou *prophylactiques,* lorsqu'elles se présentent chez l'homme sain et qu'elles indiquent qu'il faut prévenir une maladie qui est imminente ;

2° *Curatives,* lorsqu'elles ont pour but la guérison d'une maladie ;

3° *Palliatives,* lorsqu'elles indiquent que la maladie ne peut être guérie, et qu'on doit se borner à soulager le plus qu'on peut le malade.

Les traitements établis d'après ces indications sont dits *préservatifs, curatifs, palliatifs.* Les indications considérées relativement aux symptômes sont extrêmement variées, non-seulement suivant chaque maladie, mais encore suivant les périodes de la même maladie. Relativement à l'énergie des moyens à employer, tantôt elles indiquent qu'il faut agir avec force et promptitude pour arrêter les progrès du mal qui est accompagné d'un danger imminent, tantôt elles montrent que la nature fera tous les frais de la guérison, et qu'il faut se borner à l'observer en favorisant ses procédés par des moyens doux et peu actifs. La première manière d'agir se nomme la *méthode perturbatrice* ou *agissante,* et la deuxième la *méthode expectante.*

Parmi les différentes circonstances des maladies qui indiquent un mode particulier de traitement à suivre, il en existe quelquefois qui s'opposent à ce qu'on le mette en usage ; c'est là ce qu'on nomme *contre-indications.*

ARTICLE II.

MOYENS THÉRAPEUTIQUES.

On appelle *moyen thérapeutique* tout ce qui peut concourir entre les mains d'un médecin à guérir ou à soulager les malades.

Les moyens thérapeutiques ont deux sortes d'effets sur l'économie : les uns directs, primitifs ou physiologiques ; les autres indirects, secondaires ou thérapeutiques. Les premiers consistent dans les changements qui surviennent dans les fonctions par suite de l'emploi d'un moyen thérapeutique ; les seconds sont les modifications qui se remarquent dans les maladies après l'usage de ces moyens. Ordinairement les effets thérapeutiques sont les résultats des effets physiologiques, et l'on peut se rendre compte du rapport de causalité qui les unit ; mais, dans un assez grand nombre de cas, ce rapport est inaperçu, l'effet curatif est évident, tandis qu'on ne remarque aucun effet physiologique. C'est ainsi, par exemple, que l'emploi du sulfate de quinine fait cesser les fièvres intermittentes, sans qu'il se manifeste dans les fonctions aucun changement primitif qu'on puisse attribuer à l'ingestion de ce médicament.

Les effets des moyens thérapeutiques sont souvent désignés sous le nom de *médications.*

Les moyens thérapeutiques se subdivisent en trois espèces : en moyens hygiéniques, moyens pharmaceutiques et moyens chirurgicaux.

Moyens hygiéniques. Les influences extérieures et intérieures auxquelles l'homme est continuellement soumis dans l'état de santé, que nous avons vues devenir des causes de maladies lorsque leur action cesse d'être normale, peuvent à leur tour concourir à la guérison des maladies par un usage bien ordonné. L'emploi de ces moyens, dont l'étude fait le sujet de l'hygiène et dont les modifications varient suivant les affections qu'on a à traiter, comprend une série de règles et de préceptes relatifs : 1° à l'air et à la lumière (*circumfusa*) ; 2° aux vêtements, au linge, au lit, aux bains (*applicata*) ; 3° aux aliments et aux boissons (*ingesta*) ; 4° aux différentes excrétions (*excreta*) ; 5° au sommeil, aux mouvements et au repos (*gesta*) ; 6° aux sensations, aux facultés intellectuelles et aux affections morales (*percepta*).

Moyens pharmaceutiques. Ce sont tous les corps des trois règnes de la nature que l'on fait servir au traitement des maladies et qui, par cette raison, prennent le nom de *médicaments*. La description de leur origine et de leurs propriétés physiques et chimiques fait l'objet d'une science particulière appelée *matière médicale* ou *pharmacologie*, que l'on confond bien souvent et à tort avec la thérapeutique. L'histoire de l'extraction et de la préparation des médicaments de manière à les rendre propres à être employés en médecine est du domaine d'une autre science que l'on nomme *pharmacie*.

Une bonne classification des médicaments appuyée sur leur mode d'action est impossible, par la raison que la plupart d'entre eux jouissent à la fois de plusieurs propriétés différentes qui obligeraient de les faire figurer dans deux, trois ou quatre classes éloignées les unes des autres. D'un autre côté, leur action diffère souvent non-seulement suivant l'état de santé ou de maladie, mais même suivant les maladies contre lesquelles on en fait usage. Les classifications ont dès lors le grave inconvénient d'appeler spécialement l'attention sur certaines propriétés et de faire négliger les autres, qui ne sont pas moins importantes. Nous croyons donc que ces distributions méthodiques sont nuisibles, et qu'il vaut mieux étudier à la fois tous les effets physiologiques et thérapeutiques des médicaments, en les examinant, dans un ordre emprunté à l'histoire naturelle ou à la chimie.

Cependant, pour nous conformer à l'usage généralement reçu de diviser les médicaments suivant leur mode d'action, nous donnerons ici une classification, celle qui nous parait encore la moins défectueuse, quoiqu'elle soit une des plus anciennes.

Il y a trois classes de médicaments : les ÉVACUANTS, les ALTÉRANTS et les SPÉCIFIQUES.

I. Les *évacuants* sont ceux qui agissent sur les sécrétions, les exhalations et le système musculaire intérieur, et provoquent des évacuations de diverses espèces. Les principaux sont :

1° Les *émétiques* ou *vomitifs*, qui déterminent les contractions de l'estomac et des muscles abdominaux, et par suite le vomissement (tartre stibié, ipécacuanha);

2° Les *purgatifs*, qui excitent la sécrétion des follicules muqueux du canal intestinal et des mouvements péristaltiques de ses fibres suivis de déjections alvines (manne, séné, aloès, jalap, rhubarbe, sulfate de magnésie, etc.);

3° Les *diaphorétiques* et les *sudorifiques*, qui augmentent la transpiration cutanée et provoquent la moiteur ou la sueur (infusions stimulantes et chaudes, salsepareille, sassafras, gaïac, etc.);

4° Les *diurétiques*, qui portent leur action sur les reins et augmentent la sécrétion de l'urine (nitre, acides, scille, digitale, etc.);

5° Les *emménagogues*, qui excitent la matrice et rappellent l'écoulement menstruel lorsqu'il est supprimé (rue, sabine, etc.);

6° Les *expectorants*, qui aident et provoquent l'expulsion des mucosités et des crachats amassés dans les bronches (kermès minéral, ipécacuanha, polygala, etc.);

7° Les *sialalogues*, qui augmentent la sécrétion de la salive (pyrèthre, cannelle);

8° Les *errhins*, qui font éternuer et excitent la sécrétion des mucosités nasales (tabac).

II. Les médicaments *altérants* agissent sur les forces vitales, c'est-à-dire sur la tonicité, l'irritabilité, la sensibilité et la contractilité des organes. Les principaux sont :

1° Les *toniques*, qu'on appelle aussi stimulants ou excitants; ils portent leur action sur la tonicité des organes, qu'ils maintiennent à son état normal ou qu'ils excitent à des degrés divers (quinquina, vins, cannelle, etc.);

2° Les *astringents*, qui produisent le resserrement des fibres et du tissu des organes (alun, tanin, bistorte, etc.);

3° Les *émollients* et les *antiphlogistiques*, appelés encore *relâchants*, qui diminuent plus ou moins l'état d'excitation générale ou locale de l'organisme (émissions sanguines, bains tièdes et gélatineux, cataplasmes de graine de lin, etc.).

4° Les *antispasmodiques*, nommés aussi anodins, calmants, narcotiques. Ils agissent, par l'intermédiaire du système nerveux, sur la sensibilité et la contractilité volontaire, qu'ils tempèrent, calment et diminuent lorsqu'elles sont trop excitées, comme cela arrive toutes les fois qu'il y a des douleurs vives, des mouvements convulsifs, etc. (opium, stramonium, belladone, ciguë, morelle, éther, etc.).

III. Les médicaments *spécifiques* sont ceux dont le mode d'action sur l'organisme est peu connu, mais qui ont une vertu spéciale pour guérir certaines maladies. Les principaux sont :

1° Les *antiscorbutiques*, qui guérissent le scorbut et les maladies qui en ont le caractère (acides végétaux, végétaux frais, sucs des plantes crucifères);

2° Les *fébrifuges*, qui font cesser les accès de fièvre intermittente (quinquina et ses préparations);

3° Les *anthelminthiques*, qui font mourir les vers intestinaux et en provoquent l'expulsion (mousse de Corse, écorce de racine de grenadier, semen-contra, etc.);

4° Les *antivénériens*, qui guérissent les maladies syphilitiques (préparations mercurielles);

5° Les *antichlorotiques*, qui guérissent la chlorose et les affections chlorotiques (fer et ses préparations);

6° Les *antigoitreux*, qui résolvent les tumeurs de la glande thyroïde appelées goitres (iode et ses composés);

7° Les *antivarioliques*, qui détruisent la disposition à la variole et en préviennent le développement (vaccine).

MOYENS CHIRURGICAUX. Ce sont ceux que fournit la médecine *opératoire* ou *chirurgie*, branche de la thérapeutique qui a pour but de guérir ou de soulager les maladies à l'aide de la main seule ou armée d'instruments. La chirurgie se divise en petite et grande chirurgie. La première comprend un certain nombre d'opérations manuelles faciles à pratiquer et d'un usage extrêmement fréquent dans la pratique : telles sont la saignée, les ventouses sèches et scarifiées, les applications de sangsues, les frictions, les sinapismes, les cautères, les moxas, les sétons, les bandages, etc. La seconde, ou grande chirurgie, embrasse toutes les opérations importantes qui se pratiquent sur le corps humain. On les divise en sept espèces, suivant qu'elles ont pour objet :

1° De réunir les parties divisées (plaies, ulcères, fractures);

2° De diviser les parties réunies (adhérences et unions morbides);

3° De replacer les parties déplacées (luxations, hernies, fractures);

4° D'évacuer les liquides épanchés (abcès, dépôts de sang, etc.);

5° De rétablir les conduits obstrués;

6° D'extraire les corps étrangers venus du dehors ou formés dans le sein de nos organes;

7° De retrancher une partie du corps dont la vie est éteinte, ou l'organisation altérée ou détruite, et dont la conservation compromettrait l'existence du malade (amputations, extirpations, etc.).

CHAPITRE VI.

NOSOLOGIE, OU DE LA CLASSIFICATION DES MALADIES.

Après avoir étudié les maladies d'une manière générale sous les rapports de leurs causes, de leurs symptômes, de leurs lésions anatomiques, de leurs signes et de leur traitement, il reste à établir l'ordre dans lequel on doit en faire la description successive ; c'est là ce qu'on appelle les classer, c'est-à-dire les distribuer méthodiquement dans un cadre général, de manière à rendre leur étude plus claire, plus prompte et plus facile. Cette classification est l'objet de la branche de la pathologie générale que l'on nomme *nosologie*.

Pendant des siècles, on ne chercha point à classer les maladies d'une manière régulière ; on les étudiait à peu près comme elles se présentaient à l'esprit, ou bien en parcourant les différentes régions du corps, de la tête aux pieds. Ce n'est guère qu'à Félix Plater que commencent les premiers essais de nosologie. Enfin Sauvages publia une classification régulière. Il partagea toutes les maladies en dix classes sous les noms de *vices*, *fièvres*, *phlegmasies*, *spasmes*, *anhélations*, *débilités*, *douleurs*, *vésanies*, *flux et cachexies*. Chacun de ces groupes fut subdivisé en un nombre considérable de genres et d'espèces qu'il serait superflu d'exposer, puisque cette nosologie est depuis longtemps abandonnée.

Linné, Sagar, Vitet, Vogel se bornèrent à faire éprouver quelques modifications à l'ordre de Sauvages, dont ils adoptèrent les bases.

La classification de Cullen est une des meilleures qui aient été faites, et nous devons même avouer que sous quelques rapports elle est supérieure à celle de Pinel, qui lui succéda. Le nosologiste écossais admit quatre classes : les *pyrexies* ou maladies fébriles, les *névroses*, les *cachexies* et les *maladies locales*. Dans la première classe se trouvent les fièvres, les phlegmasies, les exanthèmes ou fièvres éruptives, les hémorrhagies et les flux; dans la deuxième les comata, les adynamies, les spasmes, les vésanies; dans la troisième les *marcores* (amaigrissements), les intumescences, les impétigines; enfin dans la quatrième (maladies locales), les dysæsthésies, les dyscinésies, les aporénoses, les épischèses, les tumeurs, les ectopies et les dialyses. Les sept genres qui composent la classe des affections locales sont relatifs aux maladies chirurgicales et moins réguliers que les autres, de l'aveu de l'auteur.

Pinel, conservant une partie des divisions de Cullen, partagea les maladies en cinq classes, savoir : les fièvres, les phlegmasies, les hémorrhagies, les névroses et lésions organiques.

Les fièvres sont subdivisées en six ordres : fièvres inflammatoires, bilieuses, muqueuses, adynamiques, ataxiques et pestilentielles. Chaque ordre comprend des genres et des espèces fondés sur le type continu ou intermittent de ces maladies et sur leurs complications.

Les phlegmasies embrassent cinq ordres : les phlegmasies cutanées, muqueuses, séreuses, cellulaires et parenchymateuses et musculaires.

Les hémorrhagies sont partagées en quatre ordres : hémorrhagies muqueuses, séreuses, cellulaires et cutanées.

Les névroses comprennent cinq ordres : les névroses des sens, des fonctions cérébrales, de la locomotion et de la voix, des fonctions nutritives, de la génération.

Les lésions organiques (5ᵉ classe de Pinel) se subdivisent en deux ordres : les lésions organiques générales et les lésions organiques particulières.

Telle est la classification de Pinel, qui, malgré sa simplicité et sa clarté, offre de nombreux défauts : le premier, c'est d'avoir morcelé la classe si tranchée des fièvres intermittentes, en les partageant en autant de genres qu'il y a de fièvres continues, au milieu desquelles elles se trouvent en quelque sorte confondues et noyées; le second, c'est d'avoir entièrement perdu de vue le caractère fébrile des exanthèmes et d'en avoir fait de simples phlegmasies cutanées, au lieu de les placer, comme Cullen, dans les pyrexies, sous le nom de fièvres éruptives ; le troisième, c'est d'avoir placé dans les névroses plusieurs maladies qui, évidemment, ne peuvent en faire partie ; telle est, par exemple, l'apoplexie, qui ne peut figurer que dans les hémorrhagies ; le quatrième et le plus grave de tous s'applique à la classe des lésions organiques ou altérations de la texture des organes. Cette classe nous paraît entièrement à refaire ; d'abord parce que les changements dans l'organisation des tissus, sur lesquels Pinel a cru devoir la fonder, étant aussi variés que les genres de maladies qu'elle embrasse, ne peuvent point servir de base de classification ; en second lieu, et ceci est le plus grave, parce qu'un grand nombre des affections de cette classe n'offrent réellement aucune lésion de structure ; telles sont la syphilis, la plupart des hydropisies, les anévrismes du cœur, le diabète, les calculs biliaires et urinaires, les maladies vermineuses, etc.

Un dernier reproche que nous devons faire à la nosologie de Pinel, c'est d'avoir passé sous silence un certain nombre de maladies qui ne pouvaient point entrer dans son cadre. Nous citerons seulement la chlorose et l'anémie.

Depuis la nosographie philosophique, il a paru plusieurs ouvrages où l'on propose de nouvelles classifications des maladies, les unes fondées sur la doctrine physiologique de Broussais, les autres sur l'anatomie ; bases nosologiques également fausses et dangereuses. Je ne crois pas devoir réfuter ici les premières, parce que la théorie de l'irritation sur laquelle elles reposaient est aujourd'hui généralement abandonnée. Quant aux secondes, les nosologies anatomiques ou par ordre d'organes, qui paraissent jouir dans ce moment d'une grande faveur, elles ont de si grands défauts qu'on ne s'explique point comment elles ont pu être adoptées. D'abord il est de toute évidence que les principes de classification d'une science doivent être puisés dans cette science, et non dans une autre, sous peine de jeter la confusion et le désordre dans les objets qu'on veut coordonner. La base de distribution méthodique des maladies doit donc être pathologique, c'est-à-dire qu'on doit chercher dans ces maladies les analogies les plus générales pour en faire des classes, et les analogies plus particulières pour en constituer des ordres, des genres et des espèces. Les organes peuvent cependant fournir des éléments à une distribution, mais ce n'est jamais que pour les divisions secondaires. En suivant l'ordre anatomique, la classe entière des désordres généraux de l'organisme (les fièvres) se trouve rayée; car on ne peut les rallier à aucun organe en particulier. Les classes si vraies et si naturelles des phlegmasies, des hémorrhagies, des névroses n'existent plus; il devient dès lors impossible d'exposer la description générale de ces maladies qui aide cependant si puissamment l'étude de chacune des espèces particulières dont ces classes se composent. Les affections dont le siége n'est pas encore déterminé se trouvent forcément rattachées à des organes; enfin, et ceci n'est pas le moindre des vices d'une pareille nosologie, les maladies qui peuvent atteindre un grand nombre ou la plupart des organes de l'économie se trouvent morcelées et divisées en autant de parties qu'il y a d'organes susceptibles d'en être atteints; il n'y a plus dès lors de description complète des maladies rhumatismales, goutteuses, syphilitiques, cancéreuses, tuberculeuses, etc.; mais bien de petites histoires partielles du rhumatisme, de la goutte, de la syphilis, du cancer, des tubercules du cerveau, du foie, de la peau, etc. Il n'y a plus de nosologie, et ce prétendu ordre anatomique ou physiologique devient un chaos pathologique. C'est dire assez que nous n'imiterons point les auteurs qui ont suivi une pareille marche.

CLASSIFICATION NOSOLOGIQUE DE CET OUVRAGE.

Toute bonne classification des maladies doit être appuyée sur des bases pathologiques, comme nous l'avons dit plus haut. Les groupes les plus généraux doivent être formés d'après les analogies les plus tranchées et les plus générales des maladies entre elles; les groupes secondaires doivent être constitués par des analogies d'un ordre inférieur. Mais sur quoi doivent porter ces analogies? Est-ce sur les causes, sur les symptômes, sur les lésions anatomiques ou sur le traitement?

A notre avis, c'est sur toutes ces circonstances réunies. Toutes les affections qui sont provoquées par des influences du même ordre, qui se dénotent à l'extérieur par des troubles fonctionnels des mêmes appareils, qui réclament des moyens thérapeutiques dont le mode d'action est analogue, sont de la même famille et doivent figurer dans la même classe, quelles que soient d'ailleurs les différences secondaires et accessoires qui puissent les séparer; car ces affections sont de la même nature, tiennent aux mêmes éléments pathologiques, à ce que nous avons appelé des diathèses. La plupart des nosologistes ont eu le grand tort de vouloir trop restreindre le nombre des maladies, dans le désir d'être plus simples, plus clairs, et d'éviter la confusion. Il en est résulté qu'ils ont réuni dans leurs groupes les plus généraux des affections si disparates, si dissemblables entre elles, que les points d'analogie qui avaient servi à les rassembler ne pouvaient plus être d'aucun secours soit pour l'étude, soit pour la thérapeutique. Quelle utilité, je vous le demande, peut-on retirer de la classe des lésions organiques de Pinel? Ces maladies sont entièrement différentes par leurs causes, leurs symptômes et leur traitement. Les points de prétendue analogie, c'est-à-dire les *changements dans la structure des organes,* offrent encore moins de ressemblance entre eux que leurs caractères fonctionnels.

Je pense que si l'on veut arriver à une nosologie vraiment naturelle, à une nosologie qui éclaire le traitement en même temps qu'elle simplifie l'étude des caractères des maladies, il faut faire autant de classes qu'il y a d'affections d'une nature différente, c'est-à-dire réunir dans le même groupe général ou classe toutes les maladies les plus analogues par leurs causes, leurs symptômes, leurs lésions anatomiques et leur traitement. On forme ainsi des sortes de familles qui ont entre elles les plus grandes affinités et auxquelles s'appliquent d'importantes notions générales qui leur sont communes et qui jettent le plus grand jour sur leurs signes et leur méthode curative. Il est vrai qu'en procédant ainsi on multiplie beaucoup le nombre des classes de maladie; mais, d'un autre côté, on diminue celui des divisions secondaires, puisqu'il y a plusieurs de ces classes qui, dans le fond, ne renferment qu'un genre et un petit nombre d'espèces.

Il semble, d'après ce qui précède, que nos classes auraient dû avoir pour unique base les maladies primitives ou élémentaires que j'ai appelées *diathèses*. C'est effectivement ce que j'ai fait pour un grand nombre d'entre elles ; mais pour plusieurs autres j'ai été obligé d'abandonner cette marche, par les raisons suivantes : un assez grand nombre d'affections, quoique de nature ou de diathèses différentes, présentent des symptômes qui ont entre eux une telle analogie, qu'on les réunit généralement sous le même nom spécifique. Les séparer et en faire des maladies entièrement isolées eût été et plus logique et plus conforme à l'esprit de cet ouvrage ; mais cette marche, tout à fait inusitée jusqu'ici, offrait dans une foule de cas particuliers des difficultés immenses pour débrouiller toutes les diathèses dont peuvent dépendre les maladies complexes ; elle obligeait à remplir des lacunes qui existent dans la science et qui probablement ne seront comblées que par de longs et nombreux travaux ; de plus, il arrive quelquefois pour la même maladie qu'après avoir été sous la dépendance d'une diathèse pendant une partie de son cours, il en survient vers la fin une autre qui est entièrement opposée à la première, ce qui aurait obligé d'en faire des maladies différentes. C'est ainsi, par exemple, qu'une hémorrhagie qui commence par être active et sous l'empire de la diathèse inflammatoire peut devenir passive en se prolongeant et offrir alors la diathèse atonique.

J'ai donc cru devoir classer les maladies qui peuvent présenter plusieurs diathèses, comme les fièvres, les névroses, les hémorrhagies, etc., d'après leurs analogies symptomatiques. J'ai ensuite cherché à déterminer pour chaque maladie en particulier les diathèses dont elle peut dépendre, et c'est sur cette distinction que j'ai, autant que possible, appuyé leur traitement.

Voici maintenant ma classification :

J'admets vingt et une classes de maladies, que j'aimerais mieux appeler des familles, attendu que les différentes espèces qui composent chaque groupe ont entre elles des affinités nombreuses, tandis que les classes admises par les auteurs sont ordinairement constituées par un petit nombre de rapports éloignés. Je conserve cependant l'expression de classes pour me conformer au langage généralement usité en nosologie.

Le tableau suivant présente l'ensemble de cette classification, ainsi que les divisions de la pathologie générale. Je n'entrerai dans aucun détail sur les caractères généraux des familles ou classes, ce qui sera l'objet de la pathologie spéciale.

TABLEAU DE LA PATHOLOGIE GÉNÉRALE.

6 BRANCHES DE LA PATHOLOGIE GÉNÉRALE.

Première branche.

ÉTIOLOGIE *ou des causes des maladies.*

I. Causes prédisposantes. . . .

Causes prédisposantes hygiéniques.

CONSTITUTIONNELLES : 1° origine, 2° sexe, 3° âges, 4° tempéraments, 5° habitudes et genre de vie, 6° professions, 7° grossesse, 8° idiosyncrasie, 9° partie faible.

HYGIÉNIQUES PROPREMENT DITES : 1° *Circumfusa.* Changements dans les qualités de l'air : lumière, électricité, saisons, climats, constitutions atmosphériques.

2° *Applicata.* Vêtements, bains.

3° *Ingesta.* Mauvaises qualités des aliments et des boissons.

4° *Excreta.* Dérangements dans les excrétions.

5° *Gesta.* Excès dans le sommeil, le mouvement et le repos.

6° *Percepta.* Désordres divers des sensations, des facultés intellectuelles et des affections morales.

Causes prédisposantes pathologiques.

Ce sont diverses maladies qui préparent le développement d'autres affections.

II. Causes occasionnelles ou excitantes.

Causes occasionnelles ordinaires.

Causes occasionnelles hygiéniques.

Changements brusques dans les influences désignées sous les noms de *circumfusa, applicata, ingesta, excreta, gesta* et *percepta.*

Causes occasionnelles pathologiques.

Suppression brusque d'un exutoire, d'un flux sanguin habituel, d'un exanthème, de la goutte, du rhumatisme, etc.

Causes excitantes spécifiques.

Principes contagieux

de la variole, de la rougeole, de la scarlatine, de la peste, du typhus, de la fièvre jaune, de la syphilis, de la rage, de la pustule maligne, etc.

Venins.

Venins de la vipère, des guêpes, du scorpion, etc.

III. Causes prochaines. . . . .

Ce sont les causes d'où dérivent immédiatement les symptômes morbides. Elles consistent essentiellement dans les altérations primitives qu'éprouvent les organes et les liquides dans leur structure, leur vitalité et leur composition, altérations d'où naissent les troubles fonctionnels nommés maladies. C'est aussi ce que nous avons nommé *affections*, résultats immédiats et passifs des causes morbifiques.

Deuxième branche.

SYMPTOMATOLOGIE, *ou des symptômes des maladies, considérés dans leur origine, — les fonctions qui les fournissent, — leur marche, — leur durée, — leurs terminaisons et leurs complications.*

I. Phénomènes précurseurs, préludes ou prodromes des maladies.

II. Symptômes consistant dans des lésions. . .

des fonctions de relation :
- de l'habitude extérieure du corps.
- des sensations.
- des facultés intellectuelles.
- des affections morales.
- de la locomotion.
- de la voix et de la parole.
- du sommeil.

des fonctions de nutrition :
- des fonctions digestives.
- de la respiration.
- de la circulation du sang.
- de la chaleur animale.
- des exhalations cutanée, muqueuse, séreuse, graisseuse, synoviale et nutritive.
- des sécrétions des larmes, de la salive, de la bile, de l'urine, du lait, etc.

des fonctions génitales
- propres à l'homme.
- propres à la femme.
- propres aux deux sexes.

III. Marche des maladies ou mode de succession des symptômes.

Type continu.
- Maladies continentes. — Paroxysmes. — Rémissions.

Type périodique ou intermittent.
- 1° Type quotidien. *Variété :* type double quotidien.
- 2° Type tierce. *Variétés :* types double tierce, tierce doublé, triple tierce.
- 3° Type quarte. *Variétés :* double quarte, quarte doublé, triple quarte.

Type rémittent.

IV. Durée des maladies. . .
- Maladies éphémères.
- — aiguës.
- — chroniques.

V. Terminaison des maladies. . . . .

par la guérison.
- Résolution. — Crises. — Jours critiques. — Convalescence. — Rechutes. — Récidives.

par une autre maladie. — Métastases. — Phénomènes consécutifs.

par la mort.

VI Complications des maladies.

Troisième branche.

ANATOMIE PATHOLOGIQUE, *ou des lésions anatomiques dans les maladies.*

1re CLASSE DE LÉSIONS ANATOMIQUES. *Altérations dans la forme, la situation, le nombre, les rapports des organes.* Luxations, hernies, transpositions, monstruosités.

2e CLASSE. *Altérations de nutrition.* Hypertrophies, atrophies, ramollissements, transformations.

3e CLASSE. *Lésions de structure.* . . . . . .
- Solutions de continuité.
- Epanchements de liquides.
- Suites d'inflammation.
- Tissus accidentels.
  - *Analogues aux tissus du corps.* Productions muqueuses, séreuses, graisseuses, fibreuses, cartilagineuses, fibro-cartilagineuses, osseuses.
  - *Non analogues aux tissus du corps.* Tubercule-, squirrhes, encéphaloïdes, mélanoses, cirrhoses.

4e CLASSE. *Corps étrangers animés.* . . . . . . Tænia, ascarides, tricocéphales, hydatides, dragonneau.

5e CLASSE. *Altérations des liquides.* . . . . . . Du sang, des larmes, de la salive, de la bile, de l'urine, du mucus, du lait, de la synovie, de la graisse, du sperme.

Quatrième branche.

SÉMÉIOTIQUE, *ou des signes des maladies.*

I. Signes diagnostiques ou diagnostic . . . .
- Diagnostic du siége et de l'espèce des maladies.
- Diagnostic des rapports entre les lésions anatomiques et les symptômes.
- Diagnostic des maladies élémentaires ou diathèses.
  - Diathèses inflammatoire.
  - — nerveuse.
  - — périodique ou intermittente.
  - — rhumatismale.
  - — goutteuse.
  - — gastrique ou bilieuse.
  - — atonique.
  - — scorbutique.
  - — scrofuleuse.
  - — tuberculeuse.
  - — cancéreuse.
  - — syphilitique.
  - — gangréneuse.
  - — chlorotique.
  - — cholérique.
  - — hydrophobique.
  - — herpétiques.
  - — mélanique.
  - — vermineuse.
  - — saturnine, etc., etc.
- *Pathogénie.*
- Distinction des maladies qu'on pourrait confondre, ou diagnostic différentiel.

II. Signes prognostiques ou pronostic.

Cinquième branche.

THÉRAPEUTIQUE, *ou du traitement des maladies.*

I. Indications....... { préservatives, — curatives, — palliatives. — Méthodes agissante — expectante.

II. Moyens ou agents thérapeutiques.......

1° Moyens hygiéniques. — Usage convenablement dirigé des influences auxquelles l'homme est sujet, c'est-à-dire de l'air, des vêtements, du lit, des bains, des boissons et des aliments (régime), des mouvements, du repos, du sommeil, des excrétions, des sensations, des affections morales et des facultés intellectuelles.

2° Moyens pharmaceutiques ou médicaments.

- *Médicaments évacuants.*
  - Émétiques ou vomitifs.
  - Purgatifs.
  - Sudorifiques.
  - Diurétiques.
  - Emménagogues.
  - Expectorants.
  - Sialalogues.
  - Errhins.
- *Médicaments altérants.*
  - Toniques, stimulants, excitants.
  - Astringents.
  - Antiphlogistiques et émollients.
  - Antispasmodiques, narcotiques.
- *Médicaments spécifiques.*
  - Antiscorbutiques.
  - Fébrifuges.
  - Anthelminthiques.
  - Antisyphilitiques.
  - Antichlorotiques.
  - Antigoîtreux.
  - Antivarioliques.
  - Etc., etc.

3° Moyens chirurgicaux ou chirurgie.

- PETITE CHIRURGIE. Émissions sanguines, vésicatoires, cautères, moxa, sétons, bandages, etc.
- GRANDE CHIRURGIE. Réunion des parties divisées, division des parties réunies, replacement des parties déplacées, évacuation des liquides épanchés, désobstructions, extraction des corps étrangers, amputations et extirpations.
- OBSTÉTRIQUE. Manuel des accouchements difficiles.

Sixième branche.

Nosologie, *ou de la classification des maladies.*

1re *classe.* FIÈVRES. Fièvres continues, — intermittentes, — rémittentes, éruptives.

2e *classe.* PHLEGMASIES

des organes de relation : du tissu cellulaire, des organes des sens, du système nerveux (encéphale, moelle épinière et nerfs), des os, des muscles, du larynx.

des organes de nutrition : des organes digestifs, respiratoires, circulatoires.

des organes génito-urinaires.

3e *classe.* MALADIES RHUMATISMALES.

4e *classe.* MALADIES GOUTTEUSES.

5e *classe.* MALADIES SYPHILITIQUES.

6e *classe.* FLUX ou sécrétions augmentées et altérées.

7e *classe.* CONGESTIONS.

8e *classe.* HÉMORRHAGIES.

9e *classe.* MALADIES SCORBUTIQUES.

10e *classe.* NÉVROSES des organes des sens, du système nerveux, des organes digestifs, respiratoires, circulatoires, génito-urinaires.

11e *classe.* MALADIES SATURNINES.

12e *classe.* HYDROPISIES.

13e *classe.* MALADIES CHLOROTIQUES.

14e *classe.* MALADIES SCROFULEUSES.

15e *classe.* MALADIES TUBERCULEUSES.

16e *classe.* MALADIES CANCÉREUSES.

17e *classe.* MALADIES GANGRÉNEUSES.

18e *classe.* MALADIES VERMINEUSES.

19e *classe.* PNEUMATOSES, ou maladies flatulentes.

20e *classe.* MALADIES PAR LÉSION DES PROPRIÉTÉS PHYSIQUES DES ORGANES.

Volume des organes augmenté ou diminué (anévrismes, hypertrophies). *Diamètre des ouvertures augmenté ou diminué.* Dilatations, rétrécissements. Solutions de continuité — *Tumeurs* agissant par leurs propriétés physiques, etc.

21e *classe.* Maladies accidentelles. EMPOISONNEMENTS.

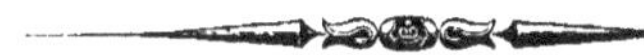

PATHOLOGIE SPÉCIALE[1].

La pathologie spéciale a pour objet de faire connaître en particulier chacune des maladies auxquelles l'espèce humaine est sujette, et les moyens de les guérir ou de les soulager. Elle se subdivise en deux branches, la *pathologie externe* ou *chirurgicale,* et la *pathologie interne* ou *médicale.* La première s'occupe des maladies extérieures, dont le traitement exige la main du chirurgien ; la seconde traite principalement des maladies des organes intérieurs, et forme le domaine du médecin. Les limites de ces deux sciences ne sont pas, au reste, parfaitement fixées ; l'usage autant que la nature a établi leurs domaines respectifs. Cet ouvrage est exclusivement consacré à la pathologie médicale.

La pathologie médicale suit dans l'exposition des divers points de vue que présentent les maladies considérées isolément la même marche qu'adopte la pathologie générale pour les maladies envisagées collectivement, c'est-à-dire qu'elle décrit successivement les causes, les symptômes, les lésions anatomiques, les signes et le traitement de chaque maladie. Il est donc bien important d'avoir toujours présentes à la pensée les divisions de cette dernière science, qui sert d'introduction à la pathologie spéciale.

On a vu dans le tableau de la classification des maladies que je les divise en vingt et une classes, savoir : 1° les fièvres ; 2° les phlegmasies ; 3° les maladies rhumatismales ; 4° les maladies goutteuses ; 5° les maladies syphilitiques ; 6° les flux ou

---

[1] Il ne faut pas croire que la pathologie spéciale soit l'histoire des cas individuels. La description de chaque maladie en particulier doit embrasser ce qu'il y a de commun dans tous les faits individuels, c'est dès lors une description générale.

sécrétions augmentées, ou altérées; 7° les congestions; 8° les hémorrhagies; 9° les maladies scorbutiques; 10° les névroses; 11° les maladies saturnines; 12° les hydropisies; 13° les maladies chlorotiques; 14° les maladies scrofuleuses; 15° les maladies tuberculeuses; 16° les maladies cancéreuses; 17° les maladies gangréneuses; 18° les maladies vermineuses; 19° les pneumatoses ou maladies flatulentes; 20° les maladies par lésion des propriétés physiques des organes; 21° les empoisonnements ou maladies accidentelles.

PREMIÈRE CLASSE.

FIÈVRES.

Définition. On donne le nom de *fièvre* à une réaction générale de l'organisme caractérisée par une augmentation de la chaleur et de la fréquence du pouls et par un trouble notable de la plupart des fonctions, consistant surtout dans un état de malaise, de fatigue et de faiblesse.

Division. Il y a deux sortes de fièvres : les *fièvres symptomatiques* et les *fièvres essentielles ou primitives.* Les premières sont occasionnées par une affection locale dont elles constituent un des symptômes; on les appelle aussi *secondaires* ou *sympathiques,* parce qu'elles ne se manifestent qu'après cette affection dont elles sont l'effet, et qu'elles tiennent à cet accord général de l'économie en vertu duquel toutes les fois qu'un organe est un peu gravement atteint, la plupart des autres organes, mais surtout le cœur, ne tardent pas à se troubler. C'est ce qu'on remarque principalement dans la seconde classe de maladies, dans les phlegmasies. Les fièvres symptomatiques, n'étant que des phénomènes secondaires et ne constituant point des maladies, ne seront donc point décrites à part dans cet ouvrage. Leur histoire fera partie de celles des affections dont elles dépendent.

La seconde espèce de fièvres, ou les *fièvres essentielles*, sont des réactions générales de l'organisme indépendantes de tout foyer local; elles constituent des maladies par elles-mêmes, et ne sont nullement les effets d'une affection locale primitive : c'est pour cela qu'on les désigne aussi sous les noms de fièvres *primitives* ou *idiopathiques*. Ces fièvres forment seules la classe de maladies dont nous nous occupons. Mais avant d'entreprendre leur description, nous devons résoudre une question importante, celle de leur existence, qui a été niée par quelques auteurs, mais surtout par Broussais, le plus célèbre d'entre eux.

FIÈVRES ESSENTIELLES.

De leur existence et de la manière de les concevoir.

Ce dernier auteur prétend que ces fièvres sont purement symptomatiques, que ce sont des groupes de symptômes ou des désordres fonctionnels qui résultent de la souffrance de quelque organe intérieur dont le mal a été méconnu; cet organe, suivant Broussais, est toujours la membrane muqueuse gastro-intestinale qui est enflammée à des degrés divers, et qui réagit sympathiquement sur la plupart des organes de l'économie : de là, les phénomènes fébriles si variés qui constituent la classe des fièvres primitives. Il s'appuie principalement sur les lésions anatomiques évidentes que l'on rencontre dans le canal intestinal à l'ouverture des sujets qui ont succombé à ces affections, et sur l'espèce d'absurdité qu'il y a, suivant lui, à admettre des maladies qui n'ont pas de siége, des lésions de fonctions sans lésion d'organe, des groupes de symptômes qu'on transforme en entités, en en faisant des fièvres essentielles.

Répondons succinctement à ces arguments : 1° les partisans des fièvres n'ont jamais dit que ces maladies n'eussent pas de siége dans le sens d'organes malades, mais ils soutiennent que ce siége n'est pas borné à une seule partie, qu'il s'étend à l'organisme entier ; que toutes les fonctions étant troublées, les organes de ces fonctions sont évidemment malades, enfin que les fièvres sont des affections générales, ou *totius substantiæ*, comme on disait autrefois, et non des lésions fonctionnelles générales qui seraient les symptômes d'une lésion locale.

2° Il est vrai que l'ouverture des cadavres a prouvé que certaines fièvres, par exemple les fièvres typhoïdes, étaient accompagnées d'une lésion de la membrane muqueuse du canal intestinal consistant dans le gonflement ou l'ulcération des follicules de Peyer. Mais ce fait anatomique incontestable ne nous apprend rien sur le rôle qu'il peut jouer dans l'étiologie de ces maladies. Ces altérations sont-elles causes ou effets de la fièvre? Voilà toute la question.

Remarquons d'abord que, malgré leur extrême fréquence, ces lésions intestinales ne sont cependant point constantes. Plusieurs observateurs modernes, très-habiles dans ce genre de recherches, ont rencontré un certain nombre de fièvres typhoïdes mortelles chez des sujets dont le tube digestif était sain. Nous avons été nous-même deux ou trois fois dans le cas de faire la même observation. En second lieu, et ceci est bien plus commun, il n'est pas rare de ne trouver que des altérations très-légères des follicules chez des individus qui cependant ont succombé à la maladie. En troisième lieu, on ne peut pas nier que ces phénomènes de lésion intestinale ne commencent bien souvent à apparaître qu'à une époque déjà avancée de la maladie. Enfin, il est d'observation que dans la plupart des cas on ne remarque point de rapport ou de corrélation entre l'intensité des symptômes et celle des lésions : c'est-à-dire que des sujets qui avaient présenté pendant leur vie des troubles fonctionnels peu marqués, avaient cependant des altérations très-profondes du tube digestif, tandis que d'autres qui avaient été en proie aux symptômes les plus violents n'offraient à l'autopsie que des lésions légères des follicules de Peyer. Certes, ce n'est pas ainsi que se comportent les maladies dont le siége organique n'est pas douteux, les phlegmasies par exemple. Les désordres fonctionnels sont toujours alors proportionnels aux lésions locales dont ils dépendent.

D'après ces raisons, nous croyons pouvoir conclure que les lésions des follicules de Peyer dans les fièvres typhoïdes ne sont point la cause des symptômes observés pendant la vie.

3° La fièvre inflammatoire et les fièvres intermittentes entraînent rarement la mort; mais dans les cas où elles se sont terminées d'une manière funeste, on n'a rencontré à l'autopsie aucune lésion, surtout du canal intestinal, qui pût expliquer les symptômes. Quels sont d'ailleurs les phénomènes de ces maladies qu'on pourrait rattacher à une altération de cet appareil? Évidemment il n'y en a point, et il faut être possédé de la manie de localisation pour vouloir leur trouver un foyer organique.

4° Nous en dirons autant des fièvres éruptives. Un individu est pris tout à coup de frisson, de chaleur, d'accélération du pouls, de céphalalgie, de soif, d'anorexie, enfin de tout l'appareil de symptômes fébriles qui constituent la première période de ces maladies. Quel est, nous le demandons, l'organe primitivement malade qui donne lieu à tous ces désordres fonctionnels? est-ce la peau? mais l'éruption cutanée n'existe pas encore; est-ce l'estomac ou le canal intestinal? mais il y aurait tout autant de raisons pour placer le siége de la maladie dans le cœur ou le cerveau, puisque les fonctions de ces organes sont aussi troublées que celles de l'appareil digestif.

Ces réflexions, que nous abrégeons beaucoup pour nous renfermer dans les limites que nous impose cet ouvrage, nous conduisent à cette conclusion : *que dans les fièvres primitives, lorsqu'il existe des lésions locales révélées par l'autopsie, ces lésions sont les effets et non les causes de la fièvre, et par conséquent que l'existence des fièvres primitives est incontestable.*

PATHOGÉNIE DES FIÈVRES.

Mais quel rôle jouent ces altérations dans la pathogénie des fièvres? comment concevoir leur développement comme effets de ces affections? Pour répondre à ces questions, il faut remonter à la définition que nous avons donnée de la maladie, d'après la doctrine hippocratique. *La maladie*, avons-nous dit, *est une réaction de l'organisme contre toute cause qui l'affecte d'une manière nuisible, réaction qui tend à éliminer et à neutraliser cette cause, ou à réparer les dommages qu'elle a produits.* Cela posé, voici la seule explication qu'on puisse donner des problèmes que nous discutons. On dira qu'elle est seulement plausible, que nous ne devons pas perdre de vue que les théories les plus satisfaisantes en apparence ne sont point des démonstrations, et que la chute de toutes celles qui se sont succédé depuis les premiers temps de la médecine jusqu'à nos jours doit nous imposer une grande réserve pour celles que nous adoptons. Je réponds que celle que j'expose a résisté à l'épreuve des âges, qu'elle n'a point vieilli, quoiqu'elle remonte à plus de deux mille ans, que depuis Hippocrate, son fondateur, elle a été embrassée et développée par les plus grands praticiens de tous les temps et de tous les pays, les Sydenham, les Stahl, les Baglivi, les Baillou, les Boerhaave, les Piquer, les Stoll, les Bordeu, les Corvisart, etc., et que si elle n'était qu'une erreur, j'aimerais encore mieux me tromper avec ces maîtres de la science qu'avec nos modernes réformateurs.

Les causes principales des fièvres consistent dans des miasmes ou principes gazeux spéciaux qui se répandent dans l'air et dont l'origine diffère pour chaque genre de ces pyrexies. Les uns se forment par l'entassement d'un grand nombre d'individus mal nourris, mal vêtus ou malades, rassemblés dans des lieux trop étroits, mal aérés et malsains, ou par l'habitation dans des endroits où se putréfient des substances végétales ou animales; les autres se dégagent des eaux stagnantes et marécageuses; d'autres enfin sont exhalés par les personnes atteintes de certaines maladies contagieuses.

Lorsque des individus sains, mais prédisposés par leur âge ou leur constitution à ces fièvres, se trouvent exposés aux influences miasmatiques dont nous venons de parler, ces émanations pernicieuses pénètrent dans l'économie, soit par la peau, soit par le poumon, dans lequel elles entrent avec l'air atmosphérique. Elles sont bientôt transportées par les vaisseaux lymphatiques et les veines dans le torrent circulatoire, où elles se mêlent avec le sang, qui se trouve dès lors altéré d'une manière grave. Ce n'est qu'à compter de ce moment que la maladie commence ; elle débute le plus souvent par un frisson auquel la fièvre ne tarde pas à succéder. Le cœur est un des premiers organes qui ressentent l'impression de la cause morbifique ; ses battements s'accélèrent, se précipitent et deviennent plus énergiques ; une chaleur vive s'allume dans tous les organes, la peau devient brûlante, la respiration est plus fréquente ; il y a soif, anorexie, céphalalgie et trouble de la plupart des sécrétions, sans qu'on puisse décider quel est l'organe le plus gravement atteint, au milieu de cette perturbation générale. Dans notre manière d'expliquer les fièvres, nous voyons là une lutte d'un côté entre la cause délétère qui a pénétré dans l'économie, et de l'autre l'organisme entier, dont toutes les fonctions sont augmentées et surexcitées dans le but de surmonter cette cause et de l'expulser au dehors par les organes excrétoires, tels que la peau, les reins, le canal intestinal. Ces efforts éliminateurs et cette tendance salutaire de la nature se révèlent dans la suite de la maladie. En effet, au bout d'un temps assez court, mais qui varie dans chaque espèce de fièvre, il survient une série de phénomènes qui offrent tous ces caractères, quoiqu'ils diffèrent par leur siège et leurs résultats. Dans les fièvres inflammatoires, ce sont des sueurs ou des hémorrhagies nasales à la suite desquelles la maladie est ordinairement terminée ou en voie de guérison ; dans les fièvres intermittentes, ce sont des sueurs abondantes qui coulent de toute la surface du corps et pendant lesquelles le cœur se calme et revient à son rhythme normal ; la chaleur se dissipe et toutes les fonctions reprennent leur cours naturel. Dans les fièvres éruptives, il se développe à l'extérieur du corps un exanthème ou phlegmasie cutanée, dont l'apparition coïncide avec la cessation ou une grande diminution des phénomènes fébriles ; la maladie n'est pas guérie, il est vrai, mais, de générale qu'elle était, elle est devenue locale par la déposition à la peau de la cause morbifique. Dès lors naissent de nouveaux symptômes qui sont la plupart subordonnés à la marche de la phlegmasie cutanée, dont ils sont les effets.

Dans les fièvres typhoïdes, la tendance salutaire de la nature est moins prononcée, à cause du caractère plus délétère de la cause morbifique; les efforts éliminateurs existent, mais ils sont incomplets, insuffisants et souvent dirigés sur des organes essentiels à la vie. Il se développe dans le canal digestif, par un procédé analogue à celui qui produit les phlegmasies consécutives aux fièvres éruptives, un exanthème qui a son siége dans les follicules muqueux de l'intestin grêle; mais cette éruption interne ne juge pas la fièvre. La peau devient souvent aussi le siége de phénomènes analogues tels que des taches roses, des érysipèles, des ecchymoses, etc.; mais ces symptômes n'apportent aucun soulagement dans l'état des malades. L'affection des follicules de Peyer résulte donc dans ces fièvres d'une sorte d'élimination incomplète du principe délétère qui altère le sang. Déposée en partie dans ces petits organes glanduleux, cette cause provoque leur gonflement, leur rougeur, leur ulcération et quelquefois leur gangrène, suivant son degré d'activité. Cette marche de l'exanthème intestinal donne lieu à son tour à une série de désordres secondaires qu'on peut suivre jusqu'à un certain point par une observation attentive de ces maladies. La douleur de la région abdominale, la diarrhée, le météorisme, les péritonites, suite de perforations de l'intestin, sont de cette espèce. Il résulte de là que l'affection des follicules muqueux, tout en étant une altération extrêmement fréquente des fièvres typhoïdes, n'est qu'un des effets de ces maladies au lieu d'en être la cause.

La même théorie s'applique aux fièvres pestilentielles. Le principe contagieux éminemment septique dont elles dépendent, et qui altère profondément le sang, est chassé en partie vers les organes éliminateurs par suite des efforts de la nature médicatrice (c'est-à-dire des lois de conservation qui président à l'économie saine ou malade); il est déposé à la peau, dans les ganglions lymphatiques et le canal intestinal. Mais comme ce principe est essentiellement délétère, il provoque promptement dans ces parties des bubons, des anthrax, des gangrènes, des sphacèles; alors l'organisme vivant succombe; mais on peut encore observer les efforts impuissants qu'il a faits pour la conservation de la vie.

Telle est la seule explication légitime qu'on puisse donner, suivant nous, des lésions anatomiques qu'on rencontre à l'ouverture des individus qui ont succombé aux fièvres. Nous n'avons parlé que des lésions les plus constantes, parce que celles-là seules sont regardées comme causes locales de ces affections; on sent au reste que la même doctrine s'applique aux autres altérations plus rares. Elles dépendent toutes également des mêmes efforts éliminatoires de la nature, de la réaction générale de l'organisme, qui tend à se débarrasser de la cause qui le trouble. C'est ainsi que s'expliquent les congestions sanguines, que l'on rencontre si souvent dans une foule d'organes sur les cadavres des hommes qui ont succombé aux fièvres.

Ceci s'applique surtout aux lésions qui surviennent vers les époques des crises. Il en est d'autres qui se manifestent dès les premiers temps des fièvres et qui ne paraissent tenir qu'à l'excitation du mouvement circulatoire. Toutes les fois que la fièvre existe, « il y a en même temps, dit M. Cayol, rougeur de la langue avec soif, anorexie et sensibilité à l'épigastre; il y a aussi chaleur et malaise à la poitrine, dans les voies aériennes, sensibilité avec ou sans rougeur des conjonctives, sécheresse de la membrane pituitaire, urines rouges, lassitudes ou douleurs dans les reins, etc. Tous ces phénomènes dépendent évidemment de la même cause, c'est-à-dire du mouvement d'expansion ou de turgescence fébrile qui a pour effet immédiat de pousser le sang en plus grande quantité dans le réseau capillaire de la peau et des membranes muqueuses. La fièvre n'est pas plus une gastro-entérite qu'elle n'est une cystite, une néphrite ou une bronchite; tandis que, par l'effet du mouvement fébrile, la peau et les membranes muqueuses sont le siége d'une forte congestion sanguine et que leur sensibilité est augmentée par cet afflux de sang, les moindres causes irritantes peuvent y déterminer l'inflammation..... » (*Cliniq. méd.*). Voilà l'explication d'une foule de lésions locales propres aux fièvres.

Après avoir prouvé l'existence des fièvres comme maladies essentielles et cherché à donner une idée de leur développement, nous allons les considérer sous un point de vue général.

FIÈVRES PRIMITIVES OU ESSENTIELLES EN GÉNÉRAL.

Définition. Nous définissons les fièvres essentielles des réactions générales de l'organisme, caractérisées par une augmentation anormale de la chaleur, par l'accélération du pouls, le trouble de la plupart des fonctions et l'absence de toute affection locale primitive.

Causes. Elles sont occasionnées par deux sortes de causes : les unes, que nous avons nommées *hygiéniques ordinaires*, consistent dans toutes les influences auxquelles l'homme est communément exposé, c'est-à-dire les vicissitudes atmosphériques, les violences extérieures, les aliments et les boissons trop abondants, trop excitants ou de mauvaise nature, les exercices du corps trop prolongés, les affections morales ; les autres, que nous avons appelées *causes spécifiques*, comprennent les principes contagieux et les miasmes, et paraissent agir primitivement sur le sang, qu'ils altèrent et vicient d'une manière particulière.

Parmi les fièvres, les unes sont contagieuses, les autres ne le sont pas. Suivant les constitutions atmosphériques régnantes, elles peuvent être sporadiques, endémiques ou épidémiques.

Les *symptômes* communs à toutes sont peu nombreux. Les principaux sont les suivants : le malade éprouve d'abord un sentiment de langueur, de fatigue, de faiblesse, de malaise général et de froid. La face est pâle et altérée ; les pieds et les mains sont froids au toucher ; le frisson se répand bientôt dans tout le corps à des degrés et avec des formes variés ; le pouls est petit et fréquent, la respiration est gênée, les sécrétions sont suspendues ; la sensibilité est diminuée, l'exercice des facultés intellectuelles est difficile.

À ces symptômes, qui constituent les phénomènes précurseurs des fièvres, et qu'on pourrait appeler leur période de froid ou de frisson, succèdent, après un intervalle qui diffère dans chaque espèce, des phénomènes opposés : une chaleur générale se fait sentir dans tout le corps; le pouls devient fort, développé et plus fréquent, la face est rouge, la peau plus chaude que dans l'état normal, il y a céphalalgie, soif, dégoût, anorexie. A ces phénomènes s'en joignent une foule d'autres très-variés qui appartiennent à chaque espèce de fièvres et qui, pour cette raison, ne doivent point être indiqués ici. Ils consistent dans des désordres des fonctions circulatoires, respiratoires, digestives et sensitives, et dénotent une perturbation générale de l'organisme, sans que l'observation la plus attentive puisse découvrir une affection locale de quelque organe, plus intense que les autres, qui ait précédé les troubles fonctionnels et qu'on puisse accuser de leur avoir donné lieu par sa réaction sympathique sur les autres parties de l'économie.

Quant au mode de succession des symptômes des fièvres, à leurs terminaisons, aux lésions anatomiques qu'elles occasionnent dans les organes, à leur diagnostic, à leur pronostic et à leur traitement, ils sont trop dissemblables entre eux pour qu'on doive en offrir une description générale.

Division des fièvres primitives.

Les fièvres présentent dans leur marche quatre formes particulières; les unes continuent sans interruption depuis leur invasion jusqu'à leur terminaison; les autres cessent et reviennent alternativement pendant un certain temps et à des intervalles plus ou moins longs; les troisièmes offrent des symptômes qui persistent pendant tout leur cours, et d'autres symptômes qui se reproduisent périodiquement; les quatrièmes enfin se distinguent par un exanthème ou éruption cutanée de nature inflammatoire et spécifique qui se manifeste peu de jours après leur invasion, et qui les rapproche des phlegmasies. De là quatre ordres de fièvres bien distinctes : les *fièvres continues,* les *fièvres intermittentes,* les *fièvres rémittentes* et les *fièvres éruptives.*

PREMIER ORDRE.

FIÈVRES CONTINUES.

Dans les premières années qui succédèrent à la publication de la doctrine physiologique, ce système exerça une telle influence sur les esprits même les moins prévenus, qu'il sembla tout à coup que les fièvres avaient disparu de nos hôpitaux et qu'il n'y avait plus que des maladies locales ; mais peu à peu l'illusion se dissipa par la polémique que fit naître cette nouveauté médicale, et surtout par les faits nombreux qui furent recueillis de toutes parts. Aujourd'hui, la plupart des fièvres primitives sont admises de nouveau par le plus grand nombre des médecins et ont repris le rang qui leur appartient dans la pyrétologie ; quelques-unes cependant sont toujours très-contestées, même par des observateurs d'un mérite reconnu, telles sont les fièvres bilieuses et muqueuses de nos ancêtres. Mais des auteurs non moins distingués continuent à admettre leur existence ; des observations exactes et récentes déposent en faveur de leur réalité, du moins pour la fièvre bilieuse. Nous traiterons donc de cette dernière comme de celles dont l'essentialité est le mieux prouvée, nous réservant plus tard de modifier notre opinion, si des faits nombreux et incontestables venaient à prouver qu'elle est erronée.

Les fièvres continues sont : 1° la fièvre inflammatoire ; 2° la fièvre bilieuse ; 3° la fièvre typhoïde ; 4° le typhus ; 5° la fièvre jaune ; 6° la peste ; 7° la suette anglaise ; 8° le choléra-morbus asiatique.

Fièvre inflammatoire.

Synoque, *synochus impuris*, fièvre sanguine, fièvre angio-ténique.

Définition. La fièvre inflammatoire est caractérisée à son début par un froid assez intense, et ensuite par une chaleur vive et douce au toucher, par une forte coloration de la surface du corps, surtout de la face et des yeux, par un pouls fréquent, plein et dur, par la vibration des artères et une disposition marquée aux phlegmasies et aux hémorrhagies.

Causes. Causes prédisposantes. Ce sont surtout l'enfance, la jeunesse, l'âge adulte, le sexe masculin, une constitution forte et robuste, la pléthore ou surabondance de sang dans le système vasculaire, la grossesse, l'accouchement, une température chaude et sèche longtemps prolongée, une nourriture trop succulente ou trop excitante, l'habitude de boire beaucoup de vin et des liqueurs, la cessation des menstrues, l'omission d'une saignée à laquelle on était accoutumé, la suppression d'évacuations habituelles, surtout sanguines.

Causes occasionnelles. La fièvre inflammatoire se développe sous l'influence des vicissitudes atmosphériques brusques, des vents d'est ou de nord-est, d'une constitution annuelle ou épidémique dont la nature est inconnue, d'une insolation, d'un refroidissement, des violences extérieures, des bains trop chauds, de l'ivresse, des orgies, des exercices violents, tels que les travaux de la campagne forcés, la course, la gymnastique, des accès de colère.

La fièvre inflammatoire est le plus souvent sporadique et quelquefois épidémique.

Cause prochaine. Elle consiste dans une augmentation de la vie du sang, qui devient plus plastique et plus coagulable ; de là une forte réaction de l'organisme, ayant principalement son siége dans le système sanguin, par suite de la cause stimulante à laquelle il est soumis ; cette réaction, qui peut aller jusqu'à produire, en se prolongeant, une phlegmasie de ce système, n'est nullement l'effet de cette phlegmasie, comme le pensent quelques modernes, après Pierre Frank.

Phénomènes précurseurs. La fièvre inflammatoire se développe le plus souvent tout à coup. D'autres fois elle est précédée par un sentiment de torpeur, de chaleur intérieure, de fatigue, par des insomnies, des pesanteurs de tête, des vertiges, de la soif, des douleurs dans les articulations.

Symptômes. La fièvre inflammatoire débute par un froid assez vif, mais de courte durée, bientôt suivi d'une chaleur forte, qui est douce au toucher et halitueuse. Le pouls est fréquent, plein, dur, ordinairement développé; les battements des artères carotides et temporales sont très-forts, quelquefois concentrés ou mous; la face et tout le corps rougissent, les veines se gonflent, le corps augmente de volume. La langue est blanchâtre ou rouge, il y a soif très-vive et désir des boissons froides; le ventre est ordinairement constipé, la respiration est fréquente et chaude, quelquefois difficile; l'urine est peu abondante et fait éprouver un sentiment d'ardeur pendant son excrétion; les yeux sont brillants et supportent difficilement la lumière; il survient, selon les circonstances, des insomnies, de la céphalalgie, de la somnolence, quelquefois même du délire. Il se manifeste souvent des hémorrhagies légères par les narines, l'utérus, etc. Quand on saigne les malades, le sang extrait des veines se rassemble promptement en un caillot volumineux et consistant, recouvert d'une croûte grisâtre plus ou moins épaisse qu'on appelle *couenne inflammatoire*; le sérum est peu abondant, relativement à la partie fibrineuse. Cependant, le sang est quelquefois peu différent de l'état normal.

Marche. La fièvre inflammatoire a une marche continue dans laquelle on ne remarque pas ordinairement de rémission tant qu'il n'est pas survenu d'hémorrhagie spontanée et qu'on n'a point fait usage d'émissions sanguines.

Durée. Lorsque cette fièvre est légère, elle ne dure qu'un, deux ou trois jours; on l'appelle alors *éphémère*; lorsqu'elle est plus intense, elle se prolonge jusqu'au septième jour, quelquefois jusqu'au onzième.

Terminaisons. La fièvre inflammatoire se termine presque toujours d'une manière heureuse, par des évacuations critiques; ce sont des hémorrhagies nasales, utérines ou intestinales, des sueurs abondantes ou des urines qui déposent un sédiment blanc, léger et homogène. Dans quelques cas, elles font place à des phlegmons, à des inflammations viscérales, à des artérites ou à des phlébites accompagnées de tous les dangers qui sont propres à ces maladies.

Lésions anatomiques. Dans le petit nombre de cas où des malades ont succombé à des fièvres inflammatoires violentes et compliquées, tantôt on n'a trouvé sur leurs cadavres que des altérations n'ayant aucun rapport avec ces affections et liées aux maladies qui avaient occasionné la mort ; tantôt on a rencontré des rougeurs de la membrane interne de quelque partie des systèmes artériel et veineux.

Diagnostic. Les signes qui caractérisent cette fièvre sont principalement ceux que nous avons indiqués dans la définition : un pouls fréquent, plein. développé, des battements très-prononcés des artères, une teinte rosée très-marquée de la peau, la rougeur de la face, une chaleur de la peau douce et humide au toucher, l'absence de toute affection locale primitive. Nous disons primitive, car il n'est pas très-rare de voir survenir des phlegmasies consécutives dans le cours de ces fièvres ; elles s'expliquent, soit comme résultats de la grande accélération du mouvement circulatoire qui a pour effet de favoriser toutes les congestions, surtout dans les organes qui y sont prédisposés, soit comme résultats d'efforts critiques et éliminateurs. La rougeur de la **membrane** interne des artères et des veines que l'on a rencontrée sur plusieurs cadavres est contestée par quelques auteurs, entre autres par Laennec, comme caractère anatomique certain de l'inflammation de ces vaisseaux ; mais en adoptant l'opinion contraire, on n'est pas encore autorisé à regarder les fièvres inflammatoires comme n'étant que des phlébites et des artérites ; en effet, d'un côté, la rougeur dont nous parlons est bien loin d'être constante dans ces fièvres, et de l'autre, on l'observe le plus souvent chez des sujets qui pendant leur vie n'avaient point offert les symptômes des fièvres inflammatoires. Je conclus de là que l'inflammation des vaisseaux artériels ou veineux peut être occasionnée par l'altération du sang et par la violence de la réaction du système circulatoire qui caractérise ces fièvres, mais qu'elle ne préexiste point à cette réaction et par conséquent qu'elle en est l'effet, et non la cause.

On distingue la fièvre inflammatoire de la première période des fièvres éruptives en ce que ces dernières offrent certaines affections des membranes muqueuses, telles que le coryza, le larmoiement, l'angine, la toux, etc., qui n'existent pas dans les premières. La cardite, l'artérite et la phlébite, avec lesquelles on pourrait aussi les confondre, sont ordinairement accompagnées d'une grande difficulté de respirer, d'une oppression précordiale et d'un état misérable de pouls qui suffisent pour les distinguer.

Pronostic. La fièvre inflammatoire sans complications est exempte de danger par elle-même, et se termine presque toujours d'une manière favorable; elle ne devient dangereu e que par les phlegmasies qui peuvent survenir dans son cours (et dans ce cas la gravité varie suivant l'organe qui s'est ainsi enflammé consécutivement), et par les hémorrhagies critiques qui pourraient avoir lieu dans des organes intérieurs et essentiels à la vie.

Traitement. La nature faisant tous les frais de la guérison de la plupart des fièvres inflammatoires, on doit se borner le plus souvent à la seconder par des moyens hygiéniques convenables : le malade sera mis dans un lit suffisamment ample, modérément couvert; la chambre devra être assez spacieuse, à une température de douze à quatorze degrés. Il devra être entouré de peu de personnes, et avoir l'esprit tranquille. On le privera de tout aliment solide ou liquide, et on lui fera boire à petits coups souvent répétés soit de l'eau simple, soit de l'eau acidulée avec du sirop de citron, de groseilles ou de mûres. Chez les enfants, qui sont souvent tourmentés par la faim, on peut permettre une petite quantité de soupe très-légère faite avec du riz, de l'orge ou de l'avoine cuites dans de l'eau avec un peu de beurre et de sel.

Lorsque les symptômes sont intenses, que le malade est robuste et pléthorique, qu'il est survenu des efforts hémorrhagiques incomplets, et surtout lorsque le cerveau, le poumon, le cœur, les vaisseaux ou les viscères abdominaux menacent de s'enflammer, il faut recourir à la saignée. J. Frank conseille de retirer aux adultes depuis neuf onces jusqu'à une livre de sang, et aux enfants autant de gros que d'onces aux premiers. Une seule émission sanguine suffit ordinairement pour faire cesser les symptômes alarmants; on y reviendrait une seconde fois, si les phénomènes de congestion locale ou les craintes de phlegmasie persistaient avec trop d'intensité. Les sangsues ne conviendraient que dans ces dernières circonstances; mais comme il s'agit essentiellement de diminuer l'excitation générale du système circulatoire, la saignée est préférée par tous les bons praticiens. On secondera son effet par l'usage des boissons contenant un ou deux grammes de nitre par pinte de tisane. Les ventouses scarifiées sont utiles en attirant le sang du cœur et des gros vaisseaux vers la peau, mais il ne faut y recourir que chez les individus robustes.

On applique avec avantage, pour obtenir un effet révulsif, des cataplasmes de farine de graine de lin aux pieds; les sinapismes ne conviennent que lorsque le mouvement fébrile n'est pas trop violent. On combat la constipation par des lavements, soit d'eau tiède, soit de décoction d'eau de son, de graine de lin, de racine de guimauve, etc., auxquels on peut ajouter quelques cuillerées d'huile d'olive.

Vers le déclin de la fièvre, s'il survient de la moiteur ou de la sueur, on l'entretiendra en ayant soin que le malade ne se découvre pas, et en remplaçant sa boisson fraîche par une tisane tiède, telle que l'infusion de fleurs de sureau ou de tilleul.

Nous ne parlons pas ici du traitement des maladies qui peuvent compliquer la fièvre inflammatoire, parce qu'il en sera question dans les articles consacrés à ces maladies.

Fièvre bilieuse.

Définition. Cette fièvre est caractérisée par un pouls fort et fréquent, une chaleur âcre au toucher, l'amertume de la bouche, un enduit jaunâtre de la langue, une teinte légèrement jaune de la face, des nausées ou même des vomissements bilieux.

Causes. Causes prédisposantes. Ce sont : un tempérament bilieux, une constitution affaiblie, le séjour dans les prisons, les camps ou les armées, les climats très-chauds et humides, et surtout les pays marécageux ou situés sous les tropiques, les étés très-chauds.

Causes occasionnelles. Lorsque la constitution atmosphérique régnante est favorable à la fièvre bilieuse, celle-ci se développe sous l'influence d'un refroidissement, de l'abus des liqueurs alcooliques, de l'usage d'aliments de mauvaise nature, d'écarts de régime, de violences extérieures, surtout exercées sur la tête, d'un exercice trop fort, d'un accès de colère et des peines morales. Elle succède très-souvent dans les pays chauds à l'embarras gastrique.

Cause prochaine. Elle consiste dans une sécrétion surabondante et morbide de la bile, qui pèche probablement non-seulement par sa quantité, mais encore par ses qualités. Cette polycholie fait supposer que les causes éloignées de la fièvre bilieuse ont principalement porté leur action sur le foie. Cette grande quantité de liqueur biliaire altérée s'amasse dans l'estomac et les intestins, sur lesquels elle agit à la manière d'une sorte de poison; une certaine partie est absorbée, et passe dans le sang et les divers liquides sécrétoires, comme le prouvent les expériences de Meli.

La fièvre bilieuse est endémique ou épidémique dans les pays intertropicaux ou très-chauds; elle est presque toujours sporadique dans les climats tempérés.

Phénomènes précurseurs. Cette maladie peut débuter tout à coup; mais le plus souvent ceux qui en sont menacés ont du dégoût pour les aliments, crachent plus que de coutume, ont de la céphalalgie, des lassitudes, des insomnies et quelquefois la plupart des signes d'un embarras gastrique.

Symptômes. L'invasion de la fièvre bilieuse a lieu par un frisson plus ou moins intense, quelquefois avec tremblement; vient ensuite une chaleur âcre et brûlante au toucher, accompagnée d'anxiété et de difficulté dans la respiration. Le pouls est fréquent, fort, développé, quelquefois faible; il y a en même temps anorexie complète, soif intense et désir des boissons acidulées; la bouche est amère, la langue est couverte d'un enduit blanchâtre ou jaunâtre; humide d'abord, elle devient souvent sèche, du moins dans son milieu, avec des sillons longitudinaux; il survient des nausées, des éructations, des vomituritions, des vomissements souvent accompagnés de tremblement de la lèvre inférieure. Les matières vomies sont verdâtres, porracées, âcres, de nature bilieuse, et laissent un sentiment d'ardeur dans la gorge. La région épigastrique est souvent tendue et douloureuse au toucher. Le malade est fréquemment tourmenté par des borborygmes et des douleurs vagues dans l'abdomen; il y a tantôt constipation et tantôt évacuation de matières liquides, bilieuses, très-fétides. Les yeux sont souvent inondés de larmes, brillants et d'une teinte jaunâtre; les joues sont marquées d'une rougeur foncée circonscrite; les ailes du nez et les côtés de la bouche sont pâles et nuancés d'un jaune verdâtre; la peau, ordinairement sèche, quelquefois humide, offre assez souvent une teinte jaunâtre, soit uniforme, soit disposée par taches, tantôt générale, et tantôt bornée à la face et aux mains; l'urine est épaisse, jumenteuse, d'un jaune safrané. Il y a une céphalalgie sus-orbitaire violente qui peut dégénérer en délire. Le sommeil est inquiet et agité, ou nul.

Marche. La fièvre bilieuse est ordinairement continue ou rémittente; celle-ci offre une rémission le matin, et un paroxysme le soir ou dans la nuit qui peut s'accompagner d'assoupissement ou de délire. Cette forme est si marquée, surtout dans les pays intertropicaux, où cette fièvre est endémique ou épidémique, que tous les médecins anglais qui l'ont décrite l'ont désignée sous le nom de *rémittente bilieuse.*

Durée. La fièvre bilieuse dure ordinairement sept, dix, quatorze ou vingt et un jours.

Terminaisons. La fièvre bilieuse se termine ordinairement par une évacuation critique qui consiste en une sueur générale, en un vomissement ou une diarrhée bilieuse, en un épistaxis, une métrorrhagie, un flux hémorrhoïdal, une urine sédimenteuse. Celle qui est continue devient quelquefois rémittente ou intermittente. Dans les pays très-chauds, elle se termine souvent par la mort; mais les auteurs anglais qui ont écrit sur la fièvre bilieuse intertropicale ne nous ont pas laissé des détails assez précis pour déterminer si, dans ce cas, les malades succombent à la violence de la réaction générale ou à des affections locales qui viennent la compliquer. Il est certain, toutefois, que des hépatites et des dyssenteries peuvent survenir vers la fin de ces fièvres.

Lésions anatomiques. La fièvre bilieuse qu'on observe en France étant généralement sporadique et peu grave, nos compatriotes ont eu peu d'occasions d'ouvrir des cadavres, et de rechercher les altérations que cette fièvre laisse après elle. D'un autre côté, les médecins anglais qui exercent dans l'Inde ont trop négligé ce genre d'investigation pour nous diriger dans la rédaction de cet article. Le seul auteur qui nous fournisse quelques documents à cet égard est le docteur Meli, à qui nous devons la description d'une épidémie de fièvre bilieuse rémittente qui a régné en 1819 et 1820 à Castelletto sur le Tésin (*Sulle febbri biliose*, Milano, 1822 et 1824). Voici les altérations observées par ce médecin sur les sujets qui ont succombé : le tissu adipeux de la peau contenait une sérosité jaunâtre; le foie était augmenté de volume; les vaisseaux lymphatiques étaient devenus en partie visibles, à cause de l'humeur jaune dont ils étaient injectés; les conduits biliaires étaient distendus par une bile visqueuse; la vésicule du fiel était dilatée avec épaississement de ses parois; le système veineux abdominal était excessivement gonflé; la veine porte était doublée de volume; son tronc paraissait avoir été le siége d'une inflammation profonde; ses parois étaient épaissies; sa membrane interne était ulcérée et détruite dans divers endroits, et cette altération s'étendait en plusieurs points jusqu'à la membrane fibreuse; cette tunique interne était tapissée d'une espèce d'albumine concrète, et sa cavité remplie de sanie et de caillots. Les veines hépatiques offraient aussi des caractères d'inflammation; les artères du même nom étaient saines; la veine cave était pleine de concrétions et marquée de stries rouges; l'oreille droite du cœur renfermait des caillots polypiformes; les vaisseaux du cerveau étaient fortement injectés.

Diagnostic. On reconnaît l'existence de la fièvre bilieuse aux signes suivants : le malade a la bouche amère, la langue couverte d'un enduit jaunâtre; il y a anorexie, soif, désir des boissons acides, nausées et souvent vomissements de matières bilieuses, teinte jaune des ailes du nez et des côtés de la bouche, chaleur âcre à la peau, pouls fréquent, céphalalgie sus-orbitaire.

Ces symptômes s'expliquent par la cause de la fièvre bilieuse. La bile, devenue plus abondante et probablement altérée dans ses qualités par suite d'influences qui ont porté leur action sur le foie, s'accumule dans le duodénum, l'estomac et les intestins ; une partie est absorbée et passe dans le sang ; de là une réaction générale de l'économie ayant principalement pour organes les parties le plus exposées à l'action irritante de la cause morbifique, c'est-à-dire le système digestif et l'appareil circulatoire ; de là aussi la tendance de la nature à éliminer cette cause par les vomissements et la diarrhée. Cette théorie se trouve confirmée par les lésions observées par Méli sur les cadavres des sujets qui ont succombé à la fièvre bilieuse. Telles sont la distension de la vésicule et de tous les conduits biliaires par le fluide dont ils sont les réservoirs et les canaux, la couleur jaune des vaisseaux lymphatiques du foie, l'inflammation de la veine porte et de ses ramifications, etc. On conçoit que l'absorption d'une humeur aussi irritante et son mélange avec le sang du système veineux abdominal aient promptement donné lieu à l'inflammation de sa membrane interne.

De toutes les maladies qu'on pourrait confondre avec la fièvre bilieuse, l'hépatite est celle où l'erreur serait le plus facile. On l'en distinguera par une douleur locale ayant son siége dans l'hypocondre droit, s'étendant jusqu'à l'épaule du même côté, et ayant précédé les phénomènes fébriles, et en général par l'absence des symptômes bilieux que révèlent la bouche, la langue et l'estomac dans la fièvre qui nous occupe.

Pronostic. La fièvre bilieuse simple, telle que se présente ordinairement celle qui est sporadique, est exempte de danger lorsqu'elle est convenablement traitée. Il n'en est pas de même de celle qui règne épidémiquement ou endémiquement dans les pays très-chauds ; elle y fait de nombreuses victimes, lorsqu'elle est abandonnée à elle-même ou combattue par les antiphlogistiques seuls. Elle est toujours grave lorsqu'il s'y joint des complications et surtout des symptômes indiquant une phlébite abdominale.

Traitement. Lorsque la fièvre qui nous occupe est simple, et que la nature a déjà procuré du soulagement en provoquant des évacuations bilieuses par le vomissement ou par les selles, il suffit ordinairement pour la guérir d'ordonner la diète et l'usage de la limonade au citron ou au sirop de groseille, ou de l'orangeade prise souvent et en petite quantité à la fois. Lorsque les évacuations sont nulles ou incomplètes, il faut les exciter artificiellement, à moins qu'il n'existe des contre-indications manifestes, tels que seraient des symptômes d'inflammation de l'estomac. On provoque le vomissement avec dix ou quinze centigrammes d'émétique en dissolution dans un verre d'eau, ou bien avec l'ipécacuanha en poudre à la dose d'un gramme ou d'un gramme vingt-cinq centigrammes. On laisse ensuite reposer le malade jusqu'au jour suivant, après quoi on lui prescrit un purgatif doux, tel que l'eau de tamarin, à laquelle on peut ajouter deux gros de sulfate de soude, la casse, la manne en larmes à la dose de deux onces, etc. Après ces évacuations et l'amélioration qui en résulte, il faut laisser agir la nature, qui suffit seule pour amener la guérison.

Si les phénomènes de réaction circulatoire sont très-prononcés, la saignée est indiquée ; si au contraire la tension et la douleur de la région épigastrique et de l'hypocondre droit sont considérables, la fièvre étant d'ailleurs modérée, il convient de faire une application de quinze à vingt sangsues sur le lieu douloureux chez les adultes. Quatre à huit de ces animaux suffisent chez les enfants ; mais il ne faut point oublier que cette soustraction locale de sang n'est convenable que dans les cas où il existe des signes d'inflammation gastrique, intestinale ou hépatique, et que la seule stimulation produite par la bile suffit le plus souvent pour occasionner de la douleur à l'épigastre et dans l'hypocondre droit sans qu'il y ait phlegmasie. Ces phénomènes locaux étant apaisés, on en viendra aux vomitifs et aux laxatifs, comme dans la fièvre simple, s'il existe encore des symptômes de surcharge bilieuse. Parmi les purgatifs, le calomel est singulièrement vanté par les médecins anglais, qui lui accordent la préférence sur tout autre. L'eau froide en boisson est recommandée par Méli, après Galien, Celse, Cirillo et Frohlich, comme moyen de modérer la violence des phénomènes fébriles.

Fièvre typhoïde.

Fièvre putride, adynamique, maligne, ataxique, muqueuse, entéro-mésentérique ; dothinenthérie, gastro-entérite, entérite folliculeuse.

Définition. La fièvre typhoïde consiste ordinairement en un ensemble de caractères physiologiques et anatomiques dont les principaux sont les suivants : la fièvre, la céphalalgie, la stupeur, le délire, un enduit fuligineux de la langue, des lèvres et des dents, la diarrhée, le météorisme, la prostration des forces, les soubresauts des tendons, des taches à la peau, des hémorrhagies et un exanthème intestinal ayant son siége dans les follicules de Brunner et de Peyer, qui sont tuméfiés ou ulcérés, avec gonflement des ganglions mésentériques voisins.

Causes. — *Causes prédisposantes.* Cette maladie peut attaquer tous les âges, mais elle est très-rare dans la vieillesse et surtout fréquente de dix-huit à trente ans. Elle choisit de préférence les personnes qui ont changé de pays et de climats. A Paris, le plus grand nombre des malades qui en sont atteints sont des individus arrivés depuis deux à trois mois, quelquefois depuis un an ou deux ans dans cette capitale.

On regarde généralement comme prédispositions à cette fièvre la misère, une nourriture insuffisante ou malsaine, des évacuations excessives, des débauches immodérées, des fatigues excessives, des affections morales tristes, la faiblesse occasionnée par des maladies antérieures ; cependant il résulte des observations récentes de MM. Louis, Chomel, Andral, etc., que ces causes sont loin d'être fréquentes, et que dans la majorité des cas les malades n'accusent aucune circonstance qu'on puisse regarder comme ayant concouru au développement de la maladie.

Causes occasionnelles. Il en est de ces causes comme des précédentes; le plus souvent il n'en existe aucune. Quelques individus attribuent leur mal à l'impression subite du froid pendant qu'ils avaient très-chaud, à un écart de régime, à un exercice forcé et excessif, etc.; mais la rareté de ces influences montre bien qu'elles n'ont eu dans ces cas qu'une action bien secondaire, et que probablement la fièvre typhoïde se serait développée sans elles.

Contagion. MM. Bretonneau, Gendron et autres, ayant observé plusieurs épidémies où cette maladie s'était propagée entre des personnes qui avaient communiqué entre elles, la regardent comme contagieuse. Cette opinion est contraire à celle de la plupart des médecins des hôpitaux de Paris, où l'on ne voit point cette affection se transmettre, soit aux malades dont les lits avoisinent les individus atteints de fièvre typhoïde, soit aux médecins, aux élèves ou aux sœurs qui leur donnent des soins. Cette raison n'est pas concluante, attendu qu'il est impossible dans les hôpitaux d'avoir des renseignements suffisants sur ce qui a précédé l'entrée des malades.

Les faits de contagion évidente se sont tellement multipliés aujourd'hui qu'il est très-peu de médecins qui n'en aient vu des exemples, et qu'il est impossible de nier ce mode de propagation de la maladie. Il faut avouer cependant que cette fièvre peut aussi se développer spontanément, et que sa disposition à se transmettre par contact ou par infection est beaucoup moins prononcée que dans d'autres maladies, les fièvres éruptives par exemple.

La fièvre typhoïde n'affecte le même individu qu'une fois dans la vie; elle est tantôt sporadique, tantôt épidémique.

Cause prochaine. La comparaison des symptômes avec les altérations anatomiques trouvées à l'ouverture des sujets et un grand nombre d'expériences faites sur les animaux tendent à prouver de plus en plus que les fièvres typhoïdes sont le résultat d'une altération septique du sang, soit spontanée, soit provoquée par un miasme spécifique. Il est vrai que l'aspect de ce fluide ne confirme pas entièrement cette opinion; en effet, s'il est incontestable que sur un certain nombre de cadavres on trouve ce fluide dans un état de liquidité, de dissolution et d'altération manifeste, il n'est pas moins vrai que sur beaucoup d'autres le sang des individus morts de fièvre typhoïde ne présente pas de différence bien sensible avec celui des sujets qui ont succombé à d'autres maladies aiguës ou chroniques; mais nous ne devons pas oublier que le sang se décompose avec une grande promptitude lorsqu'il est privé de la vie, et que rien n'est trompeur comme l'aspect extérieur pour déterminer les altérations que peut avoir éprouvées un liquide aussi composé et encore vivant; nous pouvons en dire autant des expériences chimiques; jusque aujourd'hui elles nous ont appris bien peu de chose sur les altérations des fluides et du sang en particulier.

Mais lorsqu'on remarque que l'odeur fétide des évacuations ainsi que la tendance à la gangrène sont manifestes dans un assez grand nombre de fièvres typhoïdes, qu'on rencontre fréquemment des traces de mortification dans les follicules muqueux du canal intestinal et quelquefois dans les poumons et dans d'autres organes, que les escarres au sacrum y sont assez communes, que la putréfaction des cadavres est beaucoup plus prompte qu'à la suite d'autres maladies, on est déjà très-porté à soupçonner une altération septique du sang dans ces affections. Ce soupçon acquiert une grande probabilité par les résultats des expériences faites sur les animaux. M. Gaspard a injecté des matières animales ou végétales en putréfaction dans les veines d'un grand nombre de chiens. Ces animaux n'ont pas tardé à présenter tous les symptômes des fièvres typhoïdes : les uns ont guéri après avoir éprouvé des évacuations putrides abondantes; les autres ont succombé, et l'examen de leurs cadavres a offert tantôt des taches noirâtres des poumons, une rougeur et un aspect hémorrhagique de la membrane muqueuse de l'intestin grêle, des follicules altérés, etc., et tantôt un état normal de la plupart des organes. M. Gendrin a répété les mêmes expériences sur deux chiens, en introduisant dans les veines de ces animaux du sang dont une partie avait été extraite par la saignée d'un individu atteint de fièvre putride, et dont l'autre partie provenait d'une épistaxis qu'avait eue le même malade. Il en résulta, comme dans les expériences de M. Gaspard, des phénomènes de fièvre typhoïde, qui firent promptement périr ces animaux ; leur cadavre n'offrit aucune lésion du tube digestif ; le sang était noir et liquide, les poumons étaient parsemés d'ecchymoses et de taches noires. Nous croyons donc que la fièvre typhoïde reconnaît comme cause prochaine une altération du sang, spontanée ou produite par un miasme contagieux.

Phénomènes précurseurs. L'invasion de la fièvre typhoïde a lieu tout à coup, ou bien est précédée de lassitudes spontanées, d'un sentiment de pesanteur générale, de céphalalgie obtuse, de somnolence, de douleurs vagues dans les membres, etc.

Symptômes. — Première période. La maladie débute ordinairement d'une manière assez violente par des frissons accompagnés de tremblements, de mal de tête, de fatigue, d'anorexie, de soif. Dans un grand nombre de cas, il se joint à ces symptômes des épistaxis, quelques douleurs de ventre et de la diarrhée. La chaleur succède aux frissons, qui cependant se renouvellent souvent pendant les premiers jours et ont une durée assez courte. La chaleur devient ensuite permanente, forte et sèche ; le pouls, qui était petit et fréquent pendant le froid, devient plus développé et augmente encore de fréquence. Les malades éprouvent une grande faiblesse qui n'est point d'accord avec les autres phénomènes de la maladie, peu graves en apparence ; ils ont de la somnolence et des éblouissements.

Ces symptômes acquièrent promptement plus d'intensité, et il ne tarde pas à en survenir plusieurs autres qui dénotent une perturbation générale et profonde des fonctions de l'organisme. La face prend un air d'étonnement et comme de stupeur, les yeux sont injectés, luisants, la vue est souvent trouble et confuse ; il survient fréquemment des bourdonnements d'oreilles, une certaine dureté d'ouïe qui peut dégénérer en une espèce de surdité, des saignements de nez qui n'amènent aucun soulagement. La céphalalgie est ordinairement vive, la figure abattue. La somnolence qui existait dès les premiers temps augmente et devient presque habituelle; elle est ordinairement peu profonde. Les malades en sortent facilement lorsqu'on les interroge; mais ils y retombent bientôt après. Leurs réponses sont lentes, par monosyllabes, et indiquent une apathie et une indifférence complètes, en même temps qu'une grande faiblesse des facultés intellectuelles. Il survient assez souvent du délire dont le caractère et l'intensité sont très-variables. Tantôt il est léger, tranquille, taciturne et n'arrive que pendant la nuit, tantôt il est habituel, agité et même violent, et dans ce cas on est obligé d'attacher les malades dans leur lit à l'aide de la camisole de force. Il survient chez certains individus des mouvements convulsifs des muscles des lèvres, des joues, de la mâchoire, des membres supérieurs et même inférieurs, d'où résultent des soubresauts dans les tendons, de la carphologie, quelquefois une contraction permanente. Les forces sont abattues. Langue blanchâtre, peu humide, collante; soif vive, anorexie, souvent nausées ou vomissements de matières verdâtres; abdomen sonore à la percussion, douloureux à la pression, surtout à la fosse iliaque droite, qui fait entendre du gargouillement; selles fréquentes, liquides et jaunâtres; rate volumineuse; pouls fréquent (plus de cent pulsations par minute), mou ou résistant; peau chaude et sèche, toux légère avec quelques crachats grisâtres, râles sibilants et muqueux dans divers points de la poitrine; insomnie ou sommeil troublé par des rêves fatigants.

A la fin de cette période ou au commencement de la deuxième (du cinquième au douzième jour), il paraît sur la peau du ventre, quelquefois de la poitrine ou des membres, des taches rosées lenticulaires, qui disparaissent sous la pression du doigt, durent quelques jours et s'effacent; mais elles sont parfois remplacées par d'autres qui se montrent pendant quelque temps et suivent la même marche.

Deuxième période. Tous les symptômes s'aggravent, à l'exception de la céphalalgie, qui se calme ordinairement : air de stupeur plus prononcé, prostration plus considérable des forces, traits de la face immobiles, surdité; tantôt état de somnolence ou de coma vigil, tantôt délire. Celui-ci peut être léger, passager, fugace et calme, ou continu et agité, et même furieux. C'est alors surtout que surviennent les soubresauts des tendons, la carphologie et les autres phénomènes convulsifs qui sont rares dans la première période.

Dans cette période, la langue est rouge, sèche, souvent tremblante et fendillée; elle se couvre d'une matière grisâtre, collante, qui devient ensuite brunâtre ou noirâtre et qui enduit en même temps les gencives et les dents; c'est ce qu'on appelle *état fuligineux*. La soif est moins vive, la déglutition est quelquefois gênée, les vomissements continuent ou cessent, les selles sont plus ou moins fréquentes, fétides, très-souvent involontaires; elles sont quelquefois sanguinolentes ou même entièrement composées de sang noirâtre, coagulé et abondant, ce qui constitue de véritables hémorrhagies intestinales. L'abdomen se météorise, et sa tuméfaction, qui est modérée chez certains sujets, devient extrêmement considérable chez d'autres, résonne comme un tambour et gêne beaucoup la respiration. Chez plusieurs malades, l'excrétion de l'urine n'a pas lieu, parce que la vessie est paralysée.

Le pouls est fréquent, petit, mou, dépressible, parfois irrégulier et inégal, quelquefois filiforme. La peau est chaude et sèche, quelquefois moite ou couverte de sueur; elle offre chez la plupart des malades, indépendamment des taches roses dont j'ai parlé plus haut, des sudamina et des pétéchies. Les sudamina sont de petites vésicules transparentes, nombreuses et confluentes, difficiles à apercevoir, qui se développent surtout aux aines, aux aisselles et au cou. Les pétéchies sont de petites ecchymoses brunâtres et arrondies, plus rares que les taches et les sudamina. On observe encore chez quelques malades des érysipèles, des vergetures, ou d'autres éruptions anormales. La prostration des forces continue à faire des progrès; les malades, qui faisaient peu de mouvements depuis l'origine de la fièvre (excepté dans les cas de délire agité), finissent ordinairement par n'avoir plus la force de se remuer; ils restent habituellement couchés sur le dos, les bras étendus sur les parties latérales du corps, immobiles et se laissant déplacer comme s'ils étaient sans vie. Vers la fin de cette période, la peau du sacrum et quelquefois celle des trochanters et des coudes, habituellement comprimée par le poids du corps, rougit, s'excorie et se change en une escarre noire plus ou moins étendue ; les vésicatoires, lorsqu'il y en a, deviennent livides, donnent un pus de mauvaise nature et sont quelquefois frappés eux-mêmes de gangrène. Il survient chez quelques malades des gonflements des glandes parotides avec ou sans soulagement des autres symptômes.

Troisième période. Tous les symptômes s'aggravent encore ; les traits de la face prennent le cachet particulier qu'on appelle figure hippocratique, le pouls devient si petit et si faible, qu'on le sent à peine ; la respiration devient difficile, la peau est humectée par une sueur visqueuse et froide. Les malades succombent enfin dans un état de coma.

Lorsque, au contraire, les malades doivent guérir, il est rare qu'ils parviennent à cette période. La stupeur et les autres symptômes cérébraux diminuent d'abord, la langue devient humide, la bouche se nettoie ; le délire et le coma disparaissent. Peu à peu tous les accidents cessent, avec ou sans phénomènes critiques.

Marche. La marche de la maladie est toujours continue, souvent accompagnée de redoublements vers le soir ; elle offre dans son cours des variétés nombreuses, tant sous le rapport du nombre et de l'intensité des symptômes que sous celui de leur origine et de leur succession. Lorsqu'elle est grave, ce qui arrive le plus souvent, elle présente l'ensemble de phénomènes que nous venons de décrire. Il arrive assez souvent qu'il n'y a ni diarrhée, ni douleurs de ventre pendant la première période de la maladie, et que ces phénomènes ne se manifestent qu'après cinq à huit jours ; chez un petit nombre de malades, l'adynamie et la plupart des symptômes graves n'existent pas ; la fièvre paraît sans danger jusqu'à ce qu'il se montre quelque phénomène redoutable qui ne laisse plus aucun doute sur le diagnostic de la maladie. On remarque assez ordinairement la prédominance de certains symptômes ; chez quelques malades, ce sont l'intensité de la fièvre, de la chaleur, et de la réaction du système sanguin; chez d'autres, l'assoupissement, l'affaissement, la prostration, la tendance à la gangrène et aux hémorrhagies; chez d'autres encore le délire, les phénomènes spasmodiques, etc.

Formes de la fièvre typhoïde. C'est d'après cette prédominance, qu'on a admis cinq formes à la fièvre typhoïde : la forme inflammatoire, la forme bilieuse, la forme muqueuse, la forme adynamique et la forme ataxique. Dans la forme inflammatoire, le pouls est plein, la chaleur vive, la peau injectée, l'urine rouge, symptômes bientôt remplacés par ceux d'une autre forme. Dans la forme bilieuse, la bouche est amère, la langue a une teinte jaunâtre, il y a des nausées et des vomissements. Dans la forme muqueuse, la fièvre est modérée, et l'on remarque un état catarrhal des principales membranes muqueuses. Dans la forme adynamique, qui est la plus commune de toutes et souvent primitive, il y a stupeur très-forte, prostration extrême des forces, coma, petitesse du pouls, déjections fétides, hémorrhagies et escarres. Enfin dans la forme ataxique ou maligne, on observe plus particulièrement comme symptômes prédominants, le délire, l'agitation, la carphologie, les soubresauts des tendons et d'autres phénomènes spasmodiques.

Sous le rapport de l'intensité des symptômes, on divise encore les fièvres typhoïdes en bénignes, moyennes et graves.

Durée. La fièvre typhoïde se termine quelquefois au bout de huit jours; elle peut se prolonger jusqu'à soixante et au delà. Sa durée moyenne varie de vingt et un à trente-deux jours, mais elle est difficile à déterminer d'une manière précise, à cause de l'ignorance où l'on est souvent du jour où elle a commencé.

Terminaisons. Elle se termine par la mort ou la guérison; mais les proportions de l'une et de l'autre de ces issues varient suivant la constitution atmosphérique et le traitement employé. Il y a des époques où le tiers et même la moitié des malades succombent; dans d'autres circonstances plus heureuses, le nombre de ceux qui survivent peut s'élever aux neuf dixièmes et au delà, sans qu'il soit toujours facile de faire la part du médecin ou celle de la nature dans ces résultats favorables.

Lorsque la mort survient, elle arrive tantôt après un affaissement général et graduel des fonctions et au milieu d'une perte de connaissance peu ancienne, tantôt après un état comateux qui dure depuis longtemps. Dans d'autres circonstances, elle est l'effet d'une véritable complication, d'une perforation de l'intestin grêle, suivie de tous les symptômes d'une péritonite violente et promptement mortelle.

Lorsque la maladie se termine par la guérison, les symptômes graves, tels que la somnolence, le délire, le météorisme, diminuent graduellement et cessent bientôt ; les selles liquides deviennent moins fréquentes ; la langue, les gencives et les dents se nettoient de l'enduit qui les recouvrait ; la face perd cet aspect d'étonnement et de stupeur qu'elle présentait ; les facultés reviennent à leur type normal, ce qu'on reconnaît aux réponses du malade et à la part qu'il prend aux personnes et aux choses environnantes. Cette amélioration coïncide assez souvent avec divers phénomènes critiques, : savoir une urine trouble avec un sédiment cendré, des déjections alvines de matières liées et homogènes, des sueurs abondantes et générales qui se font surtout remarquer la nuit, des abcès qui peuvent se former dans diverses régions du corps, des inflammations des glandes parotides, etc.

La *convalescence* est toujours longue. Les malades sont très-maigres et très-faibles et reprennent lentement, malgré l'appétit qui les tourmente. Quelques-uns conservent encore pendant un certain temps un trouble léger de l'intelligence, d'autres de la surdité, une disposition à l'œdématie des extrémités inférieures, etc.

Aussi les *rechutes* sont-elles à craindre, soit qu'elles surviennent sans cause apparente, soit qu'elles succèdent, ce qui est le plus ordinaire, à des écarts de régime.

Complications. La fièvre typhoïde se complique de pneumonie chez un sixième environ des malades. Les autres complications qu'on observe le plus souvent sont l'otite, l'érysipèle à la face, les hémorrhagies intestinales, les péritonites, suites de perforation intestinale. Ce dernier accident, toujours promptement mortel, survient une ou deux fois sur cent cas.

Lésions anatomiques. Parmi ces lésions, les unes sont extrêmement fréquentes, les autres assez rares.

Les premières sont celles qui ont leur siége dans l'appareil digestif; elles ont lieu au moins quatre-vingt-dix-huit fois sur cent. Elles consistent quelquefois, mais très-rarement, dans une simple injection vasculaire de la membrane muqueuse intestinale dont les degrés sont très-variés, et presque toujours dans des altérations des follicules muqueux, solitaires ou agminés de l'intestin grêle, connus sous les noms de glandes de Peyer et de Brunner, auxquelles se joint une lésion des ganglions mésentériques correspondants et de la rate.

Ces altérations se présentent sous forme d'exanthème, d'ulcérations et de perforations.

1° *État exanthématique.* Les plaques de Peyer, situées dans la dernière moitié, ou mieux dans le cinquième inférieur de l'intestin grêle, font une saillie elliptique et ovalaire de quelques lignes au-dessus du niveau de la membrane muqueuse; elles ont une couleur rouge, blanche, grise, jaunâtre, noirâtre; dans ce dernier cas, elles ont l'aspect de petites escarres : elles sont tantôt très-molles, tantôt fermes et plus consistantes que la membrane muqueuse. En même temps, dans le tiers ou le quart des cadavres, les follicules solitaires ou de Brunner, principalement ceux qui occupent la fin de l'iléum dans le voisinage du cœcum, sont tuméfiés et offrent la forme de boutons isolés les uns des autres, conoïdes, de couleur rouge, blanche ou grise, dont le sommet est ordinairement percé d'un petit orifice par où la pression fait sortir une très-petite quantité d'une humeur grisâtre ou blanchâtre. Les plaques et les boutons que nous venons de décrire présentent dans leur ensemble l'apparence d'un exanthème qui ressemble à la variole. Quant au nombre des plaques et des boutons, il est extrêmement variable, souvent très-considérable, d'autrefois très-rare.

Dans les intervalles des follicules malades, la membrane muqueuse est tantôt blanche, pâle et sans aucune altération, tantôt injectée et d'une consistance moins ferme que dans son état ordinaire.

2° *Ulcérations.* Elles résultent de la destruction, par la gangrène ou autrement, des follicules solitaires ou agminés. Elles occupent ordinairement le côté de l'intestin opposé à l'attache du mésentère et ont surtout leur siége dans la partie de l'iléum voisine du cœcum. Elles sont arrondies ou ovalaires, d'une étendue variable, quelquefois à peine de la largeur d'une lentille, d'autres fois fort larges et longues d'un ou plusieurs pouces. Leur surface est tantôt rugueuse, rouge, grisâtre, jaunâtre, brunâtre ou noire, tantôt blanche, pâle et unie. Elle est constituée, suivant la profondeur de la perte de substance, par la membrane musculeuse, le tissu cellulaire ou le péritoine; dans ce dernier, une cause très-légère suffit pour produire une perforation complète de l'intestin. Le nombre des ulcérations intestinales est extrêmement variable. Ces solutions de continuité sont susceptibles de se terminer par cicatrisation, terminaison dont les autopsies n'offrent que des exemples bien rares, par la raison, sans doute, que les individus chez lesquelles elle a lieu ne succombent pas. Dans ces cas, on trouve les bords de l'ulcère affaissés et sa surface couverte d'un feuillet extrêmement mince, qui se continue avec les bords et qui contraste par sa ténuité et sa pâleur avec la membrane muqueuse.

3° *Perforations.* Elles sont le résultat des ulcérations que nous venons de décrire; elles arrivent lorsque la perte de substance s'étend aux trois membranes de l'intestin grêle. Leur siége n'a rien de bien fixe, et peut se rencontrer partout où existent des ulcérations; mais comme ces dernières occupent le plus souvent les environs de la valvule iléo-cœcale, c'est là aussi que les perforations arrivent le plus fréquemment. Cette terminaison est promptement suivie d'une péritonite mortelle; heureusement elle est assez rare, en la comparant au nombre total des malades atteints de fièvre typhoïde.

4° *Lésions des ganglions mésentériques.* Les ganglions mésentériques qui répondent aux plaques de Peyer altérées sont tuméfiés, rouges, épaissis, souvent ramollis.

5° *Gonflement de la rate.* Dans presque tous les cas, la rate est beaucoup plus grosse que dans l'état sain, assez souvent quadruplée ou quintuplée de volume, ramollie à divers degrés et quelquefois diffluente.

Les altérations de l'appareil digestif décrites plus haut, malgré leur extrême fréquence, ne sont cependant point constantes dans les fièvres typhoïdes. MM. Martinet [1], Louis [2], Bouillaud [3], Andral [4], Dalmas, Neumann, Allison [5] ont rapporté quelques cas où le canal alimentaire était parfaitement sain.

Les lésions suivantes sont beaucoup plus rares; nous allons les indiquer d'après M. Louis, qui les a décrites avec beaucoup plus de précision qu'on ne l'avait fait avant lui. Dans le sixième des cas, cet auteur a trouvé des ulcérations dans l'œsophage et le pharynx, des fausses membranes et une infiltration purulente dans le tissu cellulaire sous-muqueux de ce dernier organe. La membrane muqueuse de l'estomac était tantôt saine, tantôt ramollie et amincie, d'autres fois mamelonnée et altérée dans sa couleur avec ramollissement, ulcérée dans un très-petit nombre de cas. La membrane muqueuse du gros intestin était souvent ramollie; elle était plus ou moins rouge dans la moitié des cas, de couleur naturelle dans l'autre moitié; elle offrait un petit nombre d'ulcérations superficielles chez un tiers des sujets. Le foie et le cœur étaient ramollis chez la moitié des sujets, sains chez les autres. La tunique interne de l'aorte avait une couleur d'un rouge clair dans presque tous les cas où le cœur était mou.

Les poumons, sains dans un tiers des cadavres, étaient splénisés ou hépatisés dans les deux autres tiers dans une étendue ordinairement peu considérable. La substance corticale du cerveau était plus ou moins rouge ou rose chez plus d'un tiers des sujets; la médullaire était légèrement injectée dans la plupart des cas; la masse cérébrale offrait beaucoup

[1] *Bibliothèque médicale*, t. LXVI.

[2] *Recherches sur la maladie connue sous le nom de gastro-entérite, fièvre typhoïde*, etc.

[3] *Traité des fièvres.*

[4] *Clinique médicale*, t. III.

[5] *Ibid.*, p. 455.

de mollesse dans un septième des cas environ. Je passe sous silence quelques autres lésions que M. Louis a rencontrées beaucoup plus rarement.

M. Louis, ayant comparé les lésions trouvées à l'ouverture des sujets morts de fièvre typhoïde aux lésions observées par lui chez un nombre égal d'individus qui avaient succombé à toute sorte de maladies aiguës, a remarqué qu'à l'exception des altérations des follicules de Peyer et de Brunner, du gonflement des ganglions mésentériques et de la rate, des ulcérations du pharynx, de l'œsophage et du gros intestin (lésions qui lui paraissent propres aux fièvres typhoïdes), toutes les autres altérations anatomiques existent également à la suite des affections aiguës terminées par la mort.

Quoique tout tende à prouver que le *sang* est altéré dans la fièvre typhoïde, il faut avouer cependant qu'on ne connaît encore aucune altération qui soit tout à fait propre à cette maladie. On le trouve souvent diffluent, ayant un aspect caillebotté ou sirupeux ; mais cet état n'est pas constant. Les recherches chimiques n'ont rien appris non plus de positif sur les changements qu'éprouve ce liquide dans la fièvre qui nous occupe.

Diagnostic. — 1° *Signes caractéristiques.* La fièvre typhoïde n'a point de signe pathognomonique ; on la reconnaît en général à la réunion des caractères suivants : la maladie a débuté, ordinairement sans cause appréciable, par un frisson assez intense, suivi de céphalalgie, d'accélération du pouls, de chaleur sèche, d'anorexie, de soif, de douleurs de ventre et de diarrhée. Il est bientôt survenu une faiblesse considérable nullement en rapport avec les autres symptômes, des taches roses lenticulaires qui se sont manifestées du sixième au douzième jour sur l'abdomen et la poitrine, des bourdonnements d'oreilles, un peu de somnolence et de stupeur, souvent des épistaxis. Un peu plus tard on a observé la fuliginosité de la langue, des gencives et des dents, le météorisme, l'assoupissement, le délire, la prostration, les escarres au sacrum, les soubresauts des tendons, etc.

Tels sont les phénomènes dont l'ensemble caractérise d'une

manière certaine la fièvre typhoïde ; quand ils se rencontrent chez le même individu, il ne peut exister aucun doute sur le diagnostic ; mais il n'en est pas toujours ainsi ; un plus ou moins grand nombre peuvent manquer et jeter du doute sur le caractère de la maladie. C'est ainsi que quelques individus n'ont jamais de diarrhée, ou n'en ont qu'à une époque déjà avancée de l'affection ; d'autres n'éprouvent pas une faiblesse considérable, du moins dans les premiers temps ; d'autres n'ont jamais de délire ou de taches lenticulaires. Mais dans les cas où quelques-uns des symptômes principaux n'existent pas, l'ensemble de ceux qui se présentent et la manière dont ils se sont succédé suffisent pour caractériser la maladie après cinq à six jours de durée.

On reconnaît l'existence d'une péritonite suite de perforation intestinale à une excessive sensibilité de l'abdomen, à des douleurs très-vives provoquées par la plus légère pression, aux vomissements, à un pouls petit et extrêmement fréquent, à la figure grippée et à tous les autres signes qui caractérisent l'inflammation du péritoine.

2° Rapport des symptômes avec les lésions anatomiques. Les altérations que nous avons décrites plus haut sont-elles la cause des symptômes observés pendant la vie, ou bien sont-elles les effets de la réaction générale de l'organisme qui constitue la fièvre typhoïde? Telles sont les deux importantes questions agitées depuis vingt ans parmi les médecins et diversement résolues.

Remarquons d'abord que parmi ces lésions il en est qui, ne se présentant que dans la moitié des cas environ, ou beaucoup plus rarement, ne peuvent nullement, en bonne logique, être considérées comme causes des dérangements fonctionnels. Restent les altérations extrêmement communes, comme celles qui ont leur siége dans les follicules de Peyer et de Brunner, dans les ganglions mésentériques et dans la rate. Mais ces lésions ne peuvent pas encore être regardées comme causes, par trois raisons : 1° malgré leur extrême fréquence, elles ne sont pas constantes, et nous avons cité plus haut plusieurs faits de fièvre typhoïde bien caractérisée, observés par des médecins instruits, et dans lesquels l'autopsie n'avait révélé aucune lésion de l'appareil digestif ; 2° dans les expériences faites sur les animaux avec des matières putrides injectées dans les veines, on a déterminé, comme nous l'avons vu plus haut, tous les phénomènes propres à cette maladie ; mais tantôt le canal intestinal offrait les mêmes lésions à peu près que la fièvre typhoïde, tantôt il n'en présentait aucune ; 3° dans les cas si communs, où l'on trouve des altérations des follicules muqueux de l'iléum et des ganglions mésentériques, l'intensité de ces altérations n'est pas toujours en rapport avec la gravité des symptômes. C'est ainsi qu'on voit des malades succomber à des fièvres typhoïdes très-violentes, et dont les cadavres ne montrent qu'un très-petit nombre de follicules altérés, tandis que d'autres individus, qui n'offraient que des symptômes assez légers, avaient des altérations profondes de l'intestin grêle. Nous devons conclure de ces faits et de plusieurs autres, qu'il serait trop long d'exposer, que les lésions anatomiques les plus fréquentes, comme les plus rares, sont des effets et non la cause des fièvres typhoïdes. Voici maintenant comment nous expliquons la génération et le développement de ces maladies.

3° *Pathogénie.* Une matière septique, spécifique, miasmatique ou non miasmatique, venue du dehors, ou développée spontanément dans l'organisme sous l'influence de causes peu connues, produit tout à coup une altération du sang. Ce fluide vicié est porté dans tous les organes par le mouvement circulatoire ; il agit d'abord sur le cœur et sur les vaisseaux, et ensuite sur tous les systèmes organiques d'une manière anormale et toute différente de celle qui a lieu lorsqu'il est sain ; il en résulte une réaction générale que chaque organe exprime à sa manière : la fièvre, la somnolence, la stupeur, le délire, les spasmes, la diarrhée, la toux, etc., sont les phénomènes par lesquels se décèlent les réactions du cœur, du cerveau, du canal intestinal, des poumons, etc. La nature tend, dans cette maladie comme dans toutes les autres, surtout celles où le sang est altéré, à éliminer la cause morbifique, en la poussant vers les organes qui sont les émonctoires de l'économie, c'est-à-dire la peau et l'appareil digestif; cette tendance se manifeste par les éruptions variées, dont les téguments sont le siége après les six à dix premiers jours de la maladie, par les abcès qui se forment quelquefois dans le tissu cellulaire sous-cutané ou intermusculaire, par les épistaxis si communes dans cette affection, par la diarrhée, l'altération des follicules de Peyer, les hémorrhagies intestinales, etc. Mais le plus souvent cette tendance n'est nullement suivie d'un résultat salutaire à cause de l'intensité de l'altération du fluide vital. Les parties les plus viciées de ce fluide, au lieu d'être expulsées par les selles, enflamment les ganglions mésentériques, et les follicules de Peyer et de Brunner, qui sont fréquemment frappés de gangrène dans quelques parties de l'intestin grêle; elles produisent à la peau les taches rosées, les pétéchies, les érysipèles, les escarres du sacrum, et quelquefois des vésicatoires; elles dilatent et ramollissent la rate, hépatisent ou splénifient les poumons, etc. Toutes les lésions trouvées à l'ouverture des cadavres sont ainsi expliquées par la réaction générale de l'organisme, suite de l'altération du sang. Si la nature parvient à purifier ce fluide, en éliminant le poison qui l'infecte, le malade finit par guérir après une longue lutte contre la matière morbifique; si ses efforts sont impuissants, la mort est le résultat de ce combat organique.

4° Maladies qu'on pourrait confondre avec la fièvre typhoïde. Parmi les affections qu'on pourrait confondre avec cette fièvre, nous n'en citerons que deux : la fièvre inflammatoire et l'entérite, toutes les autres ayant des caractères si différents qu'un médecin instruit ne s'y laissera point tromper.

La fièvre typhoïde débute quelquefois avec des symptômes de réaction de l'appareil circulatoire si prononcés, que l'on peut facilement les confondre avec ceux de la fièvre inflammatoire; c'est ce qui arrivait fréquemment autrefois, et ce qui faisait dire à beaucoup d'auteurs que cette dernière maladie, lorsqu'elle était mal traitée, dégénérait en fièvre adynamique. Mais la confusion n'est possible que pendant les premiers jours et dans les cas où la fièvre typhoïde n'est point encore accompagnée de diarrhée ni de grande fatigue. La prostration, les éruptions cutanées, la somnolence, la stupeur, etc., ne permettent bientôt plus de se tromper sur le caractère de cette fièvre.

L'entérite n'est pas moins facile à distinguer de l'affection qui nous occupe. A part la diarrhée, quelquefois la fièvre et un certain degré de fatigue qu'éprouvent les malades, tous les autres phénomènes sont différents. L'une est une maladie peu grave, qui se termine presque toujours d'une manière heureuse; l'autre présente ordinairement dès son début un ensemble de symptômes redoutables, tels que l'altération des fonctions cérébrales, l'atteinte profonde des forces, etc.

Pronostic. La fièvre typhoïde est toujours une maladie redoutable, mais dont le danger varie suivant les constitutions atmosphériques et sans doute aussi suivant les traitements employés. Sous ce rapport, les résultats obtenus dans ces derniers temps par les médecins qui se sont occupés de cette affection sont très-différents les uns des autres. Les uns ont perdu jusqu'à un tiers des malades qu'ils ont soignés, les autres depuis un quart jusqu'à un dixième et même moins; cette différence tient non-seulement aux traitements employés et aux influences atmosphériques, mais encore à la confusion introduite dans la science par certains médecins pour lesquels un embarras gastrique, une fièvre simple sont des fièvres typhoïdes.

Le pronostic de ces affections est fâcheux, lorsque l'adynamie est très-considérable, qu'il y a des déjections alvines noires et involontaires, des hémorrhagies abondantes, un état comateux, des soubresauts des tendons. M. Louis n'a vu guérir aucun des malades qui avaient des contractions permanentes des muscles dans certaines régions du corps. Le hoquet, les escarres au sacrum, la gangrène des vésicatoires sont également des signes du plus mauvais augure.

Traitement. La fièvre typhoïde est une des maladies dont le traitement est le plus incertain, malgré les essais d'un grand nombre de médecins anciens et modernes. La discussion qui s'éleva en 1837, dans le sein de l'Académie de médecine, entre plusieurs praticiens recommandables, a laissé la question presque aussi obscure et aussi douteuse qu'auparavant. On vit tour à tour les partisans des diverses méthodes invoquer des succès appuyés par des chiffres en faveur des moyens les plus opposés, tels que la saignée, les purgatifs, l'expectation, etc. En lisant cette discussion, on est frappé de deux choses : 1° la plupart de ceux qui sont venus faire part à cette société savante des résultats de leur pratique étaient imbus de l'idée qu'il n'y a qu'une seule espèce de fièvre, la fièvre typhoïde, confondant ainsi sous le même nom les véritables fièvres typhoïdes, les fièvres inflammatoires, les fièvres bilieuses et jusqu'au simple embarras gastrique ; 2° afin de rendre leurs essais plus clairs et leurs conclusions plus faciles, ils se sont bornés à faire usage d'un seul moyen, quels que fussent d'ailleurs l'intensité et le caractère de chaque fièvre en particulier qu'ils avaient à traiter ; il en résulte que les résultats des uns et des autres ne sont nullement comparables. Voici ces résultats, qui, en les prenant tels qu'ils sont, offrent cependant un avantage marqué en faveur d'une de ces médications, les purgatifs. Mais avant de les faire connaître, nous devons indiquer ceux auxquels étaient arrivés les médecins qui ont publié depuis une dizaine d'années des ouvrages sur cette maladie.

M. Andral a publié dans sa *Clinique médicale* cent vingt-quatre cas de fièvre typhoïde ; sur ce nombre de malades, soixante-dix ont succombé, c'est-à-dire plus de la moitié. Soixante-quatorze avaient été traités par les évacuations sanguines, trente-cinq moururent ; dix avaient été purgés, morts neuf ; quarante avaient pris des toniques, morts vingt-six.

MM. Chomel et Louis [1] ont soigné à l'hôpital de la Charité, de 1822 à 1827, cent trente-huit individus atteints de cette maladie ; cinquante ont succombé ; c'est un peu plus d'un sur trois. Leur traitement consistait en une ou deux saignées faites dans les dix premiers jours, dans l'usage de boissons délayantes, et pour quelques cas dans l'emploi des toniques et des vésicatoires.

Ces résultats sont déplorables. Ceux qu'on a rapportés à

---

[1] *Recherches sur la fièvre typhoïde*, par M. Louis. Paris, 1829.

l'Académie de médecine dans la discussion sur la fièvre typhoïde sont beaucoup moins défavorables, comme on va le
voir.

Emploi des purgatifs. M. de Larroque, après Stoll et beaucoup d'autres auteurs, a traité cent malades exclusivement par
les purgatifs. Il n'en a perdu que dix, ce qui fait un dixième
pour la mortalité. Ce médecin est arrivé à cette médication en
partant de l'idée purement théorique que la maladie dépend
d'une accumulation dans les intestins d'une bile altérée qui
peut enflammer et ulcérer sa membrane muqueuse ; de là l'indication des évacuants qu'il emploie de la manière suivante :
au début, il administre un à deux grains de tartre stibié, qu'il
prescrit, quelle que soit la forme de la maladie, quel aussi
que soit l'aspect de la langue, qu'elle soit sèche ou humide,
rouge ou pâle, etc. Le jour qui suit le vomitif, M. de Larroque
commence à donner une bouteille d'eau de Sedlitz, et il la
répète tous les jours tant que dure l'état fébrile. Si les malades
s'en dégoûtent, il lui substitue d'autres purgatifs, comme la
crème de tartre, le calomel, l'huile de ricin. Vers la fin de la
maladie, lorsque l'état fébrile a disparu à peu près complète-
ment, M. de Larroque, dans l'intention de relever les forces
abattues, prescrit quelques toniques, et il n'attend pas trop
longtemps pour permettre des aliments. Dans tout le cours de
la maladie, la boisson ordinaire est de la limonade ou de l'eau
d'orge. De tous les accidents qui peuvent survenir. il n'en est
aucun qui engage M. de Larroque à apporter dans le traitement qui vient d'être exposé quelque modification, si ce n'est
toutefois l'engorgement pulmonaire ; il dirige contre lui le
kermès, qu'il donne chaque jour dans un looch à la dose de quelques grains. Quant aux émissions sanguines, il les proscrit
d'une manière absolue, les regardant comme très-nuisibles [1].

Quelques autres médecins ont également essayé les purgatifs ; quoique moins heureux que M. de Larroque, ils ont cependant obtenu des résultats bien plus avantageux que ceux
indiqués au commencement de cet article. M. Piedagnel a em-

[1] Rapport de M. Andral sur le Mémoire de M. de Larroque. (*Bulletin de
l'Académie de médecine*, t. I , p. 482.)

ployé ces médicaments, quelquefois avec les saignées et les
vomitifs, sur cent trente-quatre malades; il en est mort dix-
neuf, c'est-à-dire un septième. M. Louis s'est borné à l'usage
des purgatifs chez trente et un individus; il en a perdu trois,
ce qui fait un sur dix. Sur quarante-huit sujets traités de la
même manière par M. Andral, huit ont succombé, c'est-à-dire
un sixième. MM. Bricheteau, Bouneau et Husson, sans indiquer le nombre de leurs essais avec ce mode de traitement,
disent en avoir obtenu les meilleurs résultats. En Allemagne
et en Suisse, on préfère le calomel, dont on a obtenu des
effets encore plus avantageux que des autres purgatifs.

Emploi des saignées. Les émissions sanguines étaient généralement proscrites dans le traitement des fièvres typhoïdes,
lorsque parut le système physiologique de M. Broussais, qui,
attribuant ces maladies à une inflammation de la membrane
muqueuse gastro-intestinale, fit des saignées locales et générales la base de leur traitement. Il fut imité par une foule de
jeunes médecins plus ou moins imbus des principes de cette
école; mais plusieurs d'entre eux, bientôt éclairés par leur
expérience personnelle, ne tardèrent pas à y renoncer. L'un
d'eux, M. Andral, a raconté à l'Académie de médecine qu'il
avait entièrement adopté autrefois la doctrine physiologique
relativement aux fièvres typhoïdes; que pendant trois ans surtout il avait poursuivi à outrance ces maladies par les émissions sanguines, et qu'il lui était arrivé tant de revers qu'il
avait été contraint d'abjurer une méthode qui lui paraissait
meurtrière. Nous avons vu plus haut que M. de Larroque proscrit également la saignée, fondé sur ce que les malades qui
ont succombé, parmi ceux qu'il a eu à traiter à l'hôpital Nec-
ker, avaient été plus ou moins abondamment saignés au début
de l'affection. D'un autre côté, M. Bouillaud, grand partisan
des émissions sanguines, a annoncé à l'Académie de médecine,
dans la même discussion, des résultats tout différents. Son
traitement, qu'il appelle la méthode des *saignées coup sur coup*,
consiste à tirer dans les quatre ou cinq premiers jours quatre
livres de sang dans les cas graves, deux livres dix onces dans
les cas moyens, seize à vingt onces dans les cas légers. Il as-

sure qu'à l'aide de cette médication, de 1833 à 1836, il n'a perdu que vingt-deux malades sur cent soixante-dix-huit, c'est-à-dire un peu moins d'un huitième, et qu'il a été bien plus heureux encore du mois d'avril au mois de novembre 1836, puisque, sur un total de cinquante individus atteints de fièvre typhoïde, trois seulement ont succombé, ce qui fait un sur treize. En réunissant ces deux nombres, on obtient pour la mortalité un neuvième, proportion moins favorable que celle de M. de Larroque dans le traitement par les purgatifs.

Emploi des toniques. Le traitement par les toniques était le seul usité avant l'apparition de la doctrine physiologique. Broussais soutint avec la chaleur et l'assurance que mettent tous les réformateurs dans le développement et la défense de leurs idées, que les fièvres adynamiques n'étaient autre chose que des gastro-entérites aiguës; que les symptômes graves, tels que le délire, la fuliginosité, le météorisme, la prostration, étaient le résultat de l'emploi des stimulants et des toniques qui portaient au plus haut degré l'irritation inflammatoire de l'appareil digestif ainsi que les sympathies morbides de cet appareil. Dès lors, le plus grand nombre des médecins renoncèrent à cette médication ou n'y recoururent que dans un petit nombre de cas et avec la plus grande timidité. La diète, l'eau de gomme et les saignées générales et locales firent place aux toniques. Malheureusement la mortalité augmenta au lieu de diminuer, et les praticiens, que n'aveuglait point l'esprit de système, furent obligés de chercher de nouveaux modes de traitement. Plusieurs d'entre eux combinèrent les émissions sanguines et les légers toniques, faisant usage de celles-là dans les premiers temps de la maladie, tant que la réaction était un peu vive, et de ceux-ci dans la dernière période, lorsque le pouls devenait petit, faible et d'une fréquence modérée. Telle était la méthode de MM. Chomel et Louis; mais la mortalité d'un sur trois, qui a suivi ce traitement, ne parle guère en sa faveur. Aucun des médecins qui se sont occupés dans ces derniers temps de la thérapeutique des fièvres typhoïdes, n'avait osé revenir à l'emploi exclusif des toniques énergiques; aucun des membres de l'Académie de médecine, qui ont porté la parole dans la discussion dont nous avons parlé plus haut, n'a pris la défense de cette médication. En 1835, ayant remplacé pendant quelques mois M. Chomel à la clinique de l'Hôtel-Dieu, j'eus l'idée d'essayer de nouveau les toniques forts, qui m'avaient bien réussi dans plusieurs cas de ma pratique particulière. Il entra dans les salles, dans cet espace de temps, dix-huit individus atteints de fièvre typhoïde grave. Quelques-uns d'entre eux avaient été saignés au début de la maladie. Je ne fis nullement usage des émissions sanguines, excepté dans trois cas, où je prescrivis des sangsues pour calmer quelques phénomènes locaux. Je ne tardais pas à mettre les malades à l'usage des toniques, malgré l'intensité de la fièvre, la sécheresse de la langue, la fuliginosité de la bouche, la diarrhée, le météorisme et le délire. Je commençais par trois onces de bon vin de Malaga et autant de vin de quinquina à prendre par cuillerées pendant la journée, et j'en augmentais graduellement la dose jusqu'à six, sept ou huit onces de chacun. Je prescrivais en même temps des bains, lorsque la réaction fébrile était très-forte, des lavements mucilagineux et narcotiques, lorsque la diarrhée était accompagnée d'une sensibilité assez vive de l'abdomen, des lavements de décoction de quinquina et de ratanhia dans les cas où l'adynamie étant très-prononcée, il y avait en même temps des hémorrhagies intestinales. Sous l'influence de ce traitement, la réaction fébrile loin d'augmenter ne tardait pas à décroître, la langue perdait de sa sécheresse et devenait humide, la diarrhée devenait moins abondante, les forces surtout revenaient avec une promptitude frappante, les convalescences étaient courtes. Sur ces dix-huit malades, tous gravement atteints, je n'en ai perdu que deux; car je ne dois pas compter un troisième qui a succombé à un accident étranger, lorsque la marche de la maladie faisait espérer une issue favorable; ce qui donne un neuvième pour la mortalité. Ce résultat est moins favorable que celui obtenu par M. de Larroque par l'emploi des purgatifs; il l'est plus que ceux obtenus par MM. Piedagnel et Andral par l'usage des mêmes médicaments.

Je ne dois pas omettre, en parlant des malades que j'ai traités à l'Hôtel-Dieu par les toniques, un cas où le vin de Malaga, le vin de quinquina, les vésicatoires, les sinapismes, n'ayant amené aucun allégement dans les symptômes, le malade étant dans un assoupissement continuel avec un délire sourd, pouls très-petit et très-fréquent, prostration extrême, j'eus l'idée d'essayer le phosphore à titre de stimulant énergique. Je fis prendre au malade neuf gouttes d'éther phosphorique en trois doses, données dans la journée et étendues chacune dans une cuillerée à bouche d'eau sucrée. Peu de temps après la première dose le malade sortit de son assoupissement ; le lendemain il était dans un état satisfaisant. Je continuai encore deux jours ce traitement, lorsque, la prostration, le coma et le délire étant dissipés, et cet individu étant évidemment en voie de guérison, je dus cesser l'usage d'un médicament dont l'énergie aurait pu devenir dangereuse [1].

J'ai cru devoir exposer avec assez de détails les trois méthodes de traitement des fièvres typhoïdes par les purgatifs, par les saignées et par les toniques, ainsi que les résultats obtenus à l'aide de chacune d'elles, non-seulement à cause de la gravité et de la fréquence de ces maladies, mais aussi pour tenir les lecteurs de cet ouvrage au courant des derniers travaux publiés sur la thérapeutique de ces affections. Malheureusement ils ne sont les uns ni les autres assez concluants pour qu'on puisse conseiller avec une assurance complète l'une de ces trois méthodes préférablement aux autres. Cependant, comme nous l'avons vu plus haut, les purgatifs paraissent avoir été suivis de plus de guérisons que les autres moyens ; nous pensons donc que, dans l'état actuel de la science, il faut s'abstenir de saigner les individus atteints de ces fièvres, qu'il faut les mettre à l'usage des purgatifs, d'après la méthode de M. de Larroque, et les continuer pendant les dix premiers jours environ, qu'il faut ensuite les suspendre et les remplacer par les toniques plus ou moins énergiques, suivant le degré de la prostration. La décoction et le vin de quinquina, les vins de Malaga, de Porto, de Xérès, de Pacaré, etc., sont ceux

---

[1] On peut voir des observations analogues dans ma *Bibliothèque de thérapeutique*, t. II, p. 1 et suiv.

auxquels nous donnons la préférence, en commençant par de petites doses qu'on augmente graduellement. Les malades seront soumis en même temps à une diète absolue, du moins aussi longtemps que le mouvement fébrile sera très-prononcé ; on commencera à leur donner quelques bouillons très-légers aussitôt que l'appétit se fera sentir ; leur boisson habituelle consistera dans l'eau d'orge, l'eau de groseille, la limonade, une infusion légère de menthe, de mélisse, de feuilles d'oranger, etc. On aura soin qu'ils soient convenablement couverts, ni trop, ni trop peu ; que leur lit et tout ce qui les entoure soit entretenu dans un état de propreté convenable, que l'air de la chambre soit renouvelé de temps en temps et à une température modérée.

Le traitement par les purgatifs et les toniques que nous venons d'exposer, n'est réellement indiqué que dans les cas qui présentent une certaine gravité ; quant aux cas légers, la nature, secondée par la diète et les boissons délayantes et acidulées, fait ordinairement tous les frais de la guérison ; tous les médecins en ont vu des exemples. M. Andral, entre autres, a raconté à l'Académie de médecine, dans la discussion que nous avons mentionnée, que quatorze fièvres typhoïdes légères avaient toutes été guéries par la méthode de l'expectation, la diète et l'eau d'orge.

Certains symptômes exigent souvent, par leur danger ou leur intensité, quelques moyens particuliers ; tels sont : une chaleur ardente, le délire, les hémorrhagies, la gangrène, les parotides et la péritonite consécutive.

Chaleur. Lorsque la réaction fébrile est intense, la chaleur de la peau très-vive, et que l'affection catarrhale est nulle ou peu intense, les bains tièdes, ou même légèrement frais et de courte durée, peuvent être utiles pour tempérer la fièvre.

Délire. Le délire, accompagné de beaucoup d'agitation, exige qu'on contienne le malade avec la camisole dont on se sert pour les aliénés. Cette camisole est munie de très-longues manches, dont les extrémités s'attachent au bord inférieur du lit. Par ce moyen, les mains sont retenues immobiles sur les parties latérales du corps.

Hémorrhagies. Lorsque les hémorrhagies n'ont nullement le caractère critique et compromettent la vie du malade par leur abondance, on doit chercher à les arrêter le plus promptement possible. On combat l'épistaxis et la métrorrhagie par l'application de corps froids ou de compresses réfrigérantes, avec l'eau vinaigrée ou l'eau à la glace, et si ces moyens sont insuffisants, par le tamponnement. L'hémorrhagie intestinale réclame soit des lavements simples à l'eau froide, soit des lavements avec le cachou ou le ratanhia.

Gangrène. Lorsque la rougeur des parties sur lesquelles se fait le décubitus fait craindre la formation d'escarres, il convient de couvrir ces parties de linges imbibés d'eau froide contenant soit du vinaigre, soit de l'acétate de plomb, et de les renouveler fréquemment. S'il existe déjà des escarres, on les couvrira de compresses trempées dans une forte décoction de quinquina. On pourra aussi saupoudrer leur surface avec ce médicament en poudre.

Parotidites. L'inflammation des parotides exige l'application de quelques sangsues et de cataplasmes émollients avec la farine de graine de lin.

Péritonite. La péritonite consécutive à une perforation intestinale est presque toujours promptement mortelle, quelques moyens que l'on emploie. Cependant on essayera d'en arrêter les progrès à l'aide des sangsues appliquées sur l'abdomen, de l'opium à haute dose, du repos le plus absolu.

Typhus.

Fièvre d'hôpital, des prisons, des armées; fièvre pétéchiale;
fièvre pestilentielle, etc.

Définition. Le typhus est une fièvre continue épidémique et contagieuse qui se développe au milieu de grands rassemblements de personnes, tels que les hôpitaux, les prisons, les vaisseaux, les armées, les camps, les colléges, et dont les principaux caractères sont la fièvre, la stupeur, le délire, la prostration des forces, des symptômes de catarrhe, divers exanthèmes, mais principalement des pétéchies et une tendance marquée à la gangrène.

Causes prédisposantes. Tous les âges et les deux sexes peuvent être atteints du typhus, mais les enfants et les vieillards y sont beaucoup moins exposés. Les personnes atteintes de fièvres intermittentes, de phthisie pulmonaire, de scorbut, de syphilis sont plus sujettes à le contracter que celles qui jouissent d'une bonne santé. Certaines positions de la vie et quelques professions y prédisposent évidemment en exposant au danger de la contagion ; c'est ainsi qu'il atteint principalement les pauvres, les soldats, les matelots, les prisonniers, les malades renfermés dans les hôpitaux, les individus chargés de donner des soins aux malades atteints du typhus, tels que les médecins, les prêtres, les gardes-malades, etc.

Le typhus peut régner dans tous les lieux et tous les climats; cependant son développement paraît favorisé par les grandes chaleurs, mais surtout par certaines constitutions atmosphériques, quoique la science ne soit pas assez avancée pour déterminer en quoi consistent ces constitutions. Les habitations étroites, malsaines, mal aérées, les émanations végétales ou animales en putréfaction, la misère, les privations de toute espèce, la famine, les veilles, les affections morales tristes, sont encore des prédispositions à cette maladie.

Causes excitantes. Il n'y en a qu'une qui est tout à fait spéciale et sans laquelle le typhus n'existerait pas, c'est la *contagion.* Le principe contagieux paraît consister dans un miasme particulier qui se développe spontanément dans les endroits mal aérés, malsains, où se trouvent rassemblées un grand nombre de personnes soit malades, soit exposées à des influences hygiéniques mauvaises, telles qu'un air vicié, des aliments de mauvaise nature, la disette, la crainte, etc. C'est ce qui arrive dans les hôpitaux, les camps, les armées, les prisons, les villes en état de siége, les vaisseaux, etc. Ce miasme, une fois formé, se renouvelle par les émanations des malades atteints du typhus, se répand dans l'air jusqu'à une certaine distance, et va atteindre les individus prédisposés qui touchent les malades ou qui se trouvent dans l'étendue de l'atmosphère viciée. Le principe contagieux s'introduit dans l'économie par les poumons et par la peau, et son absorption est suivie d'une infection du sang.

Les malades sont surtout propres à infecter les personnes saines, lorsque l'éruption des taches est à son plus haut degré et que le corps est en sueur. Cette excrétion paraît un des principaux véhicules du miasme typhique, qui se propage encore par l'haleine, les déjections alvines, les cadavres, l'atmosphère propre à chaque malade, et même par des individus sains portant des vêtements infectés du principe contagieux, par des vêtements imprégnés assez longtemps auparavant, par les lits, les meubles, etc. Les églises, les écoles, les fêtes de village, les cabarets, les voitures publiques peuvent donner lieu à la propagation de la contagion.

Il résulte de ce que nous venons de dire que le typhus est à la fois contagieux et épidémique. Il n'attaque presque jamais qu'une seule fois dans la vie; mais ce fait n'est pas encore suffisamment prouvé.

Cause prochaine. Elle consiste dans une altération spéciale du sang vicié par l'absorption du miasme contagieux que nous venons de décrire. Nous ne possédons, il est vrai, d'autre preuve directe de cette altération que l'aspect diffluent, dissous, caillebotté de ce liquide. Mais la considération attentive de la cause et des symptômes du typhus conduit à la même conclusion. Le principe contagieux dont il dépend, après avoir pénétré dans l'économie par la voie des bronches ou de la peau, doit être porté dans le torrent circulatoire par les vaisseaux absorbants et par les veines; là, il se mêle nécessairement avec le sang, qui ne peut en contenir une certaine quantité sans éprouver une modification morbide. Ce sang, poussé par le ventricule gauche dans tous les organes, doit à son tour agir sur eux d'une manière anormale et troubler leurs fonctions. C'est ce qui arrive en effet; dès les premiers jours, le typhus présente un trouble général de l'organisme. Les suggillations, les ecchymoses, les hémorrhagies, les gangrènes, la promptitude de la putréfaction des cadavres, ne peuvent se concevoir qu'en admettant l'altération de ce fluide.

Phénomènes précurseurs. Le typhus débute souvent tout à coup; d'autres fois il est précédé de pesanteur de tête, de lassitude générale, de tristesse, d'insomnie, de somnolence, d'agitation en dormant, d'anorexie, de douleurs passagères dans les articulations, d'un sentiment de malaise dans la région précordiale, de nausées et même de vomissements.

Symptômes. — *Première période*. L'invasion du typhus a lieu par un frisson ordinairement assez léger qui se fait sentir autour des lombes et qui se renouvelle ensuite tôt ou tard avec plus ou moins d'intensité. Il est suivi d'une chaleur modérée, mais toutes les fois que le malade sort les bras du lit et se retourne, ces horripilations reviennent pour se dissiper bientôt après. Dès cette époque, la peau est quelquefois baignée de sueur le matin, ce qui dans certaines épidémies se remarque dans tout le cours de la maladie. La face est rouge, le pouls plein, souvent serré, fréquent; il y a ordinairement de la soif, un enduit blanchâtre de la langue, de l'anorexie, des nausées ou même des vomissements, de la constipation, de la céphalalgie, de la fatigue, de la rougeur des yeux, du larmoiement, un engorgement des cavités nasales, une toux sèche. La fièvre offre ordinairement des paroxysmes le soir et des rémissions le matin.

Deuxième période. Du troisième au quatrième jour environ, il survient un épistaxis qui apporte du soulagement; mais le plus souvent ce phénomène manque; tous les symptômes qui existaient prennent de l'accroissement, et il en paraît de nouveaux. La fièvre devient beaucoup plus forte, ses rémissions disparaissent ou sont très-faibles, la chaleur de la peau est ardente, la prostration est plus prononcée, la face et les yeux sont plus rouges, il y a des bourdonnements d'oreilles, des vertiges; la céphalalgie est accompagnée de tension douloureuse des muscles cervicaux; les malades sont agités dans leur lit et ne peuvent garder la même position; l'insomnie et l'assoupissement se succèdent alternativement; bientôt le délire apparait, surtout la nuit, et se manifeste par des propos incohérents, par des efforts pour sortir du lit et pour vaquer à des affaires; il offre d'ailleurs des nuances et des degrés nombreux; quelquefois il est peu marqué et consiste en un assoupissement interrompu par des rêves, des visions de spectres et des divagations passagères. C'est une espèce de rêverie sans sommeil auquel les auteurs ont donné le nom de *typhomanie*. Il y a en même temps de la stupeur, des soubresauts dans les tendons et très-souvent de la carphologie, c'est-à-dire des mouvements des membres supérieurs comme pour saisir des objets qui voltigeraient dans l'air ou qui se trouveraient sur les couvertures. Les malades sont indifférents à tout ce qui les entoure, sans désir et sans volonté.

Dans presque tous les cas, du quatrième au septième jour, quelquefois plus tôt, d'autres fois plus tard, il paraît au cou, à la poitrine, à la partie interne des bras, au dos et aux jambes, une quantité considérable de *pétéchies* ou taches rondes, discrètes, assez semblables aux morsures de puces, aplaties et ne faisant point ordinairement de saillie à la surface de la peau, tantôt rosées, écarlates, pourprées; tantôt violacées et livides. D'autres fois, la peau présente des exanthèmes qui ont la plus grande analogie de forme avec l'érysipèle, la scarlatine ou l'urticaire.

Troisième période. Dans plusieurs épidémies, on observe, du septième au quatorzième jour, lorsque les symptômes sont arrivés à leur plus haut degré d'intensité, une éruption miliaire, blanche ou rouge, dont l'apparition est souvent précédée d'une aggravation des symptômes et suivie d'un soulagement manifeste. Dans d'autres épidémies plus rares, il se manifeste des vésicules, des bulles pleines de sérosité, et quelquefois aussi grosses qu'une amande. La peau présente assez fréquemment des ecchymoses ou suggillations dont la forme et la couleur varient beaucoup; tantôt elles sont allongées et offrent de l'analogie avec les traces que laisserait un coup de fouet fortement appliqué sur les téguments; tantôt elles offrent la forme de taches irrégulières quelquefois aussi larges que la main; leur couleur est verdâtre, jaunâtre, bleuâtre, livide ou noirâtre.

Dans cette période, la prostration est portée au plus haut degré; le malade est couché en supination, ne faisant aucun mouvement et se laissant remuer comme un corps inerte ; la face est décomposée, terreuse, livide, jaunâtre ; les yeux sont ternes, les paupières sont relâchées et à demi fermées, ou bien collées entre elles par une matière épaisse et puriforme ; il y a un délire sourd ou de l'assoupissement ; la voix est rauque et tremblante ; la bouche est béante, les dents, les gencives et la langue sont couvertes d'un enduit noirâtre et fuligineux ; celle-ci est aride, sèche, sillonnée ; il y a quelquefois difficulté d'avaler, resserrement des mâchoires, gonflement des parotides et des glandes voisines, salivation, rougeur et ulcération de la gorge ; les hypocondres sont tendus et parfois douloureux au toucher ; les selles sont liquides, séreuses, muqueuses, bilieuses ou sanguinolentes, d'une grande fétidité et le plus souvent involontaires ; l'abdomen est tendu, douloureux et météorisé ; il y a parfois des hémorrhagies intestinales. Le pouls est petit, faible, mou, inégal, excessivement fréquent, quelquefois lent. La peau perd sa chaleur ardente et même se refroidit ; la respiration est inégale, tantôt lente, tantôt haletante ; il y a assez souvent de la toux avec impossibilité de cracher ; l'urine est rare, tantôt rouge, tantôt sanguinolente, d'autres fois pâle, brunâtre, etc. Il survient quelquefois des hémorrhagies utérines et même des sueurs sanguinolentes. Il se forme fréquemment, dans les endroits sur lesquels le décubitus a lieu, c'est-à-dire au sacrum, aux grands trochanters et même aux coudes, au dos et aux jambes, des escarres gangréneuses plus ou moins profondes et étendues.

Marche. Le typhus suit constamment une marche continue, mais ses symptômes offrent des variétés et des différences nombreuses suivant les épidémies et dans la même épidémie. Sous ce rapport, on peut le diviser en modéré et en violent. Le premier présente d'abord les phénomènes de réaction fébrile et les symptômes catarrhaux et gastriques que nous avons assignés à la première période ; viennent ensuite l'affaissement des forces musculaires, la sécheresse de la peau et de la langue, la diarrhée fétide avec sensibilité de l'abdomen à la pression, le météorisme, les mouvements spasmodiques, tels que les tremblements, les soubresauts des tendons, les contractions des muscles du cou et la dysphagie. Mais les phénomènes les plus importants et qui caractérisent surtout le typhus sont la stupeur, le délire et l'exanthème qui se manifeste à la surface du corps après le quatrième jour, et dont l'apparition coïncide ordinairement avec la diminution des phénomènes catarrhaux.

Le typhus violent offre dès l'origine le caractère inflammatoire à un degré très-intense ; la fièvre paraît liée, dès les premiers jours, à une affection catarrhale très-prononcée, et quelquefois à des inflammations locales. C'est ainsi que le délire peut devenir frénétique, et la stupeur se changer en coma apoplectique. L'inflammation de la gorge et des parotides peut être très-violente. D'autres fois on observe des symptômes très-marqués d'inflammation des poumons, du foie, des intestins, du péritoine, de la vessie, etc. Les phénomènes gastriques, tels que les nausées, les vomissements, les douleurs abdominales, la fétidité des selles, le météorisme, etc., sont également portés à un haut degré. C'est surtout au typhus violent qu'appartiennent les phénomènes nerveux les plus intenses, et ceux qu'Hildenbrand attribue à la putridité ; tels sont un tremblement général, le grincement des dents, le délire avec gesticulation et carphologie, une sorte de mussitation, le hoquet, des crampes, des paralysies des paupières, des muscles du cou, de l'anus ; quelquefois une extrême roideur des muscles du dos et des extrémités, l'hydrophobie, l'enduit noir des diverses parties de la bouche, la fétidité de la bouche, des selles et de presque tout le corps, les hémorrhagies passives, les suggillations, les ecchymoses, les pétéchies noirâtres, la gangrène des parties comprimées.

Indépendamment de ces deux formes, il ne faut point perdre de vue que le typhus peut présenter encore une foule de nuances, que plusieurs symptômes existants chez certains malades peuvent manquer chez d'autres.

Durée. Le typhus dure ordinairement deux à trois semaines ; il peut, dans quelques cas rares, se prolonger jusqu'au trentième et même jusqu'au quarantième jour.

Terminaisons. Lorsque le typhus est modéré, sa terminaison est le plus souvent heureuse; il n'en est pas de même du typhus violent, qui fait ordinairement de grands ravages.

Terminaison par la guérison. Elle arrive de deux manières différentes, par une sorte de résolution sans phénomènes critiques apparents, ou par une véritable crise, ce qui est bien plus fréquent.

Dans le premier cas, l'amélioration commence par les facultés intellectuelles qui se rétablissent; les soubresauts des tendons deviennent moins marqués, le malade expectore des crachats épais, la fièvre décroit de jour en jour, les yeux et la face reprennent promptement leur expression naturelle; les urines se clarifient et deviennent plus abondantes, les déjections alvines, moins fétides et moins liquides, acquièrent bientôt leur couleur et leur consistance naturelles.

Dans le second cas, c'est-à-dire lorsque le typhus se termine par une crise, celle-ci arrive ordinairement vers la fin du second septénaire. Elle consiste soit en une sueur générale et très-abondante, d'une odeur spécifique, qui survient pendant le sommeil, avec rémission de tous les symptômes; soit en une sécrétion copieuse d'urine déposant un sédiment blanchâtre, soit en des déjections alvines spontanées, pultacées, avec émission de vents, soit dans l'éruption de nombreux furoncles à la surface du corps, soit enfin en une épistaxis. Lorsqu'une crise complète survient, le malade passe souvent avec une rapidité surprenante de l'état le plus grave et le plus alarmant à une amélioration tellement grande qu'on peut la considérer comme le commencement de la convalescence.

La convalescence du typhus est longue et peut se prolonger pendant deux, trois semaines et plus avant que le malade soit dans le cas de reprendre ses occupations.

Terminaison par d'autres maladies. Le typhus peut se terminer en donnant lieu à diverses maladies plus ou moins graves, savoir : une céphalalgie habituelle, l'aliénation mentale, l'hémiplégie, l'amaurose, la surdité, la phthisie pulmonaire, l'asthme, une diarrhée chronique, etc.

Terminaison par la mort. Lorsque la maladie, arrivée à son plus haut degré, doit se terminer d'une manière funeste, le malade finit par tomber dans un état comateux dont rien ne peut le retirer ; il a des sueurs abondantes, visqueuses et froides ; la respiration s'embarrasse et devient stertoreuse : la mort termine la scène, ce qui a très-rarement lieu avant le septième jour, le plus souvent entre le dixième et le dix-septième. Le typhus enlève en général un dixième des individus qui en sont atteints, beaucoup plus dans certaines épidémies violentes.

Lésions anatomiques. Il n'en est pas du typhus comme de la fièvre typhoïde, dont les altérations cadavériques qui la suivent ont été étudiées et décrites avec soin et précision par les médecins modernes. On a ouvert sans doute beaucoup de sujets qui avaient succombé à la première de ces maladies, on a noté beaucoup de lésions trouvées dans les organes ; mais on a trop négligé d'indiquer parmi ces désordres anatomiques ceux qui étaient constants, fréquents ou rares ; d'où résulte une grande incertitude sur le degré d'importance qu'on doit leur accorder ; cette observation était nécessaire pour légitimer l'espèce d'énumération à laquelle nous sommes obligé de nous borner, en citant les résultats des recherches nécroscopiques faites par Stoll, Horn, Malouin, Pommer, Pringle, Chirac, Hufeland, etc.

État extérieur des cadavres. Les cadavres présentent souvent des taches livides, tantôt produites par la maladie, tantôt survenues depuis la mort. Ils se putréfient très-promptement.

Organes digestifs. On a trouvé l'*œsophage* rouge et ulcéré, des gaz infects dans le péritoine, la membrane muqueuse de l'*estomac* et des *intestins* rouge, offrant des taches, des pustules, des granulations, des points noirs et gangréneux, de nombreuses ulcérations, quelquefois des perforations, la *rate* tuméfiée, ramollie, déchirée ; les *ganglions mésentériques* engorgés, ayant acquis un volume qui variait depuis celui d'une noisette jusqu'à celui d'un œuf de cane, se montrant dans le voisinage des ulcérations de l'intestin, qui étaient beaucoup plus nombreuses vers la fin de l'iléon que dans tout le reste du tube digestif. Dans plusieurs circonstances, on n'a rencontré aucune altération dans les viscères abdominaux.

Dans les nombreuses ouvertures de cadavres faites récemment à Constantinople, parmi les sujets de notre armée qui ont succombé au typhus, on n'a point rencontré les altérations des glandes de Peyer et de Brunner, qui sont propres à la fièvre typhoïde. C'est ce que prouvent les observations de M. Jacquot.

Organes respiratoires et circulatoires. Ces organes sont quelquefois sains, le plus souvent diversement altérés; le larynx et la trachée sont rouges, parfois recouverts de mucosités puriformes; les poumons sont tantôt gorgés de sang, tantôt hépatisés, spléniés ou frappés de gangrène dans divers points; il y a quelquefois des traces d'inflammation des plèvres. Le cœur, souvent sain, offre d'autres fois des taches rouges à sa surface; les gros vaisseaux artériels et veineux offrent assez fréquemment une rougeur de leur tunique interne.

Système nerveux et organes des sens. Le plus souvent le cerveau et ses enveloppes sont dans l'état normal; on a rencontré d'autres fois les méninges rouges, ses vaisseaux et ceux de l'encéphale très-injectés, de la sérosité épanchée dans la cavité de l'arachnoïde, le cerveau tantôt ramolli, tantôt induré, tantôt offrant des traces d'inflammation ou de gangrène et répandant une odeur fétide. On trouve quelquefois la moelle épinière et les nerfs rouges, le tympan contenant du pus.

Enfin, au rapport de Borsieri, Horne, Hufeland, il arrive souvent qu'on ne rencontre aucune altération qui puisse être regardée comme cause de la mort.

Diagnostic. — 1° *Signes caractéristiques.* La maladie s'est primitivement développée au milieu d'un grand rassemblement de personnes saines ou malades et a atteint en même temps plusieurs individus qui se trouvaient dans les mêmes circonstances, ou bien elle s'est transmise par le contact médiat ou immédiat d'un malade atteint de typhus à un autre individu qui était bien portant auparavant. L'origine par infection ou par contagion, quoique difficile à établir dans quelques cas particuliers, a été constatée par la plupart des auteurs qui ont observé des épidémies de cette maladie. Son invasion a lieu par des frissons suivis de fréquence du pouls et d'une chaleur sèche à la peau; bientôt surviennent : 1° des symptômes d'angine et de bronchite, tels que la douleur dans le pharynx, une déglutition difficile et de la toux ; 2° la *stupeur*, caractérisée par l'air étonné du malade, son indifférence pour tout ce qui l'entoure, son apathie et une tendance manifeste à la somnolence ; 3° le *délire*, consistant soit en propos incohérents, qui se montrent de temps en temps, soit en certaines idées fixes et dominantes, soit en une espèce de rêvasserie dans laquelle le malade paraît rêver tout haut sans dormir, forme de délire que l'on désigne sous le nom de *typhomanie* ; 4° des *exanthèmes* variés consistant le plus souvent en des taches ou pétéchies rouges ou violacées et quelquefois en des érysipèles, des rougeurs érythémateuses. des éruptions miliaires; 5° des phénomènes gastriques, savoir : des nausées, quelquefois des vomissements, de la constipation ou de la diarrhée, etc. ; 6° des mouvements spasmodiques, tels que des soubresauts des tendons, la tension des muscles du cou, la contraction des masséters, etc.

2° *Rapports des lésions anatomiques et des symptômes.* Tout ce que j'ai dit sur cette question en parlant de la fièvre typhoïde s'applique également au typhus. Je ne répéterai donc pas les motifs sur lesquels je m'appuie pour penser que les altérations qu'on trouve à l'ouverture des cadavres sont les effets et non la cause de cette dernière maladie. L'explication que j'ai donnée du développement de la fièvre typhoïde convient aussi bien à l'affection qui fait le sujet de cet article. Elle est même plus satisfaisante et plus convaincante ; car il n'y a ici nul doute sur l'origine miasmatique et contagieuse de la maladie; la viciation du sang y est donc encore plus certaine ; la réaction générale de l'organisme par suite de cette altération. les signes de putridité qui déposent en faveur de la corruption spéciale de ce fluide y sont aussi plus marqués et plus évidents.

3° *Distinction du typhus d'avec les maladies qui lui ressemblent.* Les maladies qui ont de l'analogie avec le typhus, et qu'on pourrait confondre avec lui, sont la fièvre typhoïde. les affections des membranes muqueuses dites fièvres catarrhales, la fièvre inflammatoire, l'éruption miliaire et la peste.

La fièvre typhoïde a une telle analogie avec le typhus, qu'il paraît impossible de n'en pas faire deux espèces de la même maladie. Plusieurs auteurs fondés sur des raisons graves croient même à l'identité des deux maladies. Nous n'irons pas si loin, mais nous admettons la plus proche parenté. En effet, nous avons vu dans l'une et dans l'autre des phénomènes catarrhaux, la stupeur, le délire, les mouvements spasmodiques, les symptômes gastriques, les exanthèmes, la tendance à la gangrène, etc. L'autopsie a révélé également un rapport frappant entre les lésions anatomiques propres aux deux maladies. Cependant quelques différences les séparent et doivent en faire deux espèces du même genre. Le typhus est épidémique et contagieux ; les phénomènes catarrhaux y sont très-prononcés, la diarrhée ne s'y déclare qu'à une époque avancée de la maladie, il n'y a souvent aucune altération des organes digestifs. La fièvre typhoïde est sporadique et beaucoup moins contagieuse ; l'affection catarrhale, qui l'accompagne souvent, consiste seulement en une légère bronchite ; la diarrhée survient ordinairement dès les premiers jours. L'affection des follicules de Peyer et de Brunner est constante ou à peu près.

Les affections catarrhales avec fièvre sont faciles à distinguer du typhus, en ce qu'elles ne présentent ni stupeur, ni délire, ni exanthèmes, et en ce qu'elles doivent leur origine à des influences atmosphériques évidentes.

La fièvre inflammatoire ne pourrait être confondue avec la maladie qui nous occupe que pendant les premiers jours, lorsque les symptômes caractéristiques de celle-ci ne sont pas encore développés ; mais alors le doute disparaîtrait par l'apparition des phénomènes catarrhaux, de la stupeur, de l'éruption, etc.

On distingue la fièvre miliaire du typhus qui offre cette forme d'éruption en remontant aux causes qui sont propres à ces deux maladies et qui sont entièrement différentes, et en se rappelant que la première n'est jamais accompagnée des symptômes cérébraux, gastriques et dynamiques, qui caractérisent la seconde de ces affections.

Le typhus se distingue de la peste : 1° par son principe contagieux, qui peut se développer spontanément dans tous les pays, tandis que celui de la peste paraît avoir son foyer en

Orient, d'où il peut être transporté dans d'autres pays ; 2° par un appareil fébrile beaucoup plus prononcé ; 3° par les symptômes catarrhaux qui lui sont propres ; 4° par l'absence de bubons et d'anthrax.

Pronostic. Le typhus est toujours une maladie dangereuse, puisque, d'après ce que nous avons dit plus haut, il fait périr un dixième environ des malades, quelquefois plus, d'autres fois moins, ce qui dépend au reste de la violence des épidémies. Son pronostic varie suivant la condition des malades, l'intensité des symptômes et les complications de la maladie.

Les individus d'une constitution délicate, les habitants des grandes villes, les personnes qui ont supporté de grandes privations en sont plus gravement atteints que ceux qui se trouvent dans des circonstances différentes. Le jugement à porter sur la gravité des symptômes est à peu près le même que celui qui s'applique à la fièvre typhoïde : en général, plus les phénomènes nerveux sont intenses, et plus la maladie est grave, et *vice versâ.* Les évacuations qui sont suivies d'un allégement des symptômes sont d'un bon augure. Le décubitus dorsal, la fuliginosité, le météorisme, les évacuations colliquatives, une grande prostration, les escarres gangréneuses sont des phénomènes fâcheux. La marche régulière du typhus fait espérer une heureuse terminaison, tandis que l'irrégulière est toujours un signe dangereux. Les différentes complications inflammatoires rendent le pronostic d'autant plus mauvais que ces inflammations atteignent des organes plus essentiels à la vie.

Traitement. — 1° *Traitement préservatif.* Lorsque le typhus n'existe pas encore, le meilleur moyen d'en prévenir le développement consiste à veiller avec attention à la salubrité des localités où se trouvent rassemblées beaucoup de personnes. Pour arriver à ce résultat, on aura soin que ces localités soient entretenues dans un état de propreté parfaite, que l'air y soit fréquemment renouvelé en établissant des courants dans diverses directions, ou en faisant usage des ventilateurs, comme cela se pratique à bord des vaisseaux ; qu'un trop grand nombre d'individus ne soient pas habituellement réunis dans les mêmes salles, surtout s'ils sont malades.

Mais lorsqu'une épidémie s'est manifestée dans un endroit, aux précautions hygiéniques que nous venons d'indiquer s'en joignent d'autres non moins utiles. La première, c'est de faire sortir toutes les personnes bien portantes du local infecté, de les envoyer dans divers lieux, surtout à la campagne, ou de les transférer dans un autre établissement, si la chose est praticable; et si les circonstances s'y opposent, de séparer les malades des individus sains. La seconde précaution, qui n'est pas moins importante, consiste à purifier l'air vicié par divers procédés de désinfection. Parmi ceux qu'on a indiqués, je n'en mentionnerai qu'un, parce qu'il est aujourd'hui le seul dont l'expérience ait constaté l'efficacité ; c'est le dégagement dans les lieux infectés de vapeurs de chlore, gaz qui possède la propriété de décomposer les miasmes putrides et autres répandus dans l'air, ainsi que les principes contagieux qui s'attachent aux objets solides. Voici le procédé indiqué par Guyton de Morveau, son inventeur, et suivi jusque dans ces derniers temps. On prend cinq parties d'hydrochlorate de soude ou sel commun, une partie d'oxyde de manganèse pulvérisé et passé au tamis, et quatre parties d'acide sulfurique concentré, c'est-à-dire à 66 degrés. On mêle sans trituration le sel et le manganèse; on met ce mélange dans un vase de verre ou de porcelaine et on y verse en une fois ou successivement l'acide sulfurique. La chaleur accélère le dégagement; si on veut le ralentir, on fera le mélange à froid ou on affaiblira l'acide sulfurique avec de l'eau. On place l'appareil au milieu de l'appartement ou de la salle à désinfecter, après en avoir fermé les issues, ou bien on le promène ; c'est dans ce dernier cas surtout qu'il convient d'étendre d'eau l'acide sulfurique.

Les quantités des ingrédients de ce mélange varient suivant le degré d'infection et l'étendue du local. En général, dix onces de sel, deux onces d'oxyde de manganèse, huit onces d'acide sulfurique suffisent pour une salle de quarante pieds sur dix-neuf.

Les fumigations guytoniennes ont divers inconvénients : elles provoquent la toux, irritent la poitrine des malades; de plus, elles attaquent les métaux et sont assez coûteuses. Aussi leur a-t-on substitué avec avantage depuis quelques années des arrosages avec de l'eau contenant du chlorure de chaux ou de soude. Une bouteille de chlorure de soude suffit pour un seau d'eau. Cette liqueur, dégageant lentement le chlore, n'a aucun des inconvénients signalées plus haut et en a toutes les propriétés, comme le constatent de nombreuses expériences; sa forme liquide se prête d'ailleurs parfaitement à la désinfection de tous les objets solides fortement imprégnés de principe contagieux, tels que les vêtements, les lits, etc.

Il est encore une foule de précautions hygiéniques qui ont toutes pour but final l'assainissement et la salubrité, et qui varient dans leurs procédés suivant qu'elles s'appliquent aux hôpitaux, aux prisons, aux vaisseaux, aux camps, aux villes assiégées, aux collèges, aux auberges, aux villes et villages infectés, aux habitations particulières, etc.

2° *Traitement curatif*. La puissance de l'art contre le typhus étant extrêmement bornée, et cette maladie ayant une marche à peu près déterminée, l'avis de la plupart des auteurs qui ont observé des épidémies, c'est qu'il faut en abandonner le soin à la nature, toutes les fois qu'il est modéré et régulier dans son cours. On s'en tiendra dans ces cas aux soins hygiéniques que nous avons déjà indiqués en parlant du traitement de la fièvre typhoïde, à la diète, aux boissons délayantes et rafraîchissantes, telles que les limonades, la tisane d'orge, l'eau de groseilles, le petit-lait, et à différents autres moyens peu actifs employés dans l'intention de calmer certains symptômes. Quelques auteurs, entre autres Borsieri et J. Frank, conseillent cependant de tenter, au début de la maladie, d'éliminer la matière morbifique à l'aide des vomitifs et des sudorifiques. Frank prescrit, comme moyen de provoquer la sueur, un mélange composé de deux onces d'esprit de Mindérérus (acétate d'ammoniaque) et deux onces de rob ou extrait de sureau. Le malade, couché bien chaudement dans son lit, doit en prendre d'abord une moitié et l'autre moitié une heure après, en ayant soin de boire par-dessus une infusion bien chaude de thé vert ou de fleurs de sureau, avec addition d'une portion de vin chez les sujets non pléthoriques; si ces moyens ont été inefficaces, on doit y renoncer promptement, crainte d'augmenter le mouvement fébrile, et en venir à la méthode expectante.

Mais, dans beaucoup de cas, le typhus menaçant la vie des malades par l'intensité de ses symptômes, par l'irrégularité de sa marche ou ses complications, le rôle du médecin doit nécessairement devenir actif. Les moyens qu'on emploie dans ces circonstances sont les émissions sanguines, les vomitifs et les purgatifs, les boissons et affusions froides, les bains chauds et les sudorifiques, les épispastiques, les toniques et les stimulants. Apprécions la valeur des uns et des autres.

1° *Émissions sanguines*. La plupart des auteurs qui ont observé des épidémies de typhus, et en particulier Fracastor, Richa, Weitbrecht, Ludwig, Lepecq de la Cloture, Huxham s'accordent à proscrire, comme très-dangereux, l'usage général des émissions sanguines dans cette maladie. Il est cependant quelques circonstances qui peuvent en faire réclamer l'emploi. Borsieri et J. Frank conseillent de recourir à la saignée, lorsque, le malade étant jeune et robuste, le pouls est plein et très-développé, la céphalalgie aiguë et constante, qu'il y a douleur de côté ou crachement de sang avec dyspnée, que l'angine est très-forte, qu'il y a eu des hémorrhagies qui ont apporté du soulagement. Toutefois, même dans ces circonstances, la saignée doit être modérée et peu abondante; on jugera par l'effet qu'elle aura produit s'il faut la répéter ou non. Lorsque l'état général du malade contre-indique la saignée, et qu'il existe des signes de phlegmasie locale bien marqués, on pourra faire usage, mais avec beaucoup de modération, des sangsues ou des ventouses scarifiées.

Il ne faut jamais oublier, dans l'emploi des émissions sanguines, qu'il faut en cesser l'usage aussitôt que la complication qui l'avait réclamé a cessé.

2° *Vomitifs et purgatifs*. J. Frank conseille les vomitifs dans les cas où il existe des signes de ce qu'on appelle état saburral de l'estomac; par ce moyen, la maladie suit, dit-il, une marche plus régulière et plus bénigne. Il a recours aux purgatifs doux, tels que la pulpe de tamarin, la manne, la rhubarbe, le calomel, toutes les fois qu'il suppose, d'après les symptômes, que les intestins sont remplis de matières fécales, de bile et d'autres matières impures, résultat de la sécrétion intestinale, ou bien, lorsque la tête étant fortement prise, il veut obtenir un effet révulsif. C'est surtout dans les premiers jours qu'il emploie ces évacuants; il les prescrit encore vers la fin de la maladie, lorsqu'il y a tendance à une crise par les selles.

3° *Boissons et affusions froides.* Lorsque la réaction fébrile et la chaleur sont très-vives et qu'il n'y a pas de signe de phlegmasie locale, on peut, à l'exemple de Pierre de Castres, Lanzoni, Cirillo, Borsieri, Omodei, mettre les malades à l'usage de l'eau froide prise en grande quantité, soit pure, soit légèrement acidulée. Les médecins italiens se bornent souvent à cette seule médication pendant tout le cours du typhus.

Dans les mêmes circonstances, J. Currie et après lui Grégory, Hall, Giannini, Jackson, Frœlich, M. Récamier ont employé avec avantage les affusions froides, que l'on a pratiquée de la manière suivante : le malade étant placé dans une baignoire vide, on lui verse sur toute la surface du corps, et avec un vase à large ouverture, de l'eau fraîche dont la température peut varier depuis quinze jusqu'à vingt-cinq degrés, suivant que la chaleur du corps est plus ou moins élevée. L'eau doit tomber largement et en nappe, et seulement d'une hauteur de quelques pouces. La durée de l'affusion doit être fort courte : deux à cinq minutes sont un temps suffisant, et qu'il serait dangereux de prolonger davantage. Le premier effet de cette médication est une réfrigération générale avec suppression des sécrétions, ralentissement et affaiblissement du pouls; bientôt survient une réaction plus ou moins vive marquée par l'élévation du pouls, le retour de la chaleur, le rétablissement des sécrétions et une tendance à la sueur. Les affusions sont ordinairement suivies d'une diminution sensible du mouvement fébrile et d'une amélioration des symptômes de la maladie. Mais on ne doit y recourir dans le typhus que lorsque les symptômes catarrhaux sont bornés aux fosses nasales; elles seraient très-dangereuses s'il y avait une bronchite même légère, ce qui est le plus ordinaire.

4° *Bains chauds et sudorifiques.* Les bains tièdes ou chauds sont généralement plus nuisibles qu'utiles dans le typhus; ils ne conviennent que dans un petit nombre de cas, comme par exemple pour nettoyer les malades, pour calmer une ischurie inquiétante, etc.

Les sudorifiques ne sont indiqués que lorsque les sueurs spontanées sont suivies d'un soulagement, ou bien lorsqu'il y a une complication rhumatismale très-marquée. Dans ce cas, J. Frank conseille pour boisson habituelle une infusion légère de thé un peu aromatisée, dans laquelle on versera quelques gouttes d'esprit de corne de cerf (sous-carbonate d'ammoniaque huileux et liquide).

5° *Épispastiques.* Les rubéfiants et les vésicants n'ont jamais été d'un grand secours dans le typhus; ils conviennent cependant, lorsqu'il y a une congestion grave, pour produire une révulsion vers les organes extérieurs; ils sont encore indiqués pour prévenir une métastase funeste, ou pour exciter la nature devenue languissante ou inerte. Dans toutes ces circonstances, les sinapismes sont généralement préférables aux vésicatoires.

6° *Toniques et stimulants.* Les toniques et les stimulants sont en général indiqués dans la dernière période du typhus, lorsque la réaction est faible ou nulle, et que les forces paraissent épuisées. On commencera leur emploi à faible dose, et l'on se conduira d'après le principe *à juvantibus et lœdentibus.* Le vin de quinquina, les vins de Bordeaux, de Malaga, etc., sont les toniques qui nous paraissent mériter la préférence. On suivra, à cet égard, les règles que nous avons posées en parlant du traitement de la fièvre typhoïde.

Typhus fever d'Angleterre.

Définition. C'est une espèce de typhus, endémique en Angleterre et en Irlande, qui offre tous les caractères physiologiques du typhus que nous venons de décrire, et qui se distingue de la fièvre typhoïde par l'absence de la lésion des

follicules de Peyer et de Brunner et des ganglions mésentériques propre à cette dernière.

Ses *causes* sont celles du typhus : la misère, l'entassement,
l'infection, la contagion. Ses *symptômes* sont ceux du typhus
des prisons, des camps, des armées et de tous les lieux où
beaucoup de personnes se trouvent rassemblées dans un petit
espace. Nous les avons exposés dans l'article précédent.

Lésions anatomiques. Ce sont aussi celles que nous avons décrites; mais aucune d'elles n'est constante et ne peut être
considérée comme propre à cette fièvre. Il y a de plus dans
le typhus endémique d'Angleterre ce caractère particulier
qui résulte d'un grand nombre d'autopsies récentes et faites
avec soin, savoir : que les follicules de Peyer et de Brunner
et les ganglions mésentériques ne sont point altérés; la muqueuse gastro-intestinale et la rate sont presque toujours
saines; ce qui établit une différence anatomique considérable
entre le *typhus fever* et la fièvre typhoïde.

Diagnostic. Nous avons indiqué les signes propres à cette espèce de typhus dans l'article précédent. Il se distingue surtout de la fièvre typhoïde par les pétéchies rouges ou violettes,
qui diffèrent sensiblement des taches roses de cette dernière,
et par les symptômes abdominaux qui surviennent assez tard
pendant son cours, ou qui même manquent tout à fait.

La pathogénie de cette maladie, son pronostic et son traitement sont ceux du typhus ordinaire.

Fièvre jaune.

Fièvre ictérique, gastro-hépatique, typhus d'Amérique, typhus bilieux,
vomito nigro, etc.

Définition. La fièvre jaune est une maladie sur-aiguë, ordinairement épidémique et contagieuse, née dans les pays intertropicaux, où elle est endémique, et dont les principaux caractères sont les suivants : céphalalgie, rougeur et couleur jaune
des yeux, douleurs dans les os et les reins, frissons suivis de
fièvre, d'anxiété et de cardialgie, symptômes auxquels succèdent tôt ou tard des vomissements de matières noires, des
hémorrhagies et une teinte jaune de toute la surface du corps.

Causes. Le monde médical est depuis longtemps divisé en deux camps opposés, ceux qui attribuent l'origine de la fièvre jaune à la contagion, et ceux qui nient cette cause et qui font dépendre la maladie de diverses circonstances atmosphériques et autres. Les premiers, au nombre desquels nous nous rangeons en partie, sans nier l'influence de ces circonstances, les regardent comme de simples prédispositions. Nous allons donc les indiquer sommairement, nous discuterons ensuite la question de la contagion.

Causes prédisposantes. Ce sont : le sexe masculin, l'âge adulte, une constitution robuste, la grossesse, la pauvreté, le refroidissement du corps, une température très-chaude et humide, l'arrivée dans le climat des tropiques, surtout quand on vient de pays tempérés ou froids, l'ivrognerie, le coït, la crainte et toutes les affections morales tristes.

Causes excitantes. Pour les non-contagionistes, les causes occasionnelles de la fièvre jaune sont : une chaleur forte et continue, surtout dans les pays situés sur les bords de la mer ; l'humidité, principalement celle de la nuit ; l'air corrompu des vaisseaux, et en particulier de ceux qui se livrent à la traite des nègres ; la malpropreté des villes et des maisons, les émanations des marais, la putréfaction des matières animales ou végétales, d'où résultent des foyers d'infection qui altèrent l'air à une distance plus ou moins considérable.

Les contagionistes ne reconnaissent qu'une seule cause excitante, tout à fait spécifique ; c'est un miasme particulier qui, une fois développé, propage la maladie à l'aide d'un contact médiat ou immédiat. Ils s'appuient sur les raisons suivantes pour défendre cette opinion et répondre à leurs adversaires : l'acclimatation dans les pays intertropicaux ne préserve point de la fièvre jaune, et l'on voit plus d'une fois les naturels en être atteints ; on a vu cette maladie se développer dans les pays septentrionaux à des époques où la chaleur était très-modérée ; d'autres fois elle s'est montrée dans des villes dont la température était alors bien moins élevée qu'à d'autres époques où elle ne s'est point manifestée ; des villes placées dans les mêmes circonstances de température et de salubrité que d'autres villes infectées ont été cependant exemptes du fléau pendant de longues années ; ce qui s'applique également aux pays marécageux et très-chauds ; des vaisseaux, des ports de mer et d'autres localités renfermant toutes les conditions d'insalubrité et exposés à une grande chaleur ont toujours été préservés de la maladie, ou bien en ont été atteints dans des moments où ces circonstances étaient en apparence plus favorables ; bien plus, la fièvre jaune a éclaté quelquefois dans des lieux très-sains et éloignés des bords de la mer. Mais les plus fortes preuves de la contagion se trouvent dans la manière dont elle s'est déclarée et propagée dans diverses épidémies dont l'histoire nous est attestée par des auteurs dignes de foi. D'abord le fait de commencer par les ports de mer est une grande présomption en faveur de l'opinion que nous soutenons. C'est là en effet qu'abordent les vaisseaux venant de toutes les parties du monde, et en particulier des pays intertropicaux où la fièvre jaune est endémique. Dans les épidémies qui ont ravagé les villes de Cadix, Séville, Barcelone, Malaga, Tortose, Asco, Méquinenza, Palma, Livourne, etc., nous voyons soit des vaisseaux infectés du fléau, ayant perdu des hommes à bord, et venant des pays où il régnait ; soit des individus déjà atteints de fièvre jaune, arriver dans ces villes, la fièvre jaune s'y déclarer bientôt après en commençant par les familles qui avaient communiqué avec les matelots ou les passagers, se propager ensuite de famille en famille, de rue en rue, de quartier en quartier, de sorte qu'on pouvait suivre l'origine et les progrès de la contagion par les rapports des habitants entre eux. Des faits nombreux et bien observés constatent que la fièvre jaune s'est souvent transmise d'un vaisseau infecté à un autre vaisseau ; qu'elle a atteint, préférablement à d'autres, des individus qui avaient fréquenté des bâtiments ayant des malades à bord, qui avaient soigné ces malades ou communiqué avec eux d'une manière quelconque, qui avaient touché des cadavres, qui avaient fait usage des vêtements, des lits, des meubles appartenant aux personnes qui avaient succombé, etc.

Les non-contagionistes répondent qu'un grand nombre d'habitants des lieux infectés se sont souvent répandus dans d'autres contrées sans y apporter le germe de l'épidémie, que des individus ont vécu et même couché avec des malades sans contracter la fièvre jaune, que quelques médecins, et entre autres le docteur Firth, de l'Amérique du Nord, ont fait toutes sortes de tentatives pour s'inoculer la maladie sans pouvoir y parvenir, qu'on a très-souvent ouvert impunément des cadavres de sujets qui avaient succombé à cette affection, enfin qu'elle s'est ordinairement développée dans les trois circonstances suivantes : lorsque dans un port de mer existaient à la fois une chaleur excessive et une grande humidité de l'air.

Ces faits sont sans doute aussi avérés que ceux invoqués par les contagionistes, quoiqu'ils leur soient opposés. Mais ils ne peuvent pas les détruire, parce que des faits positifs ne peuvent point cesser d'être vrais parce qu'il existe des faits négatifs sur le même sujet. Tout ce qu'on pourrait conclure des uns et des autres, c'est que la fièvre jaune est tantôt contagieuse, tantôt non-contagieuse, ou plutôt que les uns (ceux de contagion) s'appliquent à la véritable fièvre jaune, tandis que les autres (ceux de la non-contagion) se rapportent à une fièvre bilieuse grave, ayant beaucoup de ressemblance avec la fièvre jaune, mais n'étant pas elle. Peut-être aussi ces deux maladies sont-elles deux espèces du même genre, comme la fièvre typhoïde et le typhus. En effet, ces deux dernières maladies ont entre elles la plus frappante analogie symptomatique, et cependant l'une est très-contagieuse et l'autre l'est peu. Pourquoi la fièvre jaune ne serait-elle pas dans le même cas? Cette opinion, que les faits tendent à confirmer, concilierait entre eux les contagionistes et les non-contagionistes. C'est celle que nous adoptons, comme la plus probable et la plus conforme aux faits observés jusqu'ici.

Si maintenant on nous demande en quoi consiste le miasme spécifique qui produit la contagion de la fièvre jaune, nous répondrons que nous sommes à cet égard tout aussi ignorants qu'à l'égard des miasmes du typhus, de la variole, de la rougeole, etc.

La fièvre jaune, depuis l'époque où elle a commencé à être

connue, c'est-à-dire depuis la découverte de l'Amérique, règne endémiquement et épidémiquement dans les pays situés entre les tropiques, qu'elle a visités un nombre infini de fois. Les pays dans lesquels elle a exercé et exerce encore le plus de ravages sont surtout Cuba, la Havane, la Jamaïque, Porto-Rico, Sainte-Croix, Saint-Christophe, Antigoa, Grenade, Saint-Domingue, la Martinique, Sainte-Lucie, les Barbades, Curaçao, les Bermudes, un grand nombre de contrées de l'Amérique septentrionale, tels que Boston, Philadelphie, Chatterton, la Nouvelle-Londres, Baltimore, la Colombie, Savannah, la Nouvelle-Orléans, Kentucky, etc., etc. Elle a sévi encore dans les Florides, à Mexico, à Vera-Cruz, près de l'embouchure de l'Orénoque et au Brésil. En Europe, elle a régné à Lisbonne, à Cadix, à Malaga, à Majorque, à Minorque, à la Rochelle, à Séville, à Carthagène, à Gibraltar, à Livourne, à Barcelone, etc.

Cause prochaine. La fièvre jaune est, suivant nous, un empoisonnement miasmatique spécial, qui a lieu par l'absorption d'un principe contagieux développé spontanément dans certaines circonstances, ou exhalé par les malades atteints de cette affection, absorption qui est suivie d'une altération spéciale du sang, et par une suite nécessaire d'une réaction générale de l'organisme, qui se manifeste par les symptômes que nous allons décrire.

Phénomènes précurseurs. Le plus souvent la fièvre jaune débute tout à coup pendant la nuit ou un peu avant le jour; d'autres fois elle est précédée des phénomènes suivants : malaise, lassitudes spontanées, chaleur de la peau, douleurs vagues dans les membres, anorexie, mauvais goût de la bouche, légère couleur jaune de la langue et des ailes du nez.

Symptômes. — Première période. L'invasion a lieu par une violente céphalalgie ayant principalement son siège au front, dans les orbites et aux tempes, et par des douleurs vives dans les articulations et dans les lombes. Les yeux deviennent rouges et brillants, la face s'anime. Bientôt surviennent des frissons plus ou moins intenses, quelquefois accompagnés de tremblements, auxquels succède une chaleur ardente, sèche et mordicante;

en même temps, pouls fréquent, vif, soif ardente, langue rouge, tantôt couverte d'un enduit blanchâtre, tantôt humide ou sèche, tantôt tapissée ainsi que les dents d'un mucus jaunâtre qui ne tarde pas à se colorer en noir ; épigastre souvent tendu et douloureux au toucher, selles ordinairement supprimées, respiration souvent haletante, pénible, quelquefois entrecoupée de soupirs profonds ; urines tantôt normales, tantôt rares, colorées et cuisantes ; sommeil agité. Ces symptômes, auxquels se joignent assez fréquemment des sueurs parfois abondantes, suivies d'une rémission trompeuse, durent ordinairement un ou deux jours, rarement davantage, quelquefois moins.

Deuxième période. La rougeur de la face cesse et est souvent remplacée par la pâleur et par une nuance jaune ; la céphalalgie se change en vertiges ; le pouls, toujours fréquent, perd de sa force. Il survient des nausées, des éructations et enfin des vomissements de matières tantôt muqueuses, transparentes et insipides, tantôt blanchâtres et acides, tantôt bilieuses et amères. La disposition au vomissement est si grande que les plus petites quantités de boissons suffisent pour provoquer des efforts douloureux ; en même temps diarrhée muqueuse, écumeuse, membraniforme, jaune, verte, noirâtre, sanglante, accompagnée de coliques ; hémorrhagies qui peuvent avoir lieu par les fosses nasales, les oreilles, la bouche, les intestins, l'utérus, les voies urinaires ; quelquefois formation de foyers sanguins entre les muscles. La peau prend ordinairement une couleur jaune ictérique et présente, dans un certain nombre de cas, un exanthème qui consiste, suivant les épidémies, en une espèce d'urticaire accompagné de prurit, en des taches rosées ou pétéchies, en des ecchymoses sur diverses parties du corps. Insomnie ou sommeil passager troublé par des rêves pénibles.

La durée de cette période n'a rien de fixe. Elle est communément de trente-six à quarante-huit heures. On l'a vue quelquefois ne durer que six à dix heures ou se prolonger trois ou quatre jours.

Troisième période. Toute la surface du corps prend une teinte d'un jaune safrané, quelquefois luisant : d'autres fois elle devient livide, violacée. La face présente un aspect effrayant qui tient à la décomposition des traits, à l'air d'étonnement et d'égarement répandu dans les yeux, aux ecchymoses qu'on remarque autour des orbites et sur les paupières, qui sont quelquefois fermées. Il y a souvent difficulté de la déglutition et spasme du pharynx avec horreur pour les liquides. Les vomissements deviennent de plus en plus fréquents et abattent promptement le peu de forces qui restaient. Les matières rejetées sont tantôt du sang pur, tantôt une matière noire qui ressemble à du marc de café, tantôt enfin un produit grisâtre ou rougeâtre et pultacé. Les déjections alvines sont analogues aux matières vomies ; elles sont fétides, cadavéreuses et rendues involontairement. La respiration est lente, stertoreuse, souvent entrecoupée par des hoquets ; le pouls est très-faible et intermittent. Les hémorrhagies, qui s'étaient déjà manifestées dans la deuxième période, deviennent plus abondantes et plus fréquentes ; le sang coule surtout de la bouche ; il est plus fluide et plus noir que dans l'état normal. Les urines sont tantôt supprimées, tantôt noires, sanguinolentes, involontaires.

La céphalalgie reparait avec une nouvelle intensité ; il y a très-souvent de la stupeur, quelquefois avec délire, surtout la nuit, plus souvent avec affaissement et prostration des facultés. Il y a cependant des individus qui conservent jusqu'au dernier moment l'intégrité de leur intelligence. Au milieu de cette lamentable scène, beaucoup de malades poussent continuellement des cris et des gémissements. Ils éprouvent en même temps des soubresauts des tendons, des tremblements, des frémissements, des spasmes soit de tout le corps, soit de la face seulement. Le décubitus a lieu ordinairement sur le dos et donne assez souvent lieu à des escarres. On a quelquefois encore observé dans cette période des inflammations érysipélateuses ou flegmoneuses de la peau, très-rarement des parotides.

Marche. La fièvre jaune a une marche continue, progressivement croissante. M. Rochoux dit en avoir observé quelques cas où elle avait revêtu le type intermittent. Elle présente d'ailleurs dans son cours, suivant les épidémies et suivant les circonstances locales qui accompagnent son développement, des variétés nombreuses ; c'est ainsi que des malades peuvent guérir ou succomber dans chacune des périodes de la maladie, n'ayant offert qu'une partie des symptômes que nous avons décrits, suivant que la maladie est légère ou grave.

Durée. La fièvre jaune se termine au bout d'un temps qui varie d'un à huit jours. Sa durée moyenne, lorsqu'elle se termine par la mort, est à peu de chose près la même dans toutes les épidémies ; elle est de cinq jours environ ; lorsqu'elle a une heureuse issue, son cours est ordinairement un peu plus long, quelquefois plus court. Les auteurs ne se sont pas expliqués à cet égard d'une manière bien précise.

Terminaisons. — 1° *Par la guérison.* Elle est souvent presque subite et sans crise bien apparente ; d'autres fois la peau se couvre d'une espèce de moiteur ; les vomissements, les hémorrhagies et la diarrhée diminuent, les forces reviennent progressivement. La convalescence est difficile et lente. Elle est souvent troublée par des insomnies, de la céphalalgie , des douleurs dans les lombes et dans les membres. La jaunisse disparaît tantôt promptement, tantôt après un espace de temps assez long.

2° *Par la mort.* Lorsque cette terminaison approche, les extrémités deviennent froides et violettes, l'oppression est considérable ; il survient souvent des taches livides qui se multiplient de plus en plus, et qui répandent une odeur infecte.

Lésions anatomiques. Lorsque la mort a été très-prompte, souvent il n'y a point d'altération. Dans les autres cas, on trouve les lésions suivantes : *État extérieur des cadavres.* Les cadavres offrent à l'extérieur une couleur jaune ou livide, souvent des taches brunâtres ou des pétéchies. Ils se putréfient très-promptement. Les bras sont violemment contractés ; l'abdomen est météorisé ; il s'écoule du sang des narines, de la bouche et de l'anus.

1° *Appareil digestif.* On ne trouve dans la bouche que les traces des hémorrhagies dont elle a été le siége pendant la vie, c'est-à-dire que le sang paraît avoir suinté de la mem-

brane muqueuse qui la recouvre, et qui est d'ailleurs saine.
Dans la plupart des cas, l'estomac est rempli par un liquide
brunâtre ou noir, dans lequel nagent des flocons qui ressemblent à du marc de café ou à de la suie délayée dans l'eau.
D'autres fois, mais bien plus rarement, la matière contenue
dans la cavité gastrique est du sang pur, fluide, d'une odeur
fade, ou bien une espèce de bouillie grisâtre et peu consis-
tante. Les parois de l'estomac sont souvent épaissies ; la membrane muqueuse, quelquefois pâle, offre ordinairement une
rougeur, plus ou moins vive, tantôt uniforme, tantôt disposée
par taches. Elle est parfois gangrenée et en partie détruite.
Le canal intestinal contient ordinairement un liquide brun ou
noirâtre analogue à celui de l'estomac, mais plus consistant.
On y a rencontré plusieurs fois des vers lombrics. Le foie est
souvent à l'état normal ; d'autres fois il est d'un jaune rhubarbe ou couleur marron ; dans quelques cas rares, on l'a trouvé
très-rouge et offrant des indices de gangrène. Le péritoine
offre assez fréquemment une couleur jaune de soufre.

2° *Appareil respiratoire.* On a presque toujours trouvé les
poumons et leurs dépendances à l'état normal. Quelques auteurs ont parlé de points gangréneux répandus quelquefois à
la surface de ces organes.

3° *Système nerveux.* Les diverses parties du système nerveux
sont ordinairement à l'état sain. On a trouvé quelquefois du
sang épanché entre les deux feuillets de l'arachnoïde et même
dans le canal vertébral, les méninges rouges et épaissies, de
petits épanchements sanguins dans le canal vertébral, vers les
régions lombaire et sacrée, situés entre le corps des vertèbres et la dure-mère. Dans les mêmes régions, le cordon rachidien se trouve presque toujours baigné dans une sérosité
jaunâtre, limpide, épanchée entre la dure-mère et l'arachnoïde.

4° *Organes urinaires.* Les uretères sont souvent très-rétré-
cis ; la vessie est fréquemment considérablement diminuée de
volume, vide, resserrée sur elle-même, au point qu'on a quelquefois de la peine à trouver sa cavité ; d'autres fois, elle est
remplie d'une urine noirâtre, fétide, sanguinolente, etc.

Diagnostic. — 1° *Signes caractéristiques.* La fièvre jaune se déclare dans les ports de mer, ordinairement dans les années où la chaleur est excessive. Elle se reconnaît aux symptômes suivants : au début, céphalalgie violente, frissons suivis d'une chaleur âcre et mordicante, pouls très-fréquent, ensuite vomissements de matières muqueuses ou bilieuses, diarrhée blanchâtre, verdâtre ou brunâtre; hémorrhagies nasales, buccales, intestinales, utérines, etc. Dans la dernière période, couleur jaune de toute la surface du corps, vomissements et déjections alvines noires, terminaison souvent funeste qui arrive au bout d'un temps qui varie d'un à huit jours.

2° *Rapports des lésions anatomiques et des symptômes.* Tout ce que nous avons dit en examinant la même question relativement à la fièvre typhoïde et au typhus, s'applique à la fièvre jaune et à bien plus forte raison; car ici, quoiqu'il y ait comme dans ces maladies des lésions bien manifestes dans le tube digestif, lorsque la maladie a suivi son cours ordinaire, souvent on n'en trouve aucune, non-seulement dans cet appareil, mais même dans les autres, dans les cas où la mort est arrivée au bout de vingt-quatre ou de trente-six heures de maladie. Mais, même quand il en existe, n'est-il pas évident qu'il n'y a aucune espèce de rapport entre des lésions anatomiques aussi communes que la rougeur et l'épaississement de la membrane muqueuse gastro-intestinale et des symptômes tels que l'ictère général, les hémorrhagies et les vomissements noirs? Ces symptômes et ces lésions ne sont-ils pas mieux expliqués par l'altération spéciale qu'a éprouvée le sang imprégné du miasme de la fièvre jaune? On a, d'ailleurs, une preuve directe de cette altération, dans l'état fluide et noir de ce liquide, sortant en quelque sorte passivement du système capillaire, dans la couleur jaune qu'il présente dans les téguments, dans la couleur marc de café qu'il offre dans l'estomac et le canal digestif.

3° *Maladies qu'on peut confondre avec la fièvre jaune.* On pourrait confondre la fièvre jaune avec certaines fièvres pernicieuses des marais, avec la fièvre bilieuse, la peste et le typhus.

On la distinguera de la fièvre pernicieuse, qui est accompagnée de mélæna et d'ictère, en ce que cette maladie est évidemment occasionnée par les miasmes marécageux, qu'elle est intermittente et qu'elle est guérie par le quinquina.

La fièvre bilieuse des climats intertropicaux, lorsqu'elle est portée au plus haut degré et qu'elle règne épidémiquement, peut ressembler beaucoup à la fièvre jaune; aussi l'a-t-on souvent confondue avec elle. Il existe cependant plusieurs caractères qui feront éviter cette erreur : la fièvre bilieuse est précédée de phénomènes précurseurs; elle diminue d'intensité par les vomissements et la diarrhée; les matières rejetées sont bilieuses et pas noires, l'ictère est infiniment moins prononcé que celui de la fièvre jaune; elle se termine presque toujours par la guérison, lorsqu'elle est convenablement traitée.

La peste a deux symptômes qui lui sont exclusivement propres et qui ne permettent pas la confusion, ce sont les bubons et les gangrènes, sans compter plusieurs autres caractères que l'on trouvera indiqués dans son histoire.

Le typhus naît spontanément dans nos climats au milieu des grands rassemblements de personnes; la stupeur et le délire, rares dans la fièvre jaune, en sont des phénomènes constants; tandis qu'on n'y observe des vomissements noirs et la coloration jaune de la peau que dans un très-petit nombre de cas exceptionnels. Sa marche est, d'ailleurs, beaucoup plus lente et son danger bien moins grand.

Pronostic. La fièvre jaune, bénigne dans quelques cas rares, est toujours une maladie des plus redoutables, et qui, sous le rapport des ravages qu'elle occasionne, peut marcher de pair avec la peste. Mais le nombre des morts qu'elle entasse varie suivant les épidémies; elle a quelquefois enlevé jusqu'au tiers ou à la moitié des habitants de certaines villes. Parmi ceux qu'elle atteint, il peut en succomber le tiers, la moitié, les deux tiers, les trois quarts. La fièvre jaune sévit avec plus de violence dans les saisons très-chaudes et humides, sur les sujets robustes, sur les habitants des villes, surtout lorsqu'ils habitent des maisons malsaines et qu'ils sont en proie à des affections morales tristes ou épuisés par les plaisirs vénériens.

Les signes de mauvais augure sont les suivants : apparition prompte de l'ictère, couleur orangée de la langue, vomissements tardifs, ecchymoses et pétéchies, affaissement du système nerveux, refroidissement, ralentissement du pouls, hémorrhagies.

Traitement. — 1° *Traitement préservatif.* Il diffère suivant qu'il a pour objet de préserver des localités de l'invasion du fléau, ou bien des individus vivant dans des villes qui en sont infectées.

Dans le premier cas, il faudra soumettre avec le plus grand soin les vaisseaux qui abordent dans les ports de mer aux lois de police sanitaire relatives aux quarantaines et aux lazarets.

Dans le second cas, le premier et le plus important précepte consiste à fuir les villes infectées. Lorsque la chose est impossible, on se bornera à conseiller une vie sobre, la précaution de ne pas sortir le soir et pendant la nuit, de ne pas s'exposer à l'ardeur du soleil, et d'entretenir son habitation bien aérée et dans un état de propreté parfaite. On fera dans les maisons et les lieux infectés des fumigations avec le chlore ou l'eau chlorurée, en suivant les procédés que nous avons indiqués en parlant du typhus.

2° *Traitement curatif.* Tous les moyens employés jusqu'ici contre la fièvre ont eu si peu d'efficacité, il règne d'ailleurs parmi les observateurs si peu d'accord sur leur usage, qu'il est assez difficile de tracer le traitement de cette maladie. Ne pouvant entrer dans de longues discussions à cet égard, nous devons nous borner à faire connaître les médications qui ont obtenu le suffrage du plus grand nombre de praticiens.

Lorsque les sujets sont robustes et pléthoriques, et les symptômes locaux très-violents, Hillary, Moseley, Thomas, Devèze, M. Rochoux, etc., conseillent de recourir le plus promptement possible à la saignée. Après avoir diminué par ce moyen la violence de la maladie, on peut appliquer des sangsues aux tempes et à l'épigastre pour combattre la céphalalgie ou l'extrême sensibilité de l'estomac. On seconde l'effet des émissions sanguines par des cataplasmes et des lavements émollients, par des bains tièdes, par des boissons gommeuses, délayantes, acidulées, et par une diète sévère.

Belcher, Devèze, Hillary, **MM. Dalmas, Bally, Pariset** prescrivent les purgatifs doux, tels que la pulpe de tamarin, la manne, le calomel, l'huile de ricin.

Lorsque les symptômes inflammatoires se sont calmés, tous les auteurs sont d'avis de favoriser la sueur par des boissons chaudes, légèrement aromatiques, telles que les infusions faibles de camomille, de mélisse, de thé, de tilleul, de feuilles d'oranger, etc. Les sinapismes peuvent convenir dans diverses circonstances à titre de révulsifs ou d'excitants.

MM. Bally, François et Pariset disent avoir obtenu des effets très-avantageux du sulfate de quinine employé avec énergie sur la fin de la première période, ou au moins au commencement de la seconde. Ils assurent que les malades à qui ils l'ont donné ne se sont jamais plaints qu'il ait provoqué des nausées, augmenté la chaleur ou fatigué l'estomac.

Peste.

Définition. La peste est une fièvre très-meurtrière, épidémique et contagieuse, caractérisée par les symptômes suivants : la céphalalgie, des vertiges, de l'anxiété, la fréquence du pouls, des nausées, des vomissements, des bubons, des gangrènes locales nommées *charbons,* et divers exanthèmes.

Causes. — Causes occasionnelles. La peste dépend d'une seule cause excitante qui est en même temps spécifique ; c'est un miasme ou principe particulier, très-subtil, inconnu dans sa nature, qui se dégage des malades et qui est susceptible de se propager aux personnes saines par le contact, soit avec les pestiférés eux-mêmes, soit avec des objets souillés de leurs émanations, tels que les poils, les plumes, le lin, le chanvre, la laine, le coton, la soie, les peaux, etc., auxquels il a la propriété de se fixer et d'adhérer. Quelle est l'origine de ce principe contagieux? Quelles sont les causes qui l'ont engendré? Depuis son développement spontané, ne doit-il sa formation qu'aux malades atteints de la peste, ou bien existe-t-il dans certains pays où le fléau est endémique des causes spéciales qui l'engendrent perpétuellement, telles que le desséchement annuel des lacs de l'Éthiopie, comme le pensent quelques auteurs, ou la corruption des cadavres enterrés trop peu profondément en Égypte, comme le pense M. Pariset? Toutes ces questions sont encore insolubles dans l'état actuel de nos connaissances.

Voici ce qu'on connaît de plus positif sur les lois de la contagion : lorsqu'elle a été communiquée à un individu bien portant, elle produit son effet tantôt promptement, tantôt d'une manière assez lente. Dans ce dernier cas, la période d'incubation dure ordinairement une semaine et quelquefois un temps plus long. Un homme sain, mais non apte à contracter la peste, peut en porter le germe dans ses vêtements et la communiquer à d'autres. Ce germe peut rester caché des mois et même, dit-on, des années dans des objets abrités du contact de l'air, sans perdre son activité meurtrière ; tous les loïmographes en citent des exemples, dont plusieurs paraissent assez concluants. Pour que la peste se manifeste, il paraît que le contact soit avec des pestiférés, soit avec des objets contaminés est nécessaire ; mais il n'est pas prouvé que l'infection, qu'on pourrait considérer comme une espèce de contact médiat, soit suffisante pour la communiquer, surtout lorsque la distance entre les malades et les personnes saines est un peu considérable.

Le foyer du principe contagieux de la peste est en Orient, principalement en Égypte, en Turquie et en Perse ; toutes les fois que ce redoutable fléau a ravagé quelque partie de l'Europe chrétienne, il y a été apporté par des personnes venant de ces contrées.

La peste pénètre d'un pays dans un autre par les guerres, par les voyageurs venant des pays infectés, par les marchandises, par les corsaires et par les contrebandiers, par les infractions aux lois sur les quarantaines et les lazarets. Une fois introduite, elle doit sa propagation aux armées, aux guerres civiles, aux émeutes, aux grandes réunions, aux cérémonies publiques, à la fréquentation des églises, des écoles, des marchés, à la fuite des habitants des villes infectées, au contact des vêtements et autres objets contaminés, aux soins donnés aux malades, etc.

Causes prédisposantes. La peste atteint également tous les sexes, tous les âges, toutes les constitutions. La manière de vivre, la température, les saisons ne paraissent pas avoir une influence bien manifeste sur son développement. Il y a sans doute des prédispositions, puisque certains individus ne contractent point la maladie, tout en s'y exposant; tandis que d'autres, placés dans les mêmes circonstances, en sont facilement atteints; mais il est impossible de déterminer en quoi consistent ces dispositions individuelles. On a prétendu que les porteurs d'eau et d'huile en étaient ordinairement exempts, mais la chose n'est pas encore bien prouvée.

La peste règne presque toujours épidémiquement; elle est endémique en Égypte. On en observe quelquefois, mais bien rarement, dans ce pays, des cas isolés.

Cause prochaine. La peste est l'effet d'une altération spéciale et très-profonde du sang vicié par l'absorption du miasme éminemment septique d'où naît la contagion. Cette altération et son caractère délétère sont rendus évidents par les bubons, les gangrènes et surtout par les signes de dissolution et de corruption de ce liquide, observés par plusieurs auteurs, et en dernier lieu par le docteur Bulard.

Symptômes. La peste est un fléau si meurtrier, que, dans beaucoup d'épidémies, un certain nombre de personnes bien portantes jusqu'alors meurent tout à coup comme frappées par la foudre, tant est pernicieuse sur quelques constitutions l'influence du poison pestilentiel. Le plus souvent il n'en est point ainsi. La maladie débute fréquemment par des lassitudes, un sentiment de langueur et de torpeur, de l'anxiété et un pouls petit et faible, tantôt fréquent, tantôt dans son état normal, sous le rapport du nombre des pulsations. Les pestiférés sont pris de vertiges et d'une céphalalgie violente; plusieurs éprouvent tout à coup une perte complète des forces; d'autres, quoique atteints de charbons et d'anthrax, sont sans fièvre et peuvent encore marcher et même vaquer à leurs occupations. Cet état apyrétique du pouls n'est pas très-rare au début de la peste, mais tôt ou tard il survient des frissons qui partent du dos, et qui sont suivis d'une fièvre tantôt ardente et continue, tantôt accompagnée de rémissions marquées. Le pouls est très-fréquent, fort ou faible, égal ou inégal, quelquefois intermittent; il y a souvent une sensation de chaleur âcre dans l'abdomen, tandis que les parties extérieures sont légèrement froides ou offrent une chaleur douce.

L'anxiété augmente rapidement, et de nombreux symptômes ne tardent pas à se manifester : la face est tantôt naturelle, tantôt tuméfiée, pâle, livide, comme enduite d'un corps gras; les yeux sont brillants, égarés, ardents, rouges, saillants, quelquefois languissants, caves, ternes, jaunes, larmoyants; la vue est souvent trouble; il y a fréquemment des tintements d'oreilles, quelquefois de la surdité. Dans un grand nombre de cas, il survient des épistaxis. Chez un certain nombre de malades, les facultés restent intactes pendant tout le cours de la maladie; dans le plus grand nombre des cas, il y a du délire tantôt tranquille, tantôt agité ou même furieux. On observe aussi, suivant les circonstances, des insomnies, des songes effrayants, du penchant au suicide, quelquefois du coma, de la loquacité, du bégaiement, une voix rauque.

L'appétit et la soif sont le plus souvent nuls; quelquefois ils persistent et sont même insatiables. La langue peut présenter des aspects très-variables; elle peut être blanche, rouge, sèche, verdâtre, noire, tremblante, fendillée. Il y a souvent du ptyalisme, des aphthes, des parotides. Les nausées et les vomissements, tantôt bilieux et tantôt sanguinolents, sont très-fréquents. La constipation s'observe quelquefois; mais le plus souvent il y a une diarrhée de matières fétides qui peuvent être cendrées, muqueuses, jaunes, noires, mêlées de sang et quelquefois de vers; en même temps, tension de l'abdomen, hoquets, cardialgie, coliques. La peau et la bouche répandent souvent une odeur fétide. L'urine est tantôt naturelle, tantôt cuisante, sanguinolente.

Il y a souvent des douleurs très-violentes dans la région dorsale ou dans les membres; quelquefois des contractions légères de ces parties ou même des convulsions.

Quel que soit le nombre des symptômes que nous venons d'exposer, dont s'accompagne chaque cas particulier, il survient, à une époque indéterminée du cours de la peste, des bubons ou des anthrax, et souvent divers exanthèmes.

Bubons pestilentiels. Ces bubons sont des tumeurs qui ont ordinairement leur siége dans les ganglions de l'aine, d'autres fois dans ceux de l'aisselle ou du cou. Leur éruption est souvent précédée de tension, de douleur et de battements dans la partie où ils doivent se montrer. Elle peut avoir lieu dès le début de la peste, à son plus haut degré, ou vers son déclin. Leur volume varie depuis celui d'une amande jusqu'à celui d'un œuf de poule. On en observe le plus souvent deux à la fois, quelquefois un seul, rarement trois ou un plus grand nombre. Parmi ces tumeurs, les unes sont très-douloureuses et parviennent promptement à la suppuration; les autres, moins sensibles ou presque indolentes, disparaissent peu de temps après leur formation, ou bien restent dures sans faire de progrès. La peau des bubons qui doivent suppurer est rouge; leur ouverture donne issue à un pus tantôt assez louable, tantôt et le plus souvent sanieux, et quelquefois à un sang noir. Les bubons se terminent quelquefois par gangrène; dans ce cas, ils prennent une teinte livide et deviennent mous et indolents.

Anthrax gangréneux. Les anthrax ou charbons ont leur siége le plus ordinaire au tronc et aux membres. Ils sont d'abord durs, aplatis, d'une étendue variable, circulaires, non élevés au-dessus de la peau, mais plus ou moins profonds et très-douloureux. Il se forme bientôt à leur surface une vésicule de la grosseur d'une tête d'épingle, qui va en augmentant. Lorsqu'elle est arrivée au volume d'une aveline, elle se rompt, laisse écouler un liquide jaunâtre, grisâtre, brunâtre, et met à nu un fond noir et gangréneux très-étendu en largeur et en profondeur. A moins que le malade ne succombe, l'inflammation s'empare des parties voisines et l'escarre se détache. Le nombre des charbons varie de trois à quatre chez le même individu, on en a vu cependant jusqu'à douze. Lorsqu'il y a des charbons, il survient rarement des bubons; ordinairement ceux-ci se dissipent lorsque ceux-là paraissent ; d'autres fois les bubons augmentant, les charbons ne prennent pas leur entier développement.

Exanthèmes. La peste s'accompagne souvent encore, à une époque avancée de son cours, de divers exanthèmes, qui consistent le plus souvent en des pétéchies ; d'autres fois, mais plus rarement, en des rougeurs érythémateuses ou érysipélateuses, des vésicules ou des bulles, une éruption miliaire, des ecchymoses et des taches de couleur et de grandeur variables.

Marche. La marche de la peste est toujours continue et très-prompte. Un point qu'il ne faut jamais perdre de vue, c'est qu'à l'exception des bubons et des charbons, les autres symptômes sont extrêmement variables ; que beaucoup d'entre eux manquent chez certains malades ; que la forme de ce terrible fléau offre de grandes différences suivant les épidémies et, dans les mêmes épidémies, suivant qu'il existe à un haut ou à un faible degré.

Durée. La peste accomplit quelquefois son cours en trois ou quatre heures ; plus souvent elle dure un ou deux jours ; d'autres fois elle se termine au bout de trois, quatre, cinq, six, sept, huit jours et plus.

Terminaisons. La peste se termine le plus souvent par la mort ; aussi doit-on compter par millions le nombre des malades qu'elle a enlevés dans chaque épidémie qui a ravagé l'Europe. Le petit nombre de ceux qui échappent, à part quelques cas exceptionnels, éprouvent pendant longtemps de la faiblesse, de la stupeur et un affaiblissement de la mémoire. Les bubons qui suppurent sont longtemps à se cicatriser.

Lésions anatomiques. Les cadavres des pestiférés sont souvent noirs, d'autres fois livides ou jaunâtres. On a trouvé le cerveau tellement ramolli qu'il était impossible de l'examiner ; le cœur également mou et décoloré ; la surface interne de l'estomac et des intestins marquée de taches gangréneuses ou même sphacélée ; le tube digestif tout entier distendu par des gaz excessivement fétides ; le foie et la rate très-volumineux, la vésicule du fiel distendue par une bile d'un jaune foncé ; les vaisseaux lymphatiques très-développés et faciles à distinguer; le sang, d'après les dernières recherches du docteur Béclard, est poisseux, souvent d'un aspect légèrement jaunâtre et toujours profondément altéré.

Diagnostic. 1° *Signes caractéristiques*. La peste est une maladie essentiellement contagieuse, qui est endémique en Égypte et dans diverses contrées de l'empire turc. Elle ne peut se développer dans quelque partie de l'Europe chrétienne que lorsque le germe en est apporté en Occident par des vaisseaux ou des voyageurs venant des pays infectés. Indépendamment des symptômes généraux ou locaux, qui ont beaucoup de rapports avec ceux des fièvres typhoïdes ou du typhus, la maladie s'accompagne, à une époque quelconque de son cours, de deux phénomènes qui lui sont exclusivement propres, savoir : les bubons et les anthrax gangréneux.

2° *Espèces de la peste*. Nous avons vu plus haut que les symptômes de la peste offraient de nombreuses variétés, suivant les épidémies et suivant les individus. Sous ce rapport on a divisé cette maladie en quatre espèces principales, savoir : 1° la *peste simple ou bénigne*; elle est souvent sporadique, la fièvre est peu marquée ou nulle, tous les phénomènes sont modérés et la terminaison est ordinairement heureuse ; 2° la *peste inflammatoire*; elle est caractérisée par une forte réaction du système sanguin, consistant en frissons intenses, un pouls très-fréquent et fort, une chaleur brûlante, la rougeur et le gonflement de la face, des bubons très-douloureux et très-gros, un délire agité ou furieux, etc.; 3° la *peste gastrique*; c'est celle dans laquelle prédominent les lésions de l'appareil digestif; 4° la *peste nerveuse*; c'est celle où s'observe plus particulièrement une atteinte profonde du système nerveux ; on doit rapporter à cette espèce la peste foudroyante, celle qui tue en quelques heures, et celle qui s'accompagne promptement de prostration, de stupeur, d'ivresse, de délire, d'abattement, de mouvements spasmodiques, etc.

Pronostic. De tous les fléaux qui affligent l'espèce humaine, la peste est certainement le plus redoutable. Sans compter les ravages qu'elle fait encore habituellement dans les pays où elle est endémique, on peut assurer, sans exagération, que chacune des épidémies qui ont sévi en Europe a fait périr plus de la moitié des habitants des villes où elle a pénétré. La mortalité varie, au reste, suivant les épidémies. Quelquefois sur neuf personnes infectées, à peine en échappe-t-il une ; d'autres fois il en guérit une sur trois ou même davantage.

Les signes suivants sont en général d'un bon augure : l'éruption de bubons et de charbons suivie de soulagement, une sueur légère et constante dont l'invasion fait cesser les nausées et l'anxiété, les vomissements et la diarrhée qui n'occasionnent pas la diminution des forces, etc. Les phénomènes qui dénotent un grand danger, sont : des bubons qui se développent lentement en même temps que les forces s'affaiblissent, l'éternument fréquent, les douleurs de gorge et l'enrouement, les parotides, les pétéchies, les ecchymoses larges et noires, les hémorrhagies abondantes, une prostration des forces grande et subite, l'absence de douleur coïncidant avec un pouls peu fréquent et très-faible, la lividité de la face.

Traitement. — 1° *Traitement préservatif.* La peste étant une maladie contagieuse, dont le principe morbifique peut être exhalé par les malades ou transporté avec des objets auxquels il a la propriété d'adhérer, il en résulte que le seul moyen de prévenir son invasion dans un pays consiste à empêcher l'entrée sans précautions des personnes et des choses venant de contrées infectées par le fléau, ou fréquemment exposées à en être atteintes. Dans ce but, ainsi que dans celui de prévenir la fièvre jaune, tout vaisseau arrivant dans un port de mer est retenu à une certaine distance de la ville et ne peut débarquer les personnes et les objets qui sont à bord qu'après un intervalle de temps fixé par les lois de police sanitaire. C'est là ce qu'on appelle *quarantaine*, nom qui vient des quarante jours exigés autrefois pour cette séquestration. Ce temps varie, au reste, suivant les pays d'où viennent les vaisseaux, et suivant que ces pays étaient sains ou infectés au moment du départ des bâtiments. Lorsque des matelots ou des passagers viennent à tomber malades pendant leur quarantaine, on les transporte dans un hôpital spécial nommé *lazaret*, qui est toujours situé hors des villes. Les marchandises des vaisseaux infectés sont exposées à l'air et à des fumigations de chlore, ou lavées soit avec de l'eau, soit avec du vinaigre, suivant l'espèce d'objets. Les linges et effets qui ont servi aux pestiférés pendant leur maladie doivent être brûlés.

Lorsque la peste a fait irruption dans une ville, le grand principe de préservation consiste à empêcher les communications des habitants entre eux. On défend la fréquentation de tous les lieux publics, tels que les théâtres, les églises, les marchés, les cafés, les promenades, etc. On isole les maisons infectées; on établit des hôpitaux pour les pestiférés, pour les suspects et pour les convalescents, dont on empêche également la libre communication avec l'extérieur. Si la maladie s'est déjà répandue dans divers quartiers, on défend à tous les habitants de sortir de leurs maisons; des employés en assez grand nombre sont chargés, en prenant les précautions convenables, de recevoir des informations deux ou trois fois par jour sur l'état sanitaire de chaque habitation, de faire transporter les malades dans les hôpitaux, de porter des aliments dans chaque maison. Les personnes saines devront se faire des frictions huileuses sur tout le corps, principalement aux parties découvertes; elles ne devront communiquer avec les malades qu'à une certaine distance, et si le contact est inévitable, comme cela arrive pour les médecins, les garde-malades, les hommes chargés des inhumations, elles porteront habituellement des gants lavés et renouvelés fréquemment; elles changeront de vêtements plusieurs fois par jour, en ayant soin de faire purifier ceux qu'elles auront quittés, etc. Les objets qui auront servi aux pestiférés et qui paraîtront trop contaminés seront brûlés; tous les autres, tels que les meubles et les maisons, seront exposés à l'air, *fumigués*, lavés à l'eau chaude ou au vinaigre. Les murs seront grattés et recouverts d'une couche de chaux, etc. Ces dernières prescriptions ne sont applicables que lorsque l'épidémie a entièrement cessé. La nature de cet ouvrage ne nous permet point d'exposer avec détail les lois de police sanitaire relatives à la peste. Un volume entier suffirait à peine pour les faire connaître en entier. Nous avons dû nous borner à l'énoncé des règles principales suivies en pareil cas.

2° Traitement curatif. La nature faisant tous les frais de la guérison de la peste bénigne, et paraissant agir en éliminant par les sueurs le principe contagieux ou en le déposant en quelque sorte dans les ganglions, par la formation des bubons, le rôle du médecin doit consister à favoriser ces deux phénomènes, par l'emploi de quelque boisson chaude, telle qu'une infusion de thé, de feuilles d'oranger, de véronique, de lierre, de limonade au citron, etc.

Dans la peste inflammatoire, on doit s'abstenir des sudorifiques. Si les symptômes de réaction fébrile sont modérés, la diète et les boissons délayantes suffisent pour les apaiser ; si, au contraire, ils sont très-intenses, s'il s'y joint des signes manifestes d'inflammation locale chez des sujets pléthoriques, on doit recourir à la saignée.

Chenot, Orrœus et d'autres auteurs conseillent, dans la peste gastrique, lorsqu'il y a des signes d'embarras saburral qui n'est pas rejeté spontanément, de provoquer le vomissement soit à l'aide de l'eau tiède et de la titillation de la gorge, soit par l'administration de la poudre d'ipécacuanha. Cet effet obtenu, on prescrira de huit à quinze gouttes de laudanum pour calmer l'agitation qui en résulte.

Dans la peste nerveuse, lorsque les forces sont affaissées, Forcest, Diemerbroek, Minderer, Chenot, Orrœus, Grohmann conseillent l'emploi du vinaigre et des acides minéraux étendus dans l'eau, tels que les acides sulfurique, hydrochlorique, l'acide nitrique mêlé à l'alcool, etc. ; le camphre, la thériaque, les vins généreux, les vésicatoires.

Les bubons seront couverts de cataplasmes émollients qu'on rendrait narcotiques s'ils étaient très-douloureux ; si leur éruption était difficile, on en favoriserait le développement par l'application d'oignons cuits avec la racine de scille, ou de sinapismes.

D'après Diemerbroek et Chenot, les anthrax gangréneux guérissent d'autant plus vite qu'on les traite avec plus de douceur. Pendant les premiers jours on doit se contenter de les fomenter avec de l'acétate de plomb. Lorsque la rupture de la vésicule qui les surmonte a mis à nu un fond noir et gangré-

neux, on recouvre leur surface de linges imbibés de décoction
de quinquina avec addition de sel ammoniac et d'alun.

Malheureusement les moyens que nous venons d'indiquer
n'ont qu'une bien médiocre efficacité contre la peste, qui se
termine le plus souvent d'une manière funeste.

Suette anglaise.
Ephemera britannica.

Définition. La suette anglaise est une fièvre continue, très-
aiguë et épidémique, accompagnée de sueurs très-abondantes,
qui vers la fin du quinzième siècle et au milieu du seizième
ravagea l'Angleterre et ensuite une grande partie de l'Europe.

Historique. Cette maladie, qui ne s'est pas montrée depuis
plusieurs siècles, a paru cinq fois en Angleterre, en 1485, en
1507, en 1517, en 1528 et enfin en 1551 ; elle se répandit de
là sur les côtes maritimes de la France, en Hollande, en Allemagne, en Suisse, en Poméranie, en Prusse, en Pologne, en
Russie, en Danemark, en Suède et en Norvége.

Causes. Elles sont fort peu connues ; quelques médecins
crurent à la contagion, qui fut révoquée en doute par d'autres.
La crainte prédisposait à la maladie, qui en général attaquait
peu les enfants, les vieillards, les indigents, les personnes
faibles, tandis qu'elle sévissait plus particulièrement sur les
hommes jeunes et robustes. John Kaye prétend qu'elle épar-
gnait les étrangers qui se trouvaient en Angleterre au moment
de l'épidémie, et que dans les pays étrangers elle choisissait les
Anglais pour ses victimes, assertion qui paraît bien peu croyable.

Symptômes. La suette débutait tout à coup par des lassitudes, la prostration des forces, le découragement, une
anxiété extrême, tantôt un frisson avec tremblements, et tantôt une chaleur vive et extraordinaire. Il survenait bientôt une
soif ardente et inextinguible, la sensation d'un souffle (*aura*)
qui parcourait les membres, le sentiment d'une grande chaleur dans l'abdomen, des nausées, des vomissements, des
douleurs lombaires, de la céphalalgie, de la somnolence, du
délire, des convulsions et des palpitations de cœur accompa-

gnées de syncopes. Le pouls, d'abord fréquent et développé, devenait bientôt petit et faible. Le symptôme caractéristique de la maladie, la sueur, survenait au début même; elle était odorante, très-abondante, et durait depuis huit heures jusqu'à vingt-quatre.

Les symptômes de la suette étaient peu constants. Sa marche était si violente et si aiguë qu'elle fit périr plusieurs malades en un jour ou même en quelques heures. Elle se terminait ordinairement le troisième, le cinquième ou le septième jour.

Lésions anatomiques. Les cadavres répandaient une grande fétidité, et se putréfiaient promptement. Des lambeaux de parties molles se détachaient de la surface du corps. Le canal digestif offrait çà et là des traces de gangrène.

Diagnostic. La suette était essentiellement caractérisée par des sueurs très-abondantes, par une réaction générale violente, une marche très-aiguë et par sa forme épidémique.

On pourrait la confondre avec la suette miliaire décrite par Sauvages, et qui a régné bien souvent en France, et particulièrement en Picardie. Mais l'exanthème qui accompagne celle-ci et qui manque dans la suette anglaise ne permet pas de s'y tromper. M. Rayer, qui a décrit une épidémie de suette miliaire qui s'est montrée en 1821 dans le département de Seine-et-Oise, et M. Foucart, auteur d'une bonne monographie de cette maladie, pensent que cette affection et celle d'Angleterre constituent une seule et même maladie. Mais l'éruption qui existe dans l'une et jamais dans l'autre ne nous permet pas d'adopter cette opinion.

Pronostic. La suette anglaise était une maladie des plus meurtrières. En 1550 elle fit périr à Londres plus de huit mille personnes en sept jours; l'année suivante elle en enleva un plus grand nombre, et il y eut à peine une guérison sur cent morts. En 1529, Anvers perdit quatre à cinq mille de ses habitants en cinq jours seulement; cependant la ville d'Amsterdam, qui en fut également atteinte à la même époque, fut peu maltraitée par ce fléau, puisque sur deux mille malades il n'en mourut qu'un petit nombre. En comparant les autres villes envahies par l'épidémie, on remarque également entre les unes et les autres une grande différence sous le rapport des proportions des malades et des morts.

Traitement. Après un grand nombre de ravages exercés par la suette, sans que l'on pût parvenir à les arrêter ou à les diminuer, les médecins firent enfin une importante découverte relativement à son traitement, savoir, que la sueur était utile aux malades et que le danger consistait dans sa suppression intempestive. Aussi employait-on tous les moyens pour l'exciter et la soutenir. Aussitôt qu'une personne éprouvait les premiers symptômes, on ne lui permettait pas de quitter la chambre où elle se trouvait; on la faisait coucher de suite, même avec ses vêtements. Elle devait rester au lit, sans faire le moindre mouvement, n'ayant que la figure découverte. Les déjections alvines étaient reçues dans un vase approprié qu'on passait sous le malade. Le sommeil était extrêmement dangereux; aussi plusieurs personnes étaient-elles toujours occupées à l'empêcher par leurs conversations avec lui. L'abstinence de tout aliment et de toute boisson était sévèrement prescrite; lorsque la soif était trop difficile à supporter, on permettait une très-petite quantité de boisson chaude pour l'apaiser. Si les sueurs s'arrêtaient d'elles-mêmes, on les rappelait en couvrant davantage le patient et en lui administrant des diaphorétiques. Schiller conseille dans ce but un demi-gros de poudre de racine d'angélique, prise dans de l'eau de romarin chaude avec addition d'un demi-gros de thériaque. La sueur ne devait se terminer qu'après vingt-quatre heures. Ce n'est qu'alors qu'il était permis de diminuer le nombre des couvertures, d'essuyer la sueur avec les plus grandes précautions et de changer de lit. On était quelquefois obligé, chez les personnes robustes, d'exciter plusieurs fois les sueurs; lorsqu'on craignait la faiblesse, on donnait quelques cordiaux à l'intérieur pour soutenir les forces.

Choléra-morbus asiatique.

Définition. Le choléra-morbus asiatique est une maladie épidémique originaire des bords du Gange, et dont les principaux symptômes sont : une diarrhée abondante et des vomissements fréquents, avec évacuation par le haut et par le bas d'un liquide blanchâtre mêlé à des grumeaux épais, assez ressemblant à une décoction de riz, des crampes douloureuses dans les muscles des membres, un refroidissement glacial de la surface du corps et de la langue, le ralentissement et la petitesse du pouls, des yeux enfoncés dans les orbites avec coloration livide des paupières, la suppression d'urine, une teinte bleuâtre et violacée des extrémités ou même de toute la superficie de la peau.

Historique. Depuis longtemps le choléra sévissait épidémiquement dans l'Inde et y faisait de grands ravages, comme l'attestent les relations de Bontius, Paisley, Sonnerat, etc. Mais cette affection n'était-elle autre chose que notre choléra sporadique, tenant à des vicissitudes atmosphériques passagères et à diverses causes locales propres à ce pays, ou bien était-elle de la même nature que le choléra épidémique, qui commença en 1817, près de l'embouchure du Gange, et se répandit de là dans une grande partie du monde? L'examen de cette question, presque insoluble dans l'état actuel de la science, nous entraînerait d'ailleurs au delà des bornes que nous impose un ouvrage élémentaire. Cependant nous dirons, avec la réserve que l'on doit s'imposer sur un sujet si obscur, que, d'après nous, l'opinion la plus probable c'est que ces épidémies doivent être rapportées, sous le rapport des causes et de l'origine, au choléra sporadique et non au fléau destructeur que l'Asie nous a envoyé, et qui a maintenant décimé toute l'Europe.

Ce dernier, ou choléra asiatique, a commencé dans l'été de 1817, dans l'Inde, à Jessore, ville du Bengale, située dans le delta du Gange. De là il s'étendit promptement à Dacca, à Dinapore et à Calcutta. En 1818, il envahit Bombay et Madras; en 1819, les îles de Ceylan, de Meurice et de Bourbon. En 1820 et 1821, il gagna les côtes et les principales villes du golfe Persique, et principalement Schiraz, Mascat, Ispahan et toute l'Arménie. En 1822, il suivit les bords du Tigre et de l'Euphrate et s'étendit jusqu'à Alep. En 1823, il ravagea les gouvernements de Géorgie et du Caucase, et s'avança jusqu'aux portes de la Russie d'Europe. Pendant les cinq années suivantes, il suspendit sa marche de l'est à l'ouest, revenant sur ses pas et continuant à sévir, à des intervalles plus ou moins grands, dans les pays qu'il avait précédemment envahis. En 1829, il éclata à Tiflis, puis à Astracan; en 1830, à Orenbourg et à Moscou. En 1831, il arriva à Saint-Pétersbourg, d'où il s'étendit promptement à Varsovie, à Dantzig, à Berlin, à Hambourg et à Suderland en Angleterre; en 1832, il parvint à Londres, à Calais et à Paris. Pendant les quatre années suivantes, il se communiqua de proche en proche à la plupart des villes de France; enfin, en 1836, il parvint en Espagne, et en 1837 à Naples, à Palerme, à Rome et à la plus grande partie des villes d'Italie. Dans la même année, il fut porté par l'armée française de Toulon dans nos possessions sur la côte d'Afrique. Dans l'itinéraire que nous venons de tracer, nous n'avons dû indiquer, pour ne pas être trop long, que les plus grandes villes de chaque nation visitées par le fléau, omettant à dessein les localités secondaires et intermédiaires, qui n'ont pas été non plus épargnées par le choléra voyageur. Notre but a été seulement de tracer sa marche constante de l'est à l'ouest pour arriver jusqu'à nous. Ce trajet n'a pas été cependant l'unique qu'il ait suivi. Parti de Jessore, comme de son foyer central, il s'est également irradié dans les trois autres directions : au sud, vers les archipels des mers de l'Inde; à l'est, vers la Chine; au nord, vers le centre de l'Asie.

Après avoir cessé pendant treize ans, le fléau a de nouveau envahi la France et l'Europe en 1849 et en 1854.

Causes. — Cause spéciale. Jusqu'aujourd'hui nous ne connaissons que bien peu de choses sur les causes du choléra. Les symptômes de cette maladie et son caractère épidémique doivent faire penser que le principe morbifique réside dans l'air, et qu'il est tout à fait spécial à cette redoutable affection. Mais ce principe n'est-il autre chose qu'une constitution atmosphérique particulière, comme cela existe pour beaucoup d'épidémies, ou bien consiste-t-il dans un miasme exhalé par les cholériques, qui, en se répandant dans l'air à une certaine distance, est susceptible d'atteindre les individus qui offrent des prédispositions au choléra, et qui se trouvent soumis à son influence? Il est impossible de répondre d'une manière péremptoire à ces deux questions. Cependant nous croyons devoir adopter la dernière opinion comme la plus probable, d'après les raisons suivantes :

1° Le choléra a régné dans toutes les saisons et dans tous les climats, dans les temps les plus froids comme les plus chauds, lorsque l'air était très-humide comme lorsqu'il était très-sec; il a ravagé les villes les mieux bâties et les plus salubres comme les plus malsaines, ce qui ne s'accorde pas avec ce que l'observation nous a appris sur les épidémies qui tiennent à la constitution atmosphérique.

2° Pendant son grand voyage de l'Inde jusqu'à nous, il a toujours marché de proche en proche, ne franchissant jamais de très-grandes distances, attaquant d'abord les villes les plus populeuses, dont les communications sont le plus fréquentes, ne s'étendant aux villages qui entourent ces villes qu'après avoir commencé et duré un certain temps dans celles-ci.

3° Dans les petites localités, où l'observation est plus facile que dans les villes, le fléau n'a commencé à régner qu'après des communications fréquentes avec d'autres lieux atteints, ou même après que des individus déjà malades étaient venus y mourir du choléra.

4° Les armées ont plusieurs fois porté la maladie ; c'est ainsi qu'elle s'est répandue dans les troupes polonaises après plusieurs batailles avec les troupes russes, dans lesquelles régnait la maladie; nos soldats embarqués en 1837 à Toulon, où sévissait le fléau, pour aller à l'expédition de Constantine, l'ont répandu dans cette ville et ensuite dans toute l'Algérie.

5° Une remarque que tous les médecins ont eu l'occasion de faire pendant les trois épidémies de Paris, en 1832, en 1849 et en 1854, c'est que le choléra, parvenu dans une maison, y faisait le plus souvent plusieurs victimes ; on a même vu des maisons presque entièrement dépeuplées à côté d'autres habitations où le choléra ne s'était point introduit. Ces faits et plusieurs autres, qu'il serait trop long de mentionner, me portent à présumer que le choléra est l'effet d'un miasme spécifique développé par les malades, se répandant dans l'air et attaquant les personnes prédisposées. C'est une espèce d'infection ou de contagion médiate. Quant à la contagion immédiate, elle est moins bien prouvée; cependant plusieurs faits tendent à faire croire qu'elle peut avoir lieu, mais qu'elle est très-rare. Je sais qu'on peut faire à l'opinion que je viens d'émettre plusieurs objections sérieuses; mais, après les avoir pesées avec soin, je pense que cette étiologie est encore la plus probable qu'on puisse admettre dans l'état actuel de la science.

Causes prédisposantes. Parmi ces causes, il en est que nos moyens d'investigation ne nous ont pas encore permis de déterminer; d'autres ont été observées dans la plupart des épidémies : c'est ainsi qu'on a remarqué que, quoique tous les âges fussent sujets au choléra, cependant les vieillards y étaient plus sujets que les adultes, et les enfants moins que les personnes d'un autre âge; qu'il faisait plus de victimes parmi les individus d'une constitution délicate ou affaiblis par les maladies, parmi les ivrognes, les classes pauvres de la société, les hommes adonnés à l'intempérance. On compte encore parmi les prédispositions au choléra les refroidissements, les indigestions, l'abus des liqueurs spiritueuses, l'usage de certains aliments et de certaines boissons, tels que le porc frais, le gibier, les ragoûts trop épicés, les corps gras, les acides, le cidre, les fruits verts, etc., l'abus du coït, les chagrins, la peur, la terreur, la colère.

Cause prochaine. Elle est encore plus obscure que les autres causes. Nous sommes porté à penser qu'elle consiste dans une altération spéciale que le sang éprouve par suite de l'absorption du miasme cholérique.

Symptômes. Lorsque le choléra règne dans une ville, la plupart de ses habitants en éprouvent une certaine influence qui se manifeste par quelques phénomènes légers et peu importants auxquels ils feraient à peine attention dans les temps ordinaires. Ces symptômes varient suivant les individus; ce sont des malaises passagers, de la disposition au refroidissement, la diminution ou la perte momentanée de l'appétit, des nausées qui reviennent de temps en temps, des coliques fugaces, des borborygmes, une diarrhée légère, etc.; mais ces indisp)-sitions se dissipent ordinairement au bout de quelques jours.

Le choléra n'affecte pas tous les individus avec la même intensité; beaucoup d'entre eux ne l'éprouvent qu'à un faib'e degré, auquel on a donné le nom de *cholérine*; souvent aussi la cholérine n'est que la première période du choléra.

1° CHOLÉRINE. Les malades ont une diarrhée liquide, difficile à arrêter, qui se suspend de temps en temps pour se reproduire ensuite; ils éprouvent une sensation de gêne dans la région épigastrique et à l'abdomen, des rapports, des nausées, des coliques, des borborygmes; leurs digestions sont lentes, difficiles; ils ont peu ou point d'appétit; leur langue est blanchâtre ou jaunâtre. Il y a en même temps un sentiment de grande lassitude ou d'anéantissement, une disposition très-marquée au froid des extrémités, de la soif, le désir des boissons acidulées, des vertiges, de l'insomnie, de la tendance aux défaillances; le pouls est le plus souvent naturel, quelquefois fréquent. A son plus haut degré, la cholérine s'accompagne de vomissements qui sont cependant toujours assez rares.

Ces symptômes, d'une durée variable, font place, après le moindre excès, à tout le cortége des phénomènes cholériques, ou bien, ce qui arrive le plus souvent lorsque la maladie a été convenablement traitée, ils disparaissent tantôt graduellement, tantôt d'une manière prompte, après des sueurs plus ou moins abondantes, spontanées ou provoquées. Cette dernière terminaison est ordinairement précédée d'accélération du pouls et de chaleur à la peau.

2° CHOLÉRA. Il est précédé tantôt des symptômes de la cholérine que nous venons de décrire, tantôt, et le plus souvent, d'une diarrhée dont l'origine remonte à quelques jours ou même à une ou deux semaines. Il est très-rare qu'il débute tout à coup et sans diarrhée prodromique.

Première période (période algide, période d'oppression, choléra bleu). Elle débute par des vomissements plus ou moins

répétés, qui dans les premiers moments sont suivis seulement
de l'expulsion de matières alimentaires et d'un liquide bilieux
jaune ou vert. Ce liquide est bientôt remplacé par un autre
de couleur blanchâtre, analogue à du petit-lait trouble. La
diarrhée, qui existait déjà dans la plupart des cas, devient
plus fréquente et plus abondante. Le liquide évacué est semblable à celui des vomissements; il contient des grumeaux
épais, et ressemble d'une manière assez frappante soit à du
petit-lait mal clarifié et floconneux, soit à une décoction de riz
dans laquelle nageraient des morceaux du riz lui-même. Ces
évacuations exhalent une odeur spéciale qui existe également
dans les autres excrétions des malades. La langue est humide
et pâle, la soif vive; il y a des borborygmes continuels et souvent des coliques. Les malades éprouvent en même temps des
crampes très-douloureuses dans les muscles des membres,
surtout dans les mollets; la face est profondément altérée. Il
y a de l'anxiété, de l'oppression, des palpitations subites et
passagères, et souvent des défaillances; des battements énergiques se font sentir dans le tronc cœliaque ou l'aorte abdominale; le pouls est ordinairement petit, faible et ralenti; les
extrémités sont très-froides; la sécrétion de l'urine est très-
peu abondante ou nulle; les forces sont entièrement épuisées.

A cet état qui constitue l'invasion du choléra ne tardent
pas à se joindre les symptômes suivants : une teinte bleuâtre
ou violacée se répand sur toute la surface du corps; elle commence par les pieds, les mains et la face, et s'étend par plaques violettes ou marbrées; elle devient de plus en plus foncée
aux extrémités; la face est effrayante par la décomposition
des traits : les paupières sont bleues, et paraissent ecchymo-
sées; les yeux sont profondément enfoncés au fond des orbites, qui sont excavés d'une manière remarquable; des taches
livides s'observent quelquefois sur la conjonctive, qui est sèche
et comme pulvérulente. La surface du corps est froide, mais
inégalement; les extrémités, le nez, la langue, l'haleine même
sont glacés; la peau est sèche, ridée à la paume des mains et
à la plante des pieds, comme après un bain frais et de longue
durée; les ongles sont livides et même noirs; le pouls est pe-

tit, extrêmement lent, très-souvent insensible aux artères radiales; les contractions du cœur sont également très-lentes et peu marquées; l'urine est supprimée; la respiration est très-lente et difficile; la voix est extrêmement faible et comme éteinte. Les malades, couchés sur le dos et faisant peu de mouvements, ont plutôt l'air de cadavres que d'êtres vivants; quelques-uns cependant s'agitent et se plaignent d'une vive chaleur dans l'estomac et l'abdomen, d'une anxiété considérable; il y a quelquefois des mouvements convulsifs très-intenses. Les évacuations sont toujours abondantes, très-liquides et blanchâtres. Au milieu de cette scène déplorable, les malades conservent leur raison et répondent fort juste aux questions qu'on leur fait.

Dans plus de la moitié des cas, la mort termine cette période, surtout lorsqu'elle est portée au degré d'intensité que nous venons de décrire. Dans d'autres cas la nature, soit spontanément (ce qui est très-rare), soit par les secours de l'art, provoque une réaction qui constitue la seconde période.

Deuxième période (période de chaleur ou de réaction). La peau se réchauffe peu à peu; le pouls reparaît et acquiert bientôt de la fréquence; la couleur bleuâtre de la peau se dissipe; la face rougit et s'anime plus ou moins; les urines reprennent leur cours; les vomissements, la diarrhée, les crampes diminuent graduellement; souvent une sueur abondante vient accélérer les progrès de la guérison. Mais cette marche n'est pas toujours aussi heureuse. Dans bien des cas, la réaction est très-faible, la peau se réchauffe peu; elle se couvre d'une sueur visqueuse : le malade reste affaissé et ne tarde pas à succomber. D'autres fois la chaleur est brûlante, le pouls très-fréquent et plein, la face très-rouge; il survient bientôt des symptômes de fièvre typhoïde, tels que des rêvasseries, du délire, du coma, des soubresauts dans les tendons, phénomènes qui se terminent le plus souvent par la mort. Enfin, dans quelques circonstances la réaction ou la fièvre est suivie d'une éruption qui peut avoir l'apparence de la roséole, de l'urticaire, de la miliaire, etc., d'une congestion cérébrale ou pulmonaire avec tous les symptômes propres à ces affections qu'il est inutile de décrire ici, parce qu'ils trouveront leur place dans d'autres endroits de cet ouvrage.

Marche. La marche du choléra est toujours continue ; les phénomènes se succèdent ordinairement dans l'ordre que nous venons d'indiquer, mais avec de nombreuses différences sous les rapports de leur nombre et de leur intensité. C'est ainsi que quelques malades n'ont point de crampes, d'autres n'ont qu'une teinte bleue extrêmement légère ; d'autres (en très-petit nombre, il est vrai) n'offrent que peu ou même point d'altération bien marquée des fonctions digestives ; certains d'entre eux éprouvent une dyspnée suffocante ; chez quelques-uns, la période algide est promptement suivie de la réaction et de la fièvre. Cette fièvre, le plus souvent continue, devient quelquefois rémittente sous divers types. Il est encore une foule d'autres variétés qu'il serait trop long d'énumérer, parce qu'elles tiennent aux différences des constitutions individuelles.

Durée. La durée du choléra est ordinairement fort courte ; lorsqu'il est très-intense, on l'a vu se terminer en un jour, en douze, six ou même en deux heures. Quoiqu'on n'ait pas établi de durée moyenne de cette maladie, comme il eût été si facile de le faire avec les masses de faits qu'on a pu observer, on peut regarder l'espace de trois jours comme le terme le plus ordinaire du choléra dans sa première période ; mais lorsque les malades ont surmonté cette période et que la réaction est survenue, cette affection peut se prolonger de huit à quinze jours et plus.

Terminaisons. La cholérine qui n'est point suivie du choléra confirmé se termine presque toujours par la guérison ; mais la convalescence est ordinairement longue et sujette à des rechutes. Le choléra confirmé, avec coloration bleue de la peau, a une issue funeste dans plus de la moitié des cas. Les malades succombent le plus souvent dans la période algide, plus rarement dans celle de chaleur. Lorsqu'ils sont parvenus à ce dernier stade, les cas de guérison sont bien plus fréquents que ceux de mort.

Lésions anatomiques. L'estomac et les intestins des cadavres contiennent une quantité variable, mais toujours considérable, d'un liquide blanchâtre assez consistant, d'apparence crémeuse, qui est le même que celui qui était rejeté par les vomissements et les selles. La membrane muqueuse de l'appareil digestif offre sur presque tous les cadavres une injection plus ou moins prononcée, et une rougeur tantôt uniforme, tantôt disséminée par plaques, dont le degré varie depuis le rose jusqu'à la teinte lie de vin; elle est en même temps ramollie. Les follicules de Peyer et de Brunner sont souvent très-tuméfiés, fort apparents et forment une sorte d'exanthème boutonneux ayant son siége principal dans la partie inférieure de l'intestin grêle. Dans quelques cas de choléra dont la durée a été fort courte, la membrane muqueuse digestive n'offre aucune altération. Le ventricule gauche contient du sang noirâtre, en partie coagulé, ayant la consistance de la gelée de groseille et quelque ressemblance avec le raisiné. Le droit est remplie de sang noir, visqueux et liquide; les artères sont presque entièrement vides; les veines sont distendues par du sang noir et liquide. D'après des expériences chimiques assez nombreuses, il parait que le sang des cholériques contient moins d'eau et beaucoup moins de substances salines que le sang ordinaire, tandis que l'albumine y est plus abondante. On trouve souvent dans les reins un liquide blanchâtre analogue à celui qui existe dans le canal digestif; en les incisant, il s'en écoule beaucoup de sang noir qui leur donne une teinte plus foncée que celle qui leur est propre. On rencontre quelquefois dans la vessie le liquide blanchâtre des intestins; cet organe est toujours vide, rapetissé et contracté; ses parois sont très-épaisses. La surface interne du péritoine et des plèvres offre souvent une couche transparente et très-mince d'une matière poisseuse analogue à la glu. Les méninges sont fortement injectées autour de l'encéphale et de la moelle épinière; les sinus veineux de la dure-mère sont remplis de sang noir et liquide. La substance corticale de l'encéphale est injectée.

Diagnostic. — 1° *Signes caractéristiques.* On reconnaît le choléra aux signes que nous avons indiqués dans la définition, et qui n'appartiennent qu'à lui. Nous n'y reviendrons pas.

2° *Nature du choléra.* — *Pathogénie.* Cette question est fort obscure. Voici la théorie qui nous paraît rendre le compte le plus satisfaisant des symptômes de la maladie ; nous la puisons, comme à notre ordinaire, dans les principes de la doctrine hippocratique.

Nous avons vu, en parlant des causes du choléra, que cette maladie paraissait dépendre d'un miasme spécifique qui, absorbé par la peau ou par les poumons, produisait une altération spéciale du sang. Cette altération est prouvée par l'aspect de ce liquide, si différent de ce qu'il est dans l'état normal. Suivant nous, le principe cholérique porte d'abord son action sur l'appareil digestif, qui réagit par les vomissements et les selles ; ces phénomènes ont pour but l'expulsion de la matière blanchâtre qui trouble ses fonctions, et dans laquelle réside une partie du poison cholérique. Mais cette élimination est incomplète. Le principe spécifique mêlé au sang attaque le système nerveux, qui manifeste sa souffrance par les crampes qui tourmentent les malades ; il exerce une action délétère et stupéfiante sur le cœur, dont les contractions deviennent lentes, faibles et incomplètes ; dès lors, le cours du sang se ralentit et s'affaiblit ; ce liquide, traversant beaucoup plus rarement et en moindre quantité le parenchyme pulmonaire, reçoit une influence insuffisante de l'air atmosphérique ; l'hématose est incomplète ; la quantité du sang noir ou veineux augmente, tandis que celle du sang rouge ou artériel diminue : de là le refroidissement général du corps, résultat d'une respiration incomplète et d'une diminution de la température du sang ; de là encore la coloration bleue de la peau occasionnée par la réplétion du système veineux et par la stagnation du sang noir dans les vaisseaux capillaires de tous les tissus. Ces phénomènes ont une grande analogie avec ceux que présentent les asphyxies ; aussi trouve-t-on dans les cadavres des cholériques, comme dans ceux des asphyxiés, la vacuité du système artériel et la réplétion du système veineux par une grande quantité de sang noir. Tous les autres symptômes du choléra s'expliquent par l'atteinte portée à l'hématose. Dans cette première période, le cœur succombe sous l'influence du poison qui l'opprime : le plus souvent il n'oppose aucune résistance, et les malades ne tardent pas à périr ; dans d'autres cas, cet organe se ranime, et réagit avec plus ou moins d'énergie ; ses contractions augmentent de fréquence et d'énergie : dès lors le mouvement circulatoire s'accélère à son tour, l'hématose se rétablit plus ou moins complétement ; la chaleur revient, la cyanose se dissipe. Si la réaction fébrile est suffisante, il survient une sueur abondante avec laquelle la nature se débarrasse de la cause morbifique, et tout rentre dans l'ordre. La sueur n'est pas le seul phénomène critique de cette période. Nous avons vu qu'il survenait parfois un exanthème qui portait à la peau les restes du poison cholérique que la nature n'avait pu éliminer par la transpiration. Mais si la réaction n'est pas assez énergique, l'élimination du poison est incomplète, la lutte continue plus ou moins longtemps avec des chances variables. On voit par là que, dans la première période, la cause morbifique agit avec une telle violence, que la force vitale succombe presque sans résistance, et que la seconde n'arrive que lorsque la nature réagit avec force contre cette cause, réaction qui se manifeste par la chaleur et par la fièvre.

Telle est la théorie qui nous paraît le plus propre à expliquer les phénomènes cholériques et les lésions anatomiques révélées par l'ouverture des cadavres.

3° *Maladies qu'on peut confondre avec le choléra.* Une seule maladie présente assez de points de ressemblance avec le choléra asiatique pour induire en erreur les médecins qui observent superficiellement, c'est le choléra sporadique, affection qui, malgré le nom qu'elle porte et l'analogie de ses symptômes avec ceux du fléau indien, en diffère cependant entièrement quant à sa nature. Mais le choléra sporadique tient le plus souvent à des causes facilement appréciables : la matière des vomissements et des selles est verte ou jaune et d'apparence bilieuse, et jamais blanchâtre et semblable à l'eau de riz, comme dans l'épidémie que l'Asie nous a envoyée ; il n'y a jamais non plus la coloration bleuâtre et livide qui appartient à cette dernière. Ces caractères suffisent pour éviter toute confusion.

Pronostic. Il suffit de se rappeler les millions de victimes que le choléra a faites dans toutes les parties du monde, dans ses longs et meurtriers voyages depuis l'embouchure du Gange jusqu'à nous, pour se faire une idée de la gravité de ce fléau. Ses ravages ont été cependant extrêmement variables, sans qu'on puisse assigner aucune cause satisfaisante de sa bénignité dans certains lieux et de son extrême malignité dans d'autres.

La cholérine qui n'est pas suivie du choléra se termine presque toujours par la guérison. Le choléra arrivé à la période bleue est au contraire le plus souvent mortel. Les personnes délicates, les vieillards, les individus affaiblis par des maladies, les ivrognes résistent rarement. L'invasion brusque d'un grand nombre de symptômes à la fois, la promptitude de la cyanose, du refroidissement, de la dyspnée sont des signes très-fâcheux.

Traitement. — 1° *Traitement préservatif.* Tous les moyens qui ont pour but d'empêcher les communications entre les habitants des lieux infectés du choléra et ceux qui en sont exempts, tels que les quarantaines, les lazarets, les cordons sanitaires, les séquestrations des individus malades ont plus ou moins échoué dans les villes d'Europe où on les a tentés; on ne sait donc sur quels motifs on s'appuierait pour les conseiller de nouveau. Le seul préservatif efficace contre le fléau consiste dans la fuite des villes et des localités qu'il ravage. Mais on peut considérablement diminuer les chances d'en être atteint en évitant avec soin les causes qui y prédisposent, telles que les écarts et les irrégularités de régime, les aliments et les boissons indigestes ou capables de provoquer le dévoiement, les refroidissements, les plaisirs vénériens, la malpropreté et l'insalubrité des habitations, la peur et toutes les affections morales tristes, etc.

2° *Traitement curatif.* Nous avons vu que presque toujours le choléra était précédé de la cholérine ou seulement d'une diarrhée liquide et fréquente; c'est alors surtout que la médecine est efficace, car des milliers de faits ont prouvé que l'on pouvait, dans la majorité des cas, triompher de ces symptômes et

I   16 arrêter ainsi le développement du choléra. Les moyens qui réussissent le mieux sont la diète, le séjour au lit, les bains suffisamment chauds pour exciter la sueur, les boissons chaudes et gommeuses, la décoction de riz édulcorée avec le sirop de coing, les cataplasmes émollients sur le ventre, et surtout le laudanum donné par la bouche et en lavement. On donne trois ou quatre fois par jour cinq à six gouttes de ce médicament dans une cuillerée à bouche de tisane, et l'on fait prendre deux ou trois demi-lavements d'eau de graine de lin, de racine de guimauve ou de son et de têtes de pavots, contenant chacun de cinq à dix gouttes de laudanum. On peut remplacer le laudanum pris à l'intérieur par des pilules d'opium d'un quart de grain; on en donne quatre ou cinq dans la journée à divers intervalles. Lorsque la cholérine est accompagnée de vomissements, on prescrit avec avantage l'ipécacuanha, qui, à la propriété de favoriser l'expulsion de la matière morbifique contenue dans l'estomac, joint encore celle de concourir à son élimination par les sueurs qu'il provoque ordinairement.

Le même traitement convient encore dans les premiers moments du choléra confirmé, mais en y joignant quelques autres moyens. Si les symptômes de cyanose et d'asphyxie sont survenus promptement et marchent vite, on doit, mais seulement dans ce cas, pratiquer une saignée du bras; on combattra ensuite le refroidissement commençant par des vases remplis d'eau chaude qu'on placera aux pieds et autour des cuisses du malade; on cherchera à exciter la réaction par des bains chauds et des boissons chaudes légèrement aromatisées. Si les vomissements sont fréquents, on fera prendre en même temps au malade, à des intervalles plus ou moins rapprochés, de petits fragments de glace; on appliquera des sinapismes aux mollets, dans la vue d'accélérer le retour de la chaleur et de faire cesser les crampes. Lorsque la plupart des symptômes de la première période se sont manifestés, que le refroidissement est glacial, le pouls très-faible et ralenti, la saignée serait très-dangereuse en diminuant encore la puissance vitale prête à succomber; quoiqu'on l'ait quelquefois encore employée avec avantage, la difficulté de juger les cas où elle convient et ceux où elle serait funeste doit engager à y renoncer. Dans cette période on donne à l'intérieur, concurremment avec la glace, et suivant le goût des malades et les effets produits, de la limonade, de l'orangeade, de l'eau de Seltz, de l'eau de riz, de gomme ou de guimauve, etc., et l'on continue à faire prendre des lavements d'eau de graine de lin, de son ou d'amidon laudanisés, qu'on peut rendre astringents en les mêlant à une certaine quantité de décoction de ratanhia ou de cachou.

Mais l'indication qu'il importe le plus de remplir sans perdre de temps, c'est de ramener la chaleur et d'exciter la réaction. Pour cela, on commence par envelopper le malade entièrement nu dans une couverture de laine bien chauffée ; on lui entoure le corps de bouteilles de terre pleines d'eau chaude, et de briques brûlantes soigneusement roulées dans des morceaux de laine ou de toile pour éviter de le brûler ; on promène au-dessus des membres et de tout le corps du patient et sur la couverture une bassinoire ou des fers à repasser bien chauds ; on lui applique des sinapismes aux pieds et aux jambes. Ces moyens doivent être continués jusqu'à ce qu'on soit parvenu à réchauffer le malade et à relever son pouls. Pendant qu'on fait ainsi tous ses efforts pour ramener la chaleur par des moyens extérieurs, on suspend les boissons dont nous avons parlé plus haut, et on les remplace par des infusions chaudes de thé, de fleurs de tilleul, de feuilles d'oranger, de menthe, de mélisse, de camomille ou même de café ; on a conseillé aussi l'acétate d'ammoniaque et l'éther sulfurique. Enfin, si malgré ce traitement le froid persiste et si la coloration bleue s'établit ou augmente, il faut en venir aux stimulants énergiques donnés à l'intérieur, tels sont les vins de Madère et de Malaga, le punch, etc. ; si l'estomac ne les supporte pas à la température ordinaire, on essayera de les faire prendre à la glace. Sitôt que la réaction se prononcera d'une manière évidente, on cessera ces derniers moyens pour s'en tenir aux applications extérieures.

La seconde période du choléra ou période de réaction, soit qu'elle ait succédé spontanément à la première, soit qu'elle soit survenue à l'aide du traitement stimulant que nous venons d'indiquer, exige aussi une grande attention de la part du médecin. Elle peut se présenter dans quatre états différents : tantôt elle est modérée et régulière et ne réclame qu'une médecine expectante parce que la nature fait elle-même tous les frais de la guérison; on se bornera, dans ce cas, à mettre le malade à la diète, à lui prescrire des boissons gommeuses ou acidulées et quelques lavements émollients et calmants. Comme la sueur est le moyen que la nature emploie pour la guérison, on aura grand soin de l'entretenir par des boissons chaudes et en couvrant convenablement le malade. Tantôt elle est trop énergique, le pouls est fort et très-fréquent, la face rouge, la chaleur ardente : la méthode antiphlogistique est alors indiquée; on fera usage des saignées générales et locales, des bains tièdes et des boissons délayantes. Tantôt la réaction est trop faible et la nature est insuffisante pour triompher de la maladie; cet état exige de continuer, mais en diminuant la dose, les moyens excitants qui avaient servi jusque-là à provoquer les phénomènes de résistance vitale. Tantôt enfin il survient, pendant cette période, des symptômes de congestion locale ou des phénomènes typhoïdes qui menacent d'un danger pressant la vie des malades. Dans le premier cas, on saigne le malade, ou bien on applique des sangsues dans les environs de l'organe menacé; dans le second cas, qui est beaucoup plus grave, on a surtout recours aux sinapismes placés aux extrémités, aux vésicatoires, aux boissons stimulantes telles que l'eau de menthe, de mélisse, le thé, le café, etc.

On parvient par ce traitement à sauver un certain nombre de cholériques arrivés à la période algide; mais il faut avouer que tous les moyens échouent dans la majorité des cas.

La convalescence du choléra est généralement lente et sujette à des rechutes pour les plus petites causes. Il importe surtout de n'augmenter les aliments qu'avec beaucoup de précautions, d'éviter soigneusement que les malades ne se refroidissent et qu'ils n'éprouvent des affections morales tristes.

DEUXIÈME ORDRE.

FIÈVRES INTERMITTENTES.

Définition. Les fièvres intermittentes sont des fièvres primitives dans lesquelles les symptômes fébriles cessent et reviennent alternativement, pendant un temps plus ou moins long,
en laissant entre eux des intervalles sans fièvre. L'ensemble
des phénomènes de la fièvre porte le nom d'*accès;* l'intervalle
sans fièvre qui sépare deux accès s'appelle *apyrexie* ou *intermission.*

Causes. — *Causes prédisposantes.* Les fièvres intermittentes
peuvent attaquer tous les âges, les deux sexes et toutes les
constitutions; **on a remarqué** cependant que les personnes
faibles et délicates, les enfants, les vieillards, les nourrices,
les valétudinaires étaient plus disposés que les autres à les
contracter; que le défaut d'habitude d'un climat, d'anciens
accès de fièvre, des affections morales tristes prédisposaient
également à ces affections. Mais dans la plupart des cas, il
n'existe aucune cause prédisposante appréciable.

Causes excitantes. Elles sont de deux espèces; l'une est spécifique, les autres consistent dans les influences hygiéniques
ordinaires.

1° *Cause excitante spécifique.* Cette cause, la plus puissante de
toutes celles qui donnent lieu aux fièvres d'accès, réside dans
les effluves ou miasmes qui se dégagent des eaux marécageuses. Sous ce dernier nom on comprend toutes les eaux
stagnantes, non-seulement celles au milieu desquelles s'élèvent
des plantes marécageuses, mais encore celles qui sont rassemblées dans des fossés et des excavations, ou répandues dans
les champs destinés à la culture du riz, dans les prés, dans
les lieux couverts de bois; celles qui résultent d'inondations
ou de pluies extraordinaires, etc. Toutes ces collections d'eau
dormante, quoique variables pour leur activité malfaisante,
peuvent également engendrer des fièvres intermittentes. Ces

émanations exigent certaines circonstances pour se développer : les principales sont la chaleur, qui produit une forte évaporation de ces eaux et une atmosphère peu variable. Aussi les fièvres des marais, nulles en hiver, règnent-elles épidémiquement en été et en automne. C'est surtout après le coucher du soleil, au moment où la rosée commence à tomber, que les habitants des pays marécageux qui sont dans la campagne sont le plus exposés à en être atteints. Malgré les analyses chimiques les mieux faites, on n'a pu encore déterminer en quoi consiste la cause qui développe d'une manière endémique et épidémique les fièvres des marais; tout ce qu'on peut assurer, c'est que cette cause est un miasme qui se dégage seulement pendant les chaleurs, lorsque les eaux stagnantes sont mal encaissées et que l'évaporation met à sec les bords du lit qui les contient. D'après ce fait incontestable, on peut présumer que la putréfaction des insectes et des végétaux, qui a lieu dans les temps chauds à la surface et sur les bords de ces eaux, joue un rôle important dans la formation du miasme marécageux.

2° *Causes excitantes ordinaires.* Mais les pays marécageux, véritable foyer des fièvres intermittentes, ne sont pas les seuls où se développent ces maladies. Il est peu de localités où elles ne puissent se montrer, surtout au printemps, principalement d'une manière sporadique. Les causes qui leur donnent lieu dans ce cas sont nombreuses : les principales sont les vicissitudes atmosphériques brusques; les refroidissements, surtout ceux occasionnés par une pluie qui mouille les vêtements; les écarts de régime et surtout l'usage trop abondant de fruits nouveaux; les affections morales vives; la suppression d'hémorrhagies habituelles, de la sueur des pieds, des vésicatoires, des ulcères; la rétrocession d'une maladie chronique de la peau, etc.

Symptômes. Sous le rapport des symptômes qu'elles présentent, les fièvres intermittentes se divisent en trois ordres, savoir : 1° les fièvres intermittentes ordinaires; 2° les fièvres intermittentes pernicieuses; 3° les fièvres intermittentes larvées.

I. Fièvres intermittentes ordinaires.

Les symptômes qui constituent chaque accès de fièvre intermittente présentent dans leur cours trois périodes, que l'on distingue d'après le phénomène qui domine dans chacune d'elles en période de froid, période de chaleur et période de sueur. Celle-ci est suivie de l'apyrexie.

1° *Période de froid.* Le malade est pris d'abord d'un sentiment de langueur, de faiblesse et de froid ; il éprouve du malaise et de la paresse pour faire des mouvements; il a des bâillements fréquents et des pandiculations. La face est pâle, les traits du visage sont tirés, les parties extérieures du corps se resserrent et diminuent de volume, les anneaux tombent des doigts, les ongles deviennent bleuâtres et livides, la peau prend le caractère qu'on appelle *chair de poule*; dès ce moment, en touchant les extrémités, on les trouve froides, quoique le malade n'en soit pas encore sensiblement incommodé ; bientôt il éprouve une vive sensation de froid, qui commence ordinairement dans le dos, d'où elle se répand dans tout le corps. C'est alors que le fiévreux cherche à se réchauffer, qu'il se met au lit et se charge de couvertures. Lorsque le frisson augmente, il produit des tremblements dans tous les membres et des claquements de dents. En même temps, le pouls est serré, petit, très-fréquent et souvent irrégulier. La respiration est petite, fréquente, quelquefois accompagnée de toux. Il y a anorexie, soif, parfois envies de vomir et même quelques vomissements d'un fluide tantôt transparent et insipide, tantôt bilieux. La rate augmente de volume. L'urine est aqueuse et sans couleur. Les ulcères se dessèchent, les seins des nourrices s'affaissent. La sensibilité est diminuée, l'exercice des facultés est difficile; il y a quelquefois un léger trouble dans les idées qui peut aller jusqu'au délire.

La période de froid, après avoir duré depuis une demi-heure jusqu'à deux, quatre ou même six heures, se dissipe peu à peu et fait place à la seconde période, celle de chaleur.

2° *Période de chaleur.* Une chaleur sèche, plus ou moins vive et beaucoup plus considérable que dans l'état naturel remplace peu à peu le froid et se répand dans tout le corps; la peau se colore, la face devient rouge, le corps augmente de volume; le pouls, toujours très-fréquent, devient plein, dur, développé et régulier; les artères carotides et temporales battent avec force; la respiration est fréquente, la bouche est sèche, la soif est toujours vive avec désir des boissons acidulées; les selles sont supprimées; l'urine est peu abondante, cuisante et colorée. Les sensations de l'ouïe et de la vue sont souvent pénibles; les facultés intellectuelles sont excitées; il y a de la céphalalgie, et quelquefois un peu de délire. Après deux, trois ou même huit heures, la chaleur, la rougeur et la turgescence diminuent, la peau devient plus douce au toucher, le pouls onduleux et mou; c'est le commencement de la troisième période.

3° *Période de sueur*. Il parait une légère humidité sur le front; celle-ci se change par degrés en une sueur qui gagne les parties inférieures et se répand ensuite à toute la surface du corps. A mesure que la sueur coule, la chaleur tombe, le pouls se ralentit et revient à son rhythme normal, la soif diminue; les nausées, lorsqu'il y en avait, se dissipent ainsi que la céphalalgie et tous les autres troubles fonctionnels. Après une à trois ou quatre heures, la sueur cesse, et tout rentre dans l'ordre.

4° *Apyrexie*. On appelle *apyrexie* l'intervalle où le malade est sans fièvre et qui s'étend depuis la fin d'un accès jusqu'au commencement de l'accès suivant. Dans cet espace de temps, le fiévreux se trouve revenu à son état habituel de santé; il éprouve cependant un peu de pesanteur de tête et de faiblesse; il a peu ou point d'appétit; ses urines se recouvrent souvent d'une pellicule ou laissent déposer un sédiment briqueté; il se développe souvent autour des lèvres quelques pustules qu'on a désignées sous le nom d'*hydroa fébrile*.

II. Fièvres intermittentes pernicieuses.

Les fièvres pernicieuses sont des fièvres intermittentes qui, abandonnées à elles-mêmes, se terminent promptement d'une manière funeste, soit à cause de la violence d'une des périodes de l'accès, soit à cause de l'apparition d'un symptôme insolite, grave et dominant, qui compromet les jours du malade ; de là l'épithète de *pernicieuses* qu'on leur a donnée, pour avertir du danger qui les accompagne et de la nécessité de secours prompts et énergiques.

Ces fièvres présentent, comme les fièvres intermittentes ordinaires, les trois périodes de froid, de chaleur et de sueur, suivies d'un intervalle apyrétique, mais avec de nombreuses variétés. Je ne décrirai pas de nouveau les symptômes propres à ces périodes dont je viens de présenter le tableau ; je me bornerai à faire connaître le symptôme dominant qui donne à ces maladies le caractère pernicieux, et à indiquer les principales différences que présentent dans ces cas les trois stades de l'accès.

Il y a trois genres de fièvres pernicieuses : les unes consistent dans une violence extraordinaire des symptômes d'une période, les autres dans l'apparition d'un phénomène nouveau et grave, qui se joint à des accès qui, par eux-mêmes, n'offrent rien de dangereux ; les troisièmes se présentent sous la forme d'une autre maladie très-redoutable.

Premier genre. Un des stades de la fièvre est d'une violence extraordinaire : tantôt le frisson est extrêmement intense et prolongé ; le malade est d'une pâleur excessive et glacé comme du marbre, les tremblements des membres et de tout le corps et les claquements de dents sont très-prononcés ; le pouls est très-petit et presque imperceptible. On donne à cette espèce de fièvre pernicieuse le nom de *fièvre algide;* tantôt le froid n'offre rien de particulier, mais la chaleur est excessive, le malade se plaint d'un feu universel qui le dévore ; c'est la *fièvre ardente;* tantôt enfin les sueurs de la troisième période sont tellement abondantes et si prolongées qu'elles traversent les couvertures et les matelas, et que le malade se fond en quelque sorte en eau, d'où résultent une faiblesse et un épuisement extrêmes. Cette espèce porte le nom de *fièvre diaphorétique.*

Deuxième genre. Le plus grand nombre des fièvres pernicieuses ne présentent rien d'insolite dans les phénomènes qui constituent les trois stades. Leur danger vient uniquement d'un symptôme grave et accidentel qui survient dans un de ces stades, mais surtout dans le stade de froid ou dans celui de chaleur. Ce symptôme est extrêmement variable; il n'est pas de fonction de l'économie qui ne puisse en être le siége; mais il importe de remarquer que la même fièvre pernicieuse ne présente qu'un de ces phénomènes.

Les principaux de ces symptômes graves et dominants, qui constituent chacun une espèce de fièvre pernicieuse, sont les suivants : des vomissements et des déjections alvines répétés comme dans le choléra-morbus (*fièvre pernicieuse cholérique*); des selles sanguinolentes avec coliques, épreintes et ténesme, ou bien un flux diarrhéique abondant, tantôt analogue à la lavure de chair, tantôt composé de sang noirâtre, liquide ou coagulé (*fièvres pernicieuses dyscentérique, entérorrhagique*); une douleur violente à l'épigastre avec nausées, quelquefois vomissements et disposition aux défaillances (*fièvre pernicieuse cardialgique*); des douleurs dans la région du cœur avec des syncopes fréquentes (*fièvre syncopale*); un assoupissement plus ou moins profond (*fièvre comateuse*); une céphalalgie intense, un délire tantôt tranquille, tantôt violent et furieux, des convulsions, de la paralysie (*fièvres céphalalgique, délirante, phrénétique, convulsive, paralytique*); l'horreur de l'eau (*fièvre hydrophobique*); une très-grande difficulté de respirer (*fièvre dyspnéique*); une épistaxis, une hémoptysie, une métrorrhagie (*fièvres hémorrhagiques*), etc.

Troisième genre. La fièvre pernicieuse, dépourvue des symptômes ordinaires des fièvres intermittentes, ou ne les offrant que d'une manière incomplète et trompeuse, se présente sous l'apparence d'une autre maladie telle que l'apoplexie, l'épilepsie, la manie, la stupidité, le tétanos, etc. (*fièvres pernicieuses apoplectique, épileptique*, etc.). Ces maladies offrent cela de particulier qu'elles sont intermittentes et suivent les types des fièvres de ce nom auxquelles elles appartiennent réellement, non-seulement par ce caractère, mais encore par le danger qui les accompagne et par leur traitement qui est le même que celui des fièvres pernicieuses évidentes. Ce genre pouvait être également classé dans les fièvres larvées, dont nous allons parler ; mais nous avons cru préférable de les placer ici à cause de leur génie pernicieux, qu'il est si important de reconnaître.

III. Fièvres intermittentes larvées.

Ces fièvres, ordinairement bénignes, sont celles qui se montrent sous la forme ou le masque d'une autre maladie, quoiqu'elles appartiennent par leur origine, leur marche et leur traitement aux fièvres intermittentes ; c'est ce qu'indique l'adjectif *larvées*, qui signifie la même chose que masquées.

Ces fièvres ne présentent ordinairement presque aucun des symptômes de l'accès, à l'exception d'un peu de froid au début, qui encore n'est pas constant, et d'une accélération plus ou moins marquée du pouls qui peut elle-même manquer ; l'attaque se termine quelquefois aussi par une légère moiteur. Elles n'offrent donc d'autre analogie bien évidente avec les fièvres intermittentes, que le caractère périodique des maladies sous le masque desquelles elles se cachent. Les principales affections dont elles revêtent la forme sont l'odontalgie, l'ophthalmie, l'amaurose, la céphalalgie, la névralgie faciale ; l'asthme, le catarrhe, le lumbago, la sciatique, etc.

Marche des fièvres intermittentes. Le propre des fièvres intermittentes c'est de se suspendre, après avoir duré un certain temps, et de se renouveler ensuite un nombre de fois très-variable. Tantôt chaque retour de la maladie ou *accès* est semblable à l'accès précédent et aux accès suivants, non-seulement par les symptômes qu'il présente, mais encore par sa durée et par l'intervalle apyrétique qui le sépare des autres accès ; tantôt, au contraire, les accès diffèrent beaucoup les uns des autres par leurs phénomènes et la durée de l'apyrexie ; de là deux sortes de fièvres intermittentes, les régulières et les irrégulières.

Fièvres intermittentes régulières. Les fièvres se divisent suivant le mode de succession des accès (ce qu'on appelle leur *type*), en fièvres quotidiennes, fièvres tierces et fièvres quartes.

Les fièvres *quotidiennes* sont celles dont les accès à peu près semblables entre eux reviennent tous les jours vers les mêmes heures.

Les fièvres *tierces* ont un accès de deux jours l'un, les jours intermédiaires étant marqués par l'apyrexie.

Les fièvres *quartes* reviennent tous les trois jours, de manière qu'il y a deux jours sans fièvre.

On a distingué encore des fièvres *quintanes, sextanes,* etc., mais elles sont si rares qu'elles méritent à peine d'être mentionnées.

Les trois types que nous venons d'indiquer sont ceux sous lesquels se présentent presque toutes les fièvres intermittentes. Dans quelques circonstances assez rares, chacun d'eux peut offrir les variétés suivantes :

Type double quotidien. Il y a deux accès par jour séparés par un intervalle apyrétique.

Type double tierce. Il survient un accès par jour ; mais les accès se ressemblent de deux en deux jours pour la durée, les symptômes et l'heure de l'invasion ; l'accès du premier jour est analogue à celui du troisième, l'accès du deuxième jour est semblable à celui du quatrième, ainsi de suite pour les suivants.

Type triple tierce. Il y a deux accès le premier et le troisième jour, et un seul le second et le quatrième.

Type tierce doublé. Il offre deux accès le même jour, ensuite un jour d'apyrexie ; le troisième jour encore deux accès, et de même pour les jours suivants.

Type double quarte. Les accès reviennent le premier, le second, le quatrième et le cinquième jour, il y a apyrexie le troisième ; le premier accès correspond au quatrième, et le second au cinquième.

Type quarte doublé. Il y a deux accès par jour qui reviennent une fois tous les trois jours.

Fièvres intermittentes irrégulières et anomales. L'irrégularité consiste soit dans les symptômes de l'accès lui-même, soit dans le type de la fièvre. Dans le premier cas, tantôt l'un des stades ou même deux manquent ; tantôt il y a une sorte d'inversion entre eux, c'est-à-dire que l'accès débute par la chaleur à laquelle succèdent des frissons suivis ou non de sueur; mais cette circonstance est extrêmement rare. Dans le second cas, qui est le plus commun, les accès reviennent à des époques indéterminées et en laissant entre eux des intervalles très-inégaux. On doit encore ranger au nombre des fièvres irrégulières celles qui sont partielles et bornées à une moitié du corps, à un côté de la face, au bas-ventre, à un bras, une jambe et même un doigt. Il existe dans les annales de la science des faits de ce genre, mais en très-petit nombre.

Les fièvres intermittentes ordinaires, pernicieuses et larvées peuvent être les unes et les autres régulières ou irrégulières.

Durée des fièvres intermittentes. Elle varie dans chaque ordre de ces maladies. Les intermittentes ordinaires exemptes de toute complication ne se prolongent pas ordinairement au delà de sept à huit accès; elles cessent même assez souvent après le quatrième ou le cinquième. On a cependant beaucoup d'exemples de fièvres qui ont duré un ou plusieurs mois, et même toute une saison. Mais dans les pays marécageux les rechutes sont extrêmement fréquentes, et les habitants ont la fièvre une partie de leur vie. Les fièvres pernicieuses ont une durée fort courte, parce qu'elles tuent les malades souvent après le troisième accès, quelquefois cependant après le quatrième ou le cinquième.

Terminaison des fièvres intermittentes. Les fièvres intermittentes ordinaires se terminent presque toujours par la guérison; mais lorsque leur durée est très-longue ou leurs récidives très-fréquentes, ce qui est fort commun dans les contrées marécageuses, elles finissent par faire périr les malades non pas directement et par elles-mêmes, mais par les affections chroniques qu'elles engendrent. Les principales de ces maladies sont la tuméfaction de la rate, qui devient souvent énorme et qui peut même se rompre dans un accès et donner lieu à une mort prompte, l'anasarque et l'ascite.

Les fièvres pernicieuses se terminent presque toujours par la mort, lorsqu'elles sont abandonnées à elles-mêmes. Les fièvres larvées ordinaires guérissent, comme les fièvres simples, après un certain nombre d'accès.

Complications. Les fièvres intermittentes ne sont pas toujours simples; il n'est pas rare de les rencontrer dans un état de complication avec différents états morbides.

1° *Complication gastrique.* Elle consiste le plus souvent en un embarras gastrique, avec langue blanchâtre, jaunâtre et amère, anorexie, teinte jaunâtre de la face et surtout des lèvres, céphalalgie sus-orbitaire et nausées; symptômes qui sont aussi prononcés dans l'apyrexie que dans l'accès. Une autre espèce de cette complication, mais beaucoup moins fréquente, c'est une irritation de l'estomac caractérisée par de la sensibilité et de la chaleur à l'épigastre, la rougeur de la langue, des déjections difficiles et lentes qui augmentent la douleur et la chaleur épigastrique. Cet état persiste dans l'intervalle des accès.

2° *Complication inflammatoire.* Elle survient chez les individus robustes et pléthoriques, et se manifeste par une forte réaction du système circulatoire pendant le second stade de l'accès. Le pouls est fort, plein et dur avec pulsations fatigantes des artères de la tête, la chaleur est extrêmement vive, la peau est très-colorée, surtout aux yeux et à la face; il n'est pas rare de voir paraître une éruption ortiée, boutonneuse ou érythémateuse disposée par plaques et disparaissant avec l'accès. La céphalalgie est vive, quelquefois avec délire. Dans la période de sueur, il survient assez souvent une hémorrhagie nasale.

Dans d'autres cas, cette complication consiste dans une congestion locale qui peut avoir lieu dans les poumons ou dans un des viscères abdominaux.

Les fièvres intermittentes peuvent encore se compliquer avec différentes maladies, qu'on distinguera par les symptômes qui leur sont propres.

Lésions anatomiques. Nous ne possédons pas jusqu'aujourd'hui des observations bien précises sur ce genre d'altérations. Les fièvres intermittentes ordinaires n'occasionnant point la mort par elles-mêmes, on n'a pu ouvrir que les cadavres d'individus qui avaient succombé à des affections consécutives à ces fièvres. On a des notions plus nombreuses sur les lésions qu'on trouve à la suite des fièvres pernicieuses ; mais dans l'un et l'autre cas, on n'a rencontré aucunes traces certaines et constantes ayant un rapport évident avec les symptômes observés pendant la vie. Le plus souvent même on n'a rien trouvé.

Les principales altérations indiquées par les auteurs qui ont eu occasion d'ouvrir des cadavres de fiévreux, sont les suivantes : 1° dans les fièvres pernicieuses avec symptômes nerveux, céphaliques ou rachidiens, quelquefois une notable quantité de sérosité dans les ventricules cérébraux, une injection générale du système vasculaire cérébral, des traces d'inflammation des méninges, de l'encéphale ou de la moelle épinière (Puccinotti) ; 2° dans les autres fièvres, les poumons et le cœur parfois gorgés de sang, le péricarde contenant une certaine quantité de sérosité, l'estomac quelquefois distendu par des gaz et offrant ainsi que le duodénum une rougeur plus ou moins vive de sa membrane muqueuse, les intestins tantôt très-dilatés, tantôt resserrés, contenant souvent une grande quantité de bile noire et d'autres fois beaucoup de vers, le foie et le pancréas dans quelques cas hypertrophiés, indurés, injectés, la rate souvent énormément dilatée, remplie d'un sang noir et extrêmement friable, quelquefois les ganglions mésentériques engorgés. Mais, je le répète, très-souvent on ne trouve aucune altération manifeste, surtout lorsque la maladie a été de courte durée, à l'exception cependant de l'hypertrophie de la rate, qui est extrêmement fréquente.

Diagnostic. — 1° *Fièvres intermittentes ordinaires.* Il est facile de reconnaître ces maladies aux signes suivants : elles consistent dans des accès qui commencent par un refroidissement général et des frissons auxquels succèdent une vive chaleur et un pouls fort et fréquent, et qui se terminent par une sueur plus ou moins abondante. Ces accès reviennent tous les jours, tous les deux jours ou tous les trois jours. Dans leurs intervalles, le malade est sans fièvre.

Certaines maladies, comme la phthisie pulmonaire, les suppurations intérieures, la goutte, etc., donnent lieu quelquefois à des accès de fièvre intermittente symptomatique que l'on pourrait confondre avec ceux de la véritable fièvre intermittente primitive. On distinguera la fièvre secondaire de celle qui est essentielle par les symptômes de la maladie préexistante, par son type, qui est ordinairement quotidien, par sa marche souvent irrégulière, et par le peu ou l'absence de succès des préparations de quinquina.

2° *Fièvres pernicieuses.* Ces fièvres sont caractérisées, suivant leur genre, tantôt par une grande violence d'un des symptômes de l'accès (le froid, la chaleur ou la sueur), tantôt par un nouveau symptôme grave et prédominant qui vient se joindre aux phénomènes ordinaires de la fièvre, qui cesse et revient avec eux. Cet accident, qui fait tout le danger de la fièvre, peut facilement être rattaché à une autre affection par un observateur inattentif. On préviendra cette grave méprise en remarquant le caractère périodique de la maladie, et en s'assurant avec le plus grand soin de la marche qu'a suivie depuis son origine la maladie, qu'on soupçonne pouvoir être une fièvre pernicieuse.

3° *Fièvres larvées.* Ces affections n'étant que des fièvres intermittentes qui se cachent sous le masque d'une autre maladie, il importe pour les reconnaître de bien faire attention à leur caractère périodique, de rechercher si, dans le moment où on les observe, il ne règne point de fièvres intermittentes, si le malade que l'on soigne n'a point eu d'accès de cette dernière maladie avant d'éprouver ceux de la fièvre larvée; dans le doute, on devra faire usage de sulfate de quinine, comme moyen d'assurer le diagnostic.

4° *Complications.* Il importe également de reconnaître s'il n'existe pas quelque complication inflammatoire ou gastrique, car cette circonstance exige des modifications dans le traitement. Les caractères indiqués plus haut suffiront pour décider cette question.

Pathogénie. L'air marécageux, un refroidissement et toute autre cause agissent sur l'organisme, qui manifeste l'affection passive qu'il éprouve par le malaise général, la petitesse du pouls et le frisson; c'est la première période. La nature ne tarde pas à réagir; le pouls devient fort et fréquent, une vive chaleur se fait sentir ; d'autres phénomènes de résistance vitale se montrent en même temps (2ᵉ période). Enfin, la nature triomphe du mal et l'élimine par des sueurs ; c'est une crise éminemment salutaire. Le retour des accès tient au renouvellement de la cause morbifique.

Pronostic. Il varie suivant l'espèce de fièvre ; les fièvres intermittentes ordinaires et les fièvres larvées sont généralement sans danger, et se terminent assez souvent d'elles-mêmes, après un certain nombre d'accès. Elles peuvent cependant se prolonger pendant des mois, des saisons et même des années. Dans ces cas, elles entraînent fréquemment à leur suite, surtout chez les sujets délicats, des accidents plus ou moins graves tels que : un grand affaiblissement de la constitution, la tuméfaction de la rate, des engorgements chroniques des viscères abdominaux, l'anasarque, l'ascite, etc. — Ces fièvres sont quelquefois salutaires et guérissent des maladies chroniques opiniâtres. — Les fièvres pernicieuses sont toujours fort dangereuses, puisque quelques-unes d'entre elles emportent le malade au troisième ou même au deuxième accès. Elles sont en général d'autant plus graves que l'anxiété précordiale et l'agitation sont plus considérables.

Traitement. — 1° *Traitement des fièvres intermittentes ordinaires.* Ces fièvres, surtout lorsqu'elles ne sont point occasionnées par les miasmes des marais, pouvant avoir quelque chose de critique, il est quelquefois avantageux de ne pas les supprimer trop tôt et d'attendre trois ou quatre accès. Si la fièvre est exempte de complication, avec apyrexie complète et langue nette, on procède de suite à sa guérison, par l'emploi du quinquina et de ses préparations, véritable spécifique de ces maladies. On ordonne une once (32 grammes) de quinquina officinal à prendre, dans l'intervalle de deux accès, en poudre fine, à la dose d'un demi-gros ou d'un gros toutes les deux heures. Mais ce fébrifuge n'est presque plus employé en substance, depuis la précieuse découverte de l'alcali végétal du quinquina et de ses composés (la quinine et les sels de quinine). Le sulfate de quinine, celui de ces sels qu'on emploie presque exclusivement, s'administre pendant l'apyrexie à la dose de

huit à quinze grains (quarante à soixante-quinze centigrammes)
en trois prises, dont la première est donnée peu de temps après
la cessation du dernier accès, la seconde trois ou quatre heures
après celle-ci, et la dernière deux ou trois heures avant l'accès
qui doit venir. Ces intervalles peuvent au reste varier suivant
diverses circonstances. On peut faire prendre ce sel en suspension dans l'eau, en sirop, en pilules, ou bien enveloppé avec
soin dans du pain à chanter. Cette dernière manière préser-
vant les malades du goût excessivement amer du médicament
nous paraît préférable à toutes les autres. Après cette première
dose, la fièvre cesse presque toujours à l'accès prochain ou au
suivant. On continue la même dose pendant la seconde apyrexie ; on la réduit ensuite à la moitié, au tiers, au quart, etc..
pendant les apyrexies suivantes. On cesse entièrement le sulfate de quinine, au bout de huit ou quinze jours. — On prescrit
en même temps la diète et une boisson rafraîchissante pendant
les accès, et quelques aliments légers et faciles à digérer dans
les jours d'intermission. On doit éviter avec soin les refroidissements, le coït, le voisinage de l'eau et l'usage des purgatifs.

Le traitement des fièvres larvées ne présente aucune différence avec celui des fièvres intermittentes ordinaires.

Lorsque la fièvre intermittente est compliquée d'un embarras gastrique ou d'une forte réaction du système sanguin, on
doit faire précéder l'usage du quinquina par un vomitif dans
le premier cas, et par une saignée dans le second. Le même
traitement est indiqué, si une fièvre résiste au sulfate de quinine et s'il survient après son administration un enduit saburral de la langue avec anorexie, ou bien un pouls plein et
très-développé. Ces complications combattues, la fièvre cède
facilement au fébrifuge.

Chez quelques malades irritables, on est obligé, pour favoriser l'action du sulfate de quinine, d'ajouter un quart de grain,
un demi-grain ou un grain d'opium, à la dernière dose de
ce sel.

Lorsqu'on ne peut point administrer le fébrifuge par la
bouche, comme cela arrive chez beaucoup d'enfants et chez

quelques autres personnes, on emploie le médicament en lavement, en frictions, en application sur la peau ou sur la surface dénudée d'un vésicatoire (méthode endermique).

Si l'on ne pouvait se procurer ni quinquina ni sulfate de
quinine, on aurait recours aux meilleurs succédanés tels que
le sulfate de fer, les feuilles de houx, l'écorce de saule, celle
de marronnier d'Inde, la racine de benoîte, etc.

2° *Traitement des fièvres pernicieuses.* Les fièvres pernicieuses
étant très-souvent mortelles au troisième ou même au second
accès, il faut recourir de suite au quinquina à haute dose,
sans avoir égard aux complications gastriques ou inflammatoires qui pourraient exister. On donne le sulfate de quinine à
la dose de quinze, vingt, vingt-cinq ou trente grains dans l'intervalle de deux accès; la dose doit varier suivant les âges,
les constitutions et le type des fièvres. On fait prendre un tiers
de la dose immédiatement après l'accès, ou même pendant
que la sueur dure encore, et les deux autres tiers à trois heures
d'intervalle l'un de l'autre. Si l'on craint que le fébrifuge ne
soit rejeté par le vomissement, on associe à chaque prise un
quart ou un demi-grain d'opium. On peut aussi, pour agir
avec plus d'énergie, prescrire en même temps du sulfate de
quinine en lavement et en frictions. L'accès prochain étant
arrêté, on emploie encore la même dose pendant l'apyrexie
suivante. On continue le sulfate pendant dix à quinze jours,
en en diminuant progressivement la quantité. Lorsqu'on est
privé de ce sel et qu'on possède du quinquina, on en fait
prendre une à deux onces en poudre dans l'intervalle des accès.

TROISIÈME ORDRE.

FIÈVRES RÉMITTENTES.

Définition. Ces fièvres sont caractérisées par un mouvement
fébrile continu, accompagné d'accès en froid et en chaud, revenant sous divers types, mais ordinairement une fois toutes

les vingt-quatre heures. Elles participent ainsi des fièvres continues et des fièvres intermittentes.

Les *causes* de ces fièvres sont les mêmes que celles des fièvres intermittentes ; c'est-à-dire qu'elles peuvent dépendre des influences hygiéniques ordinaires ou des miasmes marécageux. Aussi ces deux espèces de fièvres règnent-elles ordinairement en même temps.

Symptômes. Parmi ces symptômes, les uns sont continus, les autres intermittents. Les premiers sont l'accélération du pouls et la chaleur de la peau, qui peuvent offrir d'ailleurs de nombreuses variétés. Les seconds consistent dans une augmentation et une diminution des principaux phénomènes revenant périodiquement, le plus souvent une fois par jour. On leur donne le nom de *paroxysmes*. Les paroxysmes sont précédés, dans la plupart des cas, d'un frisson léger et superficiel ou d'un refroidissement des pieds, auquel succède une chaleur plus vive et une fréquence du pouls plus considérables qu'avant le frisson. Après une durée variable, ces symptômes diminuent d'intensité, et la peau se couvre d'une moiteur plus ou moins marquée, quelquefois même de sueur. Cette période prend le nom de *rémission*.

Le type des fièvres rémittentes est ordinairement quotidien ou double tierce ; les autres types sont fort rares. Il existe au reste dans les retours périodiques des accès une multitude de variétés d'intensité et de durée. Il arrive quelquefois que les accès se rapprochent tellement, qu'à peine si l'un d'eux est fini qu'un autre recommence et anticipe chaque jour sur le suivant, au point que la fièvre devient bientôt continue. On donne à cette espèce de fièvre rémittente le nom de *sub-intrante* ou *sub-continue*. D'autres fois les paroxysmes s'éloignent, les rémissions deviennent de plus en plus prononcées et tendent à faire place à l'intermittence parfaite. Lorsque la fièvre rémittente s'aggrave, elle devient ordinairement continue, tandis qu'elle devient intermittente lorsqu'elle tend vers la guérison.

Les fièvres rémittentes présentent d'ailleurs toutes les nuances et les complications des fièvres intermittentes, mais

principalement des symptômes gastro-bilieux ou inflammatoires. Nous n'y reviendrons pas.

Leurs paroxysmes peuvent également offrir dans les phénomènes qui les accompagnent, dans leurs formes, leur durée
et le danger qu'ils entraînent, la plus grande analogie avec les
accès des fièvres intermittentes pernicieuses. Ils constituent
alors des *fièvres rémittentes pernicieuses*, auxquelles s'applique
tout ce que nous avons dit en parlant des premières.

Diagnostic. Ces fièvres se reconnaissent aux deux caractères
suivants : 1° des phénomènes fébriles continus (accélération
du pouls, chaleur, etc.); 2° des paroxysmes intermittents. Ces
paroxysmes quotidiens, tierces ou double-tierces sont précédés
de froid et se terminent par de la moiteur.

L'opinion de beaucoup d'auteurs recommandables, et en
particulier de M. Nepple, c'est que la fièvre rémittente n'existe
point par elle-même. « Composée, dit-il, de la fièvre continue (c'est-à-dire de l'irritation fixe fébrile) et de la fièvre intermittente (c'est-à-dire de l'irritation périodique fébrile), elle
présente par leur mélange toutes les nuances de chacune en
particulier, plus le phénomène général de la rémittence [1]. »

Pronostic. Les fièvres rémittentes sont toujours plus graves
que les intermittentes, attendu qu'elles paraissent n'être, dans
beaucoup de cas, que ces dernières fièvres compliquées d'un
embarras gastrique, d'une phlegmasie ou d'une congestion
locale. Lorsque ces fièvres s'améliorent, elles deviennent intermittentes; et lorsqu'elles empirent, elles tendent à devenir
continues.

Traitement. Les fièvres rémittentes étant presque toujours
accompagnées d'une complication gastro-bilieuse ou inflammatoire, c'est contre ces complications qu'il faut d'abord diriger
le traitement. Si l'embarras gastrique est simple et exempt
d'irritation vive de l'estomac, un vomitif le fait promptement
cesser. Si au contraire l'épigastre est très-sensible à la pression, avec rougeur des bords de la langue, on applique des
sangsues sur cette région, qu'on couvre de cataplasmes émol-

---

[1] *Sur les fièvres rémittentes et intermittentes des pays marécageux tempérés.* Paris, 1828.

lients. On combat les congestions locales et les phlegmasies
par les mêmes moyens. La saignée est préférable lorsqu'il
existe une réaction vive du système sanguin manifestée par la
coloration de la face, le développement et la force du pouls.
Après avoir traité convenablement ces complications, la fièvre
devient souvent intermittente et cède facilement au quinquina.
Mais il importe d'être très-sobre d'émissions sanguines, attendu
qu'elles ne sont indiquées que pour combattre un état inflammatoire et qu'elles aggraveraient la fièvre, si cette dernière
complication n'existait pas.

Lorsque la fièvre rémittente persiste malgré les moyens employés contre ses complications, ou bien lorsqu'il n'y a point
de complication bien sensible, on a recours au sulfate de quinine, qu'on administre à peu près aux mêmes doses que pour
la fièvre intermittente, en ayant soin de ne le donner que
pendant la rémission.

La fièvre rémittente pernicieuse en réclame l'emploi prompt
et énergique ; mais comme il existe ordinairement dans cette
fièvre des affections locales qui seraient aggravées par le fébrifuge, il importe d'en cesser l'usage aussitôt que les paroxysmes
ont cédé ou du moins diminué assez pour faire cesser toute
crainte pour la vie. Il reste souvent alors une fièvre continue
qui ne tarde pas à se dissiper, si elle n'est pas entretenue par
une affection locale bien marquée.

QUATRIÈME ORDRE.

FIÈVRES ÉRUPTIVES OU EXANTHÉMATIQUES.

Les fièvres éruptives sont des fièvres primitives et contagieuses auxquelles se joint, peu de jours après leur invasion,
un exanthème à la peau qu'on peut considérer comme la crise
incomplète de la fièvre.

Ces maladies tiennent à la fois : 1° des *fièvres primitives* ou
essentielles, par la fièvre qui marque leur invasion et qui est le

résultat d'une réaction générale de l'organisme atteint par un miasme contagieux ; et 2° des *inflammations*, par l'éruption qui se manifeste à la peau. Sous ce rapport, elles forment une transition naturelle de la première à la seconde classe de maladies.

Les fièvres éruptives ont pour cause un miasme ou principe contagieux particulier qui diffère pour chacune d'elles ; ce miasme absorbé par les poumons ou par la peau, passe dans le sang, qu'il altère d'une manière si légère au début, que le sujet qui l'a reçu reste toute la période d'incubation, c'est-à-dire depuis quelques jours jusqu'à une ou peut-être plusieurs semaines, sans éprouver aucun symptôme de maladie. Enfin l'affection sanguine, résultat immédiat de l'action du poison, augmente graduellement d'intensité ; l'organisme atteint passivement manifeste sa souffrance intérieure par le malaise, la céphalalgie, la petitesse du pouls et les frissons. La résistance vitale, c'est-à-dire la réaction, ne tarde pas à se déclarer : la fièvre s'allume ; il survient de la toux, du larmoiement, des éternuments, des maux de gorge, des nausées ou des vomissements, etc. Ce sont les efforts que fait la nature pour éliminer le principe du mal. Enfin, après plusieurs jours de cette lutte organique, elle parvient à chasser ce principe à la peau, l'éruption se montre, et la fièvre diminue ou cesse. Cette diminution ou cette cessation prouve bien que la maladie s'est améliorée en se localisant, et par conséquent que l'éruption est le résultat d'un effort critique de la nature médicatrice.

L'essentialité des fièvres éruptives est prouvée : 1° par l'invasion du mouvement fébrile qui précède d'un ou de plusieurs jours l'éruption cutanée ; 2° par l'absence de toute affection locale qui puisse avoir donné lieu à la fièvre ; 3° par les cas, qui ne sont pas très-rares dans les grandes épidémies, où l'on a observé des fièvres éruptives sans éruption.

Ces fièvres n'affectent ordinairement la même personne qu'une fois dans la vie.

Les fièvres éruptives sont la rougeole, la scarlatine, la variole, la varioloïde, la varicelle, la fièvre miliaire, la suette miliaire, la morve et le farcin.

Rougeole.

Fièvre morbilleuse, *morbilli*, *rubeola*.

Définition. La rougeole est une fièvre éruptive contagieuse qui commence par des frissons et de la fièvre, auxquels se joignent du larmoiement, de l'éternument et une toux brève et sèche. Le troisième et le quatrième jour, la peau se couvre d'une multitude de petites taches rouges, semblables à des morsures de puces légèrement proéminentes, séparées par des intervalles où la peau conserve sa couleur naturelle, et se terminant par une desquamation furfuracée de l'épiderme vers le huitième ou le neuvième jour.

Causes. La cause essentielle de la rougeole, et sans laquelle cette maladie n'existerait pas, c'est un miasme ou principe contagieux particulier qui se transmet facilement par le contact d'un individu malade à un individu sain et même par infection aux personnes qui habitent la même maison, et qui n'attaque en général qu'une fois dans la vie les individus prédisposés. Cette prédisposition est très-forte chez les enfants, moins marquée chez les adultes et presque nulle chez les vieillards. La rougeole est parfois sporadique et le plus souvent épidémique ; elle règne pendant l'hiver et au commencement du printemps. On l'observe aussi, mais plus rarement, dans l'été et l'automne.

Symptômes. La rougeole présente trois périodes dans son cours : la période d'infection et d'irritation, la période d'éruption et la période de desquamation.

Première période, ou *période d'infection et d'irritation*. La rougeole débute par un frisson plus ou moins intense avec des alternatives de froid ou de chaud, par de l'abattement, des lassitudes dans les membres, de la céphalalgie. Une fièvre plus ou moins vive succède. La surface de la langue blanchit et ses bords rougissent ; il y a de l'anorexie, de la soif, quelquefois des nausées ou même des vomissements. Le deuxième jour, ces symptômes augmentent ; il s'y joint une toux sèche très-fréquente et violente, la rougeur et le larmoiement des yeux qui supportent difficilement la lumière, avec gonflement des paupières, des éternuments et un écoulement abondant de mucus nasal. On observe quelquefois chez les jeunes enfants de l'assoupissement et des convulsions passagères. Le troisième jour, la fièvre est encore plus forte, la céphalalgie est quelquefois portée jusqu'au délire ; il survient chez les petits enfants de la diarrhée ou des sueurs abondantes.

Deuxième période, ou *période d'éruption*. Le quatrième jour, et quelquefois à la fin du troisième, l'exanthème se déclare par de petites taches rouges, presque rondes, peu proéminentes, assez analogues aux morsures de puces, lesquelles paraissent d'abord à la face, et se répandent bientôt et successivement au cou, à la poitrine et aux membres. Beaucoup de ces petites taches, en s'élargissant et se rapprochant, forment d'autres taches plus grandes qui ont la forme d'un croissant ou d'un demi-cercle. Dans la rougeole simple, la fièvre et l'affection catarrhale des yeux et des fosses nasales diminuent considérablement, ou même disparaissent aussitôt que l'éruption est achevée.

Troisième période, ou *période de desquamation*. Le septième ou le huitième jour de la maladie (quatrième jour depuis l'éruption), les taches s'obscurcissent et pâlissent dans le même ordre où elles se sont montrées. Ordinairement, vers le neuvième jour ou le dixième, la desquamation s'opère tantôt en larges plaques, tantôt en écailles, tantôt enfin en poudre furfuracée qui couvre toute la surface du corps, et la maladie est terminée ; mais il reste souvent encore des symptômes de bronchite qui peuvent se prolonger plus ou moins longtemps.

Complications. La rougeole ne devient grave que par les maladies qui peuvent la compliquer. Ces maladies sont assez nombreuses. Les principales sont : une bronchite intense, la pleurésie, la pneumonie, la phthisie pulmonaire, le croup, des phlegmasies cérébrales, des pétéchies, etc. On reconnaît ces complications aux symptômes qui leur sont propres, réunis à ceux de la rougeole, qui offre dans ces cas de nombreuses modifications.

Durée. La durée ordinaire de la rougeole est de huit à neuf jours ; elle peut cependant se prolonger jusqu'au onzième.

Terminaison. Cette maladie se termine presque toujours par la guérison. La mort n'arrive que par suite d'une grave complication.

Lésions anatomiques. On a trouvé chez les individus morts de la rougeole la membrane muqueuse des voies aériennes et le corps réticulaire de la peau injectés. Les caractères anatomiques des diverses phlegmasies auxquelles succombent ces individus n'offrent d'ailleurs aucune différence avec ceux des mêmes phlegmasies observées sur d'autres sujets.

Diagnostic. On reconnaît la rougeole aux signes que nous avons indiqués dans la définition de la maladie. Le diagnostic n'est bien établi que lorsque l'éruption a lieu ; jusque-là on peut n'avoir affaire qu'à une fièvre catarrhale, et il est impossible d'affirmer que le malade qu'on examine est atteint de rougeole. Cependant, si à la fièvre se joignent le coryza, le larmoiement et une toux sèche, si le sujet n'a pas eu la rougeole et qu'il ait eu des communications avec des personnes qui en étaient atteintes, il devient très-présumable que les symptômes qu'il éprouve sont la première période de la rougeole.

On ne pourrait confondre la rougeole avec le catarrhe pulmonaire que dans cette première période ; dans la seconde, la présence de l'exanthème ne peut plus laisser aucun doute. Au début de l'éruption, les petites taches rouges qui se montrent ont beaucoup d'analogie, tant qu'elles sont isolées, avec celles de la variole ; mais elles sont plus plates et prennent bientôt l'apparence de petits arcs, ce qui n'existe pas pour les taches varioliques, qui ne tardent pas à s'élever au-dessus de la surface de la peau et à devenir des boutons rouges. La scarlatine, qui pourrait au premier abord être confondue avec la rougeole, en diffère par une rougeur uniforme étendue en nappe ou en larges plaques sur la peau, et par une rougeur analogue de la langue, de la bouche et de la gorge, sans toux ni expectoration.

Pronostic. Les épidémies de rougeole sont ordinairement

bénignes dans les saisons et les climats tempérés, tandis qu'elles sont quelquefois fort graves dans les pays froids. La rougeole qui n'est pas compliquée n'offre généralement aucun danger. Plus les symptômes de la première période diminuent après l'éruption, et plus la maladie est bénigne et légère. Les autres signes qui indiquent une heureuse issue sont : la marche régulière des symptômes, le peu d'intensité des symptômes gastro-pulmonaires, la moiteur de la peau, etc. Les signes opposés sont mauvais.

La rougeole est plus dangereuse chez les enfants qui font des dents, chez les femmes enceintes ou nouvellement accouchées, chez les individus prédisposés à la phthisie pulmonaire. Elle est surtout grave, lorsqu'elle s'accompagne de phlegmasies intérieures. La suppression de l'exanthème rubéolique par un refroidissement est fort dangereuse, à cause des métastases redoutables qu'elle peut occasionner.

Traitement. Lorsque la rougeole est simple et bénigne, ce qui est heureusement le plus ordinaire, il faut livrer la maladie aux seuls efforts salutaires de la nature, en les secondant par la diète, une chaleur tempérée, des boissons tièdes et légèrement sudorifiques, telles que des infusions de fleurs pectorales. La rétrocession de l'exanthème par suite de refroidissement étant un des accidents les plus à craindre dans cette maladie, on doit avoir soin de faire rester les enfants au lit pendant une quinzaine de jours en été et trois semaines en hiver, à compter de l'invasion de la rougeole. La température de la chambre doit être de 12 à 15 degrés du thermomètre de Réaumur. Dans les saisons froides, les malades ne doivent sortir de chez eux que deux ou trois semaines après avoir commencé à se lever. On finit le traitement par un léger purgatif et quelques bains.

L'ophthalmie morbilleuse exige l'éloignement de la lumière et l'emploi des lotions mucilagineuses avec des décoctions de racine de mauve, de guimauve, ou de graine de lin. On calme la toux par des boissons pectorales, des loochs gommeux, auxquels on peut ajouter, chez les adultes, un quart de grain d'opium dans les cas de grande irritabilité. Lorsque les symptômes de bronchite morbilleuse sont intenses ou lorsqu'il y a des menaces de pneumonie, on applique des sangsues sur la poitrine ou bien l'on pratique une saignée. Les émissions sanguines sont encore indiquées dans toutes les phlegmasies locales qui peuvent se manifester dans le cours ou à la suite de la rougeole. L'embarras gastrique réclame l'administration de l'émétique ou de l'ipécacuanha.

Lorsqu'il y a eu répercussion de l'exanthème, on doit s'attacher à le rappeler par des boissons chaudes et sudorifiques et par l'application de sinapismes sur la peau. Si cet accident était suivi de sueurs ou d'urines critiques, la nature faisant les frais de la guérison, il suffirait de faire prendre une infusion diaphorétique. Dans le cas, au contraire, où il se déclarerait, après cette suppression, des métastases dangereuses, telles qu'une inflammation des poumons, de la gorge, des intestins, du cerveau ou de ses membranes, il faudrait avant tout combattre ces affections par les émissions sanguines et par les autres moyens dont il sera parlé en traitant de ces maladies. Enfin, s'il survenait des symptômes d'affaissement avec refroidissement des extrémités, on aurait recours au camphre, à l'acétate d'ammoniaque, au musc, et aux sinapismes.

La toux, qui persiste souvent d'une manière assez intense après la guérison de la rougeole, exige l'emploi de gilets de flanelle appliqués sur la peau, la continuation des boissons pectorales chaudes, et, si ces moyens ne suffisent pas, l'usage de purgatifs légers et l'application d'un vésicatoire ou d'un cautère sur la poitrine ou au bras.

Scarlatine.

Fièvre rouge, fièvre pourprée, *morbilli confluentes.*

Définition. On donne le nom de *scarlatine* à une fièvre éruptive et contagieuse accompagnée d'angine, débutant par un mouvement fébrile, auquel se joignent un ou deux jours après de petits points rouges, bientôt remplacés par de larges taches irrégulières d'un rouge écarlate ou d'une teinte framboisée, qui se terminent par desquamation vers le septième jour.

Causes. La cause excitante de cette maladie consiste dans un principe contagieux particulier qui s'exhale des malades et se communique aux personnes qui les touchent ou qui ont des rapports avec eux. Ce principe n'attaque ordinairement qu'une seule fois dans la vie.

La scarlatine atteint principalement les enfants et les adolescents; les adultes y sont bien moins sujets; les femmes y sont plus exposées que les hommes. Elle règne ordinairement d'une manière épidémique vers les équinoxes. Elle peut se montrer dans toutes les saisons, mais elle est plus fréquente en hiver et en automne qu'aux deux autres époques de l'année. La période d'incubation de cette maladie paraît être de cinq jours environ.

Symptômes. On distingue trois espèces de scarlatine, suivant l'intensité et le danger des symptômes qu'elles présentent : la scarlatine simple, la scarlatine angineuse et la scarlatine maligne.

Scarlatine simple. *Première période. (Fièvre d'invasion.)* La scarlatine débute par un malaise général, des lassitudes et des frissons bientôt suivis de chaleur, de soif, d'un sentiment incommode dans la gorge avec gêne de la déglutition et d'une accélération très-marquée du pouls. Il survient quelquefois de la céphalalgie, des nausées ou même des vomissements.

Deuxième période. (Éruption.) Le deuxième jour de l'invasion, il se développe à la surface de la peau de petites taches irrégulières, d'abord d'un rouge peu foncé, ensuite d'un rouge écarlate, qui laissent entre elles des intervalles où la peau conserve sa couleur naturelle, et qui se montrent d'abord à la face, ensuite au cou, à la poitrine, aux bras, à l'abdomen et aux membres inférieurs. Ces taches, d'abord disséminées, s'élargissent et s'étendent promptement; en se rapprochant les unes des autres, elles se confondent et forment de larges plaques pointillées et dentelées vers leurs bords. La teinte de la surface du corps offre alors de la ressemblance avec ce qu'elle serait si on l'enduisait avec du suc de framboise ou de la lie de vin. La rougeur est souvent continue sur les joues et sur les membres. Dès son apparition, elle se propage à la langue, au palais et au pharynx ; ces parties sont tuméfiées, chaudes et douloureuses ; la déglutition est difficile. Cet état de la gorge, très-marqué dans la première période, cesse quelquefois lorsque l'éruption commence, mais souvent persévère. La peau des pieds et des mains est chaude, tendue et sensible au toucher ; les membres sont douloureux et enflés. La fièvre diminue assez souvent après l'éruption.

La rougeur devient de plus en plus foncée du troisième au cinquième jour.

Troisième période (Desquamation). Vers le sixième jour, l'éruption commence à pâlir, dans l'ordre où elle s'est montrée, les phénomènes généraux cessent entièrement. Le septième, la desquamation commence à s'opérer. L'épiderme se détache par grandes lames, surtout aux pieds et aux mains, avec un sentiment de prurit. Cette desquamation peut se renouveler plusieurs fois. La cessation de la maladie est ordinairement marquée par des phénomènes critiques, tels que des sueurs abondantes, la diarrhée, des urines sédimenteuses.

Variétés. La scarlatine simple peut présenter de nombreuses variétés. Quelquefois l'exanthème extérieur est peu marqué, et la maladie est presque entièrement bornée à une angine plus ou moins vive, qu'on peut considérer comme une sorte de scarlatine intérieure. Dans quelques cas même, l'éruption est nulle et la maladie se termine cependant par la desquamation.

Accidents secondaires. Diverses causes, mais surtout les refroidissements, troublent assez souvent la crise de la scarlatine et donnent lieu à des maladies secondaires plus ou moins graves. Ces métastases peuvent avoir lieu sur les yeux, les oreilles, les glandes et y développer des phlegmasies dont l'intensité est variable. Mais l'accident le plus fréquent, comme suite de la scarlatine, c'est l'anasarque ; il survient ordinairement, vers le quatorzième ou le quinzième jour, lorsque la desquamation est achevée. Il est précédé de tristesse, de langueur, d'anorexie, de fièvre, d'urines rares et sédimenteuses. L'œdème commence par les paupières et la face, il se montre ensuite aux extrémités et ne tarde pas à devenir général. Quelquefois, au lieu de l'hydropisie générale du tissu cellulaire, il survient une ascite, un hydrothorax ou même une hydrocéphale. Ces hydropisies sont toujours accompagnées d'un grand danger.

SCARLATINE ANGINEUSE. L'angine existe dans toutes les espèces de scarlatine, mais dans l'espèce qui fait le sujet de cet article, l'inflammation du pharynx est beaucoup plus grave que dans les autres, de là le nom qu'on lui a donné.

Elle débute par des lassitudes, de la céphalalgie, une roideur des muscles du cou et de la mâchoire inférieure, une voix rauque et des frissons auxquels succèdent une grande chaleur et une forte accélération du pouls. Le second jour, le pharynx et toutes les parties de la bouche sont d'un rouge vif, les amygdales sont tuméfiées, la déglutition est très-difficile et douloureuse. Bientôt les piliers antérieurs du voile du palais, les amygdales et le pharynx se couvrent d'un fluide blanchâtre, épais et visqueux, ou de grumeaux d'une matière pultacée, jaunâtre, grisâtre ou blanchâtre, qui forment par leur réunion des espèces de croûtes molles, faciles à enlever. Le pouls est très-fréquent et peu développé, la chaleur est ardente. Il y a en même temps des nausées ou des vomissements, une toux sèche, de la dyspnée, des éternuments ; l'éruption ne paraît souvent que le troisième jour ; les taches sont isolées et éparses sur la surface du corps ; ordinairement la face et les doigts sont très-enflés. La desquamation est moins prompte que dans la scarlatine simple ; elle peut se prolonger jusqu'au vingt et unième jour, lorsque la maladie est très-prononcée. La scarlatine angineuse peut se compliquer de méningite et de pneumonie. Elle expose aux mêmes accidents consécutifs que celle qui est simple.

SCARLATINE MALIGNE. On donne ce nom à une espèce de scarlatine très-grave. Son invasion a lieu par une grande prostration des forces, des vertiges et un violent frisson suivi d'une vive chaleur, d'un pouls petit et très-fréquent et de céphalalgie. Bientôt surviennent une soif ardente, les symp-

tômes d'une angine intense, des vomissements, de la diarrhée, l'assoupissement ou le délire. L'éruption est le plus
souvent tardive; la rougeur est faible et livide; la peau offre
en même temps, tantôt des pétéchies, tantôt des ecchymoses
ou des vergetures. La langue et les dents se couvrent d'une
exsudation brune ou noire; la déglutition fait éprouver un
sentiment de forte constriction de la gorge; le pharynx présente des taches livides ou noires, surtout aux environs des
amygdales; l'haleine est fétide. Il s'écoule de la bouche, et
quelquefois des fosses nasales, une salive âcre et putride. Le
pouls devient petit et irrégulier. Les yeux sont rouges et larmoyants; il y a surdité et délire chez les adultes, coma et
agitation chez les enfants. Ces symptômes peuvent se terminer
par la mort trois ou quatre jours après leur invasion.

Durée de la scarlatine. La scarlatine simple dure sept jours,
huit au plus; la scarlatine angineuse peut se prolonger jusqu'à
quatorze ou même vingt et un jours. La scarlatine maligne ne
dure guère que trois à quatre jours lorsqu'elle est très-violente et mortelle.

Terminaisons. La scarlatine simple se termine ordinairement
par la santé, à la suite d'une desquamation lamelleuse. La
scarlatine angineuse n'a pas toujours une issue aussi favorable. La terminaison de la scarlatine maligne est le plus souvent funeste. Quelle que soit l'espèce de cette maladie, il n'est
pas rare de voir survenir pendant la convalescence, des phlegmasies consécutives, mais surtout des hydropisies, et plus particulièrement l'anasarque.

Lésions anatomiques. On rencontre sur les cadavres des sujets qui ont succombé à la scarlatine une rougeur tantôt légère, tantôt uniforme de la membrane muqueuse du pharynx,
de la trachée artère et des bronches. La peau, suivant l'époque de la mort, peut être rouge, livide, marbrée ou présenter
à peu près sa couleur naturelle. Le cerveau et la pie-mère
sont injectés; les ventricules cérébraux contiennent de la sérosité; la bouche et le pharynx sont assez souvent recouverts
d'une fausse membrane grisâtre ou brunâtre; quelquefois
même ces parties offrent des escarres gangréneuses superfi-

cielles. **M. Rayer** a quelquefois observé une rougeur pointillée de la membrane muqueuse de l'estomac, des ecchymoses et du sang à la surface de la membrane muqueuse des intestins, dont les follicules étaient boursouflés d'une manière insolite.

Diagnostic. Une fièvre accompagnée de mal de gorge, un ou deux jours après une éruption de larges taches irrégulières et de plaques d'un rouge écarlate, et la faculté de se transmettre par contact ou infection, tels sont les signes caractéristiques de la scarlatine. Ils suffisent pour distinguer cette maladie de la rougeole, dont la fièvre d'invasion est plus longue et accompagnée de toux, de larmoiement et de coryza, et dont l'exanthème consiste dans de petites taches rouges semblables à des morsures de puce. L'érysipèle, qui pourrait offrir quelque ressemblance avec la scarlatine par la rougeur de la peau, en diffère par l'absence de l'angine et du caractère contagieux, et par la marche de l'exanthème. L'existence d'une éruption écarlate à la peau suffit pour distinguer la scarlatine des angines simples, des angines pultacées et de la diphthérite décrite par M. Bretonneau.

Pronostic. La scarlatine simple, sporadique ou même épidémique, n'offre par elle-même aucun danger et est presque toujours bénigne ; elle n'acquiert de la gravité que dans les cas où l'impression du froid, un traitement mal entendu ou toute autre cause déterminent une suppression brusque de l'exanthème, et cette gravité varie suivant les affections secondaires qui résultent de cette suppression.

La scarlatine angineuse, lorsqu'il ne survient aucune complication et qu'elle est convenablement traitée, se termine le plus souvent d'une manière heureuse. Il n'en est pas de même de la scarlatine maligne, qui est bien souvent mortelle. Dans certaines épidémies, sa violence est telle qu'elle enlève un malade sur six, sur quatre et même sur trois. Dans ces cas, la mort arrive ordinairement par suite d'angine, d'inflammation des méninges ou d'hydropisie aiguë.

Traitement. L'expérience a prouvé que dans le plus grand nombre des cas, la belladone prise à petites doses préserve de la scarlatine. J'ai donné dans un autre ouvrage (*Biblioth. de thérap.*, t. II) le résultat du traitement de 2,027 enfants auxquels on a administré ce médicament au milieu d'épidémies plus ou moins violentes ; 1,948 ont été préservés de la maladie ; 79 en ont été atteints. Il convient donc d'en faire usage dans les épidémies meurtrières. On fait dissoudre, d'après le conseil d'Hufeland, un grain d'extrait de belladone bien préparée dans une demi-once d'eau de cannelle, et l'on donne cinq gouttes par jour de la liqueur aux enfants de trois ans, en ajoutant pour ceux qui sont plus âgés autant de gouttes qu'ils ont d'années de plus.

Dans la scarlatine simple et bénigne, on se borne à faire rester le malade au lit pendant une quinzaine de jours, à entretenir une température douce dans sa chambre, à éviter toutes les causes de refroidissement, à faire prendre une boisson douce et rafraîchissante, telle qu'une infusion de coquelicot ou de violette édulcorée avec du sirop de limon ou de groseille, et à prescrire la diète.

La scarlatine plus intense, avec fièvre et chaleur vives, éruption générale d'un rouge très-foncé, exige un traitement plus actif. Si le malade est fort et pléthorique, on pourra pratiquer une saignée, ou mieux appliquer des sangsues ; mais on doit être très-réservé sur les émissions sanguines, comme pouvant faire passer la maladie à l'état nerveux et adynamique. Deux autres moyens sont surtout préconisés dans ce cas par les médecins anglais et allemands ; ce sont le chlore et les lotions fraîches. On administre la dissolution de chlore à la dose de deux ou trois gros par jour pour les enfants, et à celle de deux ou trois onces pour les adultes, en ayant soin de l'étendre dans de l'eau agréablement édulcorée. Les lotions se font avec des linges imbibés d'eau fraîche qu'on passe rapidement à la surface de la peau, dans l'intention de tempérer sa chaleur. On peut les répéter toutes les deux ou trois heures ; mais on ne doit y avoir recours que lorsque la peau est sèche et brûlante et la tête entreprise.

Lorsque la scarlatine est accompagnée d'une violente angine, on fait usage de gargarismes émollients avec l'eau de graine de lin, de guimauve miellée ou de lait coupé, de pédiluves sinapisés, de sinapismes mitigés, de cataplasmes émollients autour du cou, et de sangsues appliquées sur la même région. Si la crainte de troubler la marche de la maladie empêche de persister dans l'emploi de ces moyens, on applique un vésicatoire à la nuque. Plusieurs médecins anglais traitent cette espèce de scarlatine uniquement avec les purgatifs, et particulièrement avec le calomel, à la dose de deux à trois grains, qu'on renouvelle toutes les quatre heures.

Dans la scarlatine maligne (*scarlatine putride, adynamique, ataxo-adynamique* de divers auteurs), on doit s'attacher, dès le principe, à soutenir les forces par des nervins appropriés mais légers, et employer en même temps les antiseptiques s'il y a de la tendance à la gangrène. L'émétique ou l'ipécacuanha ont souvent été utiles en faisant cesser une complication saburrale, ou en provoquant une réaction salutaire. On conseille, dans cette espèce de scarlatine, les fumigations vinaigrées, les décoctions de quinquina et de contra-yerva, acidulées avec l'oxymel ou l'acide muriatique, les vésicatoires volants et les sinapismes autour du cou. On recommande surtout l'usage du calomel à la dose de huit à dix grains.

Un des points les plus importants du traitement de la scarlatine, c'est l'attention que mérite la desquamation pour prévenir l'hydropisie consécutive. Il faut tenir rigoureusement à ce que le malade garde le lit, et à ce qu'il ne sorte pas de chez lui en été avant un mois, et en hiver avant six semaines. On lui donnera en même temps quelques diaphorétiques purgatifs et quelques doses de calomel.

Lorsque l'anasarque est survenue, on la combat par les purgatifs et les diurétiques. On prescrit le calomel à la dose d'un, deux ou trois grains, toutes les trois heures, suivant les âges; on ordonne la digitale, soit en poudre depuis un demi-grain jusqu'à trois, soit en frictions, soit en fomentations avec des compresses imbibées d'une infusion chaude de cette plante et appliquées sur le ventre. Les bains chauds sont également convenables. S'il y a un mouvement fébrile et si le sujet est pléthorique, une saignée est indiquée. Dans ce dernier cas, on fait usage avec avantage du nitre, de la crème de tartre et de la scille, et, d'après le conseil d'Hufeland, on enveloppe tout le corps d'une flanelle parfumée avec des vapeurs de succin.

Variole.

Petite vérole, picote, *variola.*

Définition. La variole est une fièvre éruptive et contagieuse débutant par des frissons, de la fièvre, des nausées, des vomissements, des douleurs épigastriques et lombaires, symptômes auxquels succède, du troisième au quatrième jour, l'éruption à la peau de petites taches rouges et pointues qui ne tardent pas à grossir et à se transformer en pustules plates et déprimées à leur centre. Ces pustules, accompagnées d'une fièvre secondaire, se dessèchent et forment des croûtes vers le quatorzième jour de la maladie et quelquefois au delà.

Causes. — *Prédispositions.* La variole n'épargne aucun sexe ni aucun âge; elle atteint cependant plus souvent les enfants que les adultes et les adultes que les vieillards; elle survient dans tous les climats et dans toutes les saisons. Elle se montre néanmoins ordinairement au printemps, exerce sa plus grande violence en été, s'affaiblit en automne et disparaît le plus souvent en hiver.

Cause excitante. La cause excitante de la variole consiste dans un principe contagieux particulier, dont la première origine est inconnue, et qui se transmet par le contact médiat ou immédiat des individus malades avec les personnes saines. Ce principe s'étend à une petite distance dans l'atmosphère et suit la direction des vents. Il se développe surtout chez les varioleux pendant la suppuration, et se conserve jusqu'à la fin de la dessiccation des pustules. Il n'affecte la même personne qu'une seule fois pendant la vie; les exceptions sont excessivement rares. Certaines constitutions atmosphériques sont plus favorables que d'autres à sa propagation, ce qui rend la variole susceptible de régner épidémiquement ou sporadiquement.

Symptômes. Le développement successif des symptômes de

la variole, depuis sa première origine jusqu'à sa terminaison, présente cinq périodes bien distinctes.

1° *Période d'incubation* ou *d'infection.* C'est le temps qui s'écoule depuis le moment où l'absorption du virus variolique a eu lieu jusqu'à celui où l'économie commence à en manifester les atteintes. On n'observe aucun symptôme morbide pendant cette période, dont la durée varie de sept à quatorze jours et au delà.

2° *Période d'irritation* ou *de la fièvre d'invasion.* L'invasion de la variole est marquée ordinairement par des lassitudes spontanées et des frissons suivis de chaleur à la peau, d'accélération du pouls, de céphalalgie, de nausées, de vomissements, de douleurs à l'épigastre, au dos et aux lombes. Les enfants éprouvent souvent des grincements de dents, de l'assoupissement et des convulsions, tandis qu'il y a chez les adultes insomnie, céphalalgie qui va jusqu'au délire, sueur fétide spécifique, sécheresse de la gorge. La fièvre est continue avec des rémissions et des exacerbations. Cet état dure ordinairement trois jours.

3° *Période d'éruption.* Le troisième ou le quatrième jour, il se manifeste d'abord au visage, le lendemain aux mains, ensuite aux jambes et sur le reste du corps, de petits points rouges, arrondis, dont l'étendue et l'élévation augmentent d'heure en heure. Ces points ont à leur centre un petit nœud un peu dur semblable à un grain de millet; ils ne tardent pas à grossir, à s'élever et à constituer de véritables boutons rouges. Cette période dure trois à quatre jours, pendant lesquels il se développe toujours de nouveaux boutons, qui conservent dans leurs changements successifs l'ordre de leur apparition, c'est-à-dire qu'ils suppurent et se dessèchent d'abord à la face, ensuite aux mains, et en dernier lieu aux jambes et dans le reste du corps, observant ainsi dans leur cours entier les trois dates de leur éruption. Dans la variole bénigne, la fièvre disparaît avec la plupart des autres symptômes, lorsque la sortie des boutons est à peu près achevée.

4° *Période de suppuration.* Les boutons, en suivant l'ordre de leur apparition, se dilatent à leur base, s'entourent d'un cercle rouge, et offrent à leur sommet, qui est déprimé, un liquide séreux et transparent situé sous l'épiderme qui est soulevé. Ce liquide ne tarde pas à se troubler et à se convertir en un pus jaunâtre, qui remplit les boutons devenus des pustules. Celles-ci prennent alors la forme de la moitié d'une lentille plus ou moins volumineuse, ombiliquée, c'est-à-dire légèrement déprimée à son centre; elles sont distendues par le pus, qui leur donne une couleur d'un blanc jaunâtre. Les boutons pustuleux sont tantôt écartés et isolés les uns des autres, c'est ce qu'on appelle la *variole discrète*; tantôt tellement nombreux qu'ils finissent par se rapprocher et par ne former qu'une vaste surface suppurante; c'est ce caractère qui constitue la *variole confluente*. Cette période est accompagnée d'un gonflement général de la peau, plus prononcé à la face et aux mains que partout ailleurs, et qui varie beaucoup, suivant que la variole est discrète ou confluente. Cette enflure est quelquefois si considérable aux paupières, que les yeux sont entièrement fermés; la face est parfois tellement tuméfiée dans toutes ses parties, qu'elle représente une boule informe.

Dès le commencement de cette période et pendant son cours, il survient une fièvre très-prononcée qu'on appelle *fièvre secondaire* ou *de suppuration*, parce qu'elle est due au travail inflammatoire qui a son siége dans tout le système cutané, et probablement aussi à la résorption purulente. Il y a ordinairement une salivation plus ou moins marquée. Cette période dure de trois à cinq jours.

5° *Période de dessiccation*. La tuméfaction diminue, les boutons se dessèchent dans le même ordre où ils ont paru, c'est-à-dire en premier lieu à la face, ensuite aux mains, aux jambes et dans le reste du corps. Ils sont remplacés par des croûtes brunâtres, qui tombent lentement et qui laissent après leur chute des taches rouges et très-souvent aussi des cicatrices plus ou moins profondes, suivant l'intensité de la maladie. La durée de cette période varie de trois à huit jours et au delà.

Anomalies. Telle est la marche ordinaire de la variole, lorsqu'elle suit régulièrement ses périodes; mais il n'en est pas toujours ainsi. Diverses circonstances peuvent modifier ses symptômes et donner lieu à des anomalies variées qui impriment à la variole un caractère de malignité plus ou moins marqué. C'est ainsi que l'éruption peut être trop prompte, irrégulière, tardive, interrompue; la fièvre peut persister lorsque l'éruption est terminée, les boutons pustuleux se développer d'une manière incomplète, les pustules elles-mêmes être pleines de sérosité ou de sang, être livides, dépourvues de pus et en quelque sorte vides, s'affaisser tout à coup par la prompte résorption du pus, etc.

Durée. La durée de la variole est en général de quatorze jours; elle peut cependant se prolonger jusqu'au vingt et unième jour et même au delà.

Terminaisons. La variole discrète et sans complications se termine ordinairement par la santé; la variole confluente, surtout lorsqu'il survient des complications, est souvent mortelle.

Complications. De nombreuses complications peuvent survenir dans le cours de la variole et aggraver une maladie déjà si dangereuse par elle-même. Ce sont : 1° *pendant la période d'éruption,* diverses hémorrhagies, des pétéchies, la gangrène de quelques parties de la peau, des inflammations internes, surtout des bronchites intenses, un état apoplectique; 2° *pendant la période de suppuration,* la péripneumonie, la gangrène du poumon, des syncopes, un état adynamique, des convulsions, le météorisme de l'abdomen, des taches noires à la peau, des hémorrhagies, un ptyalisme très-abondant, l'assoupissement; 3° *pendant la dessiccation,* une violente céphalalgie, le délire, l'insomnie, des érysipèles aux extrémités, et quelquefois enfin des inflammations phlegmoneuses dans les membres ou leurs articulations.

Maladies consécutives. La variole laisse quelquefois à sa suite diverses maladies plus ou moins graves, telles qu'un état d'émaciation, la phthisie pulmonaire, des ophthalmies rebelles, la cécité et d'autres affections de l'organe de la vue, des caries, des ulcères chroniques, la déformation du visage par des cicatrices profondes, etc.

Lésions anatomiques. Après la mort, les pustules sont blanches, décolorées, et offrent une certaine résistance sous le doigt qui les presse. Quand on les incise, on trouve ordinairement le réseau vasculaire cutané plus ou moins injecté, surtout à la partie profonde du derme qui répond au milieu de chaque pustule. La substance de celle-ci est formée d'une couche pseudo-membraneuse d'un blanc mat, assez ferme, placée immédiatement au-dessus du derme. En dehors, cette couche est intimement unie à la face interne de l'épiderme. On rencontre, suivant la date des pustules, de la sérosité ou du pus entre cette couche et le derme.

Les membranes muqueuses des yeux, des fosses nasales, de la bouche, du pharynx, du larynx, de la vulve, sont ordinairement injectées et présentent quelques légères traces de pustules ; celles de l'œsophage, de l'estomac et des intestins offrent assez souvent une rougeur bien marquée. On remarque parfois dans la muqueuse gastro-intestinale des taches brunes semblables à des pétéchies et les follicules de Peyer plus ou moins développés et saillants. On a trouvé dans quelques cas le sang fluide et séreux, des épanchements sanguins dans le tissu cellulaire sous-séreux et sous-cutané, une pâleur et une flaccidité remarquables du cœur, un engorgement sanguin dans les poumons, etc. On a observé chez certains sujets tantôt de petits abcès, tantôt des points gangréneux dans ces derniers organes. Enfin une altération qui n'est pas rare sur les cadavres des varioleux consiste dans une rougeur plus ou moins prononcée à l'intérieur des gros vaisseaux artériels et veineux. On rencontre encore chez ces sujets d'autres lésions qui tiennent aux complications auxquelles les malades sont si exposés et qui, par conséquent, ne doivent pas être décrites ici.

Diagnostic. Les symptômes fébriles qui précèdent l'éruption de la variole pouvant se rencontrer dans plusieurs autres maladies, il est impossible d'affirmer l'existence de cette affection lorsqu'elle n'est encore qu'à sa période d'invasion. Cependant, si les individus qui présentent ces phénomènes ont été exposés à la contagion variolique, les doutes sur la présence de la variole acquerront une certaine importance. A la troisième période, on ne pourrait confondre les taches rouges et saillantes de la peau, par lesquelles débute l'exanthème, qu'avec les taches de la scarlatine et de la rougeole ; mais les premières ont cela de particulier qu'elles font éprouver au doigt qui les presse la sensation d'un petit grain. Les pustules ombiliquées, qui succèdent aux taches varioliques, ressemblent aux pustules de la varicelle ; mais celles-ci en diffèrent en ce qu'elles sont plus rarement déprimées à leur centre, qu'elles suppurent beaucoup moins, et qu'elles ne sont point accompagnées de fièvre secondaire.

Pathogénie. Cette maladie est une sorte d'empoisonnement déterminé par l'absorption du miasme contagieux qui lui est propre. Ce venin introduit dans l'économie n'y produit d'abord aucun trouble apparent ; c'est la période d'incubation, pendant laquelle le poison variolique est en quelque sorte endormi ; mais il acquiert peu à peu des forces, il affecte enfin le sang d'une manière profonde ; l'organisme ne tarde pas à sentir sa présence et à réagir énergiquement contre lui pour s'en débarrasser ; la fièvre, la céphalalgie, les nausées, etc., de la seconde période, sont les signes de cette réaction générale. Bientôt la nature parvient à pousser à l'extérieur ce principe délétère en le déposant à la peau, où il forme les taches rouges qu'on y remarque dans la période d'éruption ; c'est une véritable crise, mais incomplète et métastatique. L'économie se trouvant alors en quelque sorte purifiée intérieurement de la cause qui la troublait, la fièvre cesse, les fonctions digestives se rétablissent. Ce calme est malheureusement de courte durée ; le principe du mal, pour avoir abandonné la masse du sang, n'est point pour cela éliminé de l'économie ; répandu sur toute la surface de la peau, entre l'épiderme et le derme, il irrite le corps muqueux réticulaire et donne lieu d'abord aux taches rouges, et ensuite aux milliers de petits abcès qui leur succèdent, sous la forme de pustules. L'irritation violente qui en résulte, jointe à la résorption d'une portion du pus de ces abcès, donne lieu à la fièvre secondaire ou de suppuration. Enfin la crise s'achève par la dessiccation des pustules.

Pronostic. La variole est une des maladies les plus dangereuses, mais le danger qu'elle entraîne varie beaucoup suivant le nombre des boutons, les complications, l'âge, la constitution atmosphérique, etc. La variole discrète, lorsqu'elle n'est point accompagnée d'accidents, se termine presque toujours d'une manière heureuse. La variole confluente, même sans complication grave, est souvent mortelle dans la période de suppuration; en général, plus il y a de boutons, surtout au visage, et plus la maladie est dangereuse. Les complications de la variole avec des bronchites intenses, des pneumonies, des accidents cérébraux persévérants, des pétéchies, des hémorrhagies passives, rendent son pronostic très-fàcheux. La variole est plus dangereuse chez les vieillards et les adultes que chez les enfants; celle qui est sporadique est plus bénigne que celle qui est épidémique. Le développement très-prompt et presque simultané des boutons, l'état déprimé de ceux-ci, leur couleur pâle, livide, du sang contenu dans leur intérieur ou rendu avec les selles ou les urines pendant la dessiccation, sont des signes de mauvais augure.

Traitement. Le traitement de la variole est curatif ou préservatif, suivant qu'il a pour but de guérir la maladie actuellement existante ou d'empêcher son invasion chez des personnes qui n'en sont pas encore atteintes.

Traitement curatif. Il varie suivant les périodes de la maladie, suivant son intensité et les complications diverses qui peuvent se manifester. Mais il est un moyen qui convient dans toutes les circonstances, c'est un air pur, fréquemment renouvelé et frais. On a observé que cette condition atmosphérique avait une grande efficacité pour diminuer la multiplication du virus, et par suite le nombre des boutons varioliques et des accidents qu'il entraine; tandis qu'un air trop chaud et renfermé suffit souvent pour transformer en variole maligne une variole simple et bénigne.

Dans la *période d'irritation,* on doit tendre à diminuer l'intensité de la fièvre varioleuse, parce qu'il est d'observation que les accidents graves et le nombre des pustules sont généralement en raison directe de cette fièvre. Les moyens qu'on emploie pour arriver à ce but sont la diète, un air pur, renouvelé de temps en temps et d'une température peu élevée, un lit non chauffé et dans lequel le malade ne sera pas trop couvert, des lotions d'eau fraîche sur le visage et sur les yeux, des purgatifs doux, tels que le calomel à la dose d'un demi-grain à un grain chez les enfants et de deux à trois grains chez les adultes, et donné plusieurs fois par jour, de manière à obtenir plusieurs évacuations dans les vingt-quatre heures. Si le malade est jeune et que la fièvre soit forte, on a recours à une saignée. Des douleurs épigastriques vives et des vomissements assez fréquents réclament l'application de quelques sangsues et de cataplasmes émollients sur l'épigastre, des boissons délayantes acidulées, et des lavements mucilagineux. Les convulsions qui surviennent assez souvent chez les enfants s'arrêtent ordinairement très-promptement, en exposant ces malades à l'impression d'un air pur et frais, près d'une fenêtre ouverte; si elles persistent ou s'il survient un état soporeux, avec rougeur et chaleur de la face, il convient d'appliquer des sangsues derrière les oreilles, de faire des lotions fraîches sur le front, et de prescrire des boissons rafraîchissantes. On combat le délire violent qu'on observe quelquefois chez les adultes par des saignées, des sangsues, des applications fraîches sur le front, des pédiluves irritants, des sinapismes aux extrémités, des purgatifs rafraîchissants.

Si les boutons, après avoir commencé à se montrer, paraissent s'effacer, et si l'enfant a la face blême et les extrémités plutôt froides que chaudes, on combat cet état nerveux par des bains tièdes, des lavements émollients, de l'eau de fleurs d'oranger, du musc, des sinapismes aux pieds ou aux mollets. Quelquefois l'éruption est retardée par un embarras gastrique, la langue est couverte d'un enduit jaunâtre, la bouche est amère; les vomitifs et les purgatifs doux font cesser cet état et favorisent la sortie des boutons.

Dans la *période d'éruption*, on continue le traitement que nous venons d'exposer pour la période d'irritation. On a remarqué qu'une couche d'onguent mercuriel étendu sur les taches rouges de la face, dans cette période, empêchait le développement de beaucoup de pustules ou les transformait en vésicules; ce qui a le grand avantage de diminuer les difformités du visage que la variole laisse à sa suite. On fera donc bien d'employer ces onctions.

Le traitement de la *période de suppuration* varie suivant que la variole est simple et discrète, ou confluente et compliquée. La première n'exige que quelques moyens hygiéniques, tels qu'un air pur et renouvelé, quelques aliments légers et en petite quantité, des boissons gommeuses ou acidulées. La deuxième présente pour indications de diminuer l'inflammation de la peau et la résorption du pus, et de corriger la disposition putride des humeurs.

Les moyens qu'on emploie pour cela sont une grande propreté, le changement fréquent du linge du malade et des draps du lit, le renouvellement de l'air, des boissons rafraîchissantes et acidulées bues en abondance, des purgatifs doux et quelques diurétiques pour provoquer les sécrétions intestinales et rénales. On donne issue en même temps à une certaine quantité de pus, en ouvrant les pustules avec une large aiguille. Si celles-ci se remplissent de nouveau, on les ouvre une seconde fois. Lorsque la salivation existe, on a soin de l'entretenir par des boissons d'une chaleur modérée et abondante; si elle vient à se supprimer, on cherche à la rappeler par des cataplasmes émollients autour du cou, et par des gargarismes chauds et mucilagineux. — On combat le gonflement énorme des paupières en bassinant souvent ces parties avec du lait tiède.

Mais ce qu'il y a de plus redoutable dans cette période, ce sont les complications inflammatoires, nerveuses et putrides qui peuvent survenir.

On combat les inflammations pulmonaires, cérébrales ou abdominales, par les sangsues, les vésicatoires, les sinapismes, le calomélas. La saignée, sur laquelle il importe d'être sobre, convient chez les adultes, surtout lorsqu'elle n'a pas été pratiquée pendant la période d'irritation.

La complication nerveuse caractérisée par l'affaissement et la vacuité des pustules, la pâleur et la fraîcheur de la peau, des tremblements spasmodiques des membres, exige, d'après Hufeland, l'emploi de l'opium associé au calomélas, le musc, le camphre, un bain chaud à 28 degrés, des sinapismes et des vésicatoires.

La méthode stimulante et tonique est indiquée dans la complication putride et adynamique qui s'annonce par la teinte livide, bleuâtre ou brunâtre des pustules, par l'affaissement brusque de la bouffissure du visage, par des pétéchies, la tendance à la gangrène, la petitesse et la fréquence du pouls, des hémorrhagies, la prostration. On emploie à l'intérieur des vins généreux, le quinquina, la serpentaire de Virginie, le camphre, etc. Hufeland conseille d'envelopper le corps entier de linges imbibés de vinaigre camphré, ou de camphre dissous dans le jaune d'œuf. On fait usage en même temps des vésicatoires et des cataplasmes sinapisés aux extrémités.

Dans la *période de dessiccation*, on doit se proposer pour principal objet de traitement de débarrasser l'économie de ce qui peut rester en elle de virus variolique, et de suppléer par d'autres voies la transpiration cutanée, qui ne s'opère encore que très-incomplétement à cause de l'état de la peau. On remplit ces indications par les purgatifs, les diurétiques et des boissons abondantes. On purge tous les trois ou quatre jours avec du calomel, de l'huile de ricin, de la manne, etc. On provoque les urines avec des boissons nitrées ou l'oxymel scillitique.

Traitement préservatif. Avant la découverte de la vaccine, on inoculait la variole comme moyen de prévenir les grands dangers qu'entraîne si souvent cette maladie, car l'expérience avait prouvé que la petite vérole inoculée était presque toujours bénigne [1] ; mais aujourd'hui qu'on possède dans la vaccine un préservatif certain contre cette redoutable éruption, l'*inoculation* est entièrement abandonnée. On peut se préserver de la variole de deux manières : en s'isolant complétement des malades qui en sont atteints et des foyers d'infection d'où elle émane, ou en détruisant l'aptitude qu'ont tous les individus à la contracter. La première méthode n'est pas sûre, parce qu'un isolement absolu est généralement impossible ; il

---

[1] Il ne mourait en général qu'un malade sur cinq cents inoculés.

n'y a donc que la seconde de praticable, et heureusement une expérience de cinquante ans a prouvé qu'elle était aussi efficace que facile à pratiquer. Cette méthode est l'emploi de la vaccine, précieuse découverte qui place à jamais Jenner, son auteur, parmi les plus grands bienfaiteurs de l'espèce humaine.

VACCINE. On donne le nom de *vaccine* à des pustules, larges et aplaties, qu'on propage chez l'homme par inoculation, et dont la première origine provient du *cowpox,* maladie pustuleuse de la même nature qui affecte le pis des vaches, et qui a la propriété de préserver de la variole. Les nourrisseurs du canton de Glocester, en Angleterre, savaient depuis fort longtemps que les hommes occupés à traire les vaches atteintes de cowpox étaient sujets à contracter la même maladie, qui se communiquait aux mains et aux bras, et que ces hommes étaient dès lors à l'abri de la petite vérole. Cette observation populaire avait été communiquée à la société médicale de Londres en 1768; mais elle n'avait fait aucune sensation, et était restée sans résultat, lorsqu'elle fut mentionnée de nouveau en passant par Adams, dans un ouvrage sur les poisons morbides publié en 1795. Enfin, en 1798, Édouard Jenner publia les nombreuses expériences qu'il avait faites dès l'année 1776, et desquelles il résultait que le cowpox communiqué à l'homme (vaccin) était un préservatif certain de la variole. Ainsi, malgré la remarque populaire des nourrisseurs du Glocester, Jenner est bien le véritable auteur de la vaccine, puisqu'il a appliqué et fécondé une observation qui, sans lui, eût peut-être été à jamais perdue pour l'espèce humaine.

Nous allons faire connaître les caractères du bon vaccin, le procédé opératoire de la vaccination, et les symptômes de la vaccine.

Vaccin. On donne le nom de vaccin au liquide que contiennent les pustules vaccinales. Pour être de bonne qualité, ce liquide doit être clair et limpide, être pris du sixième au huitième jour depuis l'inoculation, et provenir d'une vaccine vraie et d'enfants sains. Le vaccin qui commence à être trouble et purulent ne jouit plus de la vertu préservative.

Vaccination. C'est l'opération par laquelle on inocule le virus vaccin. On la pratique de la manière suivante : la meilleure méthode consiste à vacciner de bras à bras, c'est-à-dire à prendre le liquide dans la pustule de la personne vaccinée et à l'inoculer de suite dans le bras de celle qu'on veut vacciner. On emploie pour cet objet une lancette ordinaire, ou mieux une aiguille large, cannelée dans son centre et bien pointue. On perce la pustule dans plusieurs endroits avec la pointe de l'instrument, on la presse légèrement avec la surface plane de cet instrument afin d'en faire sortir le vaccin; on charge alors l'aiguille ou la lancette de ce liquide; cela fait, on insinue le vaccin sous l'épiderme de la personne qu'on veut vacciner, en enfonçant l'instrument de manière qu'il n'intéresse point le derme et qu'il ne provoque point d'hémorrhagie, mais à peine une petite tache de sang. On a soin de comprimer légèrement la peau sur la pointe de l'instrument, et de laisser celle-ci séjourner un instant sous l'épiderme, afin de laisser le plus possible de vaccin dans la petite plaie. On fait de la même manière trois piqûres à la partie supérieure de chaque bras, vers l'insertion du muscle deltoïde, on laisse les bras découverts pendant quelques minutes pour donner au vaccin le temps de se dessécher, ou bien on couvre de suite les piqûres d'une petite compresse. On peut vacciner dans toutes les saisons et à tous les âges. Cependant, à moins de raisons puissantes, comme celle d'une épidémie de variole régnante, on fera bien d'attendre que les enfants aient au moins un mois et demi, car l'expérience a prouvé qu'avant cette époque, la vaccination échoue souvent.

Lorsque des circonstances empêchent de vacciner de bras à bras, on peut faire usage de vaccin conservé dans des tubes de verre, ou entre deux petites lames de verre, en ayant soin de le délayer préalablement dans quelques gouttes d'eau tiède.

Symptômes de la vaccine. Les trois premiers jours qui suivent la vaccination, on n'aperçoit encore aucun changement à la peau, soit sur le siége des piqûres, soit autour d'elles. Du troisième au quatrième jour, chaque piqûre offre un très-petit bouton ou point rouge, un peu saillant et sensible au toucher, lequel se prononce davantage au cinquième jour. Le sixième, ce bouton devient large, plat, légèrement enfoncé à son centre. Il présente une teinte d'un blanc tirant sur le bleu. Les septième et huitième jours, la pustule continue à se développer et acquiert en largeur le diamètre de deux à trois lignes. Son centre est toujours déprimé, ses bords sont durs et saillants, sa couleur d'un blanc argentin légèrement azuré. Elle est entourée d'une auréole rouge de plusieurs lignes d'étendue. Elle contient un liquide limpide et légèrement bleuâtre, qui existe déjà dans le bouton dès le cinquième jour ; c'est le virus-vaccin. Vers la fin du huitième jour ou au neuvième, ce liquide commence à devenir jaunâtre et purulent. Les neuvième et dixième jours, l'auréole inflammatoire s'étend jusqu'à neuf et dix lignes, un ou plusieurs pouces en tous sens ; les malades éprouvent de la démangeaison aux pustules ; les glandes axillaires s'engorgent légèrement ; il survient assez souvent un mouvement fébrile caractérisé par de la lassitude, de la chaleur de la peau et un peu d'accélération du pouls. Vers les onzième ou douzième jours, l'auréole se rétrécit et pâlit, les pustules se dessèchent et se transforment en une croûte dure et noirâtre qui tombe au bout d'une huitaine de jours et laisse à sa place une petite cicatrice indélébile.

Revaccination. Depuis une quinzaine d'années, on a eu occasion d'observer, en France et à l'étranger, de nombreux exemples d'épidémies de variole, dans lesquelles plusieurs individus vaccinés avaient cependant été atteints ; on a remarqué que ces exemples s'appliquaient surtout aux personnes dont la vaccination était ancienne. Ces faits ont porté à penser que le vaccin s'était altéré par les milliers de transmissions qui en ont été faites, ou bien que ce fluide ne conservait que pendant un certain temps sa vertu préservatrice absolue. Pour remédier à ces deux causes, on reprend de temps en temps du vaccin au pis des vaches qui ont le cowpox, et l'on revaccine les individus vaccinés depuis longtemps ; ce n'est là, au reste, qu'une précaution ; car les individus vaccinés et atteints plus tard de la variole ne sont que de très-rares exceptions, comparés à ceux qui sont préservés.

Fausse vaccine. Un vaccin pris trop tard ou une inaptitude organique de certains sujets pour la vaccine peuvent faire naître une vaccine qui ne préserve point de la variole, et qu'on appelle pour cette raison fausse vaccine. On la reconnaît aux caractères suivants : la pustule se montre dès le deuxième ou le troisième jour; elle n'est point plate, déprimée au centre, d'une couleur argentine comme celle de la bonne vaccine; mais elle est convexe, jaunâtre et sans bords relevés; elle s'élève en pointe et laisse échapper en crevant une humeur jaunâtre analogue à la gomme; elle ne s'entoure point non plus de l'aréole secondaire qui survient vers le neuvième jour de la vraie vaccine. Sa marche est si courte que tout est fini au bout de six, sept ou huit jours.

Varioloïde.

Définition. La varioloïde est une variété mitigée de la petite vérole, qui se développe chez les individus vaccinés ou variolés, et qui diffère de la variole par sa bénignité et par l'absence de la période de suppuration.

Causes. La varioloïde dépend du miasme contagieux qui produit la variole; elle se développe dans les épidémies de cette dernière maladie; elle peut d'ailleurs reproduire la variole par infection ou par contact chez des individus non vaccinés, ce qui prouve sans réplique que la varioloïde n'est autre chose qu'une variole mitigée et incomplète. Elle survient chez les sujets qui ont été vaccinés ou qui ont eu la petite vérole, mais en qui ces deux affections n'ont pas entièrement détruit l'aptitude à recevoir le miasme variolique.

Symptômes. Cette maladie offre, dans une grande partie de son cours, les mêmes symptômes que la variole. Les périodes d'incubation, d'invasion et d'éruption sont semblables à celles de cette dernière maladie, sans aucune différence essentielle qui puisse les faire distinguer. Il est donc inutile de les décrire de nouveau. Mais, l'éruption terminée, les deux affections ont une marche toute différente : la varioloïde n'a point de période de suppuration ni de fièvre secondaire; ces phénomènes manquent entièrement ; les pustules se montrent bien dans le même ordre que celles de la variole, le plus souvent discrètes, quelquefois confluentes ; mais elles sont peu pleines et ne renferment qu'une humeur séreuse peu abondante ; quelquefois même elles ne contiennent aucun liquide ; elles passent promptement à la dessiccation, ce qui arrive vers le septième ou le huitième jour ; elles forment des croûtes légères et dures, dont la chute laisse après elle non des cicatrices, mais de petites élevures rouges et passagères ; tout est fini du dixième au douzième jour.

Diagnostic. On reconnaît cette maladie aux symptômes de la variole auxquels manquent entièrement la suppuration et la fièvre secondaire.

Pronostic. Cette maladie n'est pas dangereuse et se termine presque toujours d'une manière favorable ; elle peut cependant dans quelques cas rares occasionner la mort.

Traitement. Il est le même que celui de la variole bénigne.

Varicelle.

Petite vérole volante, fausse variole, vérolette.

Définition. La varicelle est une fièvre éruptive et contagieuse caractérisée par un léger mouvement fébrile suivi d'une éruption générale ou partielle de pustules qui suppurent et se dessèchent vers le troisième jour.

Causes. La varicelle est produite par un principe contagieux particulier, qui paraît avoir de l'analogie par ses effets avec celui de la variole, mais qui en diffère cependant essentiellement par sa nature. En effet, cette maladie ne préserve nullement de la variole ; la vaccine ne garantit pas non plus de la varicelle. Celle-ci se manifeste le plus souvent pendant, avant ou après les épidémies varioleuses ; on a cependant observé des exemples contraires. Elle affecte principalement les enfants.

Symptômes. Au début, tantôt les malades sont pris d'un léger frisson, suivi de chaleur, d'accélération du pouls et quelquefois de douleurs à l'estomac et de nausées ; tantôt le mouvement fébrile consiste seulement dans un peu de chaleur et de fréquence du pouls sans frisson préalable. Le second jour, rarement le troisième, il se fait sur tout le corps ou sur certaines parties seulement une éruption de pustules dont on distingue deux espèces, à cause de leur forme extérieure. Tantôt elles sont petites, peu élevées et contiennent une humeur limpide et incolore ; les médecins anglais les appellent *chiken-pox* (pustules de poulet) ; tantôt elles sont plus grosses, plus remplies, légèrement ombiliquées, quelquefois environnées d'une petite auréole rouge, et renferment une humeur plus épaisse qui blanchit et se rapproche davantage du pus. Elles sont nommées par les Anglais *swine-pox* (pustules de cochon). C'est cette espèce qu'on peut facilement confondre avec les pustules varioleuses. L'éruption terminée, ce qui arrive en un jour, la fièvre, après avoir duré douze ou vingt-quatre heures, cesse pour ne plus reparaître. Le lendemain de leur apparition, les pustules s'affaissent, se flétrissent et se dessèchent, et la maladie est terminée en trois ou quatre jours. Les croûtes légères qui en résultent tombent le cinquième ou le sixième jour, rarement le septième. Il ne reste aucune tache à la peau ; ou, s'il y en a, elles sont petites et disparaissent promptement.

Diagnostic. La varicelle se distingue facilement de la variole et de la varioloïde par la rapidité de sa marche, qui n'exige en général qu'un jour pour chacune de ses périodes : un jour pour la fièvre, un jour pour l'éruption, et un ou deux jours pour la dessiccation.

Pronostic. Cette maladie est toujours de la plus grande bénignité.

Traitement. La nature fait tous les frais de la guérison, et l'art n'a aucun besoin d'intervenir. Il peut quelquefois être utile de donner un léger purgatif à la fin de la maladie.

Fièvre miliaire.

Définition. C'est une affection fébrile dans le cours de laquelle se manifestent de très-petites vésicules, de la grosseur d'un grain de millet, qui se répandent sur toute la surface du corps, mais principalement sur la poitrine.

Causes. — *Prédispositions*. La miliaire attaque plus particulièrement les femmes que les hommes, les personnes d'une constitution faible et délicate que celles qui sont robustes. Les nouvelles accouchées y sont très-sujettes; on la remarque aussi chez les hystériques, les hypocondriaques, les leucorrhoïques, les individus qui se nourrissent mal, etc.; les lieux bas et humides, les constitutions atmosphériques humides et froides, une vie sédentaire, les affections morales tristes y prédisposent également.

Causes occasionnelles. On compte parmi elles les pluies abondantes, des vêtements et des lits trop chauds dans le cours des maladies aiguës, la suppression de la transpiration, des accès de colère, l'abus des sudorifiques et des remèdes échauffants pris dans certaines affections fébriles, surtout chez les femmes en couches, la suppression de la sécrétion du lait, la peste, le typhus, la fièvre typhoïde, la scarlatine, la rougeole, etc. On voit, d'après cela, que l'éruption miliaire est souvent une affection purement symptomatique. Quelques auteurs prétendent qu'elle a toujours ce caractère, et qu'elle ne doit pas, dès lors, être décrite comme affection essentielle dans les traités généraux; mais des faits nombreux prouvent que dans plusieurs circonstances cette maladie est réellement idiopathique et indépendante de toute autre.

Symptômes. La miliaire débute par une fièvre plus ou moins marquée. L'éruption a lieu à une époque indéterminée, le plus souvent vers le troisième ou le quatrième jour, d'autres fois au septième, au huitième ou même au quatorzième. Elle est annoncée par des horripilations, des sueurs abondantes ayant une odeur spéciale, aigrelette ou putride, par une respiration pénible et anxieuse, une toux sèche, des démangeaisons à la peau, et quelquefois aussi par de l'agitation, des convulsions ou du délire. Cette éruption est tantôt générale et fort abondante, surtout aux bras et à la poitrine, tantôt rare et bornée seulement à certaines parties du corps. Elle consiste dans l'apparition à la peau d'une multitude innombrable de très-petites vésicules rondes, blanchâtres et transparentes, contenant une humeur séreuse et diaphane, semblables pour la forme et le volume à des grains de millet, et rendant rugueux le toucher de la surface cutanée. Quelquefois, au lieu de vésicules, ce sont de petites papules rouges également miliaires ; c'est ce qu'on a désigné sous le nom de *pourpre* ou d'*éruption miliaire pourprée*. La fièvre cesse quelquefois ainsi que les autres symptômes après l'éruption ; dans d'autres cas, elle persiste ou même augmente. L'éruption miliaire n'a pas une durée bien limitée ; tantôt elle cesse dans l'espace de trois à quatorze jours, tantôt elle disparaît et reparaît alternativement. La fin de la maladie est marquée par une légère desquamation furfuracée.

Diagnostic. Si le diagnostic de cette maladie ne consistait qu'à reconnaître la présence de l'éruption, rien ne serait plus facile à établir, car la forme et le volume des vésicules miliaires sont assez tranchés pour qu'il soit difficile de s'y tromper. Mais la fièvre miliaire offre une question plus importante à décider : cette maladie est-elle toujours symptomatique, et doit-elle être rayée du cadre nosologique comme affection essentielle? Il n'y a pas de doute qu'il en soit ainsi pour toutes les maladies dans le cours desquelles se manifeste cet exanthème, comme cela arrive dans les fièvres typhoïdes, la peste, la rougeole, les fièvres intermittentes, la phthisie, etc. C'est alors un phénomène nouveau qui se joint aux symptômes, et rien de plus. Mais je ne crois pas qu'il en soit toujours ainsi. Toutes les fois qu'il survient un mouvement fébrile sans aucun signe d'une affection locale ou d'une fièvre primitive connue, et que ce mouvement fébrile est suivi d'une éruption miliaire, je pense que cette affection doit être considérée comme une véritable fièvre miliaire idiopathique. M. Rayer a décrit l'affection qui fait le sujet de cet article sous le nom de *sudamina*, qu'il considère comme un symptôme de plusieurs maladies aiguës ou chroniques plus ou moins graves. Il reste beaucoup à faire pour éclairer ce sujet encore fort obscur.

Pronostic. L'éruption miliaire symptomatique est plus ou moins grave suivant la maladie dont elle dépend. Dans ce cas, son apparition ne diminue point ordinairement les accidents de la maladie principale, et est plutôt un indice de son aggravation. On l'a vue cependant dans quelques cas être suivie d'une amélioration dans les symptômes, et être véritablement critique. La fièvre miliaire essentielle ne présente pas ordinairement de gravité.

Traitement. On préviendra souvent la miliaire symptomatique en évitant de trop couvrir les malades dans le cours des affections aiguës, en renouvelant convenablement l'air de leur chambre et en entretenant autour d'eux une propreté parfaite. Lorsque la miliaire existe, on se conduira diversement. suivant son caractère. Si elle est critique, on cherchera à l'entretenir en éloignant toutes les causes capables de la répercuter. Si elle est symptomatique d'autres maladies, on appliquera le traitement qui convient à chacune de ces affections. Enfin si elle est essentielle, on se bornera à donner à l'intérieur des boissons délayantes, légèrement acidulées, et à provoquer un vomissement s'il existe des signes d'embarras gastrique.

Suette miliaire.

Définition. La suette miliaire est une fièvre éruptive, épidémique, caractérisée par des sueurs abondantes et l'éruption à la peau de petites vésicules de la grosseur d'un grain de millet.

Causes. — 1° *Causes prédisposantes.* Tous les âges et les deux sexes y sont sujets, mais elle attaque de préférence les adultes, les femmes, les personnes indigentes habitant des pays humides ou ombragés.

2° *Causes excitantes.* Elles sont très-peu connues. La maladie règne presque toujours épidémiquement et sous l'influence de constitutions atmosphériques spéciales dont la nature nous échappe. Elle s'est montrée dans toutes les parties de l'Europe; en France. on l'a surtout observée en Picardie, en Alsace, en Normandie, en Languedoc, etc. Elle paraît se propager à la manière de la rougeole et de la scarlatine; cependant son caractère contagieux n'est pas encore prouvé; elle paraîtrait plutôt se répandre par infection.

3° *Cause prochaine.* Les traces évidentes d'altération du sang que présente cette maladie prouvent qu'il en est de la suette comme des autres fièvres éruptives; elle dépend d'une modification morbide du fluide vital, produite elle-même par l'absorption d'un miasme spécial répandu dans l'air.

Symptômes. La suette peut débuter tout à coup sans phénomènes précurseurs; le plus souvent elle est précédée pendant quelques jours de malaises, de lassitudes, d'anorexie, de céphalalgie sus-orbitaire, de nausées ou de vomissements et de diarrhée. Son invasion a lieu par des sueurs abondantes qui inondent les malades, et qui traversent leurs couvertures et jusqu'à leur lit. En même temps face rouge, céphalalgie, anxiété, sentiment de resserrement à l'épigastre et de pesanteur sur le sternum, souvent accompagné de palpitations et quelquefois de menaces de lipothymie; langue blanche, bouche pâteuse, anorexie, soif; respiration difficile sans toux; pouls développé, presque naturel (80 pulsations), quelquefois fréquent; chaleur modérée de la peau, urine rouge, constipation.

Ces symptômes durent deux à quatre jours, et présentent assez souvent des paroxysmes quotidiens irréguliers. Le troisième jour de la maladie, quelquefois le deuxième ou le quatrième, après des démangeaisons ou des picotements douloureux à la peau, il survient une éruption générale ou partielle, discrète ou confluente de petites vésicules miliaires, transparentes, parfois entremêlées de papules rouges qui donnent à la peau un toucher âpre et comme chagriné. Ces vésicules sont placées au milieu de petites taches rouges, irrégulières, qui disparaissent sous la pression du doigt. C'est la *miliaire rouge.* D'autres fois, les vésicules n'offrent aucune espèce de rougeur à la peau (*miliaire blanche*). L'éruption se fait en plusieurs jours, commence par la poitrine et s'étend ensuite aux autres parties du corps, en respectant ordinairement la face. Dès que l'éruption est achevée, les sueurs diminuent considérablement et se changent en une simple moiteur, la céphalalgie cesse, la constriction épigastrique et l'oppression ne se font plus sentir que par intervalles. Les vésicules se dessèchent le troisième jour depuis leur apparition ; c'est alors que la fièvre et la difficulté de respirer disparaissent. Une desquamation furfuracée commence vers le sixième ou le septième jour et dure souvent quinze jours, un mois et plus.

Marche. Telle est la marche la plus ordinaire de la suette. Mais elle peut offrir de nombreuses variétés : elle est quelquefois si légère que les malades sont guéris en quelques jours, sans être obligés de garder le lit. D'autres fois sa violence est extrême : la dyspnée et la constriction épigastrique sont considérables ; il survient du délire, du coma, des syncopes, des convulsions, une fièvre intense, et les malades succombent le plus souvent. Dans d'autres circonstances, l'éruption pâlit, les sueurs cessent, le pouls s'affaiblit et la mort survient au milieu d'un délire tranquille. — Enfin on a quelquefois, mais très-rarement, observé des suettes sans sueurs ou sans éruption.

Durée. Sa durée moyenne est de sept à huit jours. Quelques malades guérissent en trois ou quatre. La guérison des cas graves n'arrive guère avant le douzième ou le vingtième jour. Dans les cas mortels, les malades succombent vers le troisième ou le quatrième, quelquefois le deuxième ou le premier jour ; on en a vu périr en quelques heures. — La *convalescence* est ordinairement longue et accompagnée de beaucoup de faiblesse.

Lésions anatomiques. Les cadavres se putréfient avec une grande rapidité. Le sang est d'une couleur rouge cerise en sortant de la veine. Le caillot est noir, sans consistance, analogue à la gelée de groseille, se déchirant sous la pression du doigt, sans couenne. Le sérum est légèrement rosé ; les altérations des solides sont nulles ou sans importance, parce qu'elles sont très-variables.

Diagnostic. Le caractère épidémique de la suette, les sueurs abondantes, l'éruption miliaire blanche ou rouge et la constriction épigastrique qui l'accompagnent, ne permettent de la confondre avec aucune autre maladie. La fièvre miliaire, qui fait le sujet de l'article précédent, lui ressemble sans doute sous bien des rapports ; mais elle en diffère par son caractère purement sporadique, par ses causes, qui sont locales et individuelles, et par son pronostic, qui est toujours sans danger.

Pathogénie. L'explication que nous avons donnée du développement des fièvres éruptives s'applique à la suette miliaire : un miasme particulier est absorbé par les poumons et agit à la fois sur l'estomac et sur le sang ; il en résulte un embarras gastrique et une altération sanguine, qui amènent une réaction manifestée par la céphalalgie, les vomissements, la fièvre et les sueurs. Le troisième jour, la nature pousse à la peau une grande partie du principe morbifique, qui donne lieu à l'éruption miliaire. Dès lors il survient une grande amélioration dans tous les symptômes ; c'est une véritable crise, mais incomplète, puisque la fièvre continue encore pendant quelques jours.

Pronostic. La suette convenablement traitée est une maladie assez bénigne. Son danger varie suivant les épidémies ; dans celles qui ne sont pas graves, la mortalité n'est en général que d'un sur vingt ou vingt-cinq. Celle qu'a décrite M. Rayer enlevait un malade sur treize chez les hommes, et un sur dix-huit chez les femmes. Dans certaines épidémies plus violentes, la proportion des morts peut s'élever à un sixième ou un cinquième. La fréquence du pouls, l'affaissement de l'éruption, le délire, les convulsions, les syncopes sont des signes de mauvais augure.

Traitement. La suette est parfois si légère, que la nature secondée par le repos et quelques soins hygiéniques fait tous les frais de la guérison.

Dans les autres cas, l'intervention de l'art est toujours utile, et souvent indispensable.

Les malades seront mis à la diète et garderont le lit modérément couverts. On aura soin d'empêcher qu'on ne les surcharge de couvertures pour exciter les sueurs, pratique très-usitée dans les campagnes et souvent même conseillée par les médecins. L'air de la chambre sera fréquemment renouvelé et d'une chaleur modérée. On évitera avec soin les refroidissements dans les changements fréquents de linge, occasionnés par l'abondance des sueurs. Les boissons consisteront en limonade, orangeade, eau de groseille, infusions légères de menthe, de feuilles d'oranger, etc., prises à la température de la chambre du malade.

La nature manifeste elle-même ce qu'il faut faire pour guérir les individus atteints de la suette. Il y a toujours un embarras gastrique, comme l'indiquent la bouche pâteuse, la céphalalgie sus-orbitaire, les nausées et les vomissements. Il faut s'empresser de le faire cesser en provoquant le vomissement, soit avec le tartre stibié, soit et mieux encore avec la poudre d'ipécacuanha. On donne cette poudre à la dose d'un gramme vingt-cinq centigrammes, ou d'un gramme et demi en suspension dans l'eau ou dans un sirop quelconque. Le vomissement a le double avantage d'évacuer ce que la nature seule ne peut expulser malgré ses efforts, c'est-à-dire les saburres gastriques, et de favoriser l'éruption critique des vésicules miliaires. Ce traitement avait obtenu les plus heureux résultats entre les mains de Gastellier, de M. Dubun de Peyrelongue et d'autres médecins. M. Foucart a obtenu un plus beau succès encore par les vomitifs, puisque sur plus de mille malades, qu'il a soignés dans une épidémie qui a régné en 1849 dans les départements de la Somme, de l'Aisne et de l'Oise, il n'en a perdu aucun. — On aura soin de combattre la constipation, qui est si commune dans cette maladie, par les purgatifs. Les émissions sanguines sont dangereuses dans la suette, et doivent être sévèrement proscrites; elles ne sont indiquées que dans quelques cas rares où il existe des signes évidents d'une complication inflammatoire.

Morve aiguë.

Définition. La morve est une fièvre éruptive, contagieuse, qui se communique du cheval et des autres solipèdes à l'homme, et qui a pour principaux caractères : la fièvre, un écoulement d'un liquide purulent et sanguinolent par les narines, un exanthème pustuleux à la peau, et souvent des tumeurs extérieures, purulentes, lymphatiques ou gangréneuses.

Causes. La cause de la morve réside dans le liquide qui

s'écoule des naseaux d'un solipède morveux, dans le pus des abcès, dans le sang des animaux malades. Ce poison est inoculé à l'homme lorsqu'il est mis en contact avec quelque solution de continuité existant à la main. Il peut aussi être absorbé par voie d'infection, comme cela est arrivé plusieurs fois à des individus qui ont contracté la maladie pour avoir couché dans des infirmeries de chevaux morveux. La morve n'atteint que les hommes qui soignent les chevaux, tels que les cochers, les palefreniers, les maquignons, les cultivateurs, les vétérinaires, etc. — Elle peut aussi se communiquer de l'homme à l'homme, comme l'attestent plusieurs exemples.

Symptômes. La morve débute par du malaise, une grande lassitude, des frissons, de la céphalalgie, des douleurs dans tout le corps ou bornées aux membres, au dos, à la poitrine, de la diarrhée. Si la maladie a été inoculée par une plaie, il survient, avant l'apparition de ces prodromes, quelques jours après l'inoculation, une inflammation de cette plaie avec engorgement des ganglions lymphatiques du voisinage. Quelquefois aussi la morve succède au farcin chronique. Quoi qu'il en soit, après des prodromes d'une durée variable, bientôt la fièvre s'allume, les douleurs des muscles et des articulations augmentent et font croire à l'existence d'un rhumatisme aigu ; elles acquièrent surtout une grande intensité dans une ou plusieurs articulations. Peu de jours après, une rougeur érysipélateuse se montre sur la peau d'une de ces jointures douloureuses, ou sur celle de la face. Il ne tarde pas à s'y développer tantôt des vésicules et des taches gangréneuses, tantôt des tubercules, des phlyctènes ou des pustules. Ces éruptions se dessèchent ordinairement ; mais elles peuvent être suivies d'ulcération. En même temps, les malades sont enchifrenés et respirent difficilement par les fosses nasales. Langue rouge, diarrhée, fièvre, respiration accélérée, toux sèche, râles sibilants et muqueux dans divers points du thorax.

Bientôt les taches gangréneuses font des progrès ; il se forme de nouvelles tumeurs ou des taches rouges sur diverses parties ; la membrane muqueuse nasale rougit et s'ulcère ; un liquide jaunâtre, grisâtre, purulent, sanieux, abondant et fétide s'écoule par les narines ; il se fait une éruption plus abondante de pustules et de phlyctènes gangréneuses à la face et aux membres ; des abcès se développent dans le tissu cellulaire et dans les muscles. Pouls petit et très-fréquent, langue sèche et noire, points gangréneux dans la bouche, diarrhée fréquente et fétide, prostration extrême ; délire d'abord passager, qui devient bientôt continu et qui alterne avec le coma.

Les pustules, la gangrène, les collections de pus continuant à augmenter, il s'exhale de tout le corps du malade une odeur extrêmement fétide. Enfin la mort vient mettre fin à cette affreuse scène.

Marche. Durée. Terminaison. La marche de cette maladie est continue et successivement croissante ; elle dure ordinairement de 15 à 20 jours, rarement moins ou plus. Tous les cas de cette fièvre, qu'on ne connaît que depuis 25 ans environ, se sont terminés par la mort.

Lésions anatomiques. La peau présente des papules rosées avec épaississement et injection du derme, des pustules et des bulles pleines d'un liquide purulent et sanieux avec infiltration purulente du derme subjacent, qui est parfois gangrené. On rencontre des collections purulentes dans plusieurs muscles, surtout dans ceux des membres, ainsi que dans une ou plusieurs articulations. La lésion la plus caractéristique se trouve dans les narines. La membrane pituitaire est rouge, épaissie, parsemée de petites élevures jaunâtres, tapissée d'un liquide puriforme et sanieux, ulcérée dans divers points, ramollie et gangrenée dans d'autres. Dans plusieurs endroits, les cartilages et les os sont dénudés et cariés. Les mêmes altérations se remarquent souvent au voile du palais, au pharynx, à l'épiglotte et au larynx. Les poumons contiennent des noyaux d'hépatisation rouge ou grise et des foyers purulents.

Diagnostic. La morve peut ressembler à diverses maladies dans plusieurs de ses symptômes ; mais deux signes la caractérisent si bien qu'il est impossible de s'y tromper. Ces signes sont, avec la fièvre, l'écoulement nasal purulent et sanieux, et l'éruption à la peau de pustules et de phlyctènes.

Pronostic. Cette maladie, heureusement assez rare, est une des plus redoutables qui puissent atteindre l'espèce humaine, puisqu'on ne connaît jusqu'ici aucun exemple de guérison.

Traitement. On a essayé sans aucun succès les toniques, les stimulants, les émissions sanguines, les purgatifs, les sudorifiques, les préparations mercurielles, etc.

Morve chronique.

La morve chronique peut être primitive, mais le plus souvent elle succède au farcin, dont nous parlerons bientôt. Elle n'est pas la suite de la morve aiguë; elle est bien cependant de la même nature, puisqu'elle peut la communiquer. Elle est produite, comme la morve aiguë, par le contact médiat ou immédiat du liquide qui sort des narines d'un cheval atteint de cette maladie. Dans ce dernier cas, la période d'incubation n'est que d'un à trois ou quatre jours; dans le premier, elle est fort longue, puisqu'on prétend qu'elle peut durer une ou plusieurs années.

Symptômes. Lorsque la morve chronique est primitive, elle est ordinairement l'effet d'une infection longue et prolongée. Les malades, après avoir éprouvé plus ou moins longtemps du malaise, des lassitudes, des douleurs dans les membres et les articulations, une toux sèche, du mal de gorge, sont enfin atteints d'un coryza très-fatigant. Lorsqu'elle succède au farcin chronique, le malade ressent d'abord une douleur à la trachée avec altération de la voix, de la dyspnée, de la toux, symptômes qui sont loin, au reste, d'être constants. Il est pris ensuite d'enchifrènement; les narines sont comme bouchées; bientôt il mouche du sang ou des mucosités puriformes; cet écoulement augmente graduellement d'âcreté et d'abondance; la bouche et les cavités gutturales participent à ces altérations. Il survient ensuite de la fièvre, la diarrhée, des douleurs musculaires et articulaires. et la plupart des symptômes propres au farcin chronique.

Ces accidents marchent lentement et peuvent présenter des rémissions très-marquées. Leur durée est de plusieurs années;

on les a vus se prolonger jusqu'à six ans; ils se terminent presque toujours par le marasme et la mort; on ne connaît jusqu'ici que très-peu d'exemples de guérison.

Lésions anatomiques. La membrane pituitaire est violacée, épaissie, boursouflée, parfois soulevée par des abcès sous-muqueux, très-souvent ulcérée; l'ulcération peut pénétrer jusqu'aux cartilages et aux os; la cloison des fosses nasales est quelquefois perforée. Il n'est pas rare de rencontrer des ulcérations grisâtres et profondes au voile du palais, à la voûte palatine, aux amygdales, à la base de la langue et même dans le larynx et la trachée. On trouve quelquefois dans les poumons de petits noyaux sanguins ou purulents. Enfin on rencontre assez souvent, comme dans la morve aiguë, des abcès sous-cutanés et musculaires, parfois avec carie et nécrose des os.

Diagnostic. La syphilis constitutionnelle est la seule maladie qu'on pourrait confondre avec la morve chronique, à cause des ulcérations qui accompagnent cette dernière maladie; mais les ulcères vénériens de la gorge ont un fond grisâtre, des bords durs et taillés à pic; les individus qui les portent ont en même temps des douleurs ostéocopes, des exostoses, des périostoses et des syphilides; symptômes qui ne se rencontrent jamais chez les individus atteints de la morve chronique.

Pronostic. Le pronostic est très-grave, moins cependant que celui de la morve aiguë; on cite en effet quelques rares exemples de guérison.

Traitement. On conseille contre la morve chronique, à l'intérieur les ferrugineux, le quinquina, les préparations iodurées, les eaux sulfureuses, et à l'extérieur les injections de chlorure d'iode, d'eau contenant quelques gouttes de créosote, les bains d'eaux thermales sulfureuses. Le régime sera fortifiant et tonique.

Farcin aigu.

Le farcin est une maladie du cheval, de la même nature que la morve, dont elle doit être considérée comme une espèce.

En effet, l'inoculation du pus des tumeurs farcineuses fait naître le farcin ou la morve indistinctement. Comme celle-ci, il se propage à l'homme par contact ou par infection.

Symptômes. Cette maladie commence par une inflammation des vaisseaux et des ganglions lymphatiques qui donne lieu à des tumeurs multiples, situées sur le trajet de ces vaisseaux. Ces tumeurs passent souvent à la suppuration et sont accompagnées de fièvre. Elles se terminent parfois par résolution et sans autre accident; mais souvent le virus est absorbé et infecte l'économie entière. De là naissent, du quinzième au trentième jour de la maladie, les symptômes de la morve aiguë, la fièvre, les abcès dans diverses parties du corps, l'exanthème pustuleux et gangréneux; à l'exception du coryza et de l'écoulement nasal, qui ne se manifestent point dans cette espèce et qui sont propres à la morve aiguë. Le farcin aigu se termine presque toujours par la mort.

Son pronostic est un peu moins grave que celui de la morve aiguë. Son traitement consiste au début dans les sangsues, les cataplasmes émollients appliqués sur le siége de l'inflammation, et les autres moyens que réclament les angioleucites. Lorsque la maladie est devenue générale, tous les moyens échouent, comme dans la morve aiguë.

Farcin chronique.

Le farcin chronique se distingue par des angioleucites, des abcès dans les diverses parties du corps, des douleurs articulaires et musculaires, symptômes auxquels viennent se joindre le plus souvent les accidents de la morve aiguë.
Tantôt la maladie commence par une piqûre ou par le contact du pus farcineux avec une surface dénudée, et alors les premiers symptômes sont ceux d'un phlegmon ou d'une inflammation des vaisseaux lymphatiques; tantôt elle débute par des accidents généraux aigus ou lents. Dans le premier cas, il survient tout à coup de la céphalalgie, une forte fièvre continue, rémittente ou intermittente, du délire, des vomissements. Ces symptômes s'apaisent ou cessent après quelques

jours, mais il parait de petits abcès dans plusieurs parties du corps. Dans le second cas, qui est le plus commun, les malades éprouvent de temps en temps des douleurs comme rhumatismales dans les membres et les articulations, avec diminution des forces et de l'embonpoint. Au bout d'un ou deux mois, il se développe dans plusieurs parties du corps, mais surtout aux membres, des collections purulentes, indolentes et fluctuantes, qui paraissent tout à coup, sans avoir été précédées de douleur ni d'aucun autre phénomène inflammatoire. Ces abcès contiennent rarement un pus phlegmoneux, mais ordinairement un pus séreux, grisâtre et sanguinolent, qui fait naître la morve ou le farcin quand on l'inocule aux solipèdes. Il se forme quelquefois dans les ganglions de l'aine ou de l'aisselle des engorgements peu douloureux qui se résolvent souvent avec assez de facilité.

A mesure que la maladie fait des progrès, les abcès se multiplient; quelques-uns sont résorbés; le plus grand nombre s'ouvrent et suppurent; les douleurs articulaires et musculaires augmentent, les malades s'affaiblissent graduellement, la fièvre hectique s'allume : amaigrissement graduel, de temps en temps diarrhée et vomissements, toux sèche, sueurs nocturnes. Après un temps très-long, les malades finissent par mourir dans un marasme complet.

Cette terminaison n'est pas la seule. Il arrive peut-être encore plus souvent qu'à une époque déjà avancée du farcin chronique il survient une morve aiguë qui enlève les malades. Ceux-ci ne succombent pas tous, et l'on a publié plusieurs cas de guérison de cette redoutable affection. Sa durée moyenne est de dix à quinze mois; on l'a vue se terminer au bout de quatre mois ou durer trois ans et plus.

Traitement. Il est le même que celui de la morve chronique.

Traitement préservatif de la morve et du farcin. Ce traitement est ici de la plus haute importance. Il serait à désirer que les solipèdes morveux ou farcineux fussent abattus. Lorsqu'on les conserve dans l'espoir d'une guérison, leur écurie doit être vaste et bien aérée. Les hommes qui les soignent ne coucheront point dans cette écurie et ne devront y rester que le temps

nécessaire pour les panser et leur donner à manger. S'ils ont
à la main ou dans quelque autre partie une plaie, une écorchure, ou même la plus légère excoriation, ils devront s'abstenir complétement de donner des soins à ces animaux jusqu'à parfaite cicatrisation de ces solutions de continuité. S'ils
viennent à se blesser avec un objet infecté, ils devront d'abord
faire saigner le plus possible la plaie et ensuite la faire cautériser avec le fer rouge, le caustique de Vienne ou le beurre
d'antimoine. Ces opérations doivent être faites immédiatement après la blessure, crainte d'absorption du poison.

Pathogénie de la morve et du farcin.

La morve et le farcin aigus et chroniques sont des formes
diverses de la même maladie, et tiennent à la même cause,
l'absorption du virus morveux, qui se comporte diversement suivant la constitution des individus. Dans la morve
aiguë, le poison, après un temps encore peu connu d'incubation, agit d'abord sur l'économie, qui manifeste la souffrance
passive qu'elle éprouve par les frissons et les autres prodromes
de la maladie. La force vitale ne tarde pas à réagir de diverses
manières, mais surtout par l'accélération des battements du
cœur, afin de pousser au dehors le principe septique qui infecte le sang. Impuissante à débarrasser l'organisme d'un
poison si délétère, elle le pousse à la peau et sur les membranes muqueuses, mais particulièrement à la membrane pituitaire. Ce virus manifeste sa présence à l'extérieur par l'érysipèle, les pustules, les phlyctènes, les taches gangréneuses
qui se montrent à la peau, et par le coryza spécial qui se développe dans les fosses nasales. Les abcès sous-cutanés et musculaires sont, comme les symptômes que nous venons de
citer, des phénomènes de réaction dépuratoire. Malheureusement la nature fait des efforts inutiles pour éliminer la cause
du mal, et succombe à la violence du poison septique.

La morve prend le caractère chronique lorsque le virus agit
avec moins d'intensité, et lorsque le sujet est moins impres-
sionnable et moins sensible à son action. L'organisme résiste

I.   20 longtemps sans pouvoir le plus souvent triompher du virus qui l'infecte, et qui acquiert une nouvelle énergie à mesure que la force vitale s'affaisse et s'anéantit.

Les phénomènes de réaction qu'on observe dans le farcin aigu et chronique ne diffèrent de ceux de la morve que par l'absence de l'écoulement nasal, et les mêmes réflexions lui sont applicables. La tendance médicatrice de la nature est surtout évidente dans une des formes de cette maladie, où l'on voit la fièvre, la céphalalgie, les vomissements, le délire se calmer ou cesser lorsqu'il se manifeste à l'extérieur de petits abcès sous-cutanés. Ceux-ci ne sont autre chose qu'une crise malheureusement incomplète, par laquelle la force vitale porte à l'extérieur la matière morbifique qui l'affecte. C'est exactement ce qu'on observe dans la variole lorsque l'éruption se manifeste.

DEUXIÈME CLASSE.

PHLEGMASIES.

(INFLAMMATIONS.)

PHLEGMASIES EN GÉNÉRAL.

Définition. On donne le nom de *phlegmasies* à des réactions locales de l'organisme contre les causes qui le troublent, réactions qui se manifestent par la douleur, la rougeur, la chaleur et le gonflement de la partie malade. Ces phénomènes, apparents dans les inflammations extérieures, n'en existent pas moins, quoique à des degrés très-divers et avec des modifications multipliées, dans celles qui affectent les organes intérieurs que leur position soustrait à la vue et au toucher. Il y a cependant des phlegmasies dans lesquelles un ou plusieurs de ces caractères sont très-peu marqués ou nuls, et qu'il est fort difficile de reconnaître. On leur donne le nom de *latentes* ou d'*occultes*.

Causes. — 1° *Causes prédisposantes.* Jeunesse, âge adulte, tempérament sanguin, aliments trop nourrissants ou trop échauffants, boissons alcooliques, pléthore sanguine, accroissement d'irritabilité d'une partie, diathèse inflammatoire générale.

2° *Causes occasionnelles.* Elles sont très-nombreuses, puisqu'elles embrassent tout ce qui peut provoquer une stimulation vive et prompte de l'organisme, soit générale, soit locale. Les principales sont les variations atmosphériques brusques, le passage d'un milieu chaud à un milieu froid, surtout lorsque le corps est très-chaud ou en sueur; les plaies, les contusions et toutes les violences extérieures; les excès de boissons alcooliques, les indigestions, les poisons; les exercices du corps trop prolongés ou trop violents; la suppression brusque des excrétions habituelles (telles que la transpiration insensible, la sueur, la menstruation, le lait, les hémorrhoïdes, les exutoires, etc.); des excès de travail intellectuel et d'application, des affections morales vives et subites; des congestions sanguines, des tubercules, des principes contagieux, etc., etc.

3° *Cause prochaine.* La cause prochaine des phlegmasies consiste dans une augmentation anormale de la sensibilité et de l'irritabilité vasculaire d'une partie par suite de l'impression d'un stimulus local. Cette partie ayant éprouvé l'action d'une cause irritante, il s'y développe un appareil de réaction qui a pour but l'élimination de cette cause, et qui offre les caractères suivants : la sensibilité s'exalte et donne lieu à la douleur; le sang y afflue en plus grande abondance et y forme une congestion locale, d'après le principe *ubi stimulus ibi fluxus*, la circulation y devient plus rapide, le mouvement vital plus actif, la vie plus prononcée; de là le gonflement, la rougeur et la chaleur. La plasticité du sang est sensiblement augmentée : de là la *couenne* inflammatoire ou croûte grisâtre dont se couvre ce liquide lorsqu'on pratique une saignée.

Symptômes. — 1° *Phénomènes précurseurs.* Les phlegmasies légères, surtout celles qui sont peu étendues, qui occupent un organe doué d'une vitalité peu prononcée, commencent ordinairement sans phénomène précurseur sensible. Celles qui ont une certaine intensité ou qui affectent des parties importantes pour la vie sont précédées, dans la plupart des cas, de malaise général, de lassitudes et d'un frisson plus ou moins marqué.

2° *Symptômes proprement dits*. Les symptômes des phlegmasies sont locaux ou généraux.

Les symptômes *locaux* consistent dans les quatre phénomènes que nous avons cités dans la définition de la phlegmasie, c'est-à-dire la douleur, la rougeur, la chaleur et le gonflement de la partie malade, ainsi que dans le trouble de ses fonctions. Ils présentent dans leur intensité, leur marche et leur durée, une foule de variétés qui dépendent de la vitalité, de la situation ou de la texture des organes malades et de la nature des causes qui ont agi sur eux. Dans toutes les phlegmasies situées à l'intérieur, on ne peut percevoir ces phénomènes, et ce n'est que par induction et par une longue suite d'observations sur l'homme vivant et de recherches sur le cadavre qu'on est parvenu à les découvrir.

La douleur offre des nuances infinies dans son caractère et son intensité. Elle peut être légère, modérée, violente, déchirante, compressive, pulsative, brûlante, térébrante, tensive, gravative, fixe, vague, erratique, etc. Elle manque quelquefois dans certaines inflammations latentes et chroniques, chez les vieillards et les aliénés dont la sensibilité est obtuse.

La rougeur est le plus constant des phénomènes inflammatoires. Elle ne manque jamais pendant la vie; mais elle peut s'affaiblir après la mort ou même s'effacer quelquefois presque entièrement. Elle présente toutes les nuances intermédiaires, depuis le rose tendre jusqu'au rouge-brun le plus foncé.

La chaleur n'est pas aussi commune que la rougeur. Elle est souvent difficile à percevoir dans les phlegmasies profondes qui ne sont pas très-vives. Elle peut être sèche, humide, âcre, mordicante, brûlante.

Le gonflement ou tuméfaction offre des variétés infinies, suivant la texture de l'organe enflammé.

Le trouble des fonctions qu'entraînent les phlegmasies est un résultat nécessaire de ces maladies. A peine marqué dans les inflammations légères, il peut être porté jusqu'à une perturbation complète dans celles qui offrent un grande intensité.

Les symptômes *généraux* ou *sympathiques* manquent ordinairement dans les phlegmasies peu intenses. Leur absence n'est pas très-rare non plus, même dans des cas graves, chez certains sujets peu irritables, affaiblis par l'âge ou aliénés. Mais on les observe dans la plupart des inflammations un peu vives, surtout chez les enfants et les personnes sensibles. Ces symptômes consistent dans une fièvre secondaire, qui se développe quelques jours après les phénomènes locaux, et qui est caractérisée par la chaleur générale de la peau, l'accélération du pouls, la faiblesse, etc.

L'état du sang offre un symptôme important. MM. Andral et Gavarret ont constaté, d'après de nombreuses expériences, que la fibrine était augmentée dans toutes les phlegmasies accompagnées de fièvre. Cet élément organique, étant dans la proportion de trois parties sur mille de sang normal, peut s'élever dans les inflammations à cinq, sept, neuf et même jusqu'à dix. C'est lui qui se sépare dans les saignées de l'élément globulaire, et qui forme au-dessus du caillot cette couche grisâtre qu'on nomme couenne inflammatoire. Aussi la trouve-t-on toujours dans les phlegmasies fébriles, lorsque le sang coule de la veine d'un jet continu et tombe dans un vase large et peu profond.

3° *Marche.* La plupart des phlegmasies sont continues et offrent dans leur cours les périodes d'augment, d'état et de déclin qu'on remarque dans les fièvres primitives. Un très-petit nombre peuvent revêtir une marche périodique.

4° *Durée.* Rien n'est plus variable que la durée des inflammations. On les divise sous ce rapport en *aiguës* et en *chroniques.* Les premières sont celles dont la durée varie d'un à trois septénaires, c'est-à-dire de sept à vingt et un jours ; les secondes, celles qui dépassent ce terme et qui peuvent se prolonger pendant un ou plusieurs mois, une année et au delà.

5° *Terminaisons.* Les phlegmasies se terminent de cinq manières différentes : par résolution, par induration, par suppuration, par gangrène et par le passage à l'état chronique.

La *résolution* est la diminution graduelle et la cessation

complète de la douleur, de la rougeur, de la chaleur, du gonflement d'une partie inflammée, de la fièvre s'il en existait,
le plus souvent accompagnés de crises locales ou générales,
telles que des sueurs, des urines sédimenteuses, des hémorrhagies, des sécrétions locales, etc.

L'*induration* consiste, comme le nom l'indique, dans une
altération du tissu malade, qui s'épaissit, se condense et se
durcit, avec continuation du trouble de ses fonctions. Elle
varie beaucoup, suivant la texture et la vitalité des organes
enflammés.

La *suppuration* est la sécrétion d'un liquide ordinairement
blanc, laiteux, inodore, insipide, albumineux, dont les caractères physiques varient d'ailleurs beaucoup, suivant le tissu
qui le fournit. C'est ainsi que, dans le tissu cellulaire et les
organes parenchymateux, il offre les propriétés que nous venons d'indiquer; dans les membranes séreuses, il est plus
abondant, plus ténu, floconneux, mêlé d'exsudations fibrineuses et membraneuses; dans les membranes muqueuses, il
est visqueux, collant, muqueux, diversement coloré; dans
les muscles, il est rougeâtre, etc. Il peut s'écouler au dehors
ou s'amasser dans le tissu des organes ou leurs cavités et donner lieu à des maladies consécutives qu'on appelle *abcès* ou
épanchements. Le passage à la suppuration s'annonce par des
frissons, par la diminution de la douleur et par la persistance
de la fièvre.

La *gangrène* est la mortification d'une partie dont l'inflammation est portée au plus haut degré. Dans ce cas, les symptômes locaux, devenus très-intenses, cessent tout à coup; le
pouls est faible, les extrémités se refroidissent, la peau se
couvre d'une sueur froide, il survient des défaillances et
même des syncopes. Lorsque la partie frappée de gangrène
est extérieure, elle perd sa sensibilité, devient flasque, brune
ou noirâtre et se couvre de phlyctènes.

Le *passage à l'inflammation chronique* arrive lorsque la maladie,
parvenue au terme ordinaire des phlegmasies aiguës, diminue
d'intensité, mais ne cesse point et se prolonge longtemps sous
une forme stationnaire et mitigée.

Lésions anatomiques. **A** l'ouverture des cadavres, on trouve les organes qui ont été frappés d'inflammation aiguë pendant la vie plus ou moins rouges, injectés de sang, tuméfiés, ramollis, contenant du pus qui est disséminé ou réuni en foyers, ulcérés, baignés de liquides, adhérents les uns aux autres par un tissu cellulo-albumineux accidentel, couverts de fausses membranes. Ces lésions varient beaucoup quant à leur intensité et à leur nombre, suivant la texture des organes et le degré de l'inflammation préexistante. Dans le plus grand nombre des cas, les seules traces que laisse après elle cette maladie consistent en une injection et une coloration rouge plus ou moins marquées, et en un peu de gonflement et de diminution de résistance. Dans ces circonstances, il importe d'examiner avec soin ces altérations et de les comparer avec les phénomènes observés pendant la vie pour ne pas prendre des signes de congestion ou même de stase cadavérique pour des caractères anatomiques de phlegmasies. Les organes atteints d'inflammation chronique sont rouges aussi, mais beaucoup moins que dans les cas d'inflammation aiguë ; ils sont épaissis, indurés et plus résistants que dans l'état naturel. Lorsqu'ils sont couverts de fausses membranes, ces productions accidentelles sont denses, cartilagineuses, composées d'un tissu celluleux serré, quelquefois fibro-cartilagineuses ou même osseuses.

Diagnostic. Le diagnostic des phlegmasies comprend : 1° les signes qui les caractérisent et l'explication des phénomènes inflammatoires (pathogénie) ; 2° la connaissance des différences qui séparent les unes des autres les espèces d'inflammations ; 3° enfin les moyens de les distinguer d'avec les maladies qui ont des rapports avec elles.

1° *Signes des phlegmasies et pathogénie.* On reconnaît les phlegmasies aux caractères énumérés dans la définition, la douleur, la rougeur, la chaleur et la tuméfaction de l'organe malade, le trouble de ses fonctions et souvent la fièvre. Dans celles qui sont intérieures, deux de ces signes, la rougeur et le gonflement, exigeant la vue immédiate de la partie enflammée, ne peuvent être constatés ; mais on parvient à leur diagnostic à l'aide des autres phénomènes de ces maladies.

La pathogénie ou théorie des phlegmasies, dont nous avons dit un mot en parlant de ses causes prochaines, se conçoit facilement d'après les principes que nous avons développés dans l'introduction. Lorsqu'une cause stimulante ou irritante quelconque, extérieure ou intérieure, agit sur un de nos organes à un degré nuisible à la santé, il ne tarde pas à se manifester dans cet organe un appareil de phénomènes de réaction qui ont pour but de faire cesser cette cause et de l'éliminer au dehors ; c'est une véritable lutte entre la cause morbifique et la force vitale. La douleur se fait sentir dans le lieu de l'irritation, qui ne tarde pas à rougir, à devenir plus chaud et à augmenter de volume par l'appel d'une plus grande quantité de sang et une augmentation de la circulation capillaire et des mouvements vitaux. Si la cause du mal a agi avec intensité, la réaction locale retentit jusqu'au centre circulatoire, le cœur précipite ses mouvements : de là une fièvre plus ou moins vive. La scène se termine par une crise ou mouvement éliminatoire, qui fait ordinairement cesser la cause morbifique et tous les phénomènes inflammatoires. La forme de la crise varie beaucoup, suivant les dispositions individuelles des malades et une foule de circonstances difficiles à apprécier ; ce sont tantôt des sueurs plus ou moins abondantes, tantôt des urines sédimenteuses, tantôt des hémorrhagies, tantôt des sécrétions anormales qui peuvent à leur tour devenir elles-mêmes des maladies secondaires, suivant l'organe par où la crise s'opère. C'est ainsi que la suppuration, qui est salutaire à l'extérieur en entraînant avec elle la cause du mal, devient funeste dans les membranes séreuses par les épanchements qu'elle occasionne.

2° *Différences des phlegmasies.* Les phlegmasies diffèrent entre elles : 1° suivant leur degré : elles peuvent être violentes ou légères ; 2° suivant leur siége : elles offrent des modifications nombreuses à la peau, dans les membranes muqueuses, les membranes séreuses, les organes parenchymateux, les systèmes nerveux, musculaire, osseux, etc. ; 3° suivant leur origine : elles peuvent se développer dans l'organe même sur lequel la cause morbifique a porté son impression, ce sont les inflammations *idiopathiques*, ou bien dans un organe plus ou moins éloigné de celui qui a éprouvé l'action de cette cause, et on leur donne alors le nom d'inflammations *sympathiques*; 4° suivant leur caractère : la plus importante distinction à établir sous ce rapport, c'est celle des inflammations *aiguës*, dans lesquelles l'affection locale est unie à une exaltation de l'activité vitale, et celle des phlegmasies *chroniques*, dans lesquelles l'irritation inflammatoire dure des mois et même des années, sans excitation véritable de l'énergie du système sanguin, et quelquefois même avec diminution de cette énergie.

3° *Maladies qu'on peut confondre avec les phlegmasies.* Des douleurs nerveuses, rhumatismales, goutteuses, vénériennes, etc., peuvent être prises pour des douleurs inflammatoires lorsqu'elles ont leur siége dans des organes intérieurs et qu'on manque de données sur les circonstances commémoratives de la maladie. On parviendra à dissiper les doutes à cet égard en comparant attentivement les phénomènes propres à ces diverses espèces d'affections avec ceux qui appartiennent aux inflammations, en se rappelant d'un côté que les douleurs nerveuses sont apyrétiques et souvent intermittentes, que les rhumatismales et goutteuses sont vagues et erratiques, que les vénériennes sont accompagnées d'autres phénomènes propres à la syphilis, et d'un autre côté que les douleurs produites par les phlegmasies sont en général fixes, continues, ordinairement accompagnées de chaleur, de trouble des fonctions de l'organe malade, et assez souvent de fièvre. L'examen des causes contribuera beaucoup aussi à éclairer le diagnostic. On distinguera les indurations inflammatoires chroniques des organes d'avec les tumeurs cancéreuses, tuberculeuses, vénériennes, etc., par les caractères de ces tumeurs et en remontant à leur origine.

Pronostic. Le pronostic des inflammations varie suivant leurs différentes espèces, et ne présente rien de général qui doive figurer dans cet article.

Traitement. Toute inflammation présente pour indications : 1° d'éloigner le plus promptement possible la cause morbifique, si elle continue d'agir et si elle offre quelque prise à nos moyens, comme par exemple lorsqu'elle consiste en un corps étranger, une épine, introduit dans nos organes; 2° d'obtenir la terminaison la plus favorable de l'inflammation, c'est-à-dire sa résolution complète. Cette heureuse issue est sans doute l'œuvre de la nature médicatrice; mais le médecin peut y concourir puissamment en mettant celle-ci dans les conditions nécessaires pour l'opérer. L'observation prouve que dans les phlegmasies la nature réagit en général avec trop d'énergie et de violence, que l'exaltation des mouvements vitaux est trop considérable dans l'organe enflammé. De là l'indication générale des débilitants, méthode à laquelle on donne le nom d'*antiphlogistique*, parce qu'un de ses effets consiste à diminuer la chaleur de la partie malade; mais cette débilitation doit être opérée avec prudence, afin que la nature conserve la force nécessaire pour résorber les ecchymoses, les infiltrations et les épanchements sanguins ou séreux qui accompagnent souvent les inflammations.

Le premier et le principal moyen de débilitation à employer contre les phlegmasies consiste dans les émissions sanguines générales et locales. La saignée est surtout indiquée lorsqu'il y a fièvre avec un pouls plein et développé. On laisse couler le sang jusqu'à ce que le pouls devienne plus mou et plus petit et que les phénomènes inflammatoires se soient amendés d'une manière bien notable. Les émissions sanguines locales se pratiquent presque toujours à l'aide des sangsues, et ordinairement sur l'endroit le plus rapproché du siége du mal. On les emploie seules lorsqu'il n'y a point de fièvre ou que celle-ci est modérée, lorsque le malade est trop faible pour supporter la saignée, lorsque la répugnance ou un état d'embonpoint graisseux trop marqué ne permettent pas de pratiquer cette dernière opération, etc. On en fait également usage dans les phlegmasies avec fièvre inflammatoire, après avoir diminué la masse du sang par la saignée générale. On associe aux émissions sanguines les autres antiphlogistiques internes ou externes, tels que les boissons aqueuses, acides, nitrées, le froid appliqué à l'extérieur, les applications émollientes et calmantes, les bains, etc. On fait également usage des moyens dérivatifs, qui ont pour but de diminuer ou de faire cesser une irritation locale à l'aide d'une autre irritation ou d'une évacuation provoquée sur un organe plus ou moins éloigné du siége du mal; c'est ainsi que, suivant les circonstances, on agit sur le canal intestinal à l'aide des purgatifs, sur la peau à l'aide des pédiluves simples ou irritants, des sinapismes, des vésicatoires, des ventouses, des sétons, des cautères, des moxas. Lorsque, malgré ces moyens, la résolution n'est pas complète et qu'il reste des symptômes de congestion locale, d'infiltration ou d'épanchement, on cherche à en provoquer la résorption par l'emploi de l'émétique et des frictions mercurielles. Il arrive quelquefois que, les symptômes inflammatoires étant dissipés, le malade ne se rétablit pas, par suite d'un excès de sensibilité ou d'un éréthisme nerveux souvent occasionné par une débilitation portée trop loin. C'est le cas de recourir aux antispasmodiques, aux narcotiques (surtout à l'opium) et aux vésicatoires. L'inflammation terminée par gangrène ou qui présente de la tendance vers cette issue funeste exige l'emploi des toniques et des antiseptiques, tels que le quinquina, la serpentaire de Virginie, l'arnica, le camphre, les acides minéraux. L'inflammation chronique présente ordinairement un état de faiblesse et d'atonie, et doit être combattue par les toniques, tels que le quinquina et les ferrugineux. Cependant il survient de temps en temps dans son cours des exacerbations dans lesquelles la phlegmasie s'élève à un état d'acuité qui exige les émissions sanguines locales employées avec modération et l'usage des autres moyens antiphlogistiques.

Division des phlegmasies. La classe des phlegmasies se partage en trois ordres, qui comprennent les phlegmasies des organes de la vie de relation, des organes de la vie de nutrition et des organes de reproduction ou génito-urinaires. Le premier ordre est subdivisé en phlegmasies des organes des sens, du système nerveux, des organes locomoteurs; le second ordre embrasse les phlegmasies des organes digestifs, des organes respiratoires et des organes circulatoires; enfin, le troisième ordre se compose des phlegmasies des organes génito-urinaires chez l'homme et chez la femme. Nous commencerons cette classe par la description de l'inflammation du tissu cellulaire (phlegmon), par la raison que ce tissu entre dans l'organisation de toutes les parties du corps, et que l'histoire de son inflammation éclaire l'histoire de toutes les autres phlegmasies.

Phlegmon.

Définition. Le phlegmon est l'inflammation du tissu cellulaire caractérisée par une douleur pulsative, la rougeur, la chaleur et le gonflement de la partie malade.

Causes. Toutes les causes irritantes, externes ou internes, peuvent lui donner lieu ; les principales sont les coups, les piqûres, les brûlures, les compressions, les ligatures, les blessures de toute espèce, les corps étrangers, certaines phlegmasies cutanées, telles que la variole et la gale. Le phlegmon se développe quelquefois sans cause appréciable ; d'autrefois il est le résultat d'un mouvement critique survenant dans le cours d'une fièvre primitive.

Symptômes. Le tissu cellulaire formant un des éléments générateurs de toutes les parties du corps, il en résulte qu'aucun organe n'est à l'abri d'une inflammation phlegmoneuse ; mais c'est surtout dans ceux qui contiennent une plus grande quantité de ce tissu, comme les membres, qu'on l'observe le plus souvent. Le phlegmon débute quelquefois par des frissons, de la chaleur, de la soif ; mais le plus souvent il commence sans phénomènes précurseurs sensibles. Ses symptômes diffèrent beaucoup, suivant qu'il occupe le tissu cellulaire sous-cutané ou intermusculaire, ou suivant qu'il est situé à l'intérieur. Dans le phlegmon extérieur, la peau présente un gonflement circonscrit, dur et élastique, et une rougeur vive qui ne disparaît point sous la pression du doigt, comme dans l'érysipèle. Le malade y éprouve une chaleur plus ou moins intense et une douleur accompagnée d'élancements et plus tard de pulsations. Ces symptômes augmentent promptement d'énergie, la rougeur et la tension s'élèvent au plus haut degré. A cette époque le phlegmon provoque ordinairement la fièvre, s'il occupe une certaine étendue. Les symptômes des phlegmons situés sous des muscles ou des aponévroses ne sont pas aussi évidents ; le gonflement est souvent peu marqué ; la peau n'est pas rouge, mais tendue et luisante ; les douleurs sont profondes, continues, lancinantes, pulsatives ; la fièvre est forte. Les phlegmons placés dans l'intérieur des grandes cavités ne présentent que les symptômes généraux des phlegmasies internes.

La *durée* du phlegmon est variable suivant l'âge, la constitution et les forces du malade.

Terminaisons. La résolution, qui est la plus heureuse *terminaison*, n'est pas cependant la plus fréquente. Lorsqu'elle a lieu, les phénomènes inflammatoires locaux et généraux diminuent et disparaissent graduellement ; il se fait une desquamation de l'épiderme sur le siége du mal. Les terminaisons par induration et par métastase sont rares. La terminaison la plus ordinaire, c'est la suppuration. Elle s'annonce par les phénomènes suivants : la douleur diminue et devient gravative ; la tuméfaction augmente, surtout à son centre, qui est saillant, mou et d'un rouge vif, tandis que plus loin la peau a repris sa couleur naturelle ; la tumeur se ramollit peu à peu, et la fluctuation s'y fait sentir. La peau s'amincit graduellement à son centre, blanchit et finit par se rompre. Il s'écoule de cette ouverture spontanée un liquide ordinairement épais, blanc et inodore, qui peut cependant offrir d'autres qualités suivant une foule de circonstances. On donne le nom de *pus* à ce liquide et celui d'*abcès* aux amas plus ou moins considérables qui peuvent s'en former dans les organes. Dans les interstices musculaires, le pus, au lieu d'être réuni au foyer, est souvent infiltré dans les mailles du tissu cellulaire. Dans les suppurations profondes, la partie devient lourde, empâtée, le pouls est mou, le malade éprouve des frissons dans le dos et dans les lombes. — Le phlegmon peut se terminer encore par gangrène, lorsque les phénomènes inflammatoires sont d'une intensité extrême, ou bien lorsque sa cause est d'une nature délétère et septique.

Lésions anatomiques. Le tissu cellulaire atteint de phlegmon est ramolli et infiltré de sang rouge brun; à une époque plus avancée, il est injecté, d'une couleur d'un gris jaunâtre et pénétré d'un liquide gélatiniforme. Enfin, dans la dernière période, ce tissu contient du pus, qui est tantôt infiltré dans ses mailles, tantôt réuni en un ou plusieurs foyers. Les parois de ces foyers sont quelquefois tapissées d'une fausse membrane qui a de l'analogie avec les membranes muqueuses.

Diagnostic. Le phlegmon sous-cutané se reconnaît facilement dans la période inflammatoire à une tuméfaction circonscrite, élastique, douloureuse, chaude et rouge qu'on remarque à l'extérieur; et dans la dernière période à une fluctuation qu'on sent dans la tumeur lorsqu'on la percute légèrement d'un côté avec une main après avoir appliqué les doigts de l'autre main du côté opposé. Les signes du phlegmon situé profondément sous les aponévroses ou dans les interstices des muscles sont bien moins tranchés et exigent beaucoup d'attention pour être convenablement appréciés. Dans ce cas, la douleur est profonde, lancinante et pulsative, le gonflement peu marqué, la peau tendue et luisante, mais point rouge; les violences extérieures qui ont agi sur les membres serviront aussi à éclairer le diagnostic.

Pronostic. Il varie beaucoup, suivant le siége et l'étendue des phlegmons. Les sous-cutanés sont en général sans danger, à moins qu'ils n'occupent un grand espace. Ceux qui intéressent la profondeur des membres ou qui sont placés dans les grandes cavités sont toujours une maladie grave et même parfois mortelle, par suite de la grande quantité de pus qu'ils engendrent et de la résorption purulente qui en résulte.

Traitement. Obtenir la résolution à l'aide des divers antiphlogistiques sagement combinés, telle est l'indication générale que présente le phlegmon, tant qu'il ne s'est point terminé par suppuration. On prescrit dans ce but la diète, le repos de la partie malade, l'usage des boissons délayantes, la saignée, l'application plus ou moins réitérée de sangsues, des lotions et des irrigations d'eau fraîche. Le nombre des émissions sanguines et la quantité du sang à extraire varient suivant l'intensité, l'étendue de l'inflammation et la persistance des phénomènes inflammatoires. Lorsque la suppuration se forme malgré ces moyens, on se borne à faire usage des fomentations, des bains émollients et des cataplasmes de farine de graine de lin. On les continue jusqu'à ce que la fluctuation apprenne que le pus s'est réuni en abcès. Il s'agit alors de déterminer si on abandonnera l'ouverture de ces foyers purulents à la nature, ou si on les ouvrira artificiellement à l'aide d'une ponction ou d'incisions plus ou moins profondes. Cette question et beaucoup d'autres étant du ressort de la chirurgie, nous ne les traiterons point et nous renverrons les lecteurs aux ouvrages sur cette science pour s'éclairer à cet égard.

Phlegmons thoraciques et abdominaux en particulier.

Phlegmon et abcès du médiastin. C'est une maladie fort rare et mal connue jusqu'ici. Elle peut survenir sans cause appréciable ; mais presque toujours elle succède à une violence extérieure sur le sternum, à une carie ou à une nécrose de cet os. Elle peut être l'effet du pus qui fuse du cou jusque dans le médiastin.

Elle donne lieu aux symptômes suivants : douleur vive et profonde sous le sternum, fièvre, dyspnée, anxiété, parfois accompagnée de palpitations et de syncopes. Au bout d'un temps variable, ces phénomènes diminuent d'intensité ; il survient des frissons suivis de fièvre intense et de sueurs abondantes, ce qui indique que la maladie s'est terminée par suppuration : la percussion du sternum rend alors un son mat. La suppuration suite de carie ou de nécrose est seulement accompagnée d'une douleur sourde derrière le sternum ou d'une oppression plus ou moins considérable. Le pus des abcès du médiastin se porte ordinairement au dehors, soit à travers le sternum, soit à travers un espace intercostal ou un point des parois abdominales ou des plèvres. Ce dernier cas est très-rare. Qu'ils se frayent ou non une issue au dehors, ces abcès produisent presque toujours les accidents de la résorption purulente.

Le phlegmon et les abcès du médiastin sont difficiles à reconnaître. Leur pronostic est toujours fort grave. Leur traitement consiste dans les émissions sanguines et toutes les autres ressources de la méthode antiphlogistique, et, lorsque le pus est formé, dans les moyens qui peuvent lui procurer une issue. On ouvre les abcès qui paraissent au dehors et on facilite de toutes les manières l'écoulement de ce liquide. Si l'abcès ne se montre pas à l'extérieur, et qu'on ait la certitude de son existence sous le sternum, on trépane cet os.

Phlegmon périnéphrétique. C'est l'inflammation du tissu cellulaire si abondant qui entoure les reins de tous côtés. Ce phlegmon peut être occasionné par une plaie ou une contusion de la région lombaire, par un corps étranger, par une néphrite aiguë, simple ou calculeuse, par la rupture d'un abcès rénal ou urineux.

Le phlegmon primitif se manifeste par une douleur lombaire profonde que les mouvements du corps et la pression exaspèrent, par la fièvre, la constipation, et souvent des nausées et des vomissements, sans trouble de la sécrétion urinaire. Ces symptômes ne tardent pas à s'aggraver : une tuméfaction paraît dans la région lombaire; très-douloureuse d'abord et lancinante, elle devient ensuite moins sensible, œdémateuse et fluctuante. Cette tumeur, devenue un abcès, finit par s'ouvrir, et le pus s'écoule soit à travers les lombes ou un autre point des parois abdominales, soit dans le côlon ou l'uretère. Il descend quelquefois jusque dans l'aine ou le flanc, ou bien il remonte, perfore le poumon, et est rejeté par l'expectoration. Le phlegmon qui succède à la rupture d'un abcès est précédé des symptômes d'une néphrite; il a une marche beaucoup plus rapide et se termine promptement par la gangrène, et le plus souvent par la mort, qui arrive au milieu de symptômes adynamiques ou ataxiques. Au reste, beaucoup de ces abcès, quelle qu'en soit la cause, ont une terminaison funeste. Il est ordinairement fort difficile de distinguer le phlegmon et l'abcès périnéphrétique d'une néphrite aiguë, distinction d'ailleurs peu importante pour le traitement, qui est le même dans les deux cas.

On combat le phlegmon par des applications répétées de

sangsues sur la région lombaire, par des cataplasmes émollients et tous les autres moyens antiphlogistiques. Sitôt que la tumeur offre de la fluctuation, on l'ouvre largement pour faire écouler le pus au dehors.

Phlegmons et abcès des fosses iliaques. Beaucoup plus fréquents chez l'homme que chez la femme, ces phlegmons sont presque toujours situés à droite, excepté ceux qui se développent à la suite des couches. Ils peuvent être occasionnés par des chutes, des contusions, des corps étrangers, par la métrite, l'inflammation des ligaments larges, la péritonite partielle, une lésion de l'os iliaque ou de l'articulation coxofémorale. Ils surviennent souvent sans cause apparente.

Ces phlegmons débutent par une douleur dans la région iliaque ordinairement vive et lancinante, quelquefois cependant sourde et obscure, augmentant par la pression et par les mouvements du corps, surtout par ceux du membre inférieur du même côté. Cette douleur s'irradie le long de ce membre et aux parties génitales. En même temps constipation ou diarrhée, fièvre, quelquefois nausées ou vomissements. Quelques jours après le début, on sent dans la fosse iliaque une tumeur dure, rénitente, saillante ou aplatie, d'une grosseur qui varie depuis celle d'une noix jusqu'à celle du poing. C'est surtout lorsque la tumeur est volumineuse qu'on observe des fourmillements et des douleurs dans les organes génitaux et dans le membre correspondant ; celui-ci est parfois le siége d'un œdème plus ou moins prononcé, d'autres fois il est fléchi et rétracté.

Ces phlegmons se terminent le plus souvent par suppuration ; on sent alors dans la tumeur une fluctuation plus ou moins distincte. L'abcès s'ouvre au bout d'un temps variable, et le pus s'échappe ordinairement au dehors à travers les parois de l'abdomen près du ligament de Fallope et de l'épine iliaque. D'autres fois il s'écoule dans le gros intestin. On le voit quelquefois se frayer une issue à travers le rectum, la vessie, le vagin, etc. Parmi les malades qui guérissent, la convalescence est quelquefois prompte, mais le plus souvent elle n'arrive qu'après un ou plusieurs mois de suppuration. Ceux qui succombent périssent de péritonite consécutive, ou tombent dans le marasme.

Cette maladie, qu'on reconnait assez facilement aux symptômes qui précèdent, est toujours une affection grave dont le résultat est longtemps douteux.

Le traitement des phlegmons iliaques est le même que celui des phlegmons périnéphrétiques. Les sangsues seront emp'oyées le plus près possible du début, avec abondance et plusieurs fois répétées, si les phénomènes inflammatoires ne s'amendent pas. Si l'on ne peut prévenir la suppuration, ce qui est le plus ordinaire, il faut se hâter d'ouvrir l'abcès lorsqu'on a acquis la certitude que son foyer est adhérent aux parois abdominales et que celles-ci sont déjà amincies dans le point correspondant à la tumeur.

PREMIER ORDRE.

PHLEGMASIES DES ORGANES DE LA VIE DE RELATION.

1re SECTION. *Phlegmasies des organes des sens.*

Ier GENRE. **Phlegmasies cutanées.**

Définition. Les phlegmasies de la peau se présentent à l'extérieur sous forme de rougeurs, de taches, de pustules, de petites tumeurs tantôt aqueuses et séreuses, tantôt solides et résistantes, plus ou moins volumineuses; symptômes accompagnés de douleur, de cuisson, de prurit et se terminant par résolution, par desquamation, par une sécrétion accidentelle ou par ulcération des parties malades.

Je suis persuadé que beaucoup d'affections cutanées chroniques, qu'on considère généralement et qu'on décrit dans tous les ouvrages comme des phlegmasies, n'ont point réellement le caractère inflammatoire et dépendent d'une autre diathèse; mais il n'est pas encore possible, dans l'état actuel de la science, de déterminer leur nature; je me conformerai donc, malgré moi, à la marche suivie par tous les dermatologistes, en les classant dans les inflammations, tout en déclarant que je n'en suis nullement satisfait.

Causes. Chaque âge prédispose à un genre de maladies de la peau. L'enfance et la jeunesse sont principalement sujettes aux fièvres éruptives, l'âge mûr et la vieillesse aux affections chroniques. L'influence héréditaire est manifeste dans un assez grand nombre d'entre elles. Certaines constitutions y prédisposent évidemment. Les autres causes sont les climats, les saisons chaudes, une température très-élevée, certains vêtements et en particulier ceux de laine, les fourrures, la malpropreté; certains métiers, tels que ceux de tisserand, de tailleur, de mineur, de boulanger, de ramoneur, de blanchisseur, de boucher, etc.; quelques insectes, comme les poux et l'*acarus scabiei*, les principes contagieux (de la variole, de la rougeole, de la scarlatine, etc.), les aliments âcres, salés, fumés, corrompus, le fromage, les boissons spiritueuses; certains médicaments, tels que les sudorifiques, le soufre, le mercure, l'arsenic, etc.; les vices du sang péchant par sa quantité et ses qualités, les troubles divers de la transpiration et des sécrétions de l'urine, de la bile, du sperme, du flux menstruel, des lochies et du lait, les exercices violents ou un repos trop prolongé, les affections morales tristes.

Symptômes. Les symptômes des phlegmasies cutanées sont locaux ou généraux.

Symptômes locaux. Les symptômes locaux consistent dans des modifications variées de la douleur, de la rougeur, de la chaleur et de la tuméfaction de la peau, ainsi que dans des sécrétions morbides de cet organe. Ces modifications présentent un certain nombre de formes qu'il est bien important de connaître, parce qu'elles servent à distinguer les maladies de la peau les unes d'avec les autres. Les principales de ces formes sont : les exanthèmes, les bulles, les vésicules, les pustules, les papules, les squames et les tubercules.

On désigne sous le nom d'*exanthèmes*, une rougeur générale de la peau, ou des taches rouges ou rougeâtres plus ou moins nombreuses et superficielles, disparaissant sous la pression du doigt, et se terminant par résolution, par délitescence ou par desquamation.

Les *bulles* ou *phlyctènes* sont de petites tumeurs aqueuses, remplies de sérosité et formées par l'épiderme, qui est soulevé et détaché du corps réticulaire.

Les *vésicules* ne diffèrent des bulles que par un plus petit volume. Ce sont de petites élevures de l'épiderme contenant une gouttelette de sérosité. Ce fluide est résorbé ou s'épanche sur la peau par suite de la rupture des vésicules. Celles-ci sont suivies de desquamation, d'excoriations superficielles ou de petites croûtes minces.

Les *pustules* sont de petites tumeurs purulentes, formées par l'épiderme, qui est soulevé, et par du pus ou une humeur opaque non séreuse. Ce liquide se concrète et forme des croûtes sous lesquelles la peau est quelquefois excoriée ou ulcérée.

Les *papules* sont de petites élevures de la peau solides et résistantes, ordinairement prurigineuses, qui ne contiennent point de liquide, et qui se terminent par résolution ou desquamation.

Les *squames* sont des lames et des lamelles d'épiderme sec, qui se détachent, sous forme de petites écailles blanchâtres, de la surface du derme enflammé. Quelquefois, au lieu de lames, l'épiderme s'en va en petites parcelles pulvérulentes analogues au son ou à la farine (*furfur*); c'est ce qu'on appelle desquamation *furfuracée*.

Enfin les *tubercules* sont de petites tumeurs solides, dures, plus grosses que les papules, se terminant par résolution, par induration, par suppuration, ou par ulcération.

Les altérations que nous venons de passer en revue sont principalement des modifications de la rougeur, de la tuméfaction et des sécrétions de la peau enflammée. La douleur se présente sous les formes de la démangeaison, de la cuisson, de la brûlure, de la tension, de l'érosion, etc.

Symptômes généraux. Parmi les phlegmasies cutanées, les unes sont précédées et accompagnées de fièvre, les autres ne produisent aucun trouble bien notable dans les fonctions de l'économie.

Marche. La marche des phlegmasies cutanées est presque toujours continue; quelques-unes d'entre elles peuvent se suspendre pendant un temps plus ou moins long pour revenir ensuite de nouveau.

Durée. La durée des phlegmasies cutanées est fixe dans les unes et indéterminée dans les autres; elle est tantôt aiguë et tantôt chronique.

Terminaisons. Ces maladies se terminent ordinairement par résolution et par desquamation; quelquefois par délitescence ou métastase. Plusieurs d'entre elles sont suivies de suppuration et de dessiccation. Quelques-unes se terminent par ulcération; d'autres se prolongent d'une manière indéfinie.

Lésions anatomiques. Ces phlegmasies produisent dans les divers éléments organiques qui composent la peau des altérations variées qui seront décrites dans l'article consacré à chacune de ces maladies en particulier. Ces éléments sont le derme dont la surface externe offre le réseau vasculaire et les papilles, la couche épidermique profonde, le pigment, l'épiderme, et les follicules sébacés et pilifères.

Diagnostic. Les symptômes dont nous venons de présenter le tableau succinct, étant tous apparents à la vue, sont si faciles à reconnaître, qu'on ne peut guère se tromper sur l'existence des maladies de la peau. Les seules affections avec lesquelles on pourrait les confondre sont les hémorrhagies qui peuvent avoir lieu dans l'organe cutané. Mais, dans ce dernier cas, la rougeur ne disparaît pas sous la pression; il n'y a ni chaleur, ni douleur, ni sécrétion accidentelle; les taches rouges s'effacent graduellement en passant par le jaune-clair.

On divise les maladies de la peau en *idiopathiques* et en *symptomatiques.* Les premières sont celles qui constituent des maladies par elles-mêmes, les secondes celles qui dépendent d'autres affections dont elles ne sont que le symptôme, et qui par cette raison ne doivent point figurer parmi les phlegmasies cutanées. Ces phlegmasies doivent être distinguées en *aiguës* et en *chroniques.* Celles-là ont une durée limitée, ordinairement courte, et sont presque toujours accompagnées de fièvre; celles-ci se prolongent longtemps, d'une manière indéfinie, et sont apyrétiques.

Pathogénie. Les phlegmasies cutanées ne sont généralement que des signes extérieurs d'une affection intérieure dont la nature cherche à se débarrasser. Sous l'influence de causes morbifiques extérieures ou intérieures, le sang éprouve des modifications plus ou moins nuisibles, ou même des altérations qui émeuvent cette providence organique que nous avons appelée la force vitale. Celle-ci tend à le purifier en portant à la peau le principe du mal, qui se développe à sa surface sous les diverses formes d'exanthèmes, de vésicules, de pustules, de bulles, etc. Lorsque la crise dépuratoire et extérieure est complète, le traitement local peut amener la guérison; mais le plus souvent la diathèse intérieure ou l'affection persiste, et l'éruption ne manque pas de revenir. Voilà ce qui explique les récidives si fréquentes des maladies chroniques de la peau. Il faut toujours se souvenir de ce principe, que nous avons établi le premier, que *la peau est le miroir du sang* (p. 117).

Division des phlegmasies cutanées. On divise ces phlegmasies suivant les formes élémentaires qu'elles peuvent présenter, et que nous avons décrites plus haut, en exanthémateuses, bulleuses, vésiculeuses, pustuleuses, papuleuses, squameuses et tuberculeuses. En voici le tableau :

Phlegmasies exanthémateuses. Érythème, érysipèle, rougeole, roséole, scarlatine, urticaire.
— *bulleuses.* Pemphigus, rupia.
— *vésiculeuses.* Herpès, eczéma, hydrargyrie, **gale**, suette miliaire.
— *pustuleuses.* Variole, varioloïde, varicelle, vaccine, acné, impetigo, favus, ecthyma.
— *papuleuses.* Lichen, prurigo.
— *squameuses.* Lèpre, psoriasis, pityriasis, pellagre.
— *tuberculeuses.* Lupus, éléphantiasis des Grecs.

C'est dans cet ordre et d'après cette classification, due à Willan, que nous décrirons les phlegmasies cutanées, à l'exception des fièvres éruptives (variole, varioloïde, varicelle, rougeole, scarlatine, suette miliaire), qui, offrant une fièvre primitive dont l'éruption n'est en quelque sorte que la crise, ont dû être classées dans les fièvres, comme formant le passage de ces maladies aux phlegmasies.

Pronostic. Il varie suivant les différentes espèces d'inflammation auxquelles nous renvoyons.

Traitement. Il se divise en celui des phlegmasies aiguës, et celui des phlegmasies chroniques. Le premier a été tracé dans l'histoire des fièvres éruptives, qui à elles seules composent presque la section entière des inflammations aiguës de la peau ; nous n'y reviendrons pas.

Le traitement des phlegmasies chroniques a pour but de rétablir l'organisation et les fonctions de la peau dans leur état normal. Les moyens que l'on emploie pour y arriver sont généraux ou locaux.

Moyens généraux. Les principaux sont un air pur et sec, une propreté recherchée, le changement fréquent de linge, un régime doux dont on a banni toutes les substances âcres et échauffantes, principalement composé de viandes blanches, de légumes frais, de fruits aqueux ; l'usage du lait, l'exercice, l'excitation de toutes les sécrétions, surtout de celles de la peau, les purgatifs fréquents, l'usage intérieur des médicaments regardés comme dépuratifs ou comme jouissant d'une action spécifique sur la peau tels que le soufre, l'antimoine, la poudre de Plummer, le gayac, la salsepareille, la patience, le pissenlit, la bardane, le chiendent, la douce-amère, l'écorce d'orme, l'iode et ses préparations, etc.

Moyens locaux. Les bains émollients, gélatineux et huileux, les bains frais, les bains narcotiques, les onctions avec les huiles et les graisses, les eaux minérales sulfureuses, les fumigations sèches et sulfureuses ; les végétaux dépuratifs que nous venons d'énumérer, employés en bains, en lotions ou en frictions ; les pommades où entrent le soufre, le mercure, l'antimoine, le muriate de baryte, le graphite, le chlorure de chaux, le charbon, la chaux ; les lotions ou les bains avec de l'eau contenant du savon, du sel marin, du sublimé, du soufre,

de la chaux, de l'iode ; les vésicatoires, les cautères et les sétons, la compression, etc.

Les circonstances particulières qui font réclamer les uns de
ces moyens plutôt que les autres, se trouveront indiqués dans
le traitement de chaque phlegmasie cutanée en particulier.

PHLEGMASIES EXANTHÉMATEUSES.

Ce sont l'érythème, l'érysipèle, la roséole et l'urticaire.

Érythème.

Erythema, intertrigo, feux de dents, dartre érythémoïde d'Alibert.

Définition. C'est une éruption non contagieuse, ordinairement sans fièvre, consistant dans une ou plusieurs taches
rouges superficielles, de quelques lignes à plusieurs pouces de
diamètre, se terminant par délitescence ou par résolution,
avec ou sans desquamation.

Causes prédisposantes. Il survient souvent sans cause connue.
Le printemps favorise son développement. Il attaque de préférence les petits enfants, les femmes, les vieillards, les sujets
irritables à peau fine et colorée.

Causes occasionnelles. Toutes les causes irritantes externes
agissant sur la peau, telles que les frictions stimulantes, les
frottements de certaines parties de la peau les unes sur les autres, comme cela arrive aux aines, entre les fesses, le contact
prolongé des urines, des matières fécales, des écoulements
âcres, l'action de la chaleur, du froid, le voisinage d'une plaie
ou d'un ulcère, les piqûres, etc.

Symptômes. L'érythème n'est point ordinairement accompagné de fièvre. Il se présente sous forme de taches d'un rouge
vif, superficielles, de forme et de grandeur variables, tantôt
solitaires, tantôt assez nombreuses et disséminées sur une étendue plus ou moins considérable de la peau. Elles provoquent
assez souvent de la cuisson ou des démangeaisons. Dans l'érythème qui a son siége sur des parties de la peau dont la transpiration est odorante et où s'exercent des frottements, la surface

rouge peut s'excorier et donner lieu à un suintement séreux. On l'a appelé *intertrigo*. Il arrive quelquefois que les rougeurs sont arrondies avec des bords rudes et proéminents (*érythème marginé* de Willan), ou qu'elles sont généralement rudes et papuleuses (*érythème papuleux*), ou bien accompagnées de petites tumeurs (*érythème tuberculeux*), ou enfin qu'elles présentent des protubérances dures et douloureuses (*érythème noueux*). L'érythème dure d'un à deux septénaires à l'état aigu; il peut passer à l'état chronique. Il se termine par résolution ou délitescence. C'est une maladie locale, légère et facile à guérir.

Traitement. Il consiste dans le repos, les soins de propreté, les lotions et les bains émollients, les topiques adoucissants, tels que l'huile ou le cérat, et l'emploi des poudres absorbantes telles que celle de lycopode qu'on répand sur les surfaces érythémateuses humides où s'exercent des frottements. Si l'érythème était très-aigu et étendu, on prescrirait une saignée, des bains tièdes, un régime sévère, des boissons délayantes et quelques laxatifs.

Érysipèle.

Définition. L'érysipèle est une inflammation exanthémateuse de la peau, caractérisée par une rougeur luisante qui s'efface par la pression du doigt et reparaît ensuite. Il peut s'étendre jusqu'au tissu cellulaire sous-cutané; il prend alors le nom d'*érysipèle phlegmoneux*.

Causes. — 1° *Causes prédisposantes.* L'érysipèle affecte plutôt les femmes que les hommes, les personnes d'un tempérament bilieux, celles qui ont la peau blanche et fine, le corps chargé d'embonpoint, le foie très-irritable ou malade. Il se manifeste souvent durant la menstruation, pendant la grossesse, au printemps et en automne. Certaines constitutions atmosphériques y prédisposent également.

2° *Causes occasionnelles.* Ce sont principalement les refroidissements, les vicissitudes atmosphériques brusques, les différentes espèces de blessures, toutes les causes irritantes agissant sur la peau, l'usage de certains aliments tels que les

moules, les écrevisses, chez certains individus les affections
morales tristes, la colère, la frayeur, etc. L'érysipèle survient
souvent sans cause appréciable.

Symptômes. L'érysipèle est souvent précédé de lassitudes
spontanées, de frissons fugaces, de nausées, de fréquence du
pouls et de chaleur à la peau. L'éruption peut se manifester
dans toutes les parties du corps ; mais son siége le plus fréquent est à la face et aux membres. Son invasion a lieu ordinairement vers le deuxième ou le troisième jour de ce mouvement fébrile. La peau se couvre, dans une étendue plus ou
moins grande, d'une rougeur vive tirant un peu sur le jaune
et quelquefois livide, disparaissant sous le doigt et reparais-
sant lorsque la pression cesse ; elle est légèrement tuméfiée et
fait éprouver au malade une douleur piquante plus ou moins
vive et un sentiment de cuisson et de chaleur sèche et ardente.
Ces symptômes, ainsi que la fièvre qui les accompagne, augmentent jusqu'au troisième et au quatrième jour, en se propa-
geant quelquefois d'une partie à une autre. Ils restent ensuite
stationnaires jusqu'au sixième ou septième jour. A cette époque,
il s'élève souvent à la surface de la peau enflammée tantôt des
vésicules séreuses plus ou moins nombreuses et rapprochées
(érysipèle *miliaire*). tantôt des bulles isolées ou confluentes analogues aux ampoules produites par la brûlure (érysipèle *phlycténoïde*). Ces vésicules et ces bulles, en se rompant, laissent
écouler un liquide qui se concrète et forme des croûtes dures
et jaunâtres. Lorsque ces phénomènes se manifestent, la douleur, la rougeur, la tension et la fièvre commencent à diminuer et ne tardent pas à disparaître.

Marche. L'érysipèle a ordinairement une marche continue ;
il est sujet chez certains individus à revenir à des époques rapprochées ou éloignées. Cette affection présente dans plusieurs
cas une grande mobilité, une tendance marquée à changer de
place et à se transporter d'une partie à une autre ; on la voit
passer d'une cuisse à l'autre, d'un bras à l'autre bras, de la
tête au tronc ou du tronc à la tête ; il y en a qui parcourent
ainsi les diverses parties du corps. On appelle *ambulants* ces
espèces d'érysipèles.

Durée. L'érysipèle dure ordinairement de neuf à dix jours.

Terminaisons. Il se termine le plus souvent par résolution, avec desquamation de l'épiderme, qui s'enlève en écailles plus ou moins volumineuses. Les croûtes tombent en même temps. Cette terminaison est quelquefois accompagnée d'évacuations critiques telles que des hémorrhagies, des urines sédimenteuses, des évacuations alvines. Cette maladie disparaît quelquefois brusquement, et est suivie de graves métastases sur le cerveau et ses membranes ou sur d'autres organes. Elle peut encore se terminer par ulcération ou par gangrène, ce qui est rare.

Érysipèle phlegmoneux. Dans cette espèce, la peau, le tissu cellulaire sous-cutané et quelquefois même le tissu cellulaire sous-aponévrotique sont affectés en même temps. Il résulte de cette différence de siége des modifications dans les symptômes qui sont généralement bien plus intenses que dans l'érysipèle ordinaire. La partie enflammée des téguments offre une tuméfaction large, dure et profonde, une rougeur vive, une douleur pongitive, une chaleur brûlante; les ganglions lymphatiques sont engorgés, la fièvre est forte. Lorsque l'inflammation s'étend beaucoup en largeur et en profondeur, il y a des douleurs violentes, de l'agitation, de l'insomnie et même du délire. L'érysipèle phlegmoneux se termine : 1° par résolution ou par un œdème passager ; 2° par suppuration ; dans ce cas la douleur devient pulsative ; il se forme des abcès qui sont ordinairement sous-cutanés et peu nombreux, mais qui peuvent être inter-musculaires et abondants, et par conséquent très-graves ; 3° par gangrène. La peau devient alors violacée et se couvre de phlyctènes ; il survient des ecchymoses, des escarres et divers foyers de suppuration. Tantôt la cicatrisation finit par s'opérer, tantôt et le plus souvent il s'établit une fièvre violente par résorption purulente qui enlève promptement les malades.

Pronostic. L'érysipèle simple ne présente généralement aucun danger, excepté dans le cas de rétrocession subite, phénomène grave, fréquemment suivi d'inflammation de quelque organe important, principalement du cerveau et des méninges.

Les érysipèles phlegmoneux et profonds des membres sont une maladie fort grave, assez souvent mortelle.

Traitement. L'érysipèle simple et par cause externe guérit de lui-même en abandonnant la maladie à la nature. On se borne à prescrire le repos et la situation horizontale. Lorsque l'éruption occupe les membres, on peut faire usage de lotions avec l'eau fraîche ou avec les décoctions de mauve, de guimauve, de sureau, etc. On donne en même temps à l'intérieur une boisson acidulée.

L'érysipèle simple de cause interne exige l'emploi des évacuants, des vomitifs ou des purgatifs, suivant les indications. On couvrira peu la partie malade, et l'on évitera les réfrigérants, qui pourraient occasionner une métastase sur les organes intérieurs.

Dans les érysipèles intenses, on a recours aux émissions sanguines; lorsque le sujet est jeune et pléthorique, on fait usage de la saignée; dans les autres circonstances, on préfère les sangsues. La crainte de favoriser les répercussions doit faire mettre beaucoup de circonspection dans l'usage des émissions sanguines, qui, dans tous les cas, doivent être combinées avec les évacuants. Les vomitifs sont surtout indiqués, lorsqu'il survient dans le cours d'un érysipèle une affection cérébrale avec délire et état soporeux. On se borne à piquer les ampoules qui se forment sur les surfaces érysipélateuses, de manière que la sérosité s'écoule peu à peu et que l'épiderme détaché reste appliqué sur le derme; mais s'il arrivait que l'épiderme fût enlevé, on enduirait de crème la surface dénudée, afin de calmer la chaleur et la douleur que les malades y ressentent. La suppression brusque des érysipèles exige l'emploi des moyens propres à les rappeler ou à les remplacer, tels que l'application d'un sinapisme sur la place qu'ils occupaient, et à l'intérieur l'esprit de Mindérerus, le camphre et le nitre. Si cette rétrocession avait été suivie d'une inflammation interne violente, on ajouterait à ces moyens la saignée, les sangsues et les vésicatoires. On cherche à fixer les érysipèles ambulants par un vésicatoire appliqué sur un des lieux où ils s'étaient d'abord fixés. Le traitement de l'érysipèle phlegmoneux consiste dans l'emploi des émissions sanguines générales et locales plus ou moins répétées, suivant l'étendue et l'intensité de l'inflammation ; des bains tièdes, des cataplasmes émollients et narcotiques. Lorsqu'il s'est déjà formé du pus réuni en foyer ou infiltré dans le tissu cellulaire, ce qu'on reconnaît à l'état d'empâtement des membres, il faut pratiquer sur-le-champ un certain nombre d'incisions qui produisent un prompt soulagement en donnant écoulement au pus et à la sanie, et en produisant un débridement de la peau et des aponévroses. La description de ce procédé opératoire et des modifications qu'il doit éprouver, suivant les circonstances, étant du ressort de la chirurgie, ne doit point figurer dans cet ouvrage.

Roséole.

Définition. La roséole est un exanthème souvent apyrétique, non contagieux, ordinairement exempt de phénomènes catarrhaux précurseurs, caractérisé par de petites taches roses de formes variées non saillantes.

Causes. On l'observe assez souvent chez les enfants de deux à trois ans, pendant le travail de la dentition, chez les femmes dont la peau est fine et délicate, dans les saisons chaudes et variables. Des aliments âcres et irritants, certains médicaments, le baume de copahu par exemple, peuvent lui donner lieu. Cette maladie peut encore être occasionnée par des affections morales tristes, l'embarras gastrique, la goutte, etc.

Symptômes. La roséole débute ordinairement sans fièvre préalable et sans aucun des symptômes d'irritation catarrhale des yeux, des fosses nasales et des bronches, qui précèdent et accompagnent la rougeole. Quelquefois cependant elle est précédée d'un mouvement fébrile léger. Lorsqu'elle est générale, elle se répand en un ou deux jours sur la face, le cou et le reste du tronc. Quand elle est partielle, elle occupe le plus souvent les parties supérieures. Elle se montre sous la forme de petites taches superficielles d'un rouge rosé plus ou moins vif, irrégulièrement arrondies, souvent plus grandes et moins nombreuses que celles de la rougeole, laissant entre elles des espaces où la peau conserve sa couleur naturelle. Ces taches, souvent accompagnées de prurit et de fourmillement, pâlissent bientôt et disparaissent en quatre ou cinq jours ; elles se terminent par une desquamation plus ou moins apparente. La roséole suit quelquefois une marche chronique, les taches paraissant et disparaissant alternativement pendant un temps assez long.

Diagnostic. La roséole se distingue 1° de l'érythème par des taches plus nombreuses et moins grandes, et par une rougeur moins foncée ; 2° de la rougeole, par son caractère non contagieux et par l'absence de phénomènes fébriles et catarrhaux ; 3° de la scarlatine, par une couleur moins foncée, moins générale, moins uniforme, par l'absence de fièvre et d'angine.

Pronostic. La roséole est une maladie passagère et légère qui n'offre aucun danger.

Traitement. La nature faisant tous les frais de la guérison de la roséole, on se bornera à la seconder par le repos, la diète ou un régime léger, des boissons délayantes ou acidulées, quelques bains tièdes. On pourra donner quelques laxatifs à la fin de l'éruption. Lorsque cette affection passe à l'état chronique, les médecins anglais conseillent les acides minéraux et les bains de mer.

Urticaire.

Uredo, essera, urticaria, fièvre ortiée, porcelaine.

Définition. L'urticaire est un exanthème non contagieux, consistant en des taches proéminentes, plus rouges ou plus pâles que la peau et analogues à celles que détermine la piqûre des orties.

Causes. — 1° *Causes prédisposantes.* Elle attaque de préférence les femmes, les enfants, les personnes d'un tempérament lymphatico-sanguin.

2° *Causes occasionnelles.* L'ingestion de certains aliments tels que les moules, les huîtres, les crabes, les écrevisses, les chairs de porc et d'oie, les substances épicées, etc. ; une irritation gastrique, un état saburral, un régime échauffant, les

liqueurs spiritueuses, les abus de la table, le travail de la dentition, les affections morales tristes, les contrariétés, les
émotions vives, etc.

Symptômes. L'urticaire peut débuter tout à coup et sans
fièvre, ou être précédé d'un mouvement fébrile, de malaise,
de lassitudes spontanées, de céphalalgie, de nausées. Une
démangeaison plus ou moins vive se fait sentir dans divers
points de la peau, et porte le malade à se gratter; sous l'action
des doigts, il se développe, dans les endroits prurigineux,
des plaques saillantes, dures, arrondies, larges de deux lignes
à un pouce et demi, plus blanches que le reste de la peau ou
légèrement rosées et entourées d'une auréole d'un rouge vif.
Ces élevures se manifestent surtout immédiatement après le dî-
ner, ou dans la nuit et vers le matin. Elles ne durent ordinairement que quelques heures, et disparaissent sans occasionner
de desquamation. D'autres fois elles ont une marche intermittente : elles se montrent la nuit ou le matin, disparaissent le
jour et reviennent la nuit suivante. L'urticaire peut être chronique, il dure alors plusieurs mois ou même des années. On
l'observe principalement chez les femmes et chez les personnes
dont la peau jouit d'une grande sensibilité. — L'urticaire est
une maladie bénigne et sans danger, mais elle est fort incommode lorsqu'elle devient chronique.

Traitement. L'urticaire aiguë, qui tient à une indigestion, à
un trouble des fonctions digestives, ne réclame pas d'autre
traitement que celui qui convient à la cause dont il dépend.
La diète, les boissons délayantes, le thé léger, quelques lavements émollients, quelques bains tièdes sur le déclin de l'é-
ruption, suffisent ordinairement pour la guérison, que la nature
opère seule. L'urticaire chronique doit être combattu par
un régime convenable. Il importe de s'abstenir des aliments et
des boissons habituels qui peuvent l'entretenir ; il convient
souvent de changer entièrement de manière de vivre. Les
bains, les laxatifs, les acides minéraux, les amers aromatiques doivent être employés concurremment. Le quinquina
serait indiqué si l'urticaire avait une forme franchement intermittente.

PHLEGMASIES BULLEUSES.

Ce sont le pemphigus et le rupia.

Pemphigus.

Dartre phlycténoïde, fièvre pemphigode, pompholix.

Définition. Le pemphigus est caractérisé par l'éruption à la peau d'une ou de plusieurs bulles remplies de sérosité, d'une grosseur qui varie depuis celle d'un pois jusqu'à celle d'un œuf, lesquelles en se rompant donnent lieu à des croûtes lamelleuses ou à une excoriation superficielle.

Causes. Le pemphigus survient souvent sans cause apparente ; il est parfois congénial. L'enfance surtout, aux époques de la dentition, la jeunesse, l'âge critique chez les femmes, la vieillesse, les saisons chaudes, les affections morales tristes, les chagrins, les contrariétés paraissent y prédisposer. Il se développe quelquefois sous l'influence des écarts de régime , de l'intempérance, de l'usage des aliments âcres et épicés, d'une mauvaise nourriture. Il n'est point contagieux. Il est quelquefois symptomatique.

Symptômes. Le pemphigus est précédé de lassitudes spontanées , de malaise , de nausées, d'accélération du pouls, ou bien il débute tout à coup sans fièvre et sans aucun autre phénomène précurseur. Il se développe à la surface de la peau des taches rouges, érythémateuses, accompagnées de douleur et de chaleur; bientôt après, il s'élève sur ces taches, des bulles ou phlyctènes analogues aux ampoules produites par l'action de l'eau bouillante. Leur volume varie depuis celui d'un pois jusqu'à celui d'un œuf de poule et au delà. Leur nombre est très-variable, ainsi que le siége qu'elles occupent; elles contiennent une sérosité claire et limpide ou tirant légèrement sur le jaune. Après deux ou trois jours, elles s'affaissent, se rompent et laissent écouler le liquide qu'elles contenaient. Lorsque l'épiderme se détache par le frottement , il en résulte des excoriations douloureuses. Le plus souvent leur rupture est suivie de croûtes lamelleuses qui deviennent brunâtres, et qui, après leur chute, sont remplacées par des taches d'un rouge obscur. — Dans les pemphigus chroniques, il y a plusieurs éruptions successives de bulles. — La durée moyenne des bulles est de sept jours, celle du pemphigus aigu d'un à deux septénaires, et celle du pemphigus chronique de trois à quatre mois et plus.

Le pemphigus dans lequel l'éruption des bulles est simultanée et confluente, qui s'étend à la bouche ou aux organes génito-urinaires, est presque toujours accompagné d'un mouvement fébrile. — Le pemphigus, surtout celui qui est chronique, peut être compliqué d'une inflammation de la membrane muqueuse gastro-intestinale, ou de toute autre partie du corps; il présente alors des symptômes généraux qui peuvent être fort graves et même mortels.

Lésions anatomiques. L'altération de la peau dans les pemphigus est semblable à celle qu'on remarque après l'application des vésicatoires, et dans le second degré de la brûlure.

Pronostic. Le pemphigus aigu apyrétique est sans aucun danger; le pemphigus fébrile est plus ou moins grave, suivant qu'il s'est propagé aux membranes muqueuses et qu'il est ou non accompagné de symptômes nerveux. Le pemphigus chronique est toujours une maladie rebelle, douloureuse et grave, à cause des complications qui l'entretiennent.

Traitement. Le pemphigus aigu et apyrétique guérit de lui-même et n'exige aucun traitement. On se borne à pratiquer quelques petites ouvertures sur les bulles pour donner issue à la sérosité. Lorsqu'il est plus intense, on prescrit la diète lactée, un régime antiphlogistique, des boissons délayantes, les limonades végétales et quelques bains. Le pemphigus fébrile existant chez des sujets robustes réclame l'emploi des émissions sanguines et des bains émollients. Le pemphigus chronique qui n'occupe qu'un petit espace chez des sujets dont la constitution est bonne cède quelquefois aux mêmes moyens ou aux bains froids employés seuls ou alternés avec des bains légèrement alcalins. Lorsqu'il est accompagné de fièvre, et qu'il s'est propagé à quelques parties des membranes muqueuses, une saignée et des topiques émollients et gélatineux sont indiqués. Dans le pemphigus rebelle et chronique chez des sujets faibles on cherche à modifier la constitution par l'emploi des amers, des ferrugineux, des acides minéraux et surtout par un régime convenable.

Rupia.

Définition. Le rupia est une éruption de phlyctènes isolées, larges et aplaties, remplies d'un fluide d'abord séreux, ensuite puriforme ou sanguinolent, qui se concrètent en croûtes noires sous lesquelles la peau est plus ou moins profondément ulcérée.

Causes. Un mauvais régime, la malpropreté y prédisposent. Il survient principalement pendant l'hiver chez les sujets affaiblis, mal vêtus, mal nourris, scrofuleux. Il dépend souvent d'un état cachectique particulier, qui se rencontre chez les enfants et chez les vieillards.

Symptômes. Le rupia se développe ordinairement sur les jambes, les cuisses et les lombes. Il consiste dans des bulles peu nombreuses, isolées, aplaties, de la largeur d'une pièce d'un franc et contenant d'abord une sérosité transparente. Cette humeur ne tarde pas à se troubler et à devenir purulente ou sanguinolente. Elle s'épaissit ensuite et forme des croûtes brunes, noirâtres, de couleur chocolat, plus épaisses à leur centre qu'à leur circonférence. Au bout de quelques jours, ces croûtes tombent et laissent à nu des ulcérations superficielles de la peau qui se cicatrisent ou se recouvrent de nouvelles croûtes pouvant se renouveler plusieurs fois. Lorsque la cicatrice s'est formée, la peau conserve longtemps dans cet endroit une teinte d'un rouge livide. — Cette maladie est peu grave par elle-même, mais l'altération de la constitution chez la plupart des sujets qui en sont atteints peut rendre le pronostic plus ou moins sérieux. Dans ces circonstances, on voit quelquefois le rupia donner lieu à des ulcérations difficiles à guérir ou rebelles.

Traitement. Le traitement interne du rupia consiste dans un bon régime, un air pur et l'emploi de toniques appropriés. On fait tomber les croûtes à l'aide de quelques cataplasmes émollients; si les ulcérations persistent, on les panse avec des médicaments détersifs, astringents ou irritants. On donne en même temps des bains tièdes, alcalins ou sulfureux. En général, les soins hygiéniques suffisent pour la guérison de cette maladie.

PHLEGMASIES VÉSICULEUSES.

Ces maladies sont l'herpès, l'eczéma, l'hydrargyrie et la gale.

Herpès.
Dartres.

Définition. Willan et Bateman comprennent sous le nom d'*herpès* un genre de phlegmasies cutanées non contagieuses, caractérisé par l'éruption de petites vésicules réunies en groupes, enflammées à leur base, lesquelles se dessèchent au bout de dix, quinze, vingt jours ou au delà. Ces auteurs admettent six espèces d'herpès, savoir : l'*herpès zoster* ou *zona,* l'*herpès phlycténoïde,* l'*herpès circinatus,* l'*herpès labialis* et l'*herpès præputialis.*

1° Herpès zoster ou zona.
Feu Saint-Antoine, feu sacré, dartre phlycténoïde en zone, érysipèle pustuleux.

Définition. Le zona est une inflammation vésiculeuse qui se présente sous la forme d'une demi-ceinture occupant ordinairement l'un des côtés du corps, et formée par plusieurs groupes de vésicules agglomérées.

Causes. Elles sont très-peu connues. Le zona est plus commun en été et en automne que dans les autres saisons; les adultes en sont plus souvent affectés que les enfants et les vieillards. Il n'est ni contagieux, ni épidémique.

Symptômes. Le zona débute souvent sans phénomènes précurseurs bien sensibles; d'autres fois il est précédé de malaises, de frissons, de nausées, d'accélération du pouls et de chaleur à la peau. Ces prodromes durent ordinairement deux ou trois jours avant l'invasion du zona. Cette éruption a communément son siége sur un des côtés du tronc, principalement du côté droit; elle occupe cependant quelquefois le cou, la face et les membres. Elle commence par un sentiment de fourmillement, de prurit et de chaleur à la portion de la peau où elle doit paraître. Il se développe bientôt sur cette région des taches rouges, irrégulières, isolées ou réunies, qui ne tardent pas à se couvrir de petites vésicules blanches, argentées, transparentes, de la forme de petites perles et réunies en groupes. Ces vésicules grossissent promptement et acquièrent en trois ou quatre jours le volume d'une petite lentille ou d'un gros pois. La peau qui les entoure et les supporte offre une rougeur plus ou moins vive. De nouveaux groupes s'élèvent successivement pendant trois ou quatre jours; quelques vésicules se sèchent et disparaissent tandis qu'il en renaît d'autres. L'éruption offre la forme d'une bande ou demi-ceinture qui entoure un des côtés du tronc depuis l'épine dorsale jusqu'à la ligne blanche. Les vésicules deviennent opaques vers le quatrième jour de leur apparition; elles s'ouvrent et donnent issue à une sérosité trouble qui se concrète en squames ou en croûtes légères, brunâtres ou noirâtres. Plusieurs vésicules se dessèchent, d'autres s'excorient et suppurent pendant quelques jours. Toutes les croûtes se détachent dans un espace de temps qui varie de huit jours à trois semaines. Cependant la maladie dure quelquefois pendant un mois.

Le mouvement fébrile et les autres symptômes qui précèdent parfois le zona diminuent beaucoup ou cessent entièrement lorsque l'éruption se montre; mais celle-ci est accompagnée pendant tout son cours d'une douleur locale et d'une chaleur analogues à celles que cause la brûlure, et qui persistent quelquefois pendant un certain temps après la guérison des vésicules.

Pronostic. Le zona n'est jamais une maladie sérieuse, surtout chez les enfants et les adultes.

Traitement. Le zona est peu modifié par l'art. On s'abstient généralement de tout topique ; cependant, lorsque les douleurs sont vives, les liniments opiacés ou même le cérat simple peuvent être employés pour les calmer. Lorsqu'il y a une exhalation abondante, on peut saupoudrer la région malade de farine ou d'amidon. Les vésicatoires volants peuvent réussir pour faire cesser les douleurs qui persistent après la guérison de l'éruption. On parvient quelquefois à abréger la durée de la maladie en cautérisant les vésicules avec la pierre infernale. — Le traitement intérieur consiste dans un régime doux, l'usage des boissons délayantes et de quelques laxatifs.

2° **Herpès phlycténoïde**.

Définition. Cette éruption est caractérisée par des groupes de vésicules transparentes, du volume d'un grain de millet ou d'un pois, qui se développent sur des taches rouges éparses sur diverses parties du corps.

Causes. Elles sont fort peu connues. Il est plus fréquent dans l'âge adulte qu'aux autres époques de la vie. Il survient quelquefois, à la suite de veilles, de chagrins et d'autres affections morales.

Symptômes. L'herpès phlycténoïde est quelquefois précédé, pendant deux ou trois jours, d'un mouvement fébrile ; le plus souvent on n'observe aucun phénomène précurseur. Il peut se montrer sur toutes les parties du corps, dont il n'occupe ordinairement qu'une petite étendue ; mais il se manifeste surtout aux membres, à la face, au cou, etc. Il débute par un sentiment de fourmillement, de prurit, de cuisson et de chaleur, bientôt suivi de l'éruption de petites taches rouges réunies en groupes, formant une surface irrégulière dont la largeur varie depuis celle d'une pièce de trois francs jusqu'à celle de la paume de la main. Quelques heures après ou le lendemain, il s'élève sur ces taches des groupes de petites vésicules dures, transparentes, du volume d'un grain de millet, d'une petite perle ou même d'un gros pois, contenant de la sérosité limpide. Ces vésicules grossissent rapidement et peuvent acquérir le volume d'un pois, d'une lentille ou même d'une petite amande ; pendant ce temps, il s'en développe d'autres dans les intervalles qui les séparent ; la peau qui est le siége de l'éruption est ordinairement rouge et tendue ; souvent les groupes de vésicules sont séparés d'autres groupes voisins par des intervalles où la peau est saine. Au bout de quelques jours, les vésicules deviennent opaques et laiteuses. Du quatrième au huitième jour, elles se rompent et donnent issue à une humeur jaunâtre ou roussâtre ; celle-ci se transforme en croûtes jaunes ou brunâtres qui tombent ordinairement du dixième au douzième jour. La durée totale de la maladie varie de deux à trois septénaires. Elle est sujette à récidiver.

Traitement. L'herpès phlycténoïde, guérissant facilement quand on l'abandonne à lui-même, n'exige en général aucun traitement. Cependant des boissons délayantes, des bains frais, des lotions émollientes et narcotiques peuvent calmer la douleur et même abréger la durée de la maladie. Il en est de même de la cautérisation des vésicules. Lorsque l'éruption est considérable et le sujet robuste, une saignée peut être utile.

3° Herpès circinatus ou en anneaux.

L'herpès circinatus est caractérisé par des taches roses circulaires, dont les bords sont rouges et surmontés de petites vésicules très-rapprochées, et dont le centre est ordinairement intact. Il suit la même marche que l'herpès phlycténoïde. La desquamation s'opère du huitième au quinzième jour. Cette éruption, le plus souvent bénigne et courte, peut passer à l'état chronique : elle guérit d'elle-même ; on peut faire usage des mêmes moyens que dans l'herpès phlycténoïde.

4° Herpès labialis.

Exanthème labial, hydroa fébrile, éruption des lèvres, etc.

C'est une éruption de vésicules réunies en groupe, qui se développent à la surface des lèvres. — Elle survient le plus souvent à la suite d'accès de fièvre intermittente; d'autres fois elle se montre après une fièvre éphémère, au déclin d'une stomatite, d'un coryza, d'une angine, d'un catarrhe, d'une pneumonie, etc.; elle peut dépendre de causes locales, telles que le contact de substances irritantes sur les lèvres, de l'impression du froid, etc. — Dans le premier cas, c'est souvent un phénomène critique. L'herpès labialis est précédé et accompagné d'un sentiment de prurit, de cuisson et de chaleur; il se forme bientôt sur un point des lèvres un ou plusieurs groupes de cinq à six vésicules chacun, lesquels reposent sur une base enflammée. Ces vésicules grossissent promptement, l'humeur qu'elles contiennent devient trouble et opaque en un ou deux jours; vers le quatrième ou le cinquième jour, elles se rompent ou se dessèchent. Le fluide qu'elles renferment s'écoule ou se transforme en croûtes noires qui tombent du huitième au douzième jour. — L'herpès labialis n'exige aucun traitement. La cautérisation avec le nitrate d'argent accélère la dessiccation des vésicules.

5° Herpès præputialis.

L'herpès præputialis est caractérisé par un ou plusieurs groupes de petites vésicules qui se développent sur la face interne ou externe du prépuce. — Il paraît dépendre le plus souvent de la malpropreté et de diverses causes irritantes locales. Il se forme sur le prépuce une ou deux taches rouges, couvertes de cinq à six vésicules agglomérées qui, en deux ou trois jours, deviennent opaques et confluentes. A la face externe de cet organe, ces vésicules se dessèchent bientôt et tombent en croûtes vers le huitième ou le neuvième jour. A sa face interne, elles s'ouvrent dès le quatrième ou le cinquième jour, et forment une petite excoriation avec exsudation blanchâtre. Celle-ci devient croûteuse et se détache du treizième au quatorzième jour. L'herpès præputialis n'exige que des soins de propreté et des lotions émollientes.

6° Herpès iris.

L'herpès iris est très-rare. On l'observe le plus souvent chez les femmes et les enfants; il se manifeste ordinairement sur le dos et la paume des mains, sur le cou-de-pied, etc. Il est caractérisé par de petits groupes de vésicules, entourés de trois ou quatre anneaux concentriques, dont la rougeur offre des nuances différentes. Ces anneaux peuvent tous se couvrir de vésicules. Du dixième ou douzième jour, l'humeur des vésicules est résorbée, ou bien elle s'écoule ou se dessèche à leur surface en formant des croûtes superficielles qui tombent avant la fin du second septénaire. — L'herpès iris guérit spontanément. La cautérisation avec la pierre infernale en abrége la durée.

Eczéma.

Dartre squameuse humide, dartre vive, gale épidémique, teigne muqueuse, teigne furfuracée, etc.

Définition. L'eczéma est une éruption apyrétique non contagieuse, aiguë ou chronique, caractérisée par de très-petites vésicules, rapprochées ou agglomérées, qui quelquefois se dessèchent, mais le plus souvent s'excorient et exhalent une humeur séreuse, dont la dissiccation donne lieu à des squames plus ou moins épaisses.

Causes. — 1° *Causes prédisposantes.* L'eczéma attaque plus particulièrement les personnes d'un tempérament lymphatique et nerveux, sanguin et lymphatique, bilieux, d'une constitution cachectique, les femmes qui arrivent à l'âge critique, les adultes et les vieillards. Il est plus fréquent au printemps et en été que dans les autres saisons. Une vie sédentaire, les travaux de cabinet, les affections morales prolongées paraissent y prédisposer. Il peut être héréditaire. Le plus souvent cette éruption est liée à un état particulier et inconnu de la constitution.

2° *Causes occasionnelles.* Un air humide et malsain, des émanations marécageuses; toutes les causes irritantes externes, telles que l'insolation, l'application d'un emplâtre de poix, d'un vésicatoire, les frictions mercurielles, l'exposition habituelle à une chaleur vive, la malpropreté, etc. ; l'usage des aliments âcres et stimulants, l'abus des liqueurs alcooliques, la suppression de la transpiration et des autres évacuations habituelles. — Dans une foule de cas, on ne connaît aucune cause appréciable de l'eczéma, qui paraît dépendre d'une altération cachée des fluides et des solides.

Symptômes. L'eczéma est le plus souvent borné à une seule partie du corps, mais il peut s'étendre à plusieurs régions. Il se montre de préférence dans celles qui sont très-pourvues de follicules, au cuir chevelu, aux oreilles, moins souvent à la face, au tronc, autour des ongles, à la face dorsale des mains et aux membres supérieurs. Chez l'homme, on l'observe assez fréquemment à la partie interne des cuisses, au scrotum, à la marge de l'anus; chez la femme, on le voit quelquefois sur les membranes muqueuses du mamelon, de la vulve, de l'orifice du rectum. L'eczéma est aigu ou chronique.

Eczéma aigu. Il se développe, dans une petite ou une assez grande étendue des téguments, de très-petites vésicules très-rapprochées les unes des autres, pleines d'une sérosité d'abord limpide et ensuite trouble, tantôt sans changement de couleur à la peau, tantôt avec une couleur rosée ou rouge, accompagnées d'un sentiment de fourmillement et de cuisson. Ces vésicules se dessèchent dans quelques cas assez promptement, et se terminent par une desquamation légère; mais le plus souvent elles s'ouvrent, donnent lieu à des excoriations et à un suintement plus ou moins abondant. Cette humeur tache le linge et forme en se concrétant des squames plus ou moins épaisses, jaunâtres, verdâtres, grisâtres, qui tombent après un certain de temps et sont remplacées par d'autres. Quelquefois les vésicules deviennent purulentes, la peau est très-rouge, enflée, et le siège d'une chaleur ardente et d'une vive douleur. Dans ces cas, il peut y avoir de la fièvre. L'eczéma aigu offre d'ailleurs une foule de nuances et de degrés différents. Il se termine en un, deux ou trois septénaires par la chute des squames lorsqu'il est très-aigu, et en six ou huit lorsqu'il l'est moins; mais souvent il n'en est point ainsi, et la maladie passe à l'état chronique.

Eczéma chronique. La dessiccation et la desquamation se renouvellent sans cesse par le suintement de la peau qui se concrète; celle-ci reste rose ou rouge, luisante, excoriée, gercée; elle exhale une humeur ichoreuse abondante, qui rend le linge qui s'en imprégne dur et roide; on aperçoit encore çà et là quelques petites vésicules éparses, qui peuvent se renouveler plusieurs fois. Lorsque la maladie est ancienne et invétérée, elle peut se propager successivement aux diverses parties du corps; la peau est profondément excoriée et saignante, la suppuration ichoreuse est très-abondante, les malades sont en proie à une vive cuisson et à une démangeaison intolérable. — L'eczéma chronique peut durer des mois, et même des années, avec des alternatives de rémission et d'exacerbation. Il présente dans son cours de nombreuses variations soit dans son intensité et son étendue, soit dans les parties qui en sont le siége. — L'eczéma est très-sujet à récidiver chez les personnes qui ont une prédisposition constitutionnelle à cette affection.

Lésions anatomiques. Le siége primitif de l'eczéma paraît être dans les follicules cutanés, mais les papilles et même une partie de l'épaisseur du derme peuvent s'affecter consécutivement.

Diagnostic. L'eczéma se distingue : 1° de l'herpès, en ce que, dans cette dernière affection, les vésicules sont plus volumineuses, entourées d'une auréole rouge et disposées en groupe; 2° de la gale, en ce que cette éruption est toujours chronique, contagieuse et accompagnée d'un prurit plutôt agréable que pénible; 3° du lichen, en ce que les petites papules rouges, solides et prurigineuses qui le caractérisent ne contiennent point de sérosité comme les vésicules de l'eczéma.

Pronostic. L'eczéma aigu, simple, peu étendu, est une maladie légère et sans danger. Chez les enfants, l'eczéma du cuir chevelu et de la face est souvent salutaire. Chez les jeunes filles dont la menstruation est irrégulière, chez les femmes dans l'âge critique, cette éruption est fréquemment rebelle.

L'eczéma des jambes chez les vieillards est souvent incurable ; chez beaucoup d'enfants et de vieillards, l'eczéma est une maladie qu'il est dangereux de guérir.

Traitement. L'eczéma présente de si grandes différences, suivant une foule de circonstances, que son traitement est souvent hérissé de grandes difficultés. Voici, d'après Biett, les principales règles à suivre dans cette affection : l'eczéma simple et peu étendu guérit facilement sous l'influence de quelques moyens hygiéniques, tels que des boissons adoucissantes, des bains tièdes et un régime un peu sévère. Celui qui occupe une plus grande étendue des téguments, dans lequel les éruptions de vésicules se renouvellent, qui offre une acuité et une intensité plus grandes, exige l'emploi de quelques émissions sanguines générales, des acides végétaux, des bains mucilagineux, des lotions émollientes ou légèrement narcotiques avec l'infusion de feuilles de jusquiame, de laitue, de douce-amère, etc. — Lorsque l'eczéma n'occupe qu'un seul siége d'une étendue modérée, on couvre pendant la nuit la région malade de cataplasmes de pulpe de guimauve, de pomme de terre, de semoule. On combat l'eczéma chronique et étendu existant chez des individus jeunes et sanguins par les émissions sanguines générales et locales et par les purgatifs légers, tels que le calomel, l'huile de ricin, l'eau de Sedlitz, etc. — Lorsque les éruptions deviennent moins intenses et plus rares, et qu'il se forme moins de squames, on fait usage avec un grand avantage des limonades sulfurique, nitrique ou hydrochlorique, à faible dose, afin que l'estomac puisse les supporter longtemps, ainsi que des bains sulfuro-gélatineux. C'est le moment aussi de recourir aux bains sulfureux artificiels préparés avec les hydro-sulfates, ou aux bains sulfureux naturels, tels que ceux de Bagnères-de-Luchon, de Barèges, etc. Dans les éruptions anciennes très-étendues, graves, rebelles à tous les autres moyens, et dans lesquelles les organes digestifs ne sont point affectés, on a recours aux préparations arsenicales. Biett préfère l'arséniate de soude et celui d'ammoniaque dissous dans la proportion d'un grain pour un once d'eau distillée. Il commence par un scrupule de cette dissolution, ce qui fait un vingt-quatrième de grain ; on peut arriver ainsi à un seizième ou même à un huitième de grain chez les sujets peu irritables. Mais, comme l'usage doit en être continué pendant longtemps, il faut généralement se borner à des doses très-minimes. — Lorsque les circonstances de la maladie pourront faire juger qu'elle est salutaire, ou qu'il est dangereux de la guérir, on se bornera à quelques topiques émollients propres à tempérer le prurit et la cuisson, s'il en existe.

Hydrargyrie.

Exanthème mercuriel, eczéma mercuriel.

On donne ce nom à une éruption cutanée, fébrile ou apyrétique, produite par l'usage intérieur ou extérieur du mercure, et caractérisée par des vésicules qui se développent sur des surfaces rouges. — Cette maladie, très-rare en France, est assez commune en Angleterre. Elle survient plus souvent après l'usage des frictions mercurielles qu'à la suite des autres modes d'administration du mercure. Le froid paraît une de ses causes occasionnelles. Les hommes y sont plus sujets que les femmes. — Cette éruption peut se montrer sur toute la surface du corps ; son siége le plus ordinaire est aux jambes et au scrotum, d'où elle s'étend souvent aux lombes, à l'abdomen, etc. ; elle est partielle ou générale. L'hydrargyrie, suivant son degré, débute sans fièvre préalable, ou est précédée d'inquiétude, de malaise, de frissons, d'accélération du pouls, de chaleur à la peau, et parfois d'une odeur spéciale des sueurs, de ptyalisme et de mal de gorge. Il n'est pas rare d'observer des affections catarrhales. L'éruption se montre sous l'apparence de surfaces rosées, ou d'un rouge plus ou moins vif et foncé, sur lesquelles on aperçoit par un examen attentif de très-petites vésicules transparentes presque imperceptibles à l'œil nu ; elle est accompagnée de chaleur à la peau et de démangeaisons cuisantes. La fièvre, loin de se calmer, augmente après l'efflorescence. D'abord très-petites et transparentes, entourées d'un cercle rouge, les vésicules grossissent, acquièrent le volume d'une tête d'épingle et deviennent opaques et purulentes; elles contiennent une liqueur âcre, d'une fétidité spécifique. La peau est le siége d'une chaleur ardente. — La durée de la maladie varie d'une semaine à un mois. — Elle se termine par desquamation, quelquefois avec formation de croûtes. La maladie est sujette à récidiver. — On distingue l'hydrargyrie des autres éruptions principalement par la nature de la cause (le mercure) qui lui a donné lieu. — La première chose à faire dans le traitement de cette maladie consiste à suspendre l'usage des préparations mercurielles qui l'ont provoquée; on se borne ensuite, lorsqu'elle est légère, à prescrire quelques bains, des boissons délayantes et quelques laxatifs. Lorsqu'elle est fébrile et intense, on emploie les boissons acidulées, les ablutions fraîches ou froides et les bains tièdes ou frais pour calmer la chaleur ardente qui tourmente les malades. Les purgatifs sont particulièrement indiqués et quelquefois l'opium.

Gale.

Grattelle, scabies, psora.

Définition. La gale est une éruption cutanée, apyrétique et contagieuse, caractérisée par des vésicules peu élevées au-dessus du niveau de la peau, transparentes à leur sommet, pleines d'une sérosité visqueuse, constamment prurigineuses, se développant dans toutes les parties du corps, mais principalement dans les intervalles des doigts, dans les plis des articulations, etc.

Causes. — 1° *Causes prédisposantes.* Les principales sont l'adolescence et l'âge adulte, le sexe masculin, le tempérament sanguin, la malpropreté, la misère, les professions qui entretiennent la peau dans un état de moiteur continuelle ou qui obligent à toucher de vieux tissus de laine qui ont été portés par des galeux, telles que celles de tailleur, de cordonnier, de marchand de vieux habits, de couturière.

2° *Cause excitante.* La gale est une maladie contagieuse qui se propage uniquement par le contact des individus sains avec les galeux ou avec des habillements qui ont été à leur usage.

Certaines conditions peu connues jusqu'ici sont nécessaires pour que cette communication puisse s'opérer.

La cause excitante de la gale consiste dans l'irritation que cause sur la peau la présence d'un petit insecte du genre des cirons, nommé *acarus scabiei*. Cet insecte, soupçonné par Ingrassias et Joubert, décrit pour la première fois par Moufet dans son *Theatrum insectorum*, n'a été bien connu qu'après les recherches de Redi, de Cestoni et de Morgagni. A l'œil nu il se présente sous la forme d'un petit globule blanc presque imperceptible. Examiné au microscope, c'est un petit insecte blanchâtre, portant des poils très-fins sur le dos, pourvu de huit pattes, ayant une tête pointue, armée de deux petites cornes et offrant une forme qui a beaucoup de ressemblance avec celle des tortues. Cet insecte, doué de mouvements très-vifs, pénètre sous l'épiderme, irrite le derme et fait naître les nombreuses vésicules qu'on remarque sur la peau. Il se loge à côté d'elles, dans les petits sillons qui en partent. C'est là seulement qu'on peut le trouver, et d'où on l'extrait avec la pointe d'une aiguille fine. Pendant plus de quinze ans, on a cherché le ciron de la gale dans les vésicules, mais inutilement; aussi son existence commençait-elle à être regardée comme fabuleuse, lorsqu'en 1834 un étudiant en médecine, M. Renucci, a fait connaître aux médecins le procédé qu'il avait vu employer par les femmes de la Corse pour extraire cet insecte, dont l'existence s'est trouvée de nouveau hors de toute contestation. Le nombre peu considérable d'acarus, en comparaison de la multitude de vésicules psoriques, laisse encore du doute dans quelques esprits relativement à la question de savoir si cet insecte est bien réellement la cause de la gale. Quant à moi, je n'hésite point à me prononcer pour l'affirmative. Dans cette hypothèse, la contagion de la gale n'est autre chose que le passage de l'insecte d'une personne à une autre.

Symptômes. Quelques jours après que la gale s'est communiquée d'un galeux à un individu sain, il survient chez celui-ci un léger prurit qui se fait sentir dans la région de la peau soumise à la contagion. Ce prurit augmente le soir et surtout la nuit, sous l'influence de la chaleur du lit et de l'ingestion des boissons spiritueuses et des aliments âcres. Il ne tarde pas à se manifester quelques boutons qui s'élèvent à peine au-dessus du niveau de la peau. Ces boutons, légèrement rosés chez les individus jeunes, conservant la couleur de la peau chez les personnes faibles, se montrent dans les mêmes parties, c'est-à-dire ordinairement à la main, dans l'intervalle des doigts et au poignet. Ils se répandent peu à peu sur les parties voisines, en même temps qu'ils augmentent de volume. Leur sommet présente une petite vésicule transparente. Au bout d'un temps variable les vésicules psoriques se propagent aux avant-bras, au pli du coude, à la poitrine, au ventre, au pli du jarret, etc. Tant qu'elles sont peu nombreuses, la démangeaison qu'elles occasionnent est légère ; mais lorsqu'elles se multiplient, cette démangeaison devient très-vive, générale et très-pénible à supporter, principalement pendant la nuit, où elle est beaucoup plus intolérable que durant le jour. Les malades, en se grattant, déchirent les vésicules, qui laissent échapper le liquide visqueux qu'elles renferment. Celui-ci se concrète en petites croûtes minces et peu adhérentes. Chez quelques individus sanguins, les vésicules peuvent grossir et se développer au point de prendre l'aspect et les caractères de pustules. Lorsque la gale est abandonnée à elle-même, elle peut, en se répandant de proche en proche, envahir la presque totalité de la peau, ôter entièrement le sommeil, produire l'amaigrissement et même une fièvre lente; mais ces effets sont très-rares.

La gale ne se termine jamais spontanément; elle peut durer toute la vie chez un individu qui néglige de la combattre. Sa durée moyenne est de douze à quinze jours lorsqu'elle est convenablement traitée.

Diagnostic. On pourrait confondre la gale avec quelques variétés de lichen, de prurigo, d'eczéma et d'ecthyma. Une comparaison attentive des caractères propres à ces maladies cutanées avec ceux qui appartiennent à la gale permettra d'éviter des méprises qui ne feraient pas honneur au médecin et qui seraient nuisibles au malade.

Pronostic. La gale est une maladie plus incommode que dangereuse. Elle n'a jamais de suite fâcheuse, et les accidents qu'on lui a souvent attribués tenaient à des complications qui lui étaient étrangères.

Traitement. La gale, étant produite par l'irritation d'un insecte qui se promène sous l'épiderme, ne présente qu'une indication, c'est de faire mourir cet insecte par des moyens externes appliqués sur la peau; nous possédons dans le soufre un moyen vraiment spécifique pour remplir cette indication; aussi cet agent figure-t-il dans presque toutes les recettes antipsoriques. On l'emploie presque toujours à l'extérieur en frictions, en bains, en vapeurs, mélangé ou combiné avec différentes substances qui ont pour but soit d'augmenter ses propriétés, soit de rendre son mode d'administration plus facile. Nous nous bornerons à faire connaître les préparations les plus simples et les plus efficaces. La première de ces préparations, c'est la *pommade soufrée simple;* elle se compose d'un mélange d'axonge et de soufre sublimé dans la proportion d'un cinquième de ce dernier médicament. On fait deux frictions d'une once par jour sur le siége de l'éruption. La guérison a lieu en quinze jours. La *pommade d'Helmerick,* que plusieurs praticiens préfèrent à toutes les autres préparations, contient une once d'axonge, deux gros de soufre et un gros de sous-carbonate de potasse. Deux frictions d'une once chacune, en 24 heures, ont guéri cinquante malades en treize jours (terme moyen), d'après les expériences comparatives faites par M. Biett à l'hôpital Saint-Louis. *Poudre de Pyhorel.* Elle consiste dans du sulfure de chaux broyé auquel on ajoute une petite quantité d'huile d'olive au moment d'en faire usage. Les malades emploient un demi-gros de sulfure pour chaque friction qu'ils pratiquent deux fois par jour sur la face palmaire des mains. La durée moyenne du traitement, sur vingt malades traités par M. Biett, a été de onze jours et trois quarts. Le traitement par les *bains sulfureux* dure vingt-cinq jours environ; il est d'ailleurs plus dispendieux que les frictions dont nous venons de parler. La guérison se fait attendre encore plus longtemps en employant les *fumigations sulfureuses,* puisque la moyenne a été de 35 jours

sur un grand nombre de galeux soignés par M. Biett ; ce mode
de traitement est d'ailleurs inapplicable dans une foule de
circonstances.

PHLEGMASIES PUSTULEUSES.

Ce sont l'acné, l'impétigo, le favus et l'ecthyma.

Acné.

Varus, dartres miliaire et pustuleuse disséminée d'Alibert.

Définition. L'acné est une inflammation des follicules sébacés caractérisée par des pustules peu étendues, séparées les
unes des autres, environnées d'une auréole rosée ou livide,
plus ou moins dures à leur base, répandues sur le nez, les
joues, le front, quelquefois sur les parties supérieures du cou
et du tronc (Biett).

Causes. L'acné proprement dite se montre surtout dans la
jeunesse, la couperose dans l'âge mûr chez les hommes, et à
l'époque critique chez les femmes. La mentagre n'atteint que
les hommes, surtout ceux dont la barbe est épaisse ; la couperose est plus fréquente chez les femmes. Les autres causes
prédisposantes ou excitantes de cette maladie sont les tempéraments lymphatico-sanguins ou bilieux, l'hérédité, les climats
froids et humides, le défaut de soins de propreté, les professions qui exposent le visage à l'action continuelle d'une vive
chaleur, l'usage des cosmétiques et des fards, les excès de
table, l'abus des liqueurs spiritueuses, des aliments épicés,
excitants, des salaisons, des viandes fumées, la suppression
naturelle ou accidentelle des règles, la suppression du flux
hémorrhoïdal et des autres évacuations habituelles, la masturbation, les excès vénériens, une vie sédentaire, les veilles
prolongées, les affections morales, une maladie interne surtout
des organes digestifs.

Symptômes. L'acné présente, sous le rapport de ses symptômes, trois principales variétés, savoir : *l'acné disséminée,*
l'acné rosée ou *couperose,* et la *mentagre* ou *sycosis.*

I. *Acné disséminée.* Il se développe sur le front, la face, les épaules, le tronc, de petits boutons durs, enflammés, bien isolés les uns des autres, disséminés çà et là et d'un volume qui varie depuis celui d'une petite tête d'épingle jusqu'à celui d'une lentille. Tantôt ces boutons très-petits et superficiels se transforment en petites pustules qui se dessèchent promptement et tombent en petites écailles : c'est l'acné *simple* de Bateman ; tantôt ils sont plus volumineux et plus durs (*acné indurée*) ; après trois, six ou huit jours, la pustule qui forme leur sommet devient jaune et donne issue en se rompant à une humeur jaunâtre, qui se concrète souvent en petites squames ou en croûtes de la même couleur. La base dure des boutons se résout ensuite peu à peu ou persiste pendant quelque temps en prenant une teinte obscure et livide. De nouveaux boutons pustuleux se développent sur d'autres points et suivent la même marche, de sorte que le même malade présente en même temps des boutons dans divers états. On observe souvent au milieu de ceux-ci des *tannes* ou points noirs formés par de l'humeur sébacée noircie, qu'on peut, par la pression, faire sortir sous forme de vers des follicules qui la contiennent. C'est l'*acné ponctuée.* Quelquefois les boutons n'ont pas la forme pustuleuse ; ils sécrètent un liquide épais qui peut se concréter en squames ou en croûtes.

II. *Acné rosée* ou *couperose.* Elle consiste dans l'éruption successive de petits boutons pustuleux, acuminés, non fluents, isolés, dont la base est plus ou moins dure et entourée d'une auréole enflammée, et qui sont disséminés sur la face, principalement sur les joues, le nez et le front. Cette maladie offre des degrés et des nuances très-variés. Tantôt, et le plus souvent, les pustules sont rares, petites et superficielles ; la peau offre une coloration rosée plus ou moins vive, accompagnée d'une légère desquamation ; tantôt les téguments de la face sont en outre rugueux et hérissés de petites saillies ; les pustules se succèdent, se multiplient et envahissent toute la face, les oreilles et même le cou. Dans ces cas, il s'élève parfois sur la peau des tubercules rouges et violacés plus ou moins volumineux. Lorsque la couperose est portée au plus haut degré, l'irritation peut se propager jusqu'aux conjonctives et aux gencives. Dans certains cas assez rares, cette éruption reste bornée au nez, qui s'injecte, s'hypertrophie et devient difforme. La couperose est toujours indolente.

III. *Mentagre* ou *sycosis*. La mentagre est caractérisée par l'éruption successive de petites pustules pointues, semblables à celles de la couperose, éparses ou réunies en groupes sur le menton, les lèvres et les parties latérales de la face. Leur apparition est ordinairement précédée d'un sentiment de chaleur ou de tension. Tantôt elles sont disséminées et ont la forme de très-petits points rouges, qui deviennent de plus en plus saillants. Dès le deuxième ou le troisième jour, elles s'élargissent, et leur sommet devient purulent; du cinquième au septième, elles se rompent spontanément et sécrètent une petite quantité d'humeur qui forme une croûte brunâtre peu adhérente. Tantôt les pustules sont plus nombreuses et groupées, l'inflammation pénètre jusqu'au derme et même au tissu cellulaire sous-cutané; le menton, les régions sous-maxillaires et la lèvre supérieure présentent de petites tumeurs rougeâtres, dures, douloureuses et couvertes de pustules ou de croûtes assez épaisses, d'un brun-jaune verdâtre. Ordinairement les éruptions pustuleuses se renouvellent et se succèdent à des intervalles plus ou moins rapprochés. Lorsqu'elles ont lieu à plusieurs reprises sur les mêmes points, il se forme des indurations sous-cutanées qui ont l'apparence de gros tubercules. Ces tubercules peuvent, dans certains cas, se multiplier, se couvrir de nouvelles pustules et donner à la face un aspect repoussant.

Marche de l'acné. L'acné a une marche quelquefois aiguë, mais le plus souvent chronique; dans ce dernier cas elle peut se prolonger des mois et même des années; elle est sujette à de fréquentes récidives, surtout chez les personnes qui se livrent à des écarts de régime.

Pronostic. Il varie beaucoup, suivant l'âge du sujet, le degré de la maladie, sa marche aiguë ou chronique, etc. Dans la jeunesse, l'acné et ses variétés sont souvent des maladies légères et de peu de durée; dans l'âge adulte, au contraire, elles sont plus ou moins rebelles aux ressources de l'art. La mentagre est entretenue par la présence de la barbe et par l'action de se raser.

Traitement. Le traitement de l'acné varie suivant le degré d'intensité, l'ancienneté, les formes, les causes de cette maladie et une foule d'autres circonstances. Lorsque les pustules sont rares, isolées, peu enflammées, on fait usage de lotions avec l'eau distillée de roses, de petite sauge, de lavande, de mélisse, dans laquelle on ajoute un cinquième, un quart, un tiers ou même moitié d'alcool, suivant le degré d'excitation qu'on veut provoquer. Si cette irritation était trop peu marquée, on pourrait faire dissoudre dans cette liqueur quelques grains de deuto-chlorure de mercure (sublimé). On se propose, en agissant ainsi, de déterminer la résolution de l'éruption à l'aide d'une inflammation artificielle. On a quelquefois employé des vésicatoires dans la même intention, mais ce moyen, pouvant être dangereux, ne doit être prescrit qu'avec beaucoup de réserve. Il en est de même de la cautérisation avec l'acide hydrochlorique et le nitrate d'argent fondu, dont on fait parfois usage pour transformer une inflammation chronique en inflammation aiguë. Ces caustiques provoquent quelquefois un érysipèle grave.

Lorsque l'acné présente des pustules nombreuses et rapprochées et des tubercules enflammés et réunis à leur base, la méthode antiphlogistique doit être préférée aux applications stimulantes. Dans ces cas, on a souvent recours avec grand avantage aux saignées générales et aux applications réitérées de sangsues derrière les oreilles, aux tempes et aux ailes du nez. On peut revenir à quelques lotions stimulantes, lorsque l'irritation inflammatoire de la peau est bien tombée. On fait usage en même temps des bains tièdes, des boissons délayantes, des demi-lavements et des laxatifs, répétés de temps en temps.

On traite avec plus de succès les éruptions anciennes par les eaux minérales sulfureuses, telles que celles de Barèges, d'Aix en Savoie, de Cauterets, etc., par les douches et les bains de vapeur. Lorsque l'inflammation est tombée et que les pustules diminuent, on peut accélérer la résolution des tubercules à l'aide d'onctions avec une pommade contenant un seizième soit de proto-chlorure ammoniacal, soit de proto-sulfate de mercure, de proto-iodure ou d'iodure de soufre et une petite quantité de camphre. Dans la mentagre, on doit avoir soin de couper la barbe avec des ciseaux courbes sur le plat.

Le traitement que nous venons d'indiquer doit être secondé par une vie sobre et régulière, par l'usage des viandes blanches, des légumes frais, des fruits aqueux et fondants, par un exercice modéré et par l'éloignement des causes de la maladie.

Impétigo.

Dartre crustacée, psydracia.

Définition. L'impétigo est une inflammation cutanée apyrétique, non contagieuse, caractérisée, par de petites pustules agglomérées ou isolées, dont l'humeur forme en se desséchant des croûtes jaunâtres, rugueuses et proéminentes.

Causes. — 1° *Causes prédisposantes*. L'enfance, la jeunesse, le sexe féminin à l'époque critique, le tempérament lymphatique ou sanguin, la misère, la malpropreté, les privations de toute espèce, le printemps ou l'automne, une disposition particulière de la constitution.

2° *Causes occasionnelles*. L'influence sur la peau des substances irritantes, telles que celles du sucre brut, de la chaux, des poussières métalliques, etc., les excès de tous les genres, les exercices violents, les affections morales vives, le travail de la première ou de la seconde dentition.

Symptômes. L'impétigo débute ordinairement sans phénomènes précurseurs ; son invasion est quelquefois accompagnée de malaise, de céphalalgie et d'anorexie. Il peut se développer sur toutes les parties du corps et occuper une étendue plus ou moins grande ou circonscrite des téguments. Il commence par des taches rouges, plus ou moins distinctes, légèrement saillantes, ou par d'assez larges surfaces rouges, qui ne tardent pas à se couvrir de petites pustules à peine aussi grosses qu'un grain de millet, assez rapprochées et peu proéminentes au-dessus du niveau de la peau. Cette éruption est accompagnée d'un léger prurit et quelquefois de chaleur et d'une vive démangeaison. Les pustules s'ouvrent au bout d'un, deux ou trois jours et donnent issue à un liquide jaunâtre qui se concrète promptement en croûtes épaisses, jaunâtres, demi-transparentes, très-friables, ayant quelque ressemblance avec le miel desséché ou avec les sucs gommeux de certains arbres. Un fluide analogue suinte également des surfaces rouges, et contribue en se desséchant à augmenter l'étendue et l'épaisseur des croûtes.

Les pustules et les croûtes de l'impétigo présentent divers aspects et des siéges différents qui en ont fait admettre plusieurs variétés : tantôt ces pustules sont agglomérées et offrent dans leur ensemble une forme à peu près circulaire ou ovale, c'est l'*impetigo figurata* de Willan; tantôt elles sont éparses, disséminées et sans figure régulière : c'est l'*impetigo sparsa*; d'autres fois la surface pustuleuse est très-rouge, comme érysipélateuse et accompagnée d'une cuisson brûlante et d'un mouvement fébrile (*impetigo erysipelatodes*).

Il existe encore deux variétés remarquables par le siége qu'elles occupent; ce sont l'*impetigo larvalis* et l'*impetigo granulata*. — L'impetigo larvalis (*teigne muqueuse* d'Alibert) survient chez les enfants et quelquefois chez les jeunes gens, dont il couvre une étendue plus ou moins considérable de la face. Celle-ci est souvent presque entièrement cachée sous des croûtes épaisses comme sous un masque, d'où l'épithète de *larvalis* par laquelle on la désigne. Chez les très-jeunes enfants, cette éruption consiste parfois en quelques croûtes minces, répandues sur les tempes ou sur un petit nombre de points de la face, accompagnées d'un suintement peu abondant. C'est ce qu'on désigne généralement sous le nom de *croûtes de lait*. D'autres fois cette espèce d'impétigo envahit à la fois la face et le cuir chevelu qui sont couverts de croûtes jaunes, épaisses, exhalant une odeur nauséabonde, et donnant lieu à un prurit insupportable.

L'impetigo granulata (*teigne granulée*) a son siége au cuir chevelu. Des pustules jaunâtres, prurigineuses, sont suivies de petites croûtes d'abord grisâtres, ensuite brunâtres, inégales, séparées les unes des autres, éparses au milieu des cheveux, qui sont parfois collés ensemble dans divers points. Ceux-ci sont entourés à leur insertion de petites granulations sèches et friables, qui se détachent et restent éparses au milieu d'eux. La tête exhale une odeur nauséabonde fort désagréable.

Marche. L'impétigo est aigu ou chronique. Dans le premier cas, il reste ordinairement à l'état crustacé pendant deux ou trois septénaires. La chaleur, le prurit, le suintement diminuent ensuite, les croûtes tombent; la surface rouge qu'elles laissent à découvert offre quelquefois de légères gerçures, qui sont le siége d'un suintement léger. Celui-ci forme de nouvelles croûtes plus minces dont la chute est suivie de la résolution de l'éruption. — L'impétigo chronique peut durer des mois et même des années. Cette prolongation indéfinie est due tantôt à des éruptions successives de nouvelles pustules et de nouvelles croûtes qui remplacent celles qui disparaissent, tantôt à la persistance des croûtes, qui deviennent de plus en plus dures, épaisses, rugueuses et prennent une couleur d'un brun foncé, analogue à celle des écorces d'arbre (*impetigo scabida*).

Pronostic. L'impétigo n'est point une maladie dangereuse; mais à l'état chronique, c'est une affection fort incommode et repoussante; à l'état aigu, c'est généralement une éruption bénigne et légère. Elle est souvent constitutionnelle ou dépuratoire, principalement dans l'enfance et la vieillesse, et doit être respectée ou du moins traitée avec beaucoup de prudence et de réserve.

Traitement. Lorsque l'impétigo est évidemment un moyen que la nature emploie pour purifier la masse des humeurs, comme disaient les anciens, il faut respecter la maladie et s'abstenir de tout traitement. Dans les autres cas, les moyens dont on fait usage diffèrent suivant que l'impétigo est aigu ou chronique. L'impétigo aigu cède ordinairement assez facilement sous l'influence des soins de propreté, des lotions émollientes d'eau de graine de lin, de guimauve, de mauve, de lait, de son, etc.; des boissons rafraîchissantes et acidulées, des bains tièdes et des laxatifs. Les saignées générales ou locales sont indiquées lorsque l'éruption est étendue et qu'elle s'est développée chez des sujets jeunes, robustes et sanguins.

Dans l'impétigo-chronique, on fait usage des bains et des douches de vapeur, des purgatifs, des lotions alcalines ou acidulées. Mais le moyen qui obtient le plus de succès dans cette forme de la maladie, c'est le soufre diversement combiné, et employé à l'intérieur et à l'extérieur. On prescrit les onctions et les bains sulfureux et surtout les eaux minérales de Barèges, de Bonnes, de Cauterets, d'Enghien, qu'on administre en bains et à l'intérieur, soit seules, soit mêlées avec du lait. — Lorsque l'impétigo chronique résiste à ces moyens, on parvient quelquefois à le guérir en touchant légèrement la surface malade avec un acide affaibli, ou avec une solution étendue de nitrate d'argent, en faisant usage avec les précautions convenables des préparations arsénicales, en appliquant un vésicatoire sur la partie malade, etc. — Lorsque l'impétigo paraît lié à un état général de la constitution, il importe, avant tout, de combattre cet état par les moyens appropriés, tels que les préparations d'iode, de fer, de soufre, les toniques, etc. ; principalement dans les cas où l'on a affaire à des sujets scrofuleux, chlorotiques, débilités.

Favus ou Teigne.

Porrigo favosa, porrigo lupinosa, teigne faveuse.

Définition. Le favus est une maladie cutanée chronique, contagieuse, ayant son siége primitif dans les follicules pileux, caractérisée par des croûtes d'un jaune pâle, sèches, très-adhérentes, circulaires, déprimées à leur centre en forme de godet, ayant quelque ressemblance avec les alvéoles des ruches à miel, isolées ou agglomérées en larges incrustations.

Causes. — 1° *Causes prédisposantes.* La teigne peut survenir à tout âge, mais elle affecte plus particulièrement les enfants, surtout depuis sept jusqu'à neuf ans. Un tempérament lymphatique, la faiblesse, la misère, la malpropreté, une mauvaise nourriture, une habitation humide et malsaine favorisent son développement.

2° *Causes excitantes.* Le favus peut se développer spontanément ou par voie de contagion. Dans le premier cas, l'éruption survient sans cause occasionnelle évidente, et paraît tenir
à une disposition constitutionnelle inconnue. M. Bazin pense
que l'origine de la maladie est végétale et tient à un crypto-
game qui a les caractères microscopiques suivants, lorsqu'on
délaye une parcelle de croûte jaunâtre dans une goutte d'eau,
et qu'on la place sur l'objectif d'un microscope : une multitude
de petits grains arrondis, légèrement ovalaires, qu'on nomme
spores ou *sporules,* et des tubes plus ou moins nombreux, pleins
ou creux. Dans le second cas, les enfants contractent la maladie par suite de rapports avec d'autres enfants atteints de la
teigne, ou pour s'être servis de peignes, de bonnets, de cha-
peaux, de linges, d'habits ou d'autres objets à l'usage de ces
derniers. La propriété contagieuse du favus n'est pas très-éner-
gique ; elle exige, pour s'exercer, la réunion de certaines
conditions d'âge, de tempérament, de communication, etc.,
qui ne se rencontrent pas toujours.

Symptômes. Le favus se développe ordinairement au cuir
chevelu ; il peut aussi se montrer dans d'autres parties du corps
pourvues de follicules abondants et d'un tissu cellulaire sous-
cutané, dense et serré, telles que les tempes, le front, le dos,
les lombes, les coudes, les genoux, la partie inférieure et
externe des jambes, etc. Le favus paraît commencer par de
très-petites pustules, difficiles à voir à l'œil nu, dépassant à
peine le niveau de la peau et se couvrant promptement d'une
légère croûte jaune ; cette origine, du reste, est obscure et
contestée. Quoi qu'il en soit, cette éruption se manifeste à
l'extérieur sous forme de croûtes qui, dès leur première apparition, sont concaves et déprimées en godet à leur centre, et
accompagnées de démangeaison plus ou moins vive. Les croûtes, souvent traversées par un poil ou un cheveu, sont sèches,
d'un jaune clair, très-adhérentes au tissu de la peau dans lequel elles sont comme enchâssées ; elles augmentent peu à
peu d'épaisseur et d'étendue. Tantôt elles restent isolées les
unes des autres, en conservant la forme circulaire qu'elles
avaient dans les premiers temps ; tantôt elles sont nombreuses

et confluentes, et s'unissent par leurs bords avec les croûtes voisines de manière à constituer de larges incrustations, dont la surface offre des dépressions et des saillies intermédiaires analogues aux alvéoles d'une ruche à miel. Les croûtes faveuses sont quelquefois disposées en forme d'anneaux sur le cuir chevelu (c'est le *porrigo scutulata* de Willan, la *teigne nummulaire* ou *annulaire* d'autres auteurs). L'humeur qui forme ces croûtes exhale une odeur nauséabonde, qu'on a comparée à l'odeur de souris ou d'urine de chat. Sous les croûtes, la peau est rouge et excoriée, quelquefois à une certaine profondeur, lorsque l'éruption est ancienne. A la longue, le favus altère et détruit les bulbes pilifères, les cheveux tombent; il en résulte souvent une alopécie incurable. Cette maladie donne fréquemment lieu à l'engorgement des ganglions lymphatiques du cou et de l'occiput. Le favus ne produit par lui-même ni fièvre, ni aucune autre altération notable des fonctions.

Marche. — Durée. — Terminaisons. Le favus est toujours une maladie chronique qui se prolonge ordinairement pendant plusieurs années. Cependant il guérit parfois spontanément après quelques mois de durée. Dans ce cas, les croûtes tombent, la peau, d'abord rouge ou même excoriée, revient peu à peu à sa couleur et à sa disposition normales.

Pronostic. La teigne est généralement une maladie opiniâtre et très-difficile à guérir. Dans certains cas rares, lorsque son développement a coïncidé avec la cessation de quelque affection grave, lorsque la santé des enfants s'est améliorée depuis l'éruption, il est prudent d'ajourner indéfiniment le traitement de celle-ci.

Traitement. Un régime sobre et doux, une propreté parfaite, le nettoiement habituel de la partie malade sont les premiers soins que réclame la teigne. Le favus suite de contagion, qui a son siége exclusif au tronc ou sur les membres, cède ordinairement assez facilement aux bains simples, alcalins ou sulfureux. Lorsqu'il n'y a que quelques croûtes éparses, on peut se borner à les faire tomber par l'application de cataplasmes émollients, et à cautériser ensuite les surfaces faveuses avec le nitrate d'argent. — Le favus du cuir chevelu est beaucoup plus difficile à guérir. Celui qui n'est pas ancien est quelquefois combattu avec succès par des lotions et des cataplasmes émollients appliqués sur la tête, par des lotions et des bains alcalins et sulfureux, secondés par des purgatifs et par un ou deux vésicatoires aux bras, dont on entretient la suppuration pendant plusieurs mois. Si ces moyens ne réussissent pas, on y ajoute des onctions avec la pommade soufrée ou avec des pommades dans lesquelles on fait entrer les iodures de soufre, d'ammoniaque, de mercure à la dose d'un scrupule à un gros sur une once d'excipient graisseux; mais cette méthode ne produit souvent qu'une amélioration passagère, surtout lorsque la maladie est ancienne. — Les favus anciens du cuir chevelu sont surtout très-rebelles, et l'on ne peut ordinairement en obtenir la guérison sans arracher les cheveux, ou en provoquer la chute par un procédé quelconque. On arrivait autrefois à ce résultat en couvrant la tête d'un emplâtre agglutinatif nommé vulgairement la *calotte,* et qui était principalement composé de vinaigre, de poix noire, de résine, de vert de gris et d'éthiops antimonial. Au bout de deux ou trois jours, on enlevait brusquement l'emplâtre qui, étant intimement adhérent aux cheveux, en arrachait une grande quantité. Ce procédé était si douloureux et si cruel qu'aujourd'hui on y a presque entièrement renoncé. Il existe d'autres méthodes épilatoires que nous passerons sous silence, parce que leur utilité n'est pas suffisamment prouvée. Nous nous bornerons à exposer succinctement celle des frères Mahon, dont la supériorité est établie par de nombreux et incontestables succès : après avoir coupé les cheveux à deux pouces du cuir chevelu, on fait tomber les croûtes à l'aide d'applications émollientes, puis on nettoie la peau avec des lotions savonneuses. On fait ensuite tous les deux jours des onctions sur la tête avec une pommade composée de saindoux et d'une poudre épilatoire, dont la composition est secrète, mais qui, d'après l'analyse qui en a été faite par M. Chevalier [1], paraît devoir sa

---

[1] D'après M. Chevalier, cette poudre contient de la chaux éteinte et presque carbonatée, de la silice, de l'alumine, de l'oxide de fer, du sous-carbonate de potasse, et du charbon.

vertu à la chaux et au sous-carbonate de potasse qu'elle contient. Cette poudre, numérotée 1, 2 et 3 suivant la quantité des substances actives qui la composent, est employée dans cet ordre et successivement par les frères Mahon. Ils saupoudrent en outre, une fois par semaine, le cuir chevelu avec quelques pincées de la poudre épilatoire. Les jours où l'on ne pratique pas d'onction, on peigne doucement les malades avec un peigne fin bien huilé ou graissé qui enlève les cheveux sans douleurs. On procède de la sorte pendant un mois ou un mois et demi. On remplace alors la première ou la seconde pommade par la troisième, contenant une poudre plus active, qu'on emploie de la même manière pendant quinze jours ou un mois, suivant la gravité de la maladie. On ne fait plus alors que deux onctions par semaine jusqu'à ce que les rougeurs du cuir chevelu se soient tout à fait dissipées. En sept ans (de 1807 à 1813), MM. Mahon ont guéri par cette méthode 908 malades au bureau central des hôpitaux de Paris. Les individus traités n'ont éprouvé aucun accident de l'emploi des poudres épilatoires, et les cheveux ont constamment repoussé lorsque la teigne n'avait pas détruit les follicules pilifères. Le nombre moyen des pansements a été de 53 à 56.

M. Bazin obtient des succès solides par le traitement suivant : après avoir nettoyé la tête avec des cataplasmes émollients et des lotions d'eau savonneuse, il coupe les cheveux à un centimètre et demi du cuir chevelu ; après cela, il étend chaque jour pendant une semaine une couche d'huile de cade sur la tête ; ensuite il fait arracher les cheveux un à un ou en petits pinceaux à l'aide d'une pince à large mors, en ayant soin de les tirer exactement dans le sens de leur implantation. Cela fait, on lave de suite la tête avec une éponge ou une brosse imbibée d'un liquide ainsi composé : eau distillée, 500 grammes ; sublimé, 1 à 2 grammes ; alcool, quelques gouttes. On continue ces lotions pendant cinq à six jours ; on les remplace ensuite par des onctions faites, tous les deux jours, le soir, avec la pommade suivante : axonge, 100 grammes ; acétate de cuivre, 25 à 50 centigrammes. — A la faveur de ce traitement, les cheveux repoussent bientôt ; mais il faut recommencer le même traitement une seconde et même une troisième fois. La guérison n'est bien solide qu'après cinq, six ou huit mois.

Ecthyma.

Définition. L'ecthyma est une inflammation de la peau, caractérisée par des pustules larges, arrondies, discrètes, à base dure et rouge, qui se dessèchent sous forme de croûtes brunes et épaisses, dont la chute laisse sur la peau des empreintes rougeâtres ou de petites cicatrices.

Causes. L'ecthyma attaque plus souvent les femmes que les hommes, les personnes dont la peau est brune et sèche, celles qui sont au déclin de l'âge, dont la constitution a été affaiblie par la misère, les privations, les affections morales profondes. Il se montre plutôt dans l'automne et l'hiver qu'au printemps et en été. — Dans certains cas, cette éruption paraît liée à d'autres maladies, telles que l'asthme, certaines phlegmasies chroniques d'organes intérieurs, un état cachectique général. Des frictions ou des applications irritantes sur la peau peuvent l'occasionner.

Symptômes. L'ecthyma peut se montrer sur toutes les régions du corps, mais principalement aux épaules, au cou, aux membres et à la poitrine.

Il est quelquefois précédé de malaise, de céphalalgie, de nausées, d'anorexie. Il commence par de gros boutons rouges, durs, conoïdes, isolés les uns des autres, d'un volume qui varie entre celui d'une lentille et celui d'un gros pois. Ces boutons s'élargissent à leur base et deviennent purulents à leur sommet. Ils s'ouvrent bientôt, et sont remplacés par des croûtes brunes, très-adhérentes à la peau. Lorsque celles-ci tombent, il reste sur les points de la peau où elles avaient leur siége des taches d'un rouge livide, au centre desquelles on observe souvent une petite cicatrice. L'ecthyma est aigu ou chronique. Le premier se termine au bout d'un ou deux septénaires par la chute des croûtes. Le second, plus fréquent que le premier, peut se prolonger pendant plusieurs mois ; il présente dans son cours plusieurs éruptions successives de nouveaux boutons, qui offrent la même marche que ceux de l'ecthyma aigu.

Pronostic. L'ecthyma n'est point une maladie dangereuse ; il ne pourrait le devenir que dans le cas de complications, chez des sujets dont la constitution serait gravement détériorée.

Traitement. Le traitement de cette éruption doit d'abord être dirigé contre l'état général de la constitution, dont il est souvent un des effets. On remplira cette indication à l'aide des moyens hygiéniques : une habitation salubre, une propreté parfaite, un régime restaurant, composé d'aliments bien nourrissants et faciles à digérer, et par l'emploi des toniques et des dépuratifs, si le malade présente des symptômes de débilité qui en réclament l'emploi. — On prescrit, en outre, dans l'ecthyma aigu, les lotions et les applications émollientes, et les bains généraux simples ou émollients, et dans l'ecthyma chronique, les bains alcalins ou sulfureux, secondés par quelques boissons laxatives et dépuratives.

PHLEGMASIES PAPULEUSES.

Il n'y a que deux maladies de cette espèce, le lichen et le prurigo.

Lichen.

Définition. Le lichen est caractérisé par de petites élevures pleines et solides (*papules*), rougeâtres ou de la couleur de la peau, prurigineuses, le plus souvent agglomérées, se terminant ordinairement par une desquamation furfuracée, quelquefois par des excoriations superficielles.

Causes. Le lichen tient souvent, comme la plupart des maladies de la peau, à des causes inappréciables, à une disposition constitutionnelle générale, inconnue dans sa nature. Il attaque tous les âges ; les enfants à la mamelle, ceux qui font des dents, les adultes d'une constitution nerveuse et irritable y sont plus particulièrement prédisposés. Il se montre ordinairement pendant le printemps et l'été. L'usage habituel des liqueurs spiritueuses, certaines inflammations gastro-intestinales paraissent favoriser le développement du lichen agrius.

Symptômes. Le lichen débute ordinairement sans phénomènes précurseurs sensibles; dans quelques cas, il est précédé d'un petit mouvement fébrile. Il a son siége à la face, au cou, aux membres supérieurs. Son étendue est en général fort limitée; mais il peut se répandre sur une grande partie des téguments ou sur toute la surface du corps. Il se manifeste par de très-petites papules, agglomérées, miliaires, ou d'un volume qui dépasse peu celui d'un grain de millet, ne contenant ni pus, ni sérosité, d'une couleur tantôt rosée, tantôt rouge, tantôt peu différente de celle de la peau. Elles sont accompagnées d'un sentiment de fourmillement ou de prurit plus ou moins incommode.

Le lichen est aigu ou chronique. Le lichen aigu se termine, en un ou deux septénaires, par une légère desquamation furfuracée. Le lichen chronique peut se prolonger des mois et des années, par des éruptions successives de nouvelles papules qui persistent fort longtemps; la peau reste dure, rugueuse, hérissée de petites saillies. Quelquefois les papules s'excorient et sécrètent une humeur visqueuse qui se dessèche en petites squames croûteuses très-adhérentes.

Le lichen présente dans son aspect plusieurs variétés, dont trois principales méritent d'être indiquées, ce sont : le lichen *simple,* le lichen *agrius* et le *strophulus.* — Le lichen simple est caractérisé par de petites papules peu ou point rouges qui se dissipent en quelques jours. Le lichen agrius (féroce) se distingue par des papules rouges, nombreuses, très-prurigineuses, souvent écorchées par les doigts, ou s'excoriant à leur sommet d'où suinte une humeur qui forme de petites croûtes minces. Il est aigu ou chronique. — Le strophulus s'observe principalement chez les enfants à la mamelle et chez ceux qui sont travaillés par la dentition. Il occupe souvent la face. Il se fait remarquer par des groupes de petites papules, tantôt de la couleur de la peau, tantôt rosées ou rouges, ou seulement environnées d'une petite auréole inflammatoire, tantôt entremêlées avec de petites taches érythémateuses.

Diagnostic. On pourrait quelquefois confondre le lichen avec le prurigo et la gale. Mais le prurigo se distingue du lichen par des papules plus larges, plus aplaties, de la même couleur que la peau, ayant de petites concrétions sanguines à leur sommet; la gale est caractérisée par des vésicules dont le principal siége est entre les doigts.

Traitement. Le lichen récent et peu intense cède ordinairement à un régime adoucissant et léger, aux boissons délayantes, acidulées, laxatives, aux bains tièdes et aux soins de propreté. Dans le lichen chronique et rebelle, on fait usage à l'intérieur des limonades aux acides minéraux, surtout à l'acide sulfurique, quelquefois des préparations ferrugineuses (lorsque le malade est faible et pâle), et dans certaines circonstances, des solutions arsenicales de Fowler et de Pearson employées avec les précautions que réclament des médicaments si dangereux. On emploie à l'extérieur les bains sulfureux, les onctions avec les onguents résolutifs et sulfureux [1]; dans quelques cas, les vésicatoires. — Le lichen agrius, chez les sujets d'une bonne constitution, réclame d'abord un traitement antiphlogistique, les boissons délayantes, les bains émollients et les émissions sanguines générales et locales; on en vient ensuite aux préparations sulfureuses à l'intérieur et à l'extérieur.

Prurigo.

Pruritus, scabies papuliformis.

Définition. Le prurigo est une phlegmasie cutanée non contagieuse, caractérisée par des papules ayant à peu près la même couleur que la peau, et accompagnées d'une très-vive démangeaison.

Causes. Le prurigo attaque plus particulièrement les enfants et les vieillards; il est plus fréquent chez les pauvres que chez les riches, chez les hommes que chez les femmes. La malpropreté, les lieux bas et humides, une mauvaise nourriture,

---

[1] On peut employer les pommades suivantes : — Axonge, une once; soufre, un gros; sous-carbonate de potasse, demi-gros. — Ou bien : Axonge, une once; calomel, un gros; camphre, dix-huit grains.

l'abus des liqueurs alcooliques, des salaisons, des mets épicés, le défaut ou l'irrégularité de la menstruation, les chagrins, les fatigues excessives, sont considérés comme des causes de prurigo.

Symptômes. Le prurigo se développe en même temps ou successivement sur plusieurs régions du corps, et principalement sur les épaules, la partie supérieure de la poitrine, les lombes, la partie externe des bras et des cuisses, etc. Il est quelquefois borné à certaines parties peu étendues, telles que l'anus, les parties externes de la génération chez l'homme et chez la femme, la plante des pieds, etc. — Il se manifeste par des papules (petits boutons pleins et solides), discrètes, isolées, peu volumineuses, aplaties, qui donnent lieu à une vive démangeaison, et dont la couleur est la même que celle de la peau. Le prurit augmente par la chaleur du lit et prive les malades de sommeil; il est souvent si intolérable, que ceux-ci se grattent avec fureur, se déchirent la peau avec les ongles, ou se frottent avec des brosses dures. Beaucoup de papules présentent une petite croûte noire, grosse comme la tête d'une épingle, croûte qui n'est autre chose qu'une petite gouttelette de sang qui s'est desséché à leur sommet écorché par les ongles. La démangeaison offre ordinairement des rémissions de trois ou quatre heures. — Le prurigo peu intense peut se terminer, en deux ou trois septénaires, par la disparition des papules, qui s'effacent sans laisser de traces. Mais bien souvent la maladie s'invétère et se prolonge pendant des mois et des années. Dans ce cas, les papules sont plus dures, plus larges et plus saillantes, la peau s'épaissit et devient rugueuse, l'épiderme se détache habituellement sous forme d'une légère poussière farineuse.

Bateman admet comme variétés du prurigo le *prurigo mitis,* dans lequel la démangeaison est modérée et temporaire; le *prurigo formicans,* qui est accompagné d'un prurit intolérable et d'un sentiment de fourmillement; le *prurigo senilis,* qui est propre aux vieillards et parfois compliqué de la présence de poux; le *prurigo partiel,* qui occupe le siège ou les parties génitales de l'un et de l'autre sexe.

Pronostic. Le prurigo est souvent une maladie sérieuse à

cause de la difficulté de le guérir et des démangeaisons intolérables qu'il occasionne fréquemment ; il n'offre d'ailleurs aucun danger pour la vie.

Traitement. Le traitement du prurigo varie suivant son intensité, son ancienneté, l'âge du malade, le siége et la forme de la maladie. — Lorsque l'éruption est aiguë et que le sujet a une bonne constitution, on fait usage, dans les premiers temps, de la saignée générale ou locale, des boissons rafraichissantes, délayantes, nitrées, acidulées, des bains tièdes, des lotions et des applications froides. Si ces moyens sont infructueux, on emploie à l'intérieur des boissons acidulées avec les acides hydrochlorique, nitrique ou sulfurique (un gros par pinte), ou rendues alcalines par l'addition du sous-carbonate de potasse ou de soude, les boissons laxatives, les purgatifs, le soufre uni à la magnésie, et chez les sujets faibles, les tisanes amères, le houblon, la patience, la gentiane, le vin antiscorbutique et les préparations ferrugineuses ; les opiacés sont indiqués contre les paroxysmes violents de prurit. On prescrit en même temps, à l'extérieur, les bains alcalins ou gélatino-alcalins, les lotions savonneuses, narcotiques, les onctions avec des pommades dans lesquelles le camphre, le laudanum, la belladone sont unis au soufre, au sous-carbonate de potasse, à la chaux. Ces moyens doivent être secondés par un régime doux, principalement composé de légumes frais, de fruits mûrs, de viandes blanches, de laitage.

PHLEGMASIES SQUAMEUSES.

Ce sont la lèpre, le psoriasis, le pityriasis et la pellagre.

Lèpre.

Alphos, leucé, mélas, dartre furfuracée arrondie d'Alibert.

Définition. Le nom de lèpre, qu'on appliquait autrefois à la plupart des maladies cutanées chroniques et graves, est employé par les dermatologistes modernes pour exprimer une affection chronique de la peau qui présente les caractères suivants : plaques écailleuses, rosées, arrondies, élevées sur les bords, déprimées au centre, recouvertes de squames minces d'un blanc nacré.

Causes. Elles sont fort obscures et peu connues. La lèpre survient dans tous les âges et toutes les saisons; elle est plus commune chez les hommes que chez les femmes, surtout chez ceux qui sont exposés à une température élevée, comme les forgerons, les cuisiniers, etc. On compte parmi ses causes : l'hérédité, une température froide et humide, les eaux minérales excitantes, la misère, la malpropreté, l'abus des boissons alcooliques, un long usage des aliments salés et épicés, les affections morales vives. Mais elle se développe parfois sous les meilleures influences hygiéniques.

Symptômes. La lèpre se manifeste sur toutes les parties du corps, principalement sur les membres, autour des articulations. Elle débute par de très-petites élevures arrondies, dépassant peu le niveau de la peau, et se recouvrant bientôt d'une squame blanche très-mince, qui se détache assez promptement. La surface d'où cette squame est tombée s'élargit graduellement et prend la forme d'une plaque en conservant une figure arrondie; elle se couvre de nouvelles écailles sèches, nacrées, luisantes, d'un gris de perle, dont le bord rosé ou rouge est légèrement élevé, tandis que leur centre est un peu déprimé. Ces squames se développent principalement à la circonférence des plaques ou anneaux; elles se superposent les unes aux autres, et forment ainsi des couches plus ou moins épaisses et saillantes. Elles tombent partiellement et laissent à découvert de petites surfaces arrondies qui sont rouges et luisantes; mais elles ne tardent pas à se reproduire, ce qui peut arriver bien souvent pendant la longue durée de la lèpre. Le centre des plaques ou anneaux lépreux conserve souvent son intégrité. Cette maladie n'est généralement accompagnée d'aucune autre sensation qu'une légère démangeaison qui se fait sentir lorsque la chaleur de la peau est augmentée. Cependant, si les plaques sont enflammées et très-nombreuses, elle peut être accompagnée de douleur et de tension. — La lèpre est une maladie chronique qui peut persister des mois et des années, et dont la durée est indéfinie. Lorsqu'elle guérit spontanément ou par l'effet de l'art, cette heureuse terminaison s'opère lentement, par la chute graduelle des écailles qui cessent de se reproduire. — La lèpre est une maladie plus désagréable que pénible et dangereuse; elle est généralement fort rebelle.

Traitement. Le traitement de la lèpre doit être varié suivant une foule de circonstances. Lorsque celle-ci est récente, très-étendue et accompagnée de démangeaison et de tension, on obtient un soulagement assez rapide, et quelquefois même la guérison, par l'emploi des bains émollients et gélatineux, des bains de vapeur et des onctions avec la crème, le beurre frais et le saindoux. — Lorsque la maladie est ancienne, on a recours aux lotions et aux bains sulfureux, aux eaux de Barèges, de Cauterets, de Bagnères, d'Enghien, employées en bains, aux bains de mer naturels ou artificiels, aux bains alcalins, aux lotions stimulantes faites avec de l'eau alcoolisée, ou avec une dissolution de sulfure de potasse. Si ces moyens ne réussissent pas, on conseille d'appliquer pendant plusieurs mois, sur les surfaces lépreuses dont les écailles sont tombées, de légères couches d'onguent de poix blanche, de goudron ou de nitrate de mercure étendu ou mélangé avec du cérat de saturne. On en fait des onctions le soir; le matin on lave la peau avec de l'eau tiède pure ou légèrement savonneuse. M. Rayer recommande, comme un moyen dont il a obtenu beaucoup de succès, des frictions avec un gros ou même une demi-once par jour de pommade de précipité blanc (un gros sur une once d'axonge) ou avec une pommade d'iodure de soufre (douze grains pour une once de graisse). — De petits vésicatoires volants ou la cautérisation superficielle ont quelquefois réussi lorsque les plaques lépreuses étaient peu nombreuses et très-anciennes. — On conseille à l'intérieur la décoction de douce-amère, à la dose d'une demi-once, puis d'une once ou même de deux onces pour une pinte d'eau; les purgatifs salins ou mieux le calomel associé au jalap ou à la rhubarbe. On a parfois guéri assez promptement la lèpre légère à l'aide de la teinture de cantharides administrée graduellement à la dose de cinq, de dix, quinze, vingt gouttes et au delà dans une boisson mucilagineuse. — Dans les cas rebelles aux divers moyens que nous venons d'indiquer, on peut en venir aux préparations arsenicales. On donne la solution de Fowler à la dose de quatre ou cinq gouttes par jour, qu'on peut élever graduellement et avec précaution jusqu'à quinze, en la continuant pendant plusieurs mois. L'action des divers agents employés contre la lèpre doit être secondée par une vie sobre et régulière et par un régime principalement composé de viandes blanches, de laitage, de légumes frais et de fruits aqueux et fondants.

Psoriasis.

Dartre squameuse sèche, dartre écailleuse, dartre squameuse lichénoïde, etc.

Définition. Le psoriasis a une grande analogie avec la lèpre, dont elle n'est qu'une variété, suivant quelques auteurs. Elle est caractérisée par de petites élevures solides, qui se transforment en plaques squameuses, non déprimées à leur centre et de dimensions variées.

Causes. L'hérédité, l'âge adulte, le tempérament sanguin et nerveux surtout chez les femmes, l'automne et le printemps, toutes les irritations directes ou indirectes de la peau.

Symptômes. Le psoriasis peut être borné à quelques régions ou s'étendre à une grande partie et même à la totalité de la surface cutanée. Chacune des plaques qui constituent cette maladie commence par une petite élevure solide, rouge, grosse comme une tête d'épingle, et dont le sommet ne tarde pas à se couvrir d'une petite écaille ou squame d'un blanc mat. Ces plaques sont irrégulièrement arrondies, souvent isolées et semées à la surface du corps, comme les gouttes d'un liquide dont on aurait arrosé les téguments. On a donné à cette forme le nom de *psoriasis guttata*. Les squames sont plus ou moins adhérentes au derme, qui paraît rouge et irrité lorsqu'elles se détachent. Quelquefois les plaques sont nombreuses, larges, de forme et de dimensions très-variables et si rapprochées les unes des autres, qu'elles se confondent par leurs bords correspondants (*psoriasis confluent*). Dans ce cas, les malades éprouvent une démangeaison et une douleur assez vives qui augmentent sous l'influence de la chaleur. Lorsque le psoriasis dure depuis longtemps, les squames deviennent sèches, dures, blanches et épaisses, le tissu de la peau s'épaissit, s'endurcit et présente des gerçures nombreuses (*psoriasis inveterata*), quelquefois saignantes, accompagnées de prurit brûlant. — Le psoriasis est toujours une maladie chronique, dont la durée varie de plusieurs mois à quelques années.

Traitement. Il est le même que celui de la lèpre.

Pityriasis.

Porrigo, dartre furfuracée et teigne amiantacée d'Alibert.

Définition. Le pityriasis est une inflammation chronique de la peau caractérisée par une desquamation de l'épiderme, qui se détache en petites lamelles blanchâtres, ressemblant au son ou à la farine.

Causes. Les causes de cette maladie sont fort obscures, et, dans le plus grand nombre des cas, on les ignore entièrement.

Symptômes. Le pityriasis est général ou local. Le pityriasis général, maladie rare et rebelle, débute, sans phénomènes précurseurs, par un fourmillement fatigant ou de vives démangeaisons. La région de la peau affectée offre des taches rouges superficielles, quelquefois une augmentation de la chaleur et même un peu de gonflement du tissu cellulaire sous-cutané. Quelques jours après la rougeur diminue ou disparaît; l'épiderme se fendille et se détache, tantôt en lamelles foliacées de trois à huit lignes de diamètre, tantôt en écailles plus petites qui ont l'apparence du son ou de la farine. Cette chute continuelle d'écailles épidermiques donne à la peau un aspect rugueux, blanchâtre et pulvérulent, comme si l'on avait répandu une couche légère de ces poudres à sa surface. Dans les points où la desquamation s'est opérée ou s'opère, surtout si elle a été provoquée par l'action des ongles, les téguments ont une teinte rosée ou rouge; souvent même, lorsque les malades se sont trop abandonnés au besoin et au plaisir de se gratter, la peau est le siége d'un suintement séreux et jaunâtre, parfois assez abondant pour imprégner les linges et les vêtements. Le pityriasis général est accompagné d'un prurit très-vif, dont les malades se soulagent en se grattant; le plus souvent il n'occasionne aucun dérangement notable des principales fonctions de l'économie. Lorsque cette affection occupe une grande partie des téguments, il tombe chaque jour dans le lit des malades une quantité assez considérable d'écailles furfuracées ou farineuses. — Le pityriasis offre d'ailleurs une foule de variétés dans sa durée et ses symptômes.

Le pityriasis local peut affecter chaque région de la peau isolément; ses variétés principales sont celles du cuir chevelu, des paupières, des lèvres, de la paume des mains, de la plante des pieds, des parties génitales, etc.

Le pityriasis du cuir chevelu est assez commun. Il est accompagné de démangeaisons assez vives, d'une desquamation furfuracée continuelle, et quelquefois d'un suintement d'humeur visqueuse qui colle les cheveux et les squames en masses plus ou moins volumineuses. Dans ce cas, les couches les plus superficielles sont parfois sèches et friables et d'un aspect analogue à celui de l'amiante (*teigne amiantacée* d'Alibert).

Le pityriasis est une maladie chronique, dont la durée varie de quelques mois à plusieurs années. — Celui qui est général est une des affections cutanées les plus rebelles; celui qui est local est souvent difficile à guérir, et sujet à de fréquentes récidives.

Traitement. Lorsque le pityriasis est accompagné de symptômes prononcés d'irritation, tels qu'une rougeur vive, un suintement séreux, abondant, un engorgement du tissu cellulaire sous-cutané, on obtient un soulagement prompt, mais passager, à l'aide des émissions sanguines, des bains mucilagineux et des boissons délayantes. On en vient ensuite aux bains de vapeur, aux bains sulfureux et aux préparations sulfureuses à l'intérieur, surtout lorsque la rougeur de la peau s'est dissipée. On fait usage de l'opium pour calmer l'agitation et l'insomnie qui résultent des démangeaisons. — Le pityriasis du cuir chevelu n'exige que des soins de propreté et des onctions avec des pommades adoucissantes, lorsqu'il consiste seulement en une desquamation furfuracée sans suintement séreux. Dans la variété appelée *teigne amiantacée*, on commence par ramollir les squames et les cheveux collés à l'aide de cataplasmes émollients ; on coupe ensuite les cheveux, et on fait usage concurremment des bains de vapeur et des purgatifs. — Dans toutes les variétés de pityriasis, il importe de modifier la constitution par un régime doux, composé de végétaux frais et de viandes blanches, et continué pendant longtemps.

Pellagre.

Définition. La pellagre est une maladie chronique de la peau, qui règne endémiquement parmi les paysans de plusieurs villages de la haute Italie, de la Garonne, de la Gironde, etc. Elle est caractérisée par une éruption érythémateuse et squameuse, occupant principalement la face dorsale des mains et des pieds, revenant périodiquement tous les printemps et s'accompagnant au bout d'un certain temps d'un trouble des fonctions digestives et des facultés intellectuelles.

Causes. — *Causes prédisposantes.* Elle n'affecte que les paysans ; elle est héréditaire, et règne pendant le printemps.

Causes excitantes. Jusqu'ici elles ne sont pas bien connues. On a attribué la pellagre à l'insolation, à la misère, à l'usage du raifort sauvage, de l'ivraie mêlée au froment, à certains miasmes, à la contagion. La cause la mieux prouvée, c'est l'usage exclusif du maïs comme aliment.

Symptômes. La maladie débute vers l'équinoxe du printemps, tantôt sans phénomènes précurseurs, tantôt par de l'ennui, de la tristesse, des vertiges, etc. La peau de la face dorsale des mains et des pieds, quelquefois du cou, du dos, du visage, après avoir fait éprouver un sentiment de tension, de démangeaison et de chaleur, devient rouge, luisante, ensuite livide. Un ou deux mois après l'épiderme se ride, se fend et se détache sous forme d'écailles très-fines ; un nouvel épiderme se reforme, et la santé est entière jusqu'au printemps suivant. Mais à cette époque la maladie se renouvelle avec tous ses symptômes ; elle revient ainsi jusqu'à la troisième ou la quatrième année. C'est alors que des symptômes généraux variés se joignent souvent aux phénomènes locaux : borborygmes, renvois, constipation, pouls faible, tremblement dans les jambes, trouble de la vue, délire mélancolique ou furieux, penchant au suicide, parfois mouvements convulsifs, sommeil troublé, quelquefois tuméfaction des gencives, aphthes auxquels succèdent des ulcérations étendues, ptyalisme, sueur fétide. La peau devient sèche, rude, sillonnée, couverte d'écailles épaisses. Parvenue à cette période, les intermittences, qui avaient lieu pendant l'été, l'automne et l'hiver, sont à peine marquées. Au retour du 4e, 5e, 6e, quelquefois même du 7e printemps, les symptômes s'aggravent; une diarrhée colliquative avec météorisme épuise promptement les malades, qui meurent dans le marasme, épuisés par une fièvre lente. — La pellagre est toujours une maladie très-grave, mais elle peut être enrayée dans sa marche en changeant la manière de vivre du malade dans les premières années de son invasion.

Traitement. Le meilleur moyen de guérir cette maladie consisterait à faire changer les malades de pays et à leur faire suivre un régime entièrement différent de celui qui leur était habituel. Mais on sent que ce moyen est le plus souvent impraticable. Le traitement qui a le mieux réussi consiste dans l'emploi des bains tièdes, et dans un régime nourrissant composé de jus de viandes, de gélatine, d'œufs, de lait et de vin. Les antiscorbutiques ont été utiles dans beaucoup de cas. On combat les symptômes cérébraux par les sangsues au cou et les purgatifs, et la diarrhée par l'opium et la racine de simarouba et de colombo. L'affection cutanée réclame les applications et les bains émollients. Le plus souvent tous les traitements sont infructueux.

PHLEGMASIES TUBERCULEUSES.

Ce sont le lupus et l'éléphantiasis des Grecs.

Lupus.

Dartre rongeante.

Définition. Le lupus est une inflammation cutanée chronique, commençant le plus souvent par des tubercules plus ou moins volumineux, et caractérisée par des ulcères ichoreux et rongeants qui se recouvrent de croûtes brunâtres.

Causes. Cette maladie est assez rare ; elle survient ordinairement entre seize et vingt-cinq ans. Les enfants scrofuleux y sont surtout exposés ; mais elle atteint parfois des personnes robustes. Elle est plus fréquente à la campagne qu'à la ville, chez les femmes que chez les hommes. La misère, les aliments âcres, les viandes fermentées, les vieux fromages paraissent y prédisposer ou l'occasionner. Elle n'est pas contagieuse.

Symptômes. Le lupus se développe le plus souvent au visage, et principalement au nez et à la lèvre supérieure, quoiqu'on l'observe quelquefois aux membres ou au tronc. Il commence ordinairement par un ou plusieurs tubercules, larges, aplatis, mal circonscrits, prurigineux ou indolents, d'un rouge brun ou livide ; ces tubercules se confondent en s'étendant et s'ulcèrent. Les ulcérations se recouvrent de croûtes verdâtres et brunâtres, sèches et adhérentes, sous lesquelles coule une humeur ichoreuse qui irrite et rougit les parties voisines. Cet ulcère peut rester stationnaire et presque indolent pendant longtemps ; d'autres fois il se cicatrise dans son siége primitif et se propage aux environs en rampant, et rongeant l'épiderme et le tissu réticulaire de la peau. Dans d'autres circonstances, le lupus exerce surtout ses ravages en profondeur, et détruit la peau et les tissus sous-cutanés jusqu'aux os, qu'il respecte. De là les plus hideuses déformations : la destruction du nez, qui n'offre plus à sa place qu'une ouverture triangulaire, l'éraillement et le renversement des paupières, des cicatrices sur les lèvres et sur les joues, profondes, irrégulières, difformes, et analogues à celles que produisent les brûlures, etc. Ces ravages occasionnent peu de douleur ou sont accompagnés d'un sentiment de démangeaison, de cuisson et de chaleur. La santé générale des malades n'est cependant nullement altérée. — Le lupus présente d'ailleurs dans son intensité et son étendue de nombreuses variétés. — Il peut durer des mois et même des années. — Son pronostic est toujours très-fâcheux, à cause des destructions qu'il occasionne et des cicatrices indélébiles et difformes qu'il laisse à sa suite.

Traitement. Le lupus présente pour indication d'arrêter le plus promptement possible les progrès de la destruction des tissus. On y parvient par la cautérisation des surfaces ulcérées; mais, avant d'en faire usage, on fait tomber les croûtes par des douches de vapeur ou des cataplasmes émollients; on nettoie et on lave l'ulcère, et l'on modère l'inflammation, s'il en existe, par des bains tièdes et quelques sangsues. On essaye également de provoquer la cicatrisation à l'aide d'onctions avec une pommade d'iodures de soufre ou de mercure, dans laquelle ces substances entrent dans la proportion de de 18 grains à un gros sur une once d'axonge. Si ce moyen ne réussit pas, on en vient aux caustiques. On peut employer le nitrate acide de mercure, le nitrate d'argent fondu, le sublimé corrosif en solution concentrée, la pâte arsenicale, la poudre de Dupuytren (98 à 99 parties de calomel, 1 à 2 parties d'oxyde blanc d'arsenic). Quand on fait usage de cette dernière préparation, on recouvre l'ulcère d'une couche de demi-ligne d'épaisseur de cette poudre. Quel que soit le caustique employé, il faut avoir soin que son action soit superficielle et ne dépasse pas la surface du mal. — Le lupus étant presque toujours entretenu par le vice scrofuleux, on doit seconder le traitement local par l'usage des toniques, des amers, des préparations d'iode et d'un régime animal.

Éléphantiasis des Grecs.

Lèpre du moyen âge, lèpre tuberculeuse, lèpre taurique, mal rouge de Cayenne.

Cette maladie, inconnue du temps d'Hippocrate, paraît s'être propagée en Grèce après les conquêtes d'Alexandre le Grand; elle fut ensuite importée en Italie par les troupes de Pompée; elle se répandit surtout en Europe, dans le moyen âge, après les croisades. Dans le treizième siècle, elle fit tant de ravages en France, qu'on y comptait jusqu'à deux mille léproseries. La lèpre diminua graduellement dans ce pays et dans le reste de l'Europe. Aujourd'hui elle y est fort rare;

mais elle est très-commune et endémique dans les pays chauds, en Afrique, en Syrie, dans les Indes, etc.

Définition. L'éléphantiasis des Grecs est une maladie cutanée, chronique, caractérisée par de petites tumeurs ou tubercules, larges, saillants, irréguliers, d'abord rouges, et ensuite d'une teinte fauve ou bronzée, ordinairement indolents, dont le siége est généralement à la face, qui devient hideuse, et qui se terminent souvent par ulcération et quelquefois par résolution.

Causes. — *Causes prédisposantes.* La lèpre tuberculeuse est héréditaire ; elle est plus fréquente chez les hommes que chez les femmes et les enfants ; les eunuques n'y sont point sujets.

Causes excitantes. Beaucoup d'auteurs croient à une contagion qui s'opère lentement et dont les conditions sont peu connues ; d'autres la nient ; mais le mode de propagation de la maladie la rend très-probable. On compte encore parmi les causes excitantes une chaleur humide, les aliments de mauvaise nature, et principalement le poisson corrompu, la chair de porc, les eaux de mauvaise qualité, les liqueurs fermentées, le froid humide, la malpropreté, les excès vénériens, les chagrins ; mais ces influences ne peuvent rien chez les sujets qui ne sont point prédisposés, et cette prédisposition en quoi consiste-t-elle? Pourquoi n'existe-t-elle plus aujourd'hui en Europe, après y avoir été si universelle dans le moyen âge? Ces questions, comme tant d'autres, sont complétement insolubles.

Symptômes. L'éléphantiasis des Grecs est souvent précédé d'un état de langueur et d'abattement physique et moral. Il peut se développer dans toutes les parties du corps, être général ou local ; le plus fréquemment il se manifeste d'abord à la face, surtout au nez, aux oreilles, à la voûte palatine, d'où il peut se répandre sur le reste du corps, lorsque les malades vivent longtemps. Il s'annonce par des taches rougeâtres ou fauves, luisantes, comme si elles étaient enduites d'huile, insensibles ou peu sensibles, légèrement élevées au-dessus du niveau de la peau, et quelquefois par un changement de la couleur des téguments, qui deviennent ternes et bronzés. Après être restées un certain temps dans cet état, ces taches se transforment en tubercules ou petites tumeurs, molles, arrondies, rougeâtres ou livides, dont le volume varie entre celui d'un pois et celui d'une olive. Ces symptômes augmentent peu à peu d'étendue et d'intensité. La face devient bouffie, parsemée de rides profondes et de tubercules bronzés; les cheveux et les poils tombent, les narines se dilatent, les oreilles se couvrent de mamelons et se déforment, la face prend un aspect hideux et repoussant. Parvenu à ce degré, l'éléphantiasis reste quelquefois stationnaire, sans altérer d'une manière notable les principales fonctions; le plus souvent il continue, mais lentement, à faire des progrès par le développement de nouveaux tubercules, qui se montrent aux membres, au tronc, au palais, sur la langue, au pharynx, etc.; après plusieurs années, ceux-ci s'enflamment, s'ulcèrent et quelquefois se résolvent. Le pus sanieux des tubercules ramollis se concrète en croûtes adhérentes et superficielles, brunes ou noirâtres. A cette époque, on observe des phénomènes généraux variés : un affaiblissement des facultés intellectuelles et de l'énergie musculaire, de la tristesse, de l'insomnie, des désirs vénériens nullement en rapport avec les forces des malades, la raucité de la voix, de la dyspnée, la fétidité de l'haleine et de la sueur, des urines ordinairement sédimenteuses, un pouls petit et lent. Dans la dernière période les poils tombent, les extrémités articulaires des phalanges sont détruites par une carie lente, suite de tubercules ulcérés et peu sensibles; la voix est presque éteinte; le pouls reste petit et obscur jusqu'à la mort. L'éléphantiasis est toujours une maladie chronique dont la durée est de plusieurs années; ses progrès sont souvent très-lents; mais, lorsqu'il est bien caractérisé, il est presque toujours incurable et se termine par une mort affreuse.

Traitement. On conseille aux éléphantiaques l'émigration dans un climat tempéré où la maladie ne règne point, une grande propreté, le changement fréquent de linge, des exercices modérés, des distractions, l'usage du lait, des légumes frais, des viandes blanches. Quelques médicaments ont été préconisés comme jouissant d'une efficacité marquée contre la lèpre tuberculeuse ; tels sont : la salsepareille, la squine, l'hydrochlorate d'or et de soude à la dose d'un dixième de grain, porté graduellement jusqu'à un quart de grain et longtemps continué, les préparations d'iode, l'*asclepias gigantea*, les préparations arsenicales, etc. Malheureusement tous ces moyens et une foule d'autres que nous passons sous silence échouent presque toujours contre cette affreuse maladie.

Plique.

Trichoma.

Définition. C'est une maladie chronique spéciale du système pileux caractérisée par l'agglutination des cheveux et des poils.

Causes. La plique est une maladie endémique qui ne se rencontre qu'en Pologne, principalement dans les villages sarmates, chez les Tatares, les paysans, les mendiants et les juifs. La malpropreté, les bonnets fourrés, une constitution particulière de l'eau paraissent favoriser son développement. D'après plusieurs observateurs, cette affection est contagieuse et transmissible par le coït.

Symptômes. Cette maladie est souvent précédée de lassitudes, de douleurs comme rhumatismales dans les membres, de céphalalgie, de vertiges, d'assoupissement, de fièvre et de sueurs gluantes et fétides ; d'autres fois elle débute sans phénomènes précurseurs. Son invasion a lieu par de la sensibilité du cuir chevelu ou des démangeaisons ; la tête exhale une sueur visqueuse qui colle les cheveux à leur base et les couvre d'un enduit épais. Ceux-ci s'agglutinent entre eux et se mêlent d'une manière inextricable ; ils sont très-douloureux à leur racine. L'humeur collante qui les réunit a une odeur spéciale nauséabonde ; sécrétée par les bulbes, elle transsude de toute la surface des cheveux et monte jusqu'à leur extrémité. Les cheveux forment ainsi par leur agglutination tantôt des mèches séparées, plus ou moins volumineuses, tantôt des espèces de cordes ou de queues d'une grande longueur, tantôt des masses qui ont quelque ressemblance avec un nid d'oiseau ou une tiare. Sous la plique, le cuir chevelu présente çà et là quelques petites ulcérations. La plique affecte quelquefois les poils de la barbe, des aisselles et du pubis, ainsi que les ongles, qui deviennent livides ou noirs. Après l'éruption de cette maladie, les symptômes généraux perdent leur gravité ou disparaissent. La plique dure une ou plusieurs années; c'est une maladie grave qui conduit souvent les malades à un dépérissement lent et à des affections chroniques qui les enlèvent.

Traitement. Pendant les prodromes de la plique, on fait usage de la décoction de gaïac et de quelques préparations antimoniales, dans la vue de favoriser le mouvement de la nature, qui porte vers la tête l'humeur trichomateuse. Si la réaction fébrile préliminaire était très-prononcée, la saignée serait indiquée. Lorsque la crise est bien terminée, que la plique a perdu sa mauvaise odeur, qu'elle est entièrement isolée du cuir chevelu et qu'elle pend à des cheveux nouveaux et sains, on enlève cette masse en coupant ceux-ci près de la tête. Cette opération, pratiquée plus tôt, exposerait aux accidents les plus redoutables. On applique sur les petites ulcérations du cuir chevelu une pommade de ciguë. Le vice trichomateux occulte donne lieu parfois à des affections nerveuses opiniâtres dont le diagnostic et le traitement exigent une grande attention.

2ᵉ GENRE. **Phlegmasies de l'œil, de l'oreille, des fosses nasales, et de la langue.**

Ophthalmie.

Définition. On donne le nom d'ophthalmie à l'inflammation de la conjonctive, caractérisée par la rougeur, la douleur et la chaleur de l'œil ou de la face interne des paupières.

Causes. L'ophthalmie est occasionnée par tout ce qui peut irriter l'œil d'une manière directe, tels sont les coups, les chutes, les piqûres, les corps étrangers de toute espèce qui tombent sur la conjonctive, la fumée, les émanations acides et ammoniacales, les différentes espèces de poussière, l'exposition prolongée aux rayons solaires, à une flamme vive, au vent du nord, à la neige réfléchissant fortement la lumière du soleil, à une température froide et brumeuse, des lectures trop longues, trop assidues, surtout pendant la nuit, l'habitude de fixer pendant longtemps des objets très-petits ou brillants, etc. Elle peut encore être produite par la pléthore, par de grandes agglomérations de personnes, d'individus mal nourris, mal vêtus, tenus malproprement (ophthalmie purulente), par des exercices immodérés, la suppression de diverses affections locales ou d'évacuations habituelles, telles que la goutte, le rhumatisme, les éruptions cutanées, la blennorrhagie, une sueur habituelle, un vieil ulcère, les règles, par un embarras gastrique, etc. — L'ophthalmie est ordinairement sporadique et quelquefois épidémique. Elle est endémique dans certains pays, tels que l'Égypte, etc. L'une des espèces d'ophthalmie (l'ophthalmie purulente) est regardée comme contagieuse par plusieurs auteurs.

Symptômes. Cette maladie peut occuper toute l'étendue de la conjonctive, ou être bornée à une partie, à la totalité du globe de l'œil, ou à la face interne des paupières. Dans ce dernier cas, on lui donne souvent le nom de *blépharite.* L'ophthalmie est parfois le symptôme d'une autre maladie, telle que la goutte, la syphilis, etc. Nous en parlerons dans la description de ces maladies. Nous ne devons nous occuper ici que de celle qui est essentielle ou idiopathique. — L'ophthalmie présente dans ses symptômes et son cours d'assez notables différences qui en font admettre trois espèces principales : l'*ophthalmie aiguë,* l'*ophthalmie chronique* et l'*ophthalmie purulente.*

1º OPHTHALMIE AIGUE. Le malade éprouve d'abord dans l'œil un sentiment de picotement, de cuisson, ou une douleur analogue à celle que produiraient des grains de poussière introduits sous les paupières; la conjonctive s'injecte et rougit, en commençant ordinairement par la portion qui tapisse la face postérieure de ces voiles membraneux. La lumière augmente la douleur et force les malades à tenir les paupières plus ou moins rapprochées; la sécrétion des larmes est diminuée (*ophthalmie sèche*), ce qui est le plus fréquent, ou augmentée (*ophthalmie humide*). Dans ce dernier cas, il s'écoule un liquide limpide, incolore, abondant, et quelquefois si âcre qu'il excorie les parties voisines. Après les premiers jours, la rougeur, le gonflement et la chaleur augmentent; la douleur est très-vive, il y a quelquefois de la céphalalgie avec fièvre. Dans certains cas, la tuméfaction est si considérable, que la conjonctive forme autour de la cornée transparente un bourrelet circulaire qui fait paraître celle-ci enfoncée; on donne à ce degré de l'ophthalmie le nom de *chemosis*. Ordinairement, du huitième au dixième jour, la douleur cesse, les autres phénomènes inflammatoires diminuent, l'écoulement devient opaque, d'un blanc jaunâtre, le malade peut ouvrir les yeux. Tantôt ces symptômes se dissipent promptement, tantôt ils continuent, et l'ophthalmie passe à l'état chronique.

L'ophthalmie aiguë présente dans son étendue et l'intensité de ses symptômes des degrés variés. Lorsqu'elle est très-légère et bornée à une portion de la conjonctive oculaire ou palpébrale, la rougeur consiste seulement en une injection plus ou moins marquée de ses vaisseaux; la période inflammatoire se dissipe en quatre ou cinq jours; il reste seulement un peu de rougeur et de relâchement des vaisseaux qui ne tardent pas à se dissiper. Lorsqu'elle est très-intense, la conjonctive est tuméfiée, d'une couleur rouge foncée; la chaleur est ardente, la douleur si vive que le malade ne peut supporter la moindre lumière, et que la pupille est resserrée; en même temps, larmoiement continuel, resserrement spasmodique du sourcil, insomnie, céphalalgie violente, fièvre.

2° OPHTHALMIE CHRONIQUE. Cette espèce d'ophthalmie est tantôt la terminaison d'une ophthalmie aiguë, tantôt elle revêt, dès son origine, le caractère chronique. Elle diffère de la première par sa durée, qui est toujours longue, et en ce que les phénomènes inflammatoires sont beaucoup moins prononcés. La chaleur est nulle, la douleur est faible, la rougeur se présente sous l'aspect d'une injection de vaisseaux volumineux, comme variqueux, rassemblés en groupes ou en faisceaux, dirigés de la sclérotique vers la cornée, sur laquelle ils se répandent souvent, mais en diminuant de volume et en se subdivisant. Il en résulte un réseau vasculaire plus ou moins serré, ainsi qu'un certain degré d'opacité de la cornée qui obscurcissent la vue. Lorsque l'injection est ainsi parvenue à la cornée, les douleurs et le larmoiement se renouvellent, mais ne tardent pas ensuite à disparaître. L'injection et l'opacité de la cornée se dissipent avec l'inflammation lorsque celle-ci est récente; ils persistent au contraire, lorsque l'ophthalmie a duré longtemps. L'ophthalmie chronique a une durée indéterminée; elle peut se prolonger des mois et des années. Souvent elle disparaît et reparaît à plusieurs reprises chez la même personne; certains sujets en sont affectés pendant toute leur vie.

3° OPHTHALMIE PURULENTE. Elle se manifeste principalement chez les nouveau-nés dont les mères sont atteintes au moment de l'accouchement d'un écoulement virulent par le vagin; chez les individus affectés de blennorrhagie ou de flueurs blanches; elle peut survenir chez les enfants et les adultes qui n'ont jamais éprouvé aucun symptôme de ces affections. Les phénomènes de cette maladie ont la plus grande ressemblance dans ces circonstances; cependant, comme dans les deux premiers cas, l'ophthalmie est de nature vénérienne, nous renverrons sa description à l'article consacré à la syphilis, et nous ne traiterons ici que de l'ophthalmie purulente idiopathique. Elle commence par un sentiment de tension et d'engourdissement à la face postérieure des paupières qui se couvre d'un mucus blanchâtre; elle se propage bientôt à la conjonctive oculaire, qui rougit, se tuméfie, et forme un chemosis plus ou moins considérable, étendu quelquefois jusque sur la cornée. En même temps, sensation de graviers entre les paupières, ensuite, douleurs lancinantes et pulsatives dans l'œil, l'orbite et les tempes; gonflement des paupières qui deviennent rouges, œdémateuses, rapprochées l'une de l'autre. Le mucus se transforme en un liquide épais, verdâtre, très-abondant et si âcre, qu'il excorie parfois les joues sur lesquelles il s'écoule. Après un temps variable, les douleurs et l'écoulement diminuent, les paupières se dégorgent, la cornée devenue apparente se montre injectée ou ramollie, quelquefois perforée ou même détruite. — L'ophthalmie purulente se termine : par la guérison, par l'opacité générale ou locale de la cornée, par la cécité ou par le passage à l'état chronique. Dans ce cas, la conjonctive reste rouge et épaissie et prend un aspect granulé.

Pronostic. L'ophthalmie aiguë, convenablement traitée, se termine en général d'une manière heureuse ; l'ophthalmie chronique est plus dangereuse à cause de sa longue durée, des taies qu'elle peut occasionner sur la cornée transparente, et de la difficulté qu'on éprouve souvent à la guérir ; l'ophthalmie purulente est des plus graves et la cécité en est souvent la suite.

Traitement. — 1° *Traitement de l'ophthalmie aiguë.* Les premiers soins qu'exige cette maladie consistent dans le repos, le séjour dans la chambre et l'usage d'un bandeau qui garantit l'œil de l'impression de l'air et de la lumière. Lorsque l'inflammation dépend de la présence de corps étrangers entre les paupières et l'œil, et que l'écoulement des larmes n'a pas suffi pour les entraîner, on tâche de les retirer soit avec la main armée d'un stylet, d'un petit pinceau de poils de chameau enduit de beurre ou de petites pinces, soit en dirigeant vers la commissure externe des paupières un petit jet d'eau tiède à l'aide d'une seringue. La sortie de la cause matérielle d'irritation est ordinairement suivie d'une guérison prompte. Mais le plus souvent il n'y a point de corps étrangers, et l'on n'a à combattre que l'inflammation existante. Si l'ophthalmie est légère, elle cède souvent assez facilement à l'aide de pédiluves, de lotions mucilagineuses, de boissons délayantes et d'un régime doux. Lorsqu'elle est vive, on ajoute à ces moyens l'application de huit à quinze sangsues à la tempe, près le grand angle de l'œil. Si elle est très intense et accompagnée de fièvre, on fait précéder les sangsues par la saignée du bras ou du pied, et l'on met le malade à la diète. On seconde ces moyens par l'emploi des purgatifs, auxquels on revient tous les deux ou trois jours, et quelquefois par l'application d'un vésicatoire au bras ou à la nuque.

2° *Traitement de l'ophthalmie chronique.* Les évacuations sanguines, que nous venons d'indiquer pour combattre l'ophthalmie aiguë, conviennent encore dans l'ophthalmie chronique accompagnée de symptômes manifestes d'irritation. On applique en même temps un vésicatoire, un cautère ou un séton à la nuque, et l'on administre des purgatifs fréquemment répétés. On fait usage concurremment des topiques stimulants ou astringents. Les plus usités sont le laudanum, la pommade de Janin, des collyres composés avec quatre onces d'eau distillée, un gros de mucilage, dix à quinze gouttes de laudanum avec addition soit de six à douze grains d'acétate de plomb, soit de deux à quatre grains de sulfate de cuivre, soit d'un demi-grain à un grain de sublimé, soit enfin d'un à trois grains de nitrate d'argent; ce dernier sel surtout obtient de grands succès. La cautérisation avec la pointe d'un crayon de pierre infernale est conseillée par divers praticiens pour faire disparaître les granulations qui se forment quelquefois sur la face postérieure des paupières, ou pour détruire les faisceaux vasculaires qui se développent sur la conjonctive oculaire avec opacité de la cornée. A l'aide de ce moyen, M. Sanson a guéri plusieurs malades qui étaient entièrement privés de la vue.

3° *Traitement de l'ophthalmie purulente.* On commence par une saignée du bras ou du pied, si l'état général de la constitution ne s'y oppose pas; on applique ensuite sur les paupières ou les tempes un petit nombre de sangsues qu'on renouvelle lorsqu'elles sont tombées, de manière à obtenir un écoulement continu de sang pendant un jour entier ou davantage. On en vient ensuite aux topiques et aux dérivatifs déjà indiqués pour l'ophthalmie chronique, tels que des lotions d'eau tiède ou d'eau de guimauve lancées entre les paupières à l'aide d'une seringue; plus tard des collyres avec l'acétate de plomb, l'alun, le nitrate d'argent, des purgatifs, un vésicatoire ou un séton à la nuque.

Otite.

Définition. On donne le nom d'*otite* à l'inflammation de la membrane muqueuse de l'oreille; elle est caractérisée par la douleur et la chaleur de cet organe, souvent suivies d'un écoulement par le conduit auditif externe.

Causes. Les principales sont une température froide ou humide, les vicissitudes atmosphériques, le passage du chaud au froid, la fraîcheur des nuits, le vent du nord, un courant d'air qui frappe la tête, les corps étrangers et les injections irritantes dans l'oreille, l'accumulation et l'épaisissement du cérumen, la suppression de quelque évacuation habituelle, la crise de quelques maladies aiguës, la propagation dans le conduit auditif d'une autre phlegmasie.

Symptômes. L'otite est aiguë ou chronique. Dans ces deux cas, elle peut occuper le conduit auditif jusqu'à la **membrane du tympan** (*otite externe*), ou la caisse du tympan et la trompe d'Eustache (*otite interne*).

OTITE AIGUE. Dans l'otite aiguë externe, les malades éprouvent dans le conduit auriculaire des douleurs plus ou moins vives accompagnées d'un sifflement ou d'un bourdonnement continuels avec diminution de l'ouïe. La membrane qui tapisse ce conduit est rouge, gonflée et très-sensible au plus léger contact. Après un temps variable depuis quelques heures jusqu'à deux ou trois jours, il s'écoule de l'oreille une humeur d'abord séreuse, quelquefois rougeâtre, ensuite jaunâtre et puriforme, qui augmente graduellement de consistance jusqu'à la fin de la maladie, où elle reprend les caractères ordinaires du cérumen. Cette affection dure une quinzaine de jours environ.

L'otite aiguë interne produit des symptômes plus prononcés et plus graves. Une douleur tensive, plus ou moins intense, augmentant par le bruit, la mastication, l'action de se moucher, de tousser, quelquefois par les mouvements de rotation du cou, se fait sentir dans l'oreille ; elle est accompagnée de dureté d'ouïe ou de surdité, de sifflements, de bourdonnements dans cet organe, d'une forte céphalalgie, d'agitation et d'insomnie. La déglutition est souvent douloureuse, le pouls est dur et fréquent. Le malade se plaint parfois d'enchifrènement, d'une toux sèche et fréquente. Quelquefois l'otite se termine par résolution, et tous les accidents diminuent graduellement, excepté la dureté de l'ouïe, qui augmente jusqu'au quinzième ou vingtième jour. Le plus souvent, elle se termine par une explosion subite d'une matière purulente, fétide et abondante qui s'écoule par la gorge ou par le conduit auditif externe, et qui met fin à tous les symptômes. L'otite interne peut passer à l'état chronique, donner lieu à la rupture du tympan, à une surdité incurable, et parfois à la carie du rocher.

OTITE CHRONIQUE. Elle est le plus souvent la suite de l'otite aiguë ; quelquefois elle prend dès son début une forme chronique, ce qui arrive surtout lorsqu'elle est liée à une affection scrofuleuse ou syphilitique, ou lorsqu'elle dépend de quelque tumeur ou corps étranger développé dans l'oreille. Cette maladie affecte ordinairement le conduit auditif externe et la caisse du tympan en même temps. Elle est *sèche*, c'est-à-dire sans écoulement, ou *humide*. L'otite chronique sèche et externe présente les symptômes suivants : douleurs et démangeaisons dans le conduit auditif, revenant à des intervalles éloignés, diminution ou absence de la sécrétion cérumineuse, rougeur de la membrane qui tapisse le méat auriculaire. Dans l'otite chronique sèche et interne, sensation habituelle d'un embarras et douleurs rapides et passagères dans le fond de l'oreille, diminution de l'ouïe.

L'otite chronique humide ou *otorrhée* présente pour principal symptôme un écoulement muqueux par l'oreille, écoulement dont la quantité, la couleur et l'odeur sont très-variables. Cette humeur provient soit du conduit auditif externe, dont la membrane est rouge et boursouflée, soit de la caisse du tympan. Dans le premier cas, l'écoulement peut durer longtemps sans occasionner des symptômes graves. Cependant il arrive quelquefois qu'il se supprime tout à coup et qu'il survient des métastases plus ou moins dangereuses. Dans d'autres circonstances, heureusement assez rares, l'ouverture extérieure du conduit auditif se trouvant bouchée par des croûtes épaisses et résistantes, l'humeur auriculaire, qui ne peut s'écouler au dehors, s'amasse derrière la membrane du tympan, l'altère, la perfore et se répand dans la caisse et dans les cavités qui y aboutissent, principalement dans les cellules mastoïdiennes. De là des douleurs violentes et profondes, l'inflammation et la suppuration de ces parties, et enfin la carie de l'apophyse mastoïde et du rocher.

Lorsque l'otite chronique a son siége primitif dans la caisse du tympan, l'humeur sécrétée, après s'être amassée dans cette cavité en provoquant des douleurs plus ou moins violentes, finit par percer de dedans en dehors la membrane du tambour et par s'écouler par le conduit auditif. Dans quelques cas, cet écoulement est précédé des phénomènes les plus graves, tels que céphalalgie lancinante et atroce, rougeur des yeux et tiraillement dans le fond de l'orbite, quelquefois contraction convulsive des muscles de la face, tension ou empâtement du cuir chevelu, lésions des facultés intellectuelles, insomnie, bourdonnements avec surdité, fièvre, etc. — La matière de l'écoulement d'abord muqueuse, devient ensuite fétide, purulente, grisâtre, sanieuse, et entraîne parfois avec elle de petits débris osseux. C'est un indice que l'inflammation a produit la carie de l'apophyse mastoïde ou du rocher. Cette carie peut détruire une grande partie du temporal, et former des abcès qui s'ouvrent au dehors. D'autres fois, il se forme des collections purulentes à la base du crâne; l'inflammation se propage aux membranes du cerveau et au cerveau lui-même, et les malades succombent à une encéphalite consécutive. — La durée de l'otite chronique est toujours fort longue. — Celle qui est sans écoulement se termine assez souvent par la guérison; l'otite humide guérit bien plus rarement, mais elle n'offre guère de chances d'une heureuse issue que dans les cas où il n'existe pas encore de carie; l'otite compliquée de carie conduit presque toujours au tombeau les individus qui en sont atteints. — Dans les cas les plus favorables, cette maladie laisse communément à sa suite la perte de l'ouïe.

Traitement. — 1° *Traitement de l'otite aiguë.* Il a pour but essentiel d'obtenir la résolution. Pour y parvenir, M. Itard, fondé sur les résultats d'une longue expérience, conseille de commencer par pratiquer une saignée et d'en venir ensuite

aux sangsues appliquées autour des oreilles, lorsque les phénomènes d'inflammation persistent; on peut cependant, dans
beaucoup de cas légers, se borner aux émissions sanguines
locales, qu'on répète plus ou moins, suivant l'intensité du mal.
On se conduit ensuite différemment dans l'otite externe ou
interne. Dans l'otite externe, tant qu'il n'y a pas d'écoulement, on fait des injections dans l'oreille avec une décoction
de plantain, tenant en dissolution cinq à six grains d'opium;
on introduit à l'orifice du conduit auditif un morceau de coton
dans lequel se trouvent trois grains de camphre, et on applique un cataplasme de verveine derrière les oreilles. Mais si
l'on n'a pu prévenir l'écoulement, sitôt que l'oreille commence
à couler, on remplace ces topiques par des émollients, tels
que des injections de lait tiède ou d'eau de guimauve miellée,
des vapeurs mucilagineuses, des cataplasmes de farine de
graine de lin appliqués sur toute l'oreille et sur les tempes.

Dans l'otite interne, si l'on n'a pu obtenir la résolution par
les émissions sanguines, la matière sécrétée s'accumule dans
la caisse du tympan, et donne lieu aux accidents que nous
avons fait connaître, si l'on ne s'empresse de lui donner issue. On tâche d'abord d'en provoquer la sortie par la trompe
d'Eustache, à l'aide de vapeurs émollientes dirigées sur le
pharynx, de gargarismes, de la fumée de tabac qu'on cherche
à faire pénétrer dans ce conduit par des mouvements d'expiration, la bouche et les narines étant fermées. Mais le plus
souvent ces moyens échouent, et l'on est obligé d'en venir à
la perforation de la membrane du tympan. On la pratique
avec un stylet d'écaille que l'on enfonce à la partie antérieure
et inférieure de cette membrane, ou avec le perforateur de
M. Deleau. On injecte ensuite pendant quelques jours des liquides émollients dans l'oreille; on fait éternuer le malade à
l'aide des poudres qui jouissent de cette propriété, et l'on
provoque une dérivation sur le canal intestinal par des purgatifs. Lorsque l'écoulement persiste encore et que la douleur
est nulle ou légère, on fait usage des injections astringentes,
principalement avec les eaux de Baréges artificielles. Si l'é-
coulement était purulent, on aurait recours à l'instillation

dans l'oreille d'un peu d'eau alcaline, composée avec une pinte d'eau de roses et deux gros de potasse caustique.

2° *Traitement de l'otite chronique.* On parvient à la longue à guérir l'otite chronique sèche en évitant les refroidissements, les aliments échauffants, les boissons stimulantes, en prescrivant un régime doux, en faisant appliquer derrière les oreilles fréquemment et à des intervalles rapprochés des sangsues ou des ventouses scarifiées et des vésicatoires volants, en pratiquant des injections émollientes et en administrant quelques purgatifs de temps en temps.

L'otite chronique humide est beaucoup plus difficile à guérir et exige beaucoup de temps et de persévérance. Itard emploie le traitement suivant : il commence par mettre les malades à l'usage des sucs d'herbes et de l'infusion de chicorée, avec addition de demi-once de tartrate de potasse par pinte de tisane. Il remplace ensuite cette boisson par l'infusion de quinquina, et il prescrit les pilules purgatives de Bacher. Après plusieurs mois, il en vient aux moyens locaux. Il fait raser et envelopper la tête d'une calotte de taffetas gommé et placer un séton à la nuque. Il prescrit alors des injections dans l'oreille, d'abord avec de l'eau tiède simple ou miellée, puis avec une décoction de feuilles de patience sauvage avec addition d'un sixième de miel rosat, ou avec le suc de la petite joubarbe cuite. Lorsqu'il ne survient point d'accident par suite de ces injections, il ajoute à ces liquides vingt-quatre grains d'alun par pinte, ou deux onces de collyre de Lanfranc. Les injections par la trompe d'Eustache sont très-utiles aussi, mais difficiles à pratiquer. — Ce traitement exige beaucoup de précautions, afin que la suppression de l'écoulement soit graduelle et non subite. Dans ce dernier cas, il pourrait survenir des accidents graves qui exigeraient de rappeler l'écoulement par l'emploi des topiques stimulants. — Lorsque l'otite est compliquée de carie, Itard conseille de pratiquer des injections d'abord avec des liqueurs narcotiques et ensuite avec une dissolution contenant une once de potasse par livre d'eau. — Si le pus s'amassait dans la caisse et ne pouvait s'écouler en dehors, on ferait la ponction de la membrane du tympan, comme nous l'avons dit plus haut. — Enfin, lorsque l'otite se communique au cerveau et à ses membranes, on emploie le traitement qui convient à l'encéphalite.

Coryza.

Enchifrènement, rhume de cerveau, gravedo.

Définition. On donne ce nom à l'inflammation catarrhale de la membrane muqueuse des fosses nasales et de leurs dépendances.

Causes. Elles sont les mêmes que celles des autres phlegmasies des membranes muqueuses; les plus ordinaires sont le refroidissement subit, le froid des pieds, les courants d'air froid qui frappent la tête, la suppression de la transpiration, la respiration d'un air contenant des émanations irritantes, etc. — Le coryza est très-commun chez les personnes sujettes aux douleurs rhumatismales.

Symptômes. Le coryza commence ordinairement par de la sécheresse des narines, par un sentiment de prurit et de pesanteur dans les sinus, par la céphalalgie frontale; des éternuments répétés et un peu de larmoiement se manifestent en même temps. Le mucus nasal, supprimé dans le premier moment, devient bientôt très-abondant, visqueux et limpide; il coule continuellement des narines, et le malade est obligé de se moucher sans cesse. Après quelques jours, ce fluide devient opaque et d'un blanc jaunâtre. Le coryza très-intense peut s'accompagner de fièvre, surtout lorsqu'il est général et qu'il s'étend aux sinus maxillaires et frontaux. Dans ce dernier cas, un sentiment de pesanteur et une douleur plus ou moins incommode se font sentir à la partie inférieure et moyenne du front. Cette maladie se termine ordinairement par résolution au bout de quelques jours; cependant elle peut, dans certains cas, se prolonger assez longtemps; elle prend quelquefois le caractère chronique, et a une durée indéterminée.— Le coryza existe souvent en même temps que l'ophthalmie et la bronchite; dans ce cas, il y a ordinairement augmentation de la chaleur cutanée et accélération du pouls; ensemble de symptômes qu'on désigne sous le nom de fièvre catarrhale.

Les enfants nouveau-nés sont sujets à un coryza très-violent, avec tuméfaction du nez, bouche béante, respiration bruyante, action de teter impossible. Lorsque l'inflammation est portée à un haut degré, ces petits malades peuvent succomber de fatigue et d'inanition. — Il arrive parfois chez les enfants, que la pituitaire se couvre de fausses membranes avec sécrétion abondante de mucosités épaisses. Cette complication se termine le plus souvent d'une manière funeste.

Traitement. Le coryza est le plus souvent une affection si légère et de si courte durée qu'elle ne réclame aucun traitement. Cependant, lorsqu'elle est très-intense, on prescrit quelques pédiluves, la chambre, le repos et des fumigations de vapeurs émollientes dirigées dans les narines, à l'aide d'un entonnoir. — Dans le coryza chronique, on conseille l'emploi des purgatifs, un vésicatoire à la nuque, des vapeurs résineuses dans les fosses nasales, la fumée de tabac, etc. — Dans le coryza des nouveau-nés, lorsque la succion du sein est impossible, on nourrit ces petits malades en leur versant dans la bouche soit du lait de leur nourrice, soit du lait de vache, tiède, pur ou coupé avec de l'eau d'orge ou de gruau. S'il existe des signes de congestion vers la tête, on donne des pédiluves et quelques grains de calomel. Lorsqu'il se forme des plaques de fausses membranes, on tâche d'en arrêter le développement à l'aide d'insufflations d'alun ou de calomel en poudre fine mêlée à celle de gomme arabique.

Glossite.

Définition. La glossite est l'inflammation de la membrane muqueuse de la langue ou de son parenchyme.

Causes. Ce sont toutes celles des inflammations, mais plus particulièrement les blessures de la langue par des chicots pointus ou des corps étrangers, les brûlures, les substances irritantes, âcres, corrosives, appliquées à sa surface, le contact des matières délétères et du venin de certains animaux, le rhumatisme, les métastases, l'usage intérieur ou extérieur des préparations mercurielles.

Symptômes. La glossite est le plus souvent superficielle, et n'affecte que la membrane muqueuse de la langue; quelquefois elle est profonde, et s'étend au parenchyme de cet organe. Dans la glossite superficielle, la surface de la langue est très-rouge, douloureuse, légèrement tuméfiée, tantôt sèche, rude, raboteuse; tantôt très-lisse, quelquefois fendillée; d'autres fois recouverte çà et là d'aphthes ou de plaques blanchâtres très-adhérentes, dont la chute montre la langue comme dépouillée dans les endroits d'où ces plaques se sont détachées. Le goût est diminué ou perverti. — La glossite superficielle se termine presque toujours par résolution; elle ne peut offrir quelque gravité que lorsqu'elle est jointe à d'autres inflammations du pharynx ou du canal digestif.

La glossite profonde présente un gonflement si prompt et si considérable de la langue, qu'en très-peu de temps cet organe remplit la bouche, qui ne peut bientôt plus la contenir, et qu'elle fait au dehors une saillie plus ou moins volumineuse. Sa surface est rouge, sèche, brune ou noirâtre. La déglutition est difficile ou impossible, la respiration gênée. La glossite peut se terminer par résolution, par la formation d'un abcès dans le tissu de la langue, par gangrène ou par la mort, suite de suffocation.

Traitement. La glossite superficielle cède ordinairement assez facilement à l'usage des boissons adoucissantes, des bains, des gargarismes émollients et des pédiluves. Si l'inflammation était vive, on appliquerait des sangsues sur la base de la mâchoire. — La glossite profonde, en raison du danger qu'elle entraîne, exige des moyens prompts et actifs. On fait sur-le-champ une saignée du bras ou du pied, qu'on renouvelle si l'intensité de l'inflammation l'exige; on applique des sangsues nombreuses au cou, au menton ou même sous la langue. On seconde les évacuations sanguines par des gargarismes et des injections adoucissantes, des pédiluves sinapisés, la diète absolue, les boissons rafraîchissantes et nitrées, et par les purgatifs. Quelquefois, malgré ces moyens, la tuméfaction fait des progrès, et la suffocation est imminente. On fait alors deux scarifications profondes dans le tissu de la langue, depuis sa base jusqu'à sa pointe. Un sang noir s'en écoule, cet organe se dégorge à vue d'œil et l'inflammation se dissipe. — Si la glossite s'est terminée par suppuration, on ouvre l'abcès, et l'on prescrit des gargarismes de camomille, d'arnica, de mauve, etc., auxquels on ajoute de l'oxymel simple ou du miel rosat.

2ᵉ SECTION. *Phlegmasies du système nerveux.*

1ᵉʳ GENRE. Phlegmasies de l'encéphale et de ses membranes.

Méningite aiguë.

Frénésie, arachnitis, arachnoïdite, fièvre cérébrale, fièvre chaude.

Définition. On donne le nom de méningite aiguë à l'inflammation des méninges (arachnoïde et pie-mère), caractérisée par une céphalalgie violente, accompagnée de fièvre et souvent de vomissements, symptômes auxquels succèdent le délire, une agitation plus ou moins grande, des mouvements convulsifs ou le coma, et enfin une prostration générale.

Causes. — 1° *Causes prédisposantes.* La méningite est plus fréquente chez les hommes que chez les femmes, dans l'enfance et la jeunesse que dans un âge avancé. Les tempéraments sanguin et nerveux, la pléthore, une vie trop substantielle, l'habitude de boire beaucoup de boissons alcooliques, les chagrins prolongés, les travaux de l'esprit longs et opiniâtres y prédisposent.

2° *Causes excitantes.* Ce sont : l'insolation, les chutes, les blessures de la tête avec ou sans fracture du crâne, les orgies, l'ivresse, les chagrins violents et subits, toutes les émotions morales vives et imprévues, les excès inaccoutumés d'application, la suppression d'un érysipèle, des dartres, de la rougeole, de la scarlatine, d'un ancien ulcère, d'un flux sanguin habituel ou accidentel, le travail de la dentition.

Symptômes. L'inflammation des méninges est ordinairement

précédée de dégoût général, d'inaptitude pour le travail, de rougeur et d'injection de la face et des yeux, d'une grande sensibilité des sens, de somnolence ou d'insomnie. L'ensemble des symptômes de cette maladie, depuis son début jusqu'à sa terminaison, présente trois périodes distinctes.

Première période. Les malades éprouvent, outre les accidents que nous venons d'indiquer, une céphalalgie plus ou moins intense et opiniâtre qui occupe le front, la voûte du crâne, un des côtés de la tête, ou la tête tout entière, et qui consiste en un sentiment de pesanteur, de tension, de constriction analogue à l'effet que produirait une bande fortement serrée. Le cuir chevelu et la face sont le siége d'une chaleur quelquefois brûlante. Il y a des nausées ou des vomissements ; la peau est chaude, le pouls fréquent. — Ces phénomènes sont d'ailleurs sujets à de nombreuses variétés. — Cette période peut durer depuis quelques heures jusqu'à huit, dix jours et plus.

Deuxième période. Elle se décèle par des désordres multipliés des sens, des facultés intellectuelles, des mouvements et de la voix ; la face est injectée, rouge, agitée de mouvements spasmodiques ; les pupilles sont resserrées et souvent oscillantes. La lumière la plus faible, des bruits même légers fatiguent, agitent et tourmentent les malades. Les yeux sont injectés ; ils se meuvent convulsivement, ou sont fixes et immobiles, renversés en haut ou en bas, souvent dans un état de strabisme. — Il y a un délire général, caractérisé tantôt par une exaltation extrême de l'entendement, des associations bizarres de pensées, tantôt, et le plus souvent, par une incohérence complète dans les idées. — Les malades sont ordinairement dans une agitation continuelle ; ils remuent sans cesse la tête, le tronc et les membres, qu'ils étendent, fléchissent, roidissent alternativement et sans ordre ; ils se livrent à des efforts violents pour sortir de leur lit, et pour rompre les liens avec lesquels on est obligé de les retenir. En même temps, ils parlent avec volubilité, crient, vocifèrent, pleurent, crachent, etc. La plupart éprouvent un trismus plus ou moins considérable. L'agitation offre d'ailleurs des variétés infinies, depuis la simple loquacité avec exaltation des facultés jusqu'à la fureur la plus aveugle. — Dans d'autres cas, les malades sont calmes et dans un état de somnolence ou d'assoupissement, marmottant de temps en temps entre leurs dents des mots inarticulés. On parvient par moments à les tirer de cet état et à obtenir quelques réponses, mais ils retombent bientôt dans leur première situation. — On observe souvent dans cette période des convulsions ou des contractions tétaniques plus ou moins violentes, soit générales, soit bornées à un seul ou à deux membres. Le pouls est très-fréquent, la peau chaude, sèche ou moite, les nausées ou les vomissements continuent ou sont suspendus. — Cette période, qui peut offrir de nombreuses variétés dans son cours, dure depuis trois jusqu'à sept jours et au delà.

Troisième période. C'est la période de collapsus ou de prostration. La face est terne, décomposée, amaigrie; les yeux sont fixes et immobiles; les pupilles dilatées et insensibles à la lumière; l'ouïe est excessivement affaiblie ou éteinte. La sensibilité générale est si altérée, qu'il faut pincer fortement les malades pour qu'ils fassent quelque mouvement. — Ils sont plongés tantôt dans un assoupissement dont on peut les retirer momentanément en leur parlant à très-haute voix ou en les piquant, tantôt dans un coma profond avec privation entière de sensations et d'entendement. Langue à demi-paralysée, aphonie ou quelques réponses monosyllabiques aux questions, souvent paralysie complète ou incomplète d'un côté du corps, d'un membre supérieur d'un côté, d'un membre inférieur de l'autre, et *vice versâ,* ou enfin des deux membres supérieurs ou inférieurs à la fois. Les malades sont dans un état de prostration complète, couchés sur le dos, les bras étendus sur les parties latérales du tronc. La respiration est haute, profonde et enfin stertoreuse, le pouls petit, fréquent, quelquefois lent; la peau souvent moite et presque froide. La mort ne tarde pas à survenir. Cette période dure depuis quelques heures jusqu'à quatre ou cinq jours.

Marche. La méningite est presque toujours continue, et présente successivement dans son cours les phénomènes que nous venons de décrire. Il arrive quelquefois cependant que la seconde période manque presque entièrement, ou qu'elle paraît se confondre avec la troisième. D'autres fois, et assez souvent, la maladie suit une marche rémittente, offrant des paroxysmes qui reviennent d'une manière régulière ou irrégulière. Enfin, dans certaines circonstances rares, l'inflammation des méninges suit en quelque sorte une marche *latente* ou *larvée*. Les malades sont pendant plus ou moins longtemps dans un état d'anxiété et d'inquiétude vague; ils éprouvent des insomnies et quelques maux de tête, qui ne leur ôtent point le libre exercice de leurs facultés; d'autres fois, ils ne se plaignent que d'anorexie, de nausées, de vomissements. Tout à coup, ils sont pris de convulsions ou tombent dans un coma plus ou moins profond, et succombent au bout de quelques heures, d'un ou deux jours.

Terminaisons. La méningite, livrée à elle-même, se termine toujours par la mort. S'il y a des exceptions, elles doivent être fort rares. Traitée convenablement, elle enlève dans les hôpitaux les cinq sixièmes ou les sept huitièmes des sujets, mortalité énorme qui tient sans doute à ce que les malades n'arrivent presque dans ces établissements qu'après la première période. Il ne paraît pas que la méningite aiguë puisse passer à l'état chronique; il n'en existe pas, du moins, jusqu'ici, d'exemple authentique dans la science.

Durée. La durée la plus courte de cette affection est de quatre à cinq jours. Ordinairement elle se termine entre sept à dix-huit ou vingt jours; elle peut cependant se prolonger jusqu'au vingt-cinquième ou trentième jour.

Lésions anatomiques. Elles consistent essentiellement dans des altérations des enveloppes du cerveau et de la surface de cet organe. L'arachnoïde présente constamment une rougeur qui varie depuis le rose jusqu'à l'écarlate. Cette rougeur est tantôt uniforme et étendue à une grande partie de cette membrane, tantôt disposée par plaques irrégulières qui occupent ordinairement la convexité des hémisphères, quelquefois leur face interne, plus rarement la base du cerveau ou le cervelet. Cette membrane est en même temps grisâtre, blanchâtre, plus ou moins épaissie et augmentée de consistance. Dans les endroits où l'arachnoïde est enflammée, la pie-mère subjacente est rouge, fortement injectée, souvent infiltrée çà et là de sérosité qui donne à cette membrane un aspect gélatineux. On rencontre fréquemment du pus à la surface de l'arachnoïde, tantôt formant une couche très-mince qu'on enlève avec facilité, tantôt disséminé çà et là ou ramassé en gouttelettes; d'autres fois le pus a son siége dans les mailles de la pie-mère. On trouve, dans tous les cas, dans un seul ou les deux ventricules latéraux, un épanchement de sérosité limpide, rarement lactescente, dont la quantité varie depuis une once, ce qui est le plus commun, jusqu'à trois, ou même six. Dans plusieurs cas, la surface des cavités cérébrales offre de petites granulations très-ténues, qu'on ne distingue bien qu'à l'aide d'une lumière un peu vive. Une lésion que j'ai rencontrée plusieurs fois, et que je crois avoir indiquée le premier [1], c'est l'adhérence des méninges au cerveau, qui, dans les lieux où cette union existe, est rouge et sensiblement ramolli. On rencontre encore, mais plus rarement, des fausses membranes entre les deux feuillets de l'arachnoïde. Les diverses altérations que nous venons de décrire occupent presque toujours la convexité des hémisphères chez les adultes, tandis que chez les enfants leur siége le plus fréquent est à la base du cerveau. Cet organe est toujours plus ou moins fortement injecté, surtout dans sa substance corticale, dont la surface est rosée ou rouge, principalement dans les points où les méninges sont le plus altérées.

Diagnostic. — 1° *Signes pathognomoniques.* Dans sa première période, la méningite se reconnaît à une céphalalgie violente, opiniâtre, tensive et compressive, accompagnée de chaleur et de rougeur de la face et du front, d'impossibilité de se livrer à la moindre occupation, de nausées ou de vomissements et de fièvre. Cette première période pourrait être confondue avec le début de la variole, de la rougeole, de la scarlatine, des fièvres typhoïdes, avec l'embarras gastrique, etc. La comparaison attentive des caractères propres à ces affections avec

---

[1] *Encyclop. méthodiq.,* 1825, art. *Frénésie aiguë.*

ceux de la méningite permettra d'éviter une confusion, qui ne pourrait manquer d'être dangereuse en faisant ajourner les secours prompts et énergiques qu'exige cette dernière maladie.

La seconde période présente deux formes symptomatiques différentes. Dans l'une, il y a un délire général, une agitation continuelle manifestée par des cris, des vociférations, de la loquacité, des mouvements perpétuels, et le plus souvent des convulsions, des rigidités qui disparaissent et reviennent sans ordre et à des intervalles inégaux, symptômes toujours accompagnés d'une fièvre intense. Dans l'autre, on observe un assoupissement ou un coma plus ou moins profond, avec fièvre et mouvements convulsifs des yeux, des membres ou de tout le corps.

Les signes de la troisième période se confondent avec ceux de toutes les affections cérébrales parvenues à leur dernier terme. Les circonstances commémoratives peuvent seules éclairer le diagnostic dans cette circonstance.

2° *Explication des symptômes par les lésions anatomiques.* Les lésions décrites plus haut caractérisent essentiellement l'inflammation primitive des enveloppes du cerveau et l'inflammation consécutive de la surface extérieure de cet organe, et expliquent tous les symptômes de la méningite, dont ils sont les effets. La céphalalgie, la fièvre, les vomissements sont produits par l'irritation et la congestion commençantes dans les membranes cérébrales, irritation qui excite une réaction sympathique du cœur et de l'estomac. L'inflammation, faisant des progrès dans les méninges, ne tarde pas à se communiquer par contiguïté de tissu à la surface du cerveau ; de là le trouble général des fonctions de cet organe, comme instrument de l'intelligence et organe central des mouvements, désordre qui se décèle à l'extérieur par le délire, l'agitation, les convulsions. Mais le délire et l'agitation ne se manifestent que lorsque l'inflammation des méninges occupe la convexité des hémisphères. Lorsqu'elle est située à la base du cerveau, ce qui est le plus commun chez les enfants, le malade est ordinairement dans un état d'assoupissement et de coma, accompagné de divers phénomènes convulsifs. Des faits nombreux me portent à penser que les contractions tétaniques et les rigidités sont l'effet du travail inflammatoire qui produit des adhérences entre les membranes cérébrales et la substance corticale de l'encéphale. Enfin dans la troisième période, il se fait un épanchement de sérosité entre les deux feuillets de l'arachnoïde, dans les ventricules et dans le réseau cellulo-vasculaire de la pie-mère; le cerveau, comprimé par ce liquide, tombe dans l'affaissement; de là la paralysie générale, le coma profond et la prostration qui caractérisent les derniers temps de la maladie.

Pronostic. La méningite aiguë est une des maladies les plus meurtrières qui puissent atteindre l'espèce humaine. Parvenue à sa troisième période, elle est sans ressource, quelque moyen qu'on emploie pour la combattre. A la deuxième, on peut parvenir à sauver quelques malades, mais en bien petit nombre; malheureusement ce n'est presque toujours qu'à ce degré qu'on les porte dans les hôpitaux. A la première période, cette affection, convenablement traitée, offre des chances assez nombreuses de guérison.

Traitement. On voit, d'après ce qui précède, qu'on ne saurait trop se presser d'agir, dans le traitement de la méningite aiguë, puisque cette affection n'offre guère de chances de salut que lorsqu'on la combat dès son origine. Le premier et le plus puissant moyen à lui opposer, c'est la saignée; elle doit être abondante, faite par une large ouverture, répétée plusieurs fois et aussi longtemps que la violence des symptômes cérébraux continue. Elle a été souvent suivie d'un soulagement subit ou d'une guérison prompte, après avoir été portée jusqu'à la syncope. On ouvre la veine du bras, ou mieux celle du pied, comme produisant une dérivation plus grande. La jugulaire qui rapporte directement le sang de l'encéphale me paraît préférable, lorsque rien ne s'oppose à ce qu'on en fasse l'ouverture. Les sangsues aux tempes, derrière les oreilles, au cou, conviennent après la saignée générale. Chez les enfants et certaines femmes dont les veines sont petites et très-difficiles à ouvrir, c'est souvent le seul moyen qu'on possède de tirer du sang. On peut seconder avec avantage l'effet des évacuations sanguines par les grandes ventouses de M. Junod appliquées sur les membres inférieurs; c'est un moyen puissant de dérivation. — Les applications réfrigérantes sur la tête sont un des auxiliaires les plus utiles des saignées. On place sur le front des compresses imbibées d'eau froide, souvent renouvelées et jamais interrompues, tant qu'on les croit indiquées. M. Guersant, dont l'expérience fait autorité, préfère l'eau froide à l'eau glacée ou à la glace pilée, qui lui a paru plus nuisible qu'utile chez les enfants et les individus irritables. On peut remplacer ces applications par des affusions fraîches sur la tête, ou les alterner avec elles. On emploie d'abord de l'eau à dix-huit ou vingt degrés, et ensuite à une température plus basse : ce moyen exige beaucoup de précautions, et l'on ne doit y recourir, comme aussi aux applications réfrigérantes, qu'aussi longtemps qu'il y a une réaction bien marquée, ce qui arrive surtout dans la première et la seconde période. M. Guersant préfère l'irrigation à l'affusion. On la pratique de la manière suivante : on coupe les cheveux très-court, ou bien l'on rase la tête; on couvre avec soin la poitrine d'une pèlerine de toile cirée, repliée en gouttière en arrière, afin que l'eau ne puisse pas mouiller le malade, et l'on fait tomber sur la tête un filet continu d'eau fraîche, dont la température sera graduée suivant le degré de réaction qu'on a à combattre. — Un agent de réfrigération et de sédation encore plus puissant que ceux que nous venons d'examiner, ce sont les affusions froides générales à 18, 16 ou 14 degrés. On peut commencer à 20 degrés, si l'on craint une impression trop vive d'une température plus basse. On les administre en plaçant le malade dans une baignoire, qui contient une certaine quantité d'eau tiède; tandis que des aides soutiennent celui-ci, le médecin lui jette d'abord une petite quantité d'eau à la figure, ensuite sur le front. Après cela, il lui en verse en nappe une grande quantité sur la tête, à l'aide d'un vase un peu large, en mettant un intervalle de quelques secondes entre les affusions. La durée de ces aspersions varie depuis deux minutes jusqu'à cinq. Lorsqu'elles sont terminées, on enveloppe le malade dans un drap bien sec, qui doit être chauffé en hiver, et on le porte dans son lit. Le premier effet des affusions consiste dans un refroidissement général, des horripilations, la décoloration de la peau, le ralentissement et la concentration du pouls, la gêne de la respiration et la sédation générale du système nerveux. Le malade revient à lui, et retrouve en grande partie sa connaissance et ses facultés. Au bout d'un quart d'heure ou de demi-heure, la réaction commence à s'établir, la peau se colore et s'échauffe, le pouls se relève, l'agitation diminue ou cesse, l'amélioration est très-marquée. Ce mieux-être dure ordinairement plusieurs heures, au bout desquelles les phénomènes cérébraux et fébriles reprennent le dessus. Mais il n'est pas rare de voir survenir une détente générale et une amélioration permanente après chaque affusion.

On fait usage, concurremment avec ces moyens, des révulsifs cutanés et intestinaux, qu'on emploie dès le début de la maladie; on applique d'abord aux pieds des cataplasmes chauds, vinaigrés ou sinapisés, et ensuite des sinapismes purs. Lorsque ces moyens sont inefficaces, on en vient aux vésicatoires volants, qu'on promène sur les membres inférieurs. Chez les sujets très-irritables, on doit préférer les sinapismes mitigés aux sinapismes purs, qui peuvent augmenter la fièvre par suite de la douleur qu'ils déterminent. On fait usage des purgatifs doux, tels que le calomel, l'huile de ricin, etc.; si leur action est légère et insuffisante, on associe le calomel à la rhubarbe ou au jalap en poudre. Dans la seconde période, on a recours à des purgatifs plus énergiques, tels que la résine de jalap, le sirop de nerprun et les sels neutres. — Les frictions mercurielles, à titre de contro-stimulants, ont été parfois employées avec beaucoup d'avantage dans la première ou même la seconde période de la méningite. On les pratique sur le cou, les aisselles ou même le cuir chevelu, à la dose d'une demi-once par jour.

Le traitement que nous venons d'indiquer doit être secondé par les moyens hygiéniques, tels que l'absence du bruit autour des malades, une lumière faible, une température modérée, une diète sévère lorsque la fièvre est violente, et quelques légers bouillons sitôt que la maladie a dépassé le second septénaire et que le mouvement fébrile a diminué, et enfin des boissons délayantes et acidulées, telles que l'eau d'orge, de poulet, de chiendent, le petit-lait, la limonade, l'orangeade, etc.

Méningite chronique primitive avec aliénation paralytique.

Définition. Je donne ce nom à l'inflammation primitivement chronique de l'arachnoïde et de la pie-mère, caractérisée par une aliénation mentale apyrétique, qu'accompagnent des idées ambitieuses dominantes, et par une paralysie générale et incomplète qui commence par la langue et s'étend graduellement au système locomoteur tout entier.

Cette maladie est tout à fait spéciale et indépendante de toute autre; elle ne succède jamais à la méningite aiguë, avec laquelle elle n'a de rapports que par les lésions anatomiques qui l'accompagnent. Un nouveau nom serait nécessaire; je hasarde celui de *méningomanie*, qui signifie aliénation par cause méningienne.

Historique. Cette maladie était confondue avec les autres maladies mentales, qui étaient toutes considérées comme des névroses; elle avait entièrement échappé jusqu'alors aux recherches des observateurs, lorsque je la découvris et la fis connaître pour la première fois en 1822, dans ma dissertation inaugurale [1] et ensuite dans deux autres ouvrages publiés en 1825 et 1826 [2].

Causes. — *Causes prédisposantes.* Cette maladie est infiniment plus fréquente chez les hommes que chez les femmes, puisque sur 182 sujets que j'ai observés, il y en avait 158 du sexe masculin, et seulement 24 du sexe féminin; elle forme aujourd'hui plus du quart de la masse totale des aliénés. — Elle est fort rare avant l'âge de 30 ans, et s'observe principalement de 30 à 50. — Elle atteint surtout les individus san-

---

[1] *Recherches sur les maladies mentales.* Paris, 1822, in-4°.

[2] *Nouvelle doctrine des maladies mentales.* 1825, in-8°. — *Traité des maladies du cerveau et de ses membranes*, t. 1. Paris, 1826, in-8°.

guins, robustes, replets, d'un caractère vif, fougueux, emporté, orgueilleux, intéressé. La moitié environ des malades que j'ai observés avaient eu des parents aliénés ou atteints d'affections cérébrales qui se rapprochaient de la folie. Un tiers avait abusé des liqueurs alcooliques. Le tiers des femmes avait éprouvé la suppression du flux menstruel. On doit compter aussi parmi les causes prédisposantes l'hypertrophie du ventricule gauche, la suppression d'un flux hémorrhoïdal, l'interruption d'une saignée habituelle. Mais de toutes les causes qui favorisent le développement de cette maladie. aucune n'a une influence plus funeste que les affections morales tristes. Plus de la moitié des individus que j'ai observés avaient été en proie à des chagrins plus ou moins prolongés.

Causes occasionnelles. Dans le plus grand nombre des cas, les causes prédisposantes sont les seules auxquelles on puisse attribuer l'invasion de la méningite chronique. Je n'ai observé des causes excitantes que chez un quart environ des sujets; c'était l'insolation chez quelques-uns, une orgie avec ivresse chez d'autres, souvent des chagrins vifs et subits, plus rarement des accès de colère, une fièvre grave, etc.

Cause prochaine. Les diverses causes qui précèdent tendent toutes, d'une manière plus ou moins directe et puissante, à produire un effet commun, une fluxion sanguine vers la tête, dans les vaisseaux du cerveau, mais surtout de la pie-mère. Cette congestion cérébrale, lente ou subite, existe chez tous les malades, et précède constamment l'invasion de la méningite chronique, dont elle doit être considérée comme la cause prochaine.

Symptômes.—Prodromes. La méningite chronique est précédée des symptômes d'une congestion cérébrale. Celle-ci est tantôt légère, graduelle et caractérisée seulement par la tendance au sommeil, une céphalalgie obscure, de la pesanteur de tête, de l'incapacité pour le travail, etc., et tantôt subite et forte. Dans ce cas, les malades sont frappés d'attaques apoplectiformes avec diminution ou perte momentanée du sentiment et du mouvement. Ils recouvrent bientôt leurs facultés, mais d'une manière incomplète.

Les symptômes de la méningite chronique se réduisent à deux, qui commencent et marchent concurremment, savoir : une paralysie générale et incomplète et un délire apyrétique avec un grand affaiblissement des facultés. La maladie présente ordinairement dans son cours trois périodes distinctes.

Première période ou *période de monomanie*. Elle débute par un état de monomanie ambitieuse avec affaiblissement des facultés et par une exaltation plus ou moins grande réunie à quelques traces de paralysie générale et incomplète. Les malades s'imaginent tout à coup qu'ils sont très-riches, puissants, élevés en dignité, couverts de distinctions et de titres. Ces idées les occupent et les dominent plus ou moins ; la plupart des malades en parlent sans cesse avec exaltation et avec l'accent et l'expression du contentement le plus vif ; ils se mettent facilement en colère lorsqu'on les contrarie sur leurs idées extravagantes. Ils répondent d'une manière assez sensée sur les objets étrangers à leur délire exclusif, mais on s'aperçoit que leurs facultés sont affaiblies d'une manière notable ; ils ont des absences, des pertes de mémoire, et ne peuvent suivre un raisonnement un peu étendu. On remarque en même temps, chez tous, un certain embarras de la langue qui se manifeste tantôt par un peu de lenteur dans la prononciation de certains mots, tantôt par de l'hésitation et du bégayement, tantôt enfin par une articulation difficile et confuse. Certains individus ont un peu de difficulté dans la démarche ; ils ne marchent pas droit, font de faux pas, et paraissent avoir les membres un peu roides ; les fonctions nutritives s'exécutent de la manière la plus régulière. — La durée de cette période est extrêmement variable, puisqu'elle peut n'être que d'un petit nombre de jours ou de semaines, ou se prolonger pendant six mois, quelquefois même, mais rarement, pendant un ou deux ans.

Deuxième période ou *période de manie*. Le passage de la première à la seconde période a souvent lieu d'une manière peu sensible ; il consiste dans une augmentation des symptômes ; quelquefois il est plus tranché et précédé d'une attaque de congestion cérébrale. Les symptômes qui constituent cette période sont ceux qui appartiennent à la manie, c'est-à-dire un délire plus ou moins général avec prédominance d'idées ambitieuses, et un état d'exaltation, d'agitation ou de fureur, avec quelques traces plus ou moins sensibles de paralysie incomplète. Les malades extravaguent sur tous les points, mais ils sont entièrement dominés par des idées de fortune, d'opulence, de grandeur; ils ne s'occupent jamais d'autres objets, et il est impossible de donner un autre aliment à leurs divagations et à leurs idées incohérentes. Leur agitation est continuelle; ils parlent sans cesse à haute voix et avec une grande volubilité; souvent ils chantent, d'autres fois ils crient ou vocifèrent. Ils ne savent ni où ils vont, ni ce qu'ils font; souvent ils déchirent leurs vêtements, brisent et cassent tout ce qu'ils rencontrent. Dans cet état d'agitation, on ne remarque aucune trace de paralysie, mais dans les moments de rémission, leur prononciation est plus ou moins embarrassée, leur démarche fréquemment gênée. Au milieu de cette perturbation, l'appétit est bon, le pouls naturel, l'embonpoint se soutient, excepté chez les malades extrêmement agités, qui maigrissent assez rapidement. — La durée de cette période est très-variable.

Troisième période ou *période de démence*. Cette période n'est pas toujours la suite de celle que nous venons de décrire. Il n'est pas rare de la voir succéder à la première. Cette troisième période peut présenter trois degrés.

Premier degré de la troisième période. Le passage de la seconde ou de la première période à la troisième a souvent lieu d'une manière lente par l'affaiblissement graduel des facultés et des mouvements; d'autres fois il arrive après une attaque subite de congestion cérébrale. Les malades tombent et perdent connaissance d'une manière complète ou incomplète, avec paralysie locale ou générale. A l'aide des moyens qu'on met ordinairement en usage en pareil cas, les facultés et les mouvements reviennent, mais restent très-faibles, l'agitation cesse ou diminue. La mémoire est si altérée que les malades ont oublié les principaux événements de leur vie; ils ne comprennent que les questions courtes et claires. Leurs idées, très-bornées et incohérentes, sont uniquement relatives à la for-

tune et aux grandeurs, comme dans les premières périodes ;
ils sont presque toujours calmes et tranquilles ; ordinairement
ils parlent peu et restent dans un silence apathique ; d'autres
fois ils parlent seuls de leurs trésors et de leurs titres ; ils
éprouvent parfois des paroxysmes d'agitation et de loquacité
qui sont d'assez courte durée. La paralysie incomplète et générale est beaucoup plus prononcée : leur prononciation est
lente, difficile, hésitante, trainante, bégayée ; ils sont peu
solides sur leurs jambes ; ils marchent en vacillant, quelquefois en trainant les pieds, comme les personnes ivres ; ils
lâchent de temps en temps leurs urines dans leurs vêtements.
Ce degré est ordinairement très-long. Il survient assez souvent dans son cours des attaques de congestion cérébrale
avec privation plus ou moins complète du sentiment et du
mouvement. Les malades reviennent à eux au bout de quelques heures ou d'un jour, mais à la suite de chaque attaque
la démence et la paralysie font des progrès.

Deuxième degré de la troisième période. Tous les symptômes sont
plus prononcés : les facultés sont presque abolies, les connaissances sont bornées à quelques idées entièrement isolées, et
principalement relatives aux aliments, nulle réponse aux
questions, ou réponses monosyllabiques, calme parfait. La
langue est si paralysée, que la prononciation est extrêmement
difficile et souvent inintelligible. Les membres faiblissent
sous le poids du tronc ; les malades marchent plus ou moins
courbés sur un côté du corps et en décrivant des zigzags, ils
trainent les pieds sans les lever du sol et font des chutes continuelles ; bientôt même ils ne peuvent plus se soutenir sur
leurs jambes. Les sphincters se relâchent et toutes les excrétions deviennent involontaires ; la déglutition est très-difficile,
et quelques malades meurent en mangeant, suffoqués par le
bol alimentaire qui, ne pouvant franchir l'isthme du gosier,
tombe dans la glotte et le larynx. Dans cet état, la sensibilité
générale est si affaiblie, qu'il se forme fréquemment des
escarres gangréneuses au sacrum, aux trochanters, aux coudes, etc.

Dans le premier et le deuxième degré de cette période, les

fonctions nutritives s'altèrent progressivement : l'appétit dégénère en une faim vorace que rien ne peut satisfaire ; les malades engraissent beaucoup ou même tombent dans un état
d'obésité monstrueux. Ils sont souvent pris d'une diarrhée
incoercible qui les maigrit promptement jusqu'au marasme,
avec œdématie des extrémités et escarres au sacrum. La plupart des malades succombent dans le coma ; quelques-uns
parviennent jusqu'au troisième degré, que nous allons décrire. — Le premier et le deuxième degré de la troisième
période sont toujours fort longs. Leur durée varie depuis trois,
six, huit mois, jusqu'à un, deux ou trois ans.

Troisième degré de la troisième période. Dans ce degré, auquel les
malades parviennent rarement, ceux-ci deviennent de véritables automates : ils ne voient et n'entendent rien ; les plus forts
pincements sont à peine sentis, nulle réponse aux questions,
taciturnité habituelle, yeux ouverts, fixes, mais ne paraissant
apercevoir aucun objet ; impossibilité de marcher, de se soutenir sur leurs jambes, ou même de rester assis ; nul mouvement volontaire ; écoulement continuel et involontaire des
déjections alvines et des urines : dans cet état cependant une
sorte d'instinct automatique leur fait ouvrir la bouche lorsqu'on leur présente des aliments ou des boissons ; mais la
déglutition est extrêmement difficile, et ils courent risque sans
cesse de périr étouffés.

Méningite chronique avec phénomènes convulsifs. Cette espèce
de méningite, que j'ai observée chez un quart environ des
malades, présente les mêmes périodes et suit la même marche que celle que je viens de décrire ; mais il survient des
mouvements convulsifs qui viennent s'ajouter aux phénomènes
ordinaires de la maladie. Ces mouvements consistent en une
agitation spasmodique continue ou périodique, en des tremblements des membres, des grincements des dents, des convulsions de plusieurs membres ou de tout le corps, en des
contractions avec rigidité de ces parties, en des extensions
tétaniques locales ou générales, et en des attaques convulsives ou épileptiformes.

Marche de l'aliénation paralytique. Les symptômes de la maladie qui nous occupe suivent une marche continue et successivement croissante. Ils présentent ordinairement dans leur cours les trois périodes que nous avons indiquées, mais une d'elles peut manquer ou offrir des variétés nombreuses. La seconde période est celle dont l'absence est la plus fréquente. Les malades passent alors de la première à la troisième sans présenter ni délire général, ni agitation. Ils sont calmes et tranquilles pendant tout le cours de la maladie, à l'exception de quelques moments passagers de colère ou d'exaltation; leurs facultés vont en s'affaiblissant progressivement; leurs idées deviennent chaque jour moins nombreuses et plus incohérentes; la paralysie fait des progrès correspondants. Lorsque c'est la première période qui manque, ce qui est plus rare, la maladie débute tout à coup par de l'agitation et de la fureur; quelquefois au début de la maladie les facultés et les idées sont si affaiblies et les mouvements si gênés, que les malades paraissent déjà dans l'état que nous avons assigné à la troisième période. Le passage d'une période à une autre a lieu tantôt sans autre cause apparente que la marche naturelle de la maladie, tantôt à la suite d'attaques de congestion cérébrale. Ces attaques sont surtout très-fréquentes dans la troisième période. Il y a des malades qui en ont jusqu'à dix ou douze pendant sa durée.

Durée. L'aliénation avec paralysie générale a ordinairement une durée fort longue, qu'il est, au reste, facile de préciser, attendu que son invasion est très-tranchée et sa terminaison presque toujours funeste. Le terme le plus court que j'aie observé est de quinze à vingt jours; les deux individus qui me l'ont présenté avaient été frappés d'une violente attaque de congestion cérébrale, pendant laquelle s'étaient manifestés quelques symptômes de la maladie. A l'exception de ces deux cas, la durée de l'aliénation semi-paralytique varie depuis deux mois jusqu'à six, huit, dix ou même douze ans. Sur 159 malades dont j'ai recueilli l'histoire, la maladie a duré de quinze jours à un an chez 73; d'un an à six, chez 81, et de six ans à douze, chez 5; d'où l'on voit que la durée moyenne doit être fixée d'un an à un an et demi.

Terminaisons. Cette maladie est presque toujours funeste. Sur un total de 159 malades, 150 ont succombé et 9 seulement ont guéri ou éprouvé une amélioration très-sensible dans leur état. Les malades ne meurent jamais dans le cours de la première période, à moins qu'ils ne soient frappés d'une attaque de congestion foudroyante, ce qui est très-rare. Un petit nombre succombent pendant la seconde période, par suite de l'agitation violente et souvent spasmodique dans laquelle ils se trouvent. Mais presque tous meurent pendant la durée ordinairement fort longue de la troisième période.

Lésions anatomiques. Parmi les lésions anatomiques qu'on rencontre sur les cadavres des sujets qui ont succombé à cette maladie, les unes sont essentiellement liées à son existence, comme causes de ses symptômes, et ont leur siége dans le cerveau et ses membranes; les autres occupent divers organes de la poitrine et du ventre, et sont purement accidentelles. Nous passerons ces dernières sous silence, pour nous attacher uniquement aux premières, que nous allons décrire avec quelque détail. Ces lésions se rapportent aux méninges et au cerveau.

• 1° *Lésions méningiennes*. Avant de décrire les changements qu'éprouvent les méninges chez les sujets atteints de l'espèce d'aliénation que nous venons de décrire, nous devons faire connaître le siége qu'occupent ces lésions, ainsi que celui des lésions cérébrales, qui est toujours le même. Elles affectent constamment les portions de la pie-mère et de l'arachnoïde qui tapissent la convexité et la face interne des hémisphères cérébraux, la partie sous-jacente de l'extérieur du cerveau et le feuillet arachnoïdien de la dure-mère, contigu aux hémisphères : ces lésions, toujours plus prononcées vers le centre de la convexité de ces derniers qu'à leurs parties antérieure et postérieure, vont en diminuant vers la base du crâne, où elles disparaissent complétement. Les méninges cérébelleuses, comme celles de la base du cerveau, sont parfaitement saines.

Le réseau cellulo-vasculaire qui constitue la pie-mère et l'arachnoïde est toujours extrêmement injecté; ses vaisseaux sont pleins de sang et distendus; les plus petits, en se rompant, laissent écouler ce liquide avec abondance, et les plus gros ont souvent l'apparence de petites cordes tendues. Tantôt la pie-mère offre une rougeur vive qui va jusqu'à l'écarlate, tantôt, et le plus souvent, la sérosité qui est logée dans ses mailles lui donne une couleur pâle et grisâtre, et masque la rougeur qu'elle offrirait sans cette circonstance.

En même temps l'arachnoïde est épaissie d'une manière extrêmement marquée. Cette membrane, au lieu de la ténuité d'une toile d'araignée à laquelle on l'a justement comparée, acquiert l'épaisseur de la plèvre, du péricarde, de la dure-mère, ou même des parois de l'estomac. Elle a souvent dans ces cas l'aspect du parchemin ramolli dans l'eau ; elle a en même temps perdu une grande partie ou la totalité de sa transparence ; elle est grisâtre, blanchâtre, laiteuse, etc. Sa densité et sa consistance sont tellement augmentées, qu'on détache facilement les deux membranes de la surface du cerveau sans les déchirer, ce qui est impossible dans l'état normal ; bien plus, dans un très-grand nombre de cas, ces membranes présentent une assez grande résistance quand on les tire en sens inverse ; souvent même, après en avoir détaché un lambeau de la surface du cerveau, on peut soulever toute la masse encéphalique par ce lambeau sans qu'il se déchire ; ce qui est certainement un indice de bien forte cohésion. — Une quantité toujours assez grande de sérosité est épanchée dans la cavité de l'arachnoïde, dans les ventricules, et infiltrée dans le réseau de la pie-mère. Rien n'est plus variable que cette quantité ; elle peut s'élever, pour celle qui est amassée autour du cerveau, entre les deux feuillets arachnoïdiens, jusqu'à quatre, six, huit onces et plus. J'en ai rencontré une fois jusqu'à douze onces accumulées sur la région supérieure du cerveau.

Les ventricules sont toujours pleins du même liquide, souvent dilatés par lui, et quelquefois même énormément distendus, au point de constituer une véritable *hydrocéphale* chronique. — Il se forme parfois dans la cavité de l'arachnoïde des exhalations d'albumine concrète, mais sans cohésion, qui se présentent sous la forme de petits amas d'une matière

blanchâtre, grisâtre ou jaunâtre, répandus çà et là en petite
quantité sur quelques points de cette membrane. Mais cette
exhalation est ordinairement plus abondante, et l'albumine
qui en est le produit se transforme en une *fausse membrane* analogue à celles qu'on trouve si fréquemment sur la plèvre, le
péricarde, le péritoine, etc. On rencontre ces exsudations
chez un sixième environ des malades qui succombent à la
maladie qui nous occupe.

Chez un huitième des sujets, on trouve des épanchements
sanguins dans les mêmes endroits où se forment les fausses
membranes, c'est-à-dire entre les deux feuillets de l'arachnoïde.

2° *Lésions cérébrales.* La surface du cerveau subjacente aux
méninges altérées est en général pâle et un peu plus molle
que dans son état ordinaire, dans les cas où le réseau de la
pie-mère est infiltré d'une sérosité abondante; lorsque les
méninges sont très-rouges et injectées, la substance grise
qu'elles recouvrent est également rosée, injectée et même
sensiblement rouge. Dans ce cas, on rencontre fréquemment
des adhérences entre les membranes et la convexité des circonvolutions. En détachant les premières, on enlève des morceaux de substance grise ramollie, qui restent unis à la face
interne des méninges, et la surface cérébrale présente à
leur place de petites ulcérations superficielles qui sont plus
rosées que le reste de la substance grise. — La masse encéphalique n'offre le plus souvent aucune espèce d'altération.
Elle paraît quelquefois plus molle que dans son état naturel; plus souvent elle est plus ferme, ce qui paraît être
ordinairement le produit de la compression considérable
qu'elle a éprouvée de la part de la sérosité. En effet, il n'est
pas rare de voir le cerveau se dilater, les circonvolutions se
développer à mesure que l'eau s'écoule de ses cavités et de
sa surface.

Diagnostic. — 1° *Signes pathognomoniques.* Parmi les diverses
causes de la méningite chronique, il en est une, la congestion cérébrale, qui existe toujours à divers degrés et qu'on ne
rencontre point dans les autres espèces d'aliénation. Ainsi,

lorsqu'on apprend qu'un aliéné a été atteint, avant l'invasion du délire, d'une diminution ou d'une perte plus ou moins subite du sentiment et du mouvement, on peut assurer le plus souvent, sans crainte de se tromper, que cet individu est affecté de la maladie qui nous occupe. Mais il est deux signes constants qui servent essentiellement à la caractériser; ce sont le délire particulier qui l'accompagne et la paralysie générale.

Délire. Ce délire, partiel d'abord et consistant en une sorte de monomanie avec affaiblissement des facultés, devient ensuite général et maniaque avec exaltation, agitation et fureur. Il dégénère ensuite en un état de démence dans lequel les idées sont décousues et incohérentes et les facultés plus ou moins anéanties. Le malade, après avoir parcouru toutes les phases de la dégradation morale, finit quelquefois par un état de stupidité complète, c'est-à-dire par une oblitération des actes intellectuels et moraux. — Ces trois périodes se rencontrent dans le cours de la maladie considérée en général, mais dans chaque cas particulier il n'est pas rare de n'en trouver que deux. A quelque degré que soit parvenue l'aliénation, qu'elle se manifeste sous forme de monomanie, de manie ou de démence, qu'elle soit tranquille ou violente, elle se distingue toujours, ou du moins à bien peu d'exceptions près, des autres espèces de folie, pendant une partie ou toute la durée de son cours, par des idées dominantes de richesse, de grandeur, de puissance, etc. Les malades s'imaginent qu'ils ont des centaines de mille francs, des millions, des milliards, des monceaux d'or, d'argent, de pierreries, de diamants, etc. Ils possèdent des châteaux magnifiques, des villes, des provinces, des nations ou même l'univers entier; ils sont revêtus de toutes les dignités, doués de tous les talents. Ils sont généraux, maréchaux, amiraux, ministres, rois, empereurs et Dieu même.

Paralysie. Elle consiste en une diminution et un affaiblissement du sentiment et du mouvement, et non dans une privation complète de ces fonctions. Légère d'abord et bornée à un seul organe, elle augmente progressivement et graduellement, s'étend à un plus grand nombre de parties et finit par envahir le système locomoteur tout entier, de manière que la dénomination qui paraît le mieux lui convenir et que nous lui avons donnée dans cet article est celle de *paralysie générale et incomplète.* Elle commence par un embarras de la langue ; les malades ont de la peine à prononcer certains mots ; ils hésitent ou bégayent en parlant. La parole devient bientôt lente et confuse ; il ne tarde pas à s'y joindre une certaine difficulté dans la marche, qui ne peut être reconnue dans les premiers temps que par les personnes exercées à observer ces malades. Un peu plus tard ceux-ci ne marchent pas droit, se dévient de leur chemin, se tiennent avec une certaine roideur, et ne sont pas solides sur leurs jambes ; ensuite ils marchent comme des ivrognes, et sont souvent sur le point de tomber à droite ou à gauche. — Dans une période plus avancée. la prononciation devient lente, confuse, tremblante, entrecoupée, très-difficile à comprendre. La démarche est chancelante et vacillante ; les malades font des chutes fréquentes ; ils marchent lentement et en traînant les pieds ; la force des membres supérieurs est diminuée ; ceux-ci servent mal à la préhension des corps et sont parfois le siége de tremblements. A cette période, les sphincters se relâchent, les urines et les déjections alvines coulent sans cesse et involontairement ; les contractions de l'œsophage s'affaiblissent et la déglutition des solides devient difficile et même impossible. Enfin, il arrive quelquefois un moment, dernier terme de l'anéantissement des mouvements, où l'appareil locomoteur paraît frappé dans toute son étendue d'une immobilité presque complète. Dans cet état, les malades ne peuvent plus ni marcher, ni se soutenir, ni parler, ni mouvoir les membres supérieurs. Couchés sur le dos, immobiles et presque insensibles, leur vie, purement automatique et bornée aux fonctions nutritives, se rapproche plus de celle des dernières classes des animaux que de celle de l'homme.

2° *Détermination de la cause organique de l'aliénation paralytique.* D'après les faits que j'ai observés, et que n'ont fait que confirmer les observations publiées depuis moi, l'aliénation mentale paralytique est le *symptôme d'une méningite chronique primitive, à laquelle se joint très-souvent une encéphalite consécutive de la substance corticale des circonvolutions cérébrales.*

Voici les preuves sur lesquelles ce point de doctrine me paraît établi de la manière la plus solide. Je les tire de l'examen nécroscopique des cerveaux des paralytiques aliénés, comparés aux cerveaux des individus non aliénés, et de l'analogie de cette maladie avec les autres phlegmasies des membranes séreuses.

Parmi les lésions que j'ai trouvées à l'ouverture de cent cadavres [1], et que je considère comme les caractères anatomiques de la méningite chronique, les unes se sont rencontrées chez tous, les autres ont manqué chez un certain nombre. Les lésions constantes étaient l'opacité, l'épaississement, l'augmentation de résistance de l'arachnoïde, qui était souvent telle, qu'on pouvait suspendre une grande partie ou la totalité de la masse encéphalique à un lambeau des méninges sans qu'il se déchirât; une forte injection sanguine de la pie-mère; l'épaississement de l'arachnoïde ventriculaire qui était couverte de granulations : un épanchement considérable de sérosité dans la cavité de l'arachnoïde, dans le réseau cellulo-vasculaire de la pie-mère, qui était infiltrée et œdémateuse, dans les ventricules, qui étaient souvent dilatés et distendus.

Les altérations suivantes étaient moins fréquentes : 51 fois sur 100, les méninges étaient adhérentes aux circonvolutions avec injection et ramollissement superficiel de la substance grise; 31 fois sur 100, il y avait entre les deux feuillets de l'arachnoïde des fausses membranes ou du sang épanché. Le feuillet arachnoïdien de la dure-mère était rouge ou injecté chez un quart. Le cerveau était plus ferme que dans son état normal, lorsque l'hydrocéphale était considérable; il était au contraire plus mou, lorsque les adhérences des méninges à la substance grise étaient très-étendues; mais chez le plus grand nombre des sujets, il avait sa consistance naturelle.

En 1826, M. Calmeil publia, dans son livre sur la paralysie

---

[1] *Traité des maladies du cerveau,* p. 186

des aliénés, quarante-sept observations avec ouverture des cadavres, où l'on trouve les mêmes altérations que j'avais déjà rencontrées, avec quelques différences seulement, relativement aux proportions de ces altérations.

Les faits de M. Calmeil sont d'autant plus favorables à la thèse que je soutiens, que l'auteur, n'attachant d'importance qu'à l'encéphalite chronique, critiquait vivement mon opinion sur l'influence que j'attribuais à la méningite chronique primitive, et aux résultats matériels qu'elle entraîne.

Voilà donc cent quarante-sept ouvertures de cadavres qui nous présentent tous les caractères physiques d'une inflammation chronique des méninges chez des individus qui étaient à la fois aliénés et paralytiques; et ce n'est pas la dixième partie de toutes celles qui ont été faites depuis, et qui n'ont fait que les confirmer.

Nierait-on que ces lésions puissent caractériser une phlegmasie chronique? Mais alors il faudrait rejeter aussi les altérations qu'on assigne à toutes les inflammations chroniques des membranes séreuses, telles que l'épaississement, l'induration, les adhérences pathologiques de ces membranes, les exsudations pseudo-membraneuses, les épanchements de sérosité, et parfois de sang, qui se forment dans leur cavité. Qu'on prenne pour point de comparaison une phlegmasie séreuse quelconque, la pleurésie chronique, par exemple, et l'on trouvera l'analogie la plus frappante, sous le rapport de l'anatomie pathologique, entre cette inflammation et la méningite.

Si l'on nous opposait les cas où, la maladie étant légère, les lésions consistaient seulement dans l'injection de la pie-mère, l'épaississement de l'arachnoïde et des épanchements séreux, nous répondrions que cela s'observe d'une manière bien plus prononcée dans la pleurésie, puisque suivant M. Andral, « dans plusieurs cas de cette maladie où les altérations de sécrétions sont le plus prononcées, la plèvre ne présente dans sa texture aucune altération appréciable [1]. »

Dirait-on qu'on rencontre souvent ces altérations ménin-

_____

[1] *Cliniq. méd.*, t. II, p. 572.

giennes chez des individus qui n'étaient ni aliénés ni paralytiques? Si une assertion aussi générale n'était pas inexacte, il
faudrait rejeter l'anatomie pathologique comme la science la
plus fausse et la plus trompeuse; mais cette opinion n'est pas
fondée.

J'ai examiné, comme objet de comparaison, un grand
nombre de cerveaux de sujets qui n'avaient jamais offert de
dérangement de l'intelligence, et je n'ai jamais rien trouvé
qui ressemblât à l'ensemble des altérations qui forment les
caractères anatomiques de la méningite chronique. J'ai eu lieu
de faire la même remarque en parcourant les autopsies qu'on
trouve en si grand nombre dans les recueils d'observations
que nous possédons. On voit parfois, il est vrai, quelques points
de l'arachnoïde devenus opaques, et une petite quantité de
sérosité épanchée à la base du crâne ou dans les ventricules;
mais ces légères altérations, résultats fréquents des derniers
instants de la vie, ne sauraient présenter une analogie même
éloignée avec les lésions anatomiques qui caractérisent la méningite chronique. Les individus qui succombent aux maladies
cérébrales autres que celle dont il est ici question, présentent
à l'autopsie différentes altérations qui leur sont propres, mais
qui n'ont généralement aucun rapport avec l'inflammation
chronique des enveloppes du cerveau et de la superficie de cet
organe.

En résumé, j'ai toujours rencontré les mêmes altérations
des méninges et du cerveau chez les aliénés paralytiques, et
jamais chez les individus qui avaient succombé à d'autres maladies cérébrales ou non cérébrales. La conséquence naturelle
que je devais en tirer, c'est que ces altérations étaient la cause
organique des symptômes observés pendant la vie; en d'autres
termes, que l'aliénation avec paralysie générale était le résultat fonctionnel ou le symptôme de l'inflammation chronique
primitive des enveloppes du cerveau à laquelle se joint très-
souvent une inflammation consécutive de la substance corticale subjacente aux méninges enflammées. Ce point de doctrine étant pour moi incontestable, je ne crains pas de dire
qu'il est peu conforme aux règles du langage médical de dé-

signer cette maladie par un seul de ses symptômes, et de l'appeler *paralysie des aliénés*, au lieu de tirer son nom de l'inflammation chronique qui lui donne lieu et d'en faire une individualité morbide à part. Cette dénomination a de plus le grave inconvénient de faire supposer que tous les fous, sans distinction, sont sujets à cette maladie, tandis qu'on n'a peut-être jamais vu un seul individu atteint d'un véritable délire exclusif bien tranché devenir paralytique. La maladie que j'ai décrite est la même depuis son début jusqu'à sa terminaison, et ne change jamais de caractère. Appeler cette maladie paralysie des aliénés me parait aussi peu logique que si l'on voulait nommer la pleurésie *point de côté*, ou la pneumonie *crachement de sang*.

Le point de doctrine que j'établis ici a essuyé des objections; j'ai répondu à quelques-unes; il en reste d'autres, tirées de trois opinions différentes qu'on a émises sur le même sujet. On a attribué la paralysie des aliénés à un changement de consistance de la masse encéphalique, à une encéphalite primitive de la substance grise, à un état nerveux ou moléculaire du cerveau. Discutons ces trois opinions.

Changement de consistance du cerveau. M. Delaye a soutenu, dans sa thèse publiée en 1824 [1], que la paralysie, dont il fait, comme Esquirol, un accident et une complication de la démence, était le plus souvent le résultat d'une augmentation de consistance de toute la masse cérébrale, et quelquefois d'une diminution de cette consistance. Cette opinion, que l'auteur n'avait déduite que d'un petit nombre de faits, ne saurait résister à une discussion sérieuse. Tout le monde sait que rien n'est variable comme la consistance du cerveau, même chez les individus qui n'ont jamais présenté de trouble des facultés. Sur 100 ouvertures de paralytiques aliénés, j'ai trouvé 21 fois le cerveau plus ferme que dans son état normal, 17 fois plus mou, et 62 fois présentant sa consistance normale; M. Calmeil dit que le plus communément la masse de la substance blanche est saine. Il est donc impossible d'attribuer la paralysie à une

[1] *Considérations sur une espèce de paralysie qui affecte particulièrement les aliénés.* Thèse de Paris, 1824 (n° 224).

augmentation de consistance qui n'existe que dans le cinquième des sujets.

Encéphalite chronique primitive. J'avais décrit, en 1822 [1] et en 1825 [2], l'adhérence des méninges épaissies à la substance corticale comme le caractère anatomique d'une inflammation chronique consécutive de la substance grise, et j'avais cherché à déterminer la part qu'elle prend à la production des symptômes. En 1826, M. Calmeil admit le même caractère, dont on trouve de nombreux exemples dans les observations qu'il rapporte; mais il donna à ces faits une autre interprétation que moi; il soutint que cette encéphalite était une affection primitive, et le point de départ de tous les symptômes, ou plutôt du seul symptôme qui pour lui constituait toute la maladie, c'est-à-dire la paralysie; car, d'après cet auteur, les désordres intellectuels ne sont qu'une complication de la paralysie [3].

Les considérations suivantes ne me permettent pas d'adopter l'opinion de M. Calmeil. Si l'inflammation chronique de la substance grise était la cause de la paralysie des aliénés, d'un côté elle serait constante, et de l'autre elle existerait souvent seule, et indépendamment de la méningite. Or, cela n'est pas, en voici les preuves :

Sur 100 cerveaux de paralytiques, je n'ai rencontré l'adhérence des méninges aux circonvolutions que 51 fois [4]; M. Calmeil l'a trouvée 36 fois sur 47 cadavres qu'il a ouverts, c'est-à-dire que près d'un quart n'en présentaient pas; M. Parchappe l'a notée 39 fois sur 44; elle était absente dans un huitième des cas. D'un autre côté, M. Calmeil a rencontré des adhérences qui n'avaient pas été suivies de paralysie. « J'ai sous les yeux, dit-il [5], des observations de céphalite aiguë qui me sont propres, que j'ai recueillies avec la plus scrupuleuse attention; les sujets ont succombé en quelques jours. Plusieurs d'entre

---

[1] Thèse, p. 40.

[2] *Nouvelle doctrine des maladies mentales*, p. 21.

[3] CALMEIL, *ouvrage cité*, p. 323.

[4] *Traité cité*, p. 486.

[5] CALMEIL, *ouvrage cité*, p. 110.

eux ont présenté l'union intime des circonvolutions à la face interne de la pie-mère, l'enlèvement par plaques de la substance corticale. Aucun n'avait offert des symptômes de paralysie; seulement les mouvements avaient été tumultueux, et l'agitation avait été excessive [1]. »

Ces faits avaient singulièrement ébranlé la confiance de M. Calmeil dans l'encéphalite chronique primitive ; aussi, dans les conclusions qui terminent son livre, va-t-il jusqu'à dire que les lésions « n'expliquent pas suffisamment les symptômes observés pendant la vie (p. 415), que la phlegmasie chronique qui occasionne la paralysie a dû déterminer dans le cerveau *a une modification identique qu'il n'a pas su apprécier,* » (p. 416). que « cette paralysie générale offrira toujours des arguments spécieux aux partisans des paralysies nerveuses » (p. 416).

Je tire un autre argument d'une disposition d'anatomie pathologique que j'ai toujours observée dans les cerveaux des paralytiques; c'est que les portions de pie-mère qui s'enfoncent dans les anfractuosités du cerveau, et qui, dans ces endroits, sont toujours dépourvues de l'arachnoïde, ne contractent point d'adhérence avec la substance grise qui les entoure, et que là cette substance n'est jamais molle comme sur les circonvolutions où l'on observe les adhérences. Si l'encéphalite était la première origine des symptômes, pourquoi n'existerait-elle que sur les circonvolutions qui sont recouvertes par les feuillets cellulo-vasculaire et séreux des méninges?

A toutes ces preuves, j'en ajouterai une dernière non moins puissante que les précédentes : c'est que si l'encéphalite chronique était primitive et la cause organique de la paralysie, elle devrait exister sinon toujours, au moins fréquemment, seule et sans méningite; or, il n'y a pas un seul fait de ce genre dans la science, non-seulement dans les observations de

---

[1] Ces faits, que M. Calmeil cite comme des objections qu'on peut faire à son opinion, je les avais expliqués d'avance (*Nouvelle doctrine*, p. 51) : « L'agitation spasmodique aveugle et incoercible, avais-je dit, dépend de l'inflammation consécutive de la surface du cerveau qui se ramollit dans sa couche la plus superficielle, et contracte des adhérences avec la pie-mère et l'arachnoïde.

M. Calmeil et dans les miennes, mais même dans toutes celles qui ont été publiées depuis.

Je suis donc autorisé à conclure que si l'inflammation chronique de la substance grise du cerveau joue un grand rôle dans la production de plusieurs symptômes de la maladie, elle n'est cependant ni constante, ni primitive, et que, dans les cas fréquents où elle survient, elle ne se manifeste que consécutivement à l'inflammation des méninges, qui suffit seule pour produire et expliquer la privation graduelle de l'intelligence et des mouvements. Au reste, M. Calmeil est revenu aujourd'hui à l'opinion que j'ai toujours soutenue, puisqu'il appelle la paralysie des aliénés méningo-encéphalite chronique [1].

Lésion nerveuse du cerveau. Les faits et les arguments qui précèdent pourraient me dispenser de réfuter l'opinion qui attribue à une névrose cérébrale ou à une altération moléculaire du cerveau l'aliénation avec paralysie générale; en effet, s'il était prouvé, par tout ce que nous avons dit jusqu'ici, que cette maladie reconnaît pour cause organique une phlegmasie chronique des enveloppes du cerveau, et consécutivement de la substance corticale subjacente, la nature nerveuse de cette affection serait suffisamment mise hors de cause. Nous voulons cependant discuter en particulier les motifs des auteurs qui soutiennent ce point de doctrine. Nous ne connaissons, dans ce cas, qu'un seul médecin aliéniste, M. Lélut, qui continue à faire de la paralysie des aliénés, comme Esquirol en 1816 [2], une complication nerveuse de la démence. Il a été suivi par quelques auteurs de traités généraux qui n'avaient probablement jamais observé cette maladie [3]. M. Lélut ne dit pas cependant que cette affection est une névrose, mais il dit l'équivalent. Voici ses expressions : « L'état intime spécial et constant qui donne lieu à la paralysie générale, sa cause véritablement prochaine nous échappe et peut-être nous échappera toujours. » Les lésions anatomiques sont les effets de cet état intime et

<hr>

[1] *Dictionnaire de médecine* (2e édit.), t. XXIII, p. 133.

[2] *Dict. des sciences méd.*, art. *Folie et Démence.*

[3] Entre autres par M. GRISOLLE, *Traité de pathologie*, p. 657.

inconnu [1]. Il s'appuie sur ce qu'il a observé des cas, il est vrai peu nombreux, sans phlegmasie du cerveau ou de ses membranes. Toutefois il ne rapporte aucun de ces faits, de sorte que ce n'est là qu'une assertion sans preuves à l'appui. Nous avons cependant ici un moyen de vérifier cet argument de M. Lélut; il a noté, dit-il (p. 98), des faits tirés de l'ouvrage de M. Calmeil et du mien où l'on ne voit ni méningite, ni encéphalite chronique. Or, comme tous ces faits présentent, suivant moi, tous les caractères anatomiques de ces phlegmasies, il est évident que M. Lélut et moi interprétons diversement les mêmes faits.

Ma manière de raisonner en anatomie pathologique cérébrale est celle qui est adoptée pour l'anatomie pathologique de tous les organes. Ayant constamment trouvé dans les méninges et le cerveau des altérations qui, dans la plèvre, le péritoine, le péricarde, auraient constitué des pleurésies, des péritonites et des péricardites chroniques, j'en ai conclu que les mêmes altérations, dans les enveloppes du cerveau, ou dans le cerveau lui-même, étaient les caractères anatomiques de la méningite et de l'encéphalite chroniques. La logique médicale de M. Lélut est toute différente. On en jugera par le passage suivant de son livre, qui résume sa doctrine étiologique de la paralysie des aliénés : « Les altérations, dit-il, ne sont que la localisation de l'état général et intime du cerveau, qui de maniaque qu'il était, est en quelque sorte devenu paralytique de pensée et de mouvement, et cet état est surtout disposé à se révéler par un retrait, une atrophie comme sénile, de la presque totalité de l'encéphale, retrait et atrophie qui entraînent de toute nécessité l'épanchement de sérosité dans la cavité de l'arachnoïde ou dans les mailles de la pie-mère, et sur lesquelles vient s'enter, en quelque sorte, la phlegmasie méningo-encéphalique plus ou moins aiguë, qui termine les jours de la plupart des aliénés paralytiques [2]. »

Si cette pathogénie de M. Lélut était exacte, il faudrait dire

[1] *Inductions sur la valeur des altérations de l'encéphale dans la folie.* Paris, 1836.

[2] LÉLUT, *ouvrage cité*, p. 107.

alors que, dans la pleurésie chronique avec épanchement considérable et ratatinement du poumon, c'est le poumon qui a d'abord éprouvé une lésion générale et intime, que, par suite de cet état, il s'est retiré vers la colonne vertébrale et atrophié, et que la sérosité ne s'est épanchée que pour remplir le vide que le poumon en se retirant primitivement avait laissé dans la poitrine. Si cette explication de l'inflammation chronique des plèvres ne saurait être approuvée, si elle est contraire à tous les principes de la physiologie pathologique, comment pourrait-on l'admettre quand il est question de l'inflammation de la membrane séreuse cérébrale?

Il en est, sans doute. de cette dernière phlegmasie comme de toutes les autres phlegmasies séreuses. Il y a quelques cas légers, obscurs, latents; mais n'y a-t-il pas des pleurésies légères, obscures, latentes? Si l'on admet celles-ci, pourquoi rejeter ceux-là, et surtout pourquoi se servir d'un petit nombre de faits peu tranchés pour argumenter contre ceux qui sont clairs et évidents? On a, sans doute, plus d'une fois exagéré l'importance de l'anatomie pathologique; on a souvent voulu établir sur cette base l'édifice médical tout entier. Nous avons eu plusieurs fois occasion de nous élever contre une prétention si peu fondée; mais est-ce une raison pour donner dans l'excès contraire et pour nier les lumières que la science des lésions anatomiques a jetées sur le siége, les causes organiques et le diagnostic des maladies, et, en particulier, sur l'aliénation symptomatique dont il s'agit dans ce moment?

Voudrait-on tirer un argument, en faveur de la nature nerveuse de l'aliénation paralytique, de quelques faits de paralysie générale progressive, sans aliénation, qu'on observe depuis plusieurs années? Mais ce seul caractère de n'être pas accompagné de délire en fait une maladie entièrement différente de celle que j'ai décrite. D'ailleurs, cette paralysie progressive a été jusqu'ici plutôt aperçue que décrite. On a vu un seul symptôme saillant, et voilà tout. Ses causes, sa marche, ses terminaisons, ses caractères anatomiques, si elle en a, sont également inconnus; son histoire générale n'existe pas. On dit qu'elle est nerveuse, et que le très-petit nombre de cadavres qu'on a ouverts n'ont rien appris. Raison de plus pour ne pas vouloir l'assimiler à l'aliénation paralytique, sur laquelle l'anatomie pathologique jette une si grande lumière. Peut-être qu'un jour, lorsque des faits nombreux auront pu être recueillis, trouvera-t-on, pour cette paralysie générale des gens raisonnables, des lésions cérébrales qui expliqueront ses symptômes. J'oserais assurer d'avance que ces lésions ne seront pas celles de la méningo-encéphalite. Cette paralysie générale progressive indique une compression également générale et progressive du cerveau. Pourquoi ne se ferait-il pas chez les malades un épanchement séreux graduel, une hydrocéphale progressive et essentielle sans inflammation préalable des méninges ni du cerveau? Ce sont là des présomptions *à priori* que je cherche à vérifier, et auxquelles je n'attache d'ailleurs que l'importance qu'elles méritent.

3° *Pathogénie.* Comme confirmation de ma doctrine, il me reste à démontrer que les diverses lésions qui constituent la méningo-encéphalite chronique expliquent de la manière la plus naturelle les symptômes de l'aliénation paralytique dans toute leur succession, depuis leur invasion jusqu'à la mort.

Les malades, après avoir été soumis à l'influence d'excès de boissons, de coups et de blessures à la tête, de suppression d'un flux hémorrhoïdal, de chagrins, etc., sont atteints d'une congestion cérébrale qui, dans la moitié des cas, survient lentement, et qui, dans l'autre moitié, se manifeste tout à coup par des attaques apoplectiformes; aussi trouve-t-on toujours à l'autopsie une énorme injection des vaisseaux de la pie-mère et jamais d'hémorrhagie dans le parenchyme cérébral.

Bientôt cette congestion se renouvelle ou augmente, l'arachnoïde s'injecte à son tour et s'enflamme à un faible degré et dans quelques points; le cerveau se trouve dès lors soumis à une double influence, à la compression qu'engendre la réplétion sanguine des vaisseaux et à l'irritation secondaire qu'entraînent les points de phlogose existants dans ses membranes. De là un trouble correspondant dans sa double fonction d'instrument des facultés intellectuelles et des mouvements volontaires. La compression fait naître la paralysie générale commençante, ainsi que l'affaiblissement de l'intelligence ; l'irritation provoque le délire et l'exaltation ; aussi ces deux symptômes, l'aliénation et le trouble des mouvements, commencent et marchent ensemble d'un pas égal et proportionnel dans tout le cours de la maladie.

Les idées ambitieuses dominantes qui donnent à l'aliénation paralytique, et en particulier à sa première période, que je cherche à expliquer dans ce moment, une physionomie si singulière, sont un effet indirect des sensations de plaisir et de bien-être qu'éprouvent les malades. C'est exactement ce qui arrive dans l'ivresse ; car l'ivresse qui, au lieu d'être un état passager, deviendrait permanente, ne serait autre chose que l'aliénation paralytique. L'homme ivre est gai, content et heureux, rien ne lui manque ; il a de la force, du courage, du talent ; souvent il se croit riche et opulent ; ses propos sont incohérents ; il est exalté et loquace ; en même temps sa langue est embarrassée, il prononce avec lenteur et en bégayant ; sa démarche est mal assurée et vacillante. N'est-ce pas là le tableau des paralytiques aliénés au premier degré?

Le passage de la première à la seconde période, c'est-à-dire à la période de manie, s'explique par une augmentation de l'inflammation chronique des méninges ; cette phlegmasie peut conserver une médiocre intensité ou s'étendre, soit aux deux surfaces libres de l'arachnoïde, soit à divers points subjacents de la substance grise du cerveau. Dans le premier cas, il se forme entre les feuillets de la membrane séreuse, des exsudations pseudo-membraneuses, des exhalations sanguines, des adhérences anormales. Dans le second cas, la superficie du cerveau s'enflamme consécutivement, se ramollit et contracte des adhérences plus ou moins nombreuses avec la pie-mère. Ces altérations successives qui, malgré leur intensité, conservent cependant une marche lente, chronique et apyrétique, produisent une réaction cérébrale violente : le délire est général et maniaque ; l'agitation est plus ou moins grande, quelquefois excessive, continuelle, incoercible et spasmodique. C'est alors surtout qu'on voit survenir, chez plusieurs malades, des mouvements convulsifs variés, tels que des extensions tétaniques, des contractions, des tremblements, des attaques épileptiformes, des accès quotidiens ou tierces d'agitation violente. Cette agitation et les formes convulsives qu'on observe parfois aussi dans la troisième période sont des effets de l'encéphalite consécutive de la substance grise et de l'excitation générale du cerveau qu'elle produit [1].

La deuxième période (qui manque au reste assez souvent) est suivie de la troisième, que j'ai appelée période de démence. Cette dernière phase est, sans contredit, la plus longue, puisqu'elle peut durer deux ou plusieurs années. Elle indique une nouvelle altération méningienne qui vient s'ajouter aux lésions qui existaient déjà. Comme dans toutes les phlegmasies séreuses, il se fait ici une exhalation graduelle et abondante de sérosité. Ce fluide s'accumule entre les deux feuillets de l'arachnoïde, s'infiltre dans le réseau cellulo-vasculaire de la pie-mère, s'amasse dans les ventricules latéraux, qui en sont souvent dilatés et distendus. Cette hydrocéphale symptomatique et progressive exerce sur le cerveau une compression qui augmente peu à peu et qui finit souvent par être si considérable qu'elle aplatit les circonvolutions, durcit la substance encéphalique, et qu'après la mort, à l'ouverture de la dure-mère, on voit le cerveau se dilater et revenir sur lui-même à mesure que la sérosité s'écoule. Alors à la réaction cérébrale que nous avons remarquée dans les deux premières périodes succèdent peu à peu l'affaissement et la prostration du cerveau manifestés à l'extérieur par les progrès de la paralysie générale et par la démence.

La parole, qui était lente et difficile, devient tremblante et souvent inintelligible; la démarche, d'abord mal assurée, devient de plus en plus chancelante, vacillante, tremblante, et enfin impossible; les excrétions sont involontaires; il y a anesthésie générale, et enfin, lorsque l'hydrocéphale est considérable, l'on voit quelques malades ne pouvoir plus ni se soutenir, ni parler, ni mouvoir les membres supérieurs.

---

[1] Voyez les quinze Observations de la troisième série, p. 144 de mon ouvrage.

La paralysie de l'entendement suit une marche proportion
nelle. Les facultés s'affaiblissent et s'oblitèrent de plus en plus,
les idées sont très-bornées, entièrement incohérentes, souvent
marquées encore au coin de l'ambition. Cet état de démence
continuant à faire des progrès aboutit quelquefois à un état de
stupidité si complète que tous les actes intellectuels et moraux
sont également détruits [1].

Dans toutes les périodes de la méningite chronique, il survient des congestions cérébrales qui accélèrent sa marche et
ses progrès vers une terminaison funeste.

Telle est la pathogénie à laquelle m'a conduit l'interprétation de tous les faits que j'ai observés.

Pronostic. La méningite chronique est une des maladies les
plus graves dont l'homme puisse être atteint; puisque après
l'avoir privé de sa raison, elle le conduit, à la suite de longues
souffrances, à une mort presque certaine. Le danger qu'elle entraîne est cependant moins grand dans les deux premières périodes que dans la troisième, qui n'offre absolument aucun
espoir de rétablissement ou même d'amélioration; aussi le petit
nombre d'exemples de guérison que j'ai observés n'étaient-ils
pas encore parvenus à cette phase de la maladie. Le signe qui
peut être considéré comme la mesure du degré de gravité de
cette affection, c'est la paralysie incomplète. Lorsqu'on la voit
diminuer, l'inflammation s'améliore: elle s'aggrave, au contraire, lorsque l'affaiblissement des mouvements volontaires
fait des progrès. Les mouvements convulsifs, quelle que soit leur
forme, les escarres gangréneuses, la diarrhée sont des signes
très-fâcheux et ne surviennent que dans la période où la maladie est incurable et la mort prochaine. — Plus les attaques
apoplectiques ou épileptiformes sont fréquentes, plus la maladie marche rapidement vers sa terminaison, *et vice versâ.*

Traitement. — 1° *Traitement préservatif.* Il consiste à éloigner
les causes qui favorisent la congestion cérébrale et à combattre celle-ci lorsqu'elle existe. On conseillera aux malades
de s'abstenir de vin pur et de liqueurs, d'entretenir la liberté

____

[1] Voyez les neuf Observations de la deuxième série, p. 98 de mon ouvrage.

de leurs excrétions par des lavements ou des laxatifs, de se faire appliquer des sangsues s'ils étaient sujets à des hémorrhoïdes qui ne soient pas revenues à l'époque accoutumée; enfin, de mener une vie paisible et tranquille, en évitant autant que possible les causes de chagrin. Lorsque la congestion existe, on la combat par les émissions sanguines générales et locales.

2° *Traitement curatif.* A l'époque où je fis connaître la méningite chronique, les aliénés paralytiques étaient confondus avec tous les individus en démence, et entièrement abandonnés comme incurables, et cependant les lésions méningiennes et cérébrales qui constituent cette maladie ne paraissent pas, du moins à *priori*, absolument au-dessus des ressources de l'art; il semble qu'à l'aide d'un traitement rationnel bien entendu on doit parvenir à diminuer l'effrayante mortalité de cette affection. Les indications qu'elle présente diffèrent suivant les périodes.

Traitement des deux premières périodes. Tout paraît prouver que dans ces deux phases de la méningite chronique il existe une forte congestion sanguine de la pie-mère des hémisphères cérébraux, et un travail inflammatoire qui a son siége dans le réseau cellulo-vasculaire de cette membrane, dans l'arachnoïde, qui lui adhère, et consécutivement une irritation plus ou moins vive de la substance grise de l'encéphale dans les points où elle est tapissée par les méninges enflammées. Dès lors, le traitement antiphlogistique paraît essentiellement indiqué. Les émissions sanguines occupent le premier rang; à moins d'indications particulières, on commencera par la saignée soit du bras, soit du pied, soit de la jugulaire. Ces deux dernières, qui sont à la fois déplétives et dérivatives, nous paraissent devoir être pratiquées de préférence. Dans le cas où la constitution et d'autres circonstances contre-indiqueraient la saignée, on la remplacera par les sangsues aux tempes ou derrière les oreilles. Dans tous les cas, on pourra en venir aux émissions sanguines locales lorsque la saignée aura été employée une ou plusieurs fois. Il ne faut point se laisser arrêter par une timidité déplacée dans la soustraction du sang. Tant que l'exaltation, l'agitation, le délire et la paralysie persistent au même degré et que le pouls conserve sa force et son développement, on pourra répéter les émissions sanguines avec avantage. Si, après leur usage, l'agitation et le délire diminuent tandis que la paralysie fait des progrès, on devra cesser de tirer du sang. En effet, ces symptômes indiquent qu'il se fait dans les ventricules et la pie-mère un épanchement séreux, et l'on sait que les évacuations sanguines favorisent la diathèse séreuse. — On seconde ces moyens par des pédiluves sinapisés, par des sinapismes aux extrémités, par des lavements purgatifs, et lorsqu'il n'y a aucun signe d'irritation gastrique ou intestinale, par des purgatifs doux, ou par des drastiques fréquemment répétés, suivant les circonstances. — Lorsqu'il y a beaucoup d'agitation, que la tête est chaude, la face rouge et animée, on pourra faire usage avec avantage d'applications fraîches sur la tête, et de bains tièdes pendant lesquels on arrosera la tête et la face d'eau fraîche et froide.

On fera usage, en même temps, chez les malades tranquilles ou dont l'agitation sera modérée, de vésicatoires, de moxas et de sétons à la nuque. Ces deux derniers moyens réussissent mieux en général que les vésicatoires, qui provoquent quelquefois une assez grande excitation nerveuse. — Nous conseillerions encore, comme antiphlogistiques, la poudre de digitale, en commençant par deux ou trois grains par jour, qu'on augmenterait ensuite graduellement jusqu'à huit ou dix, et les frictions mercurielles poussées jusqu'à la salivation; mais nous n'avons jusqu'ici aucun fait en faveur de l'utilité de ces remèdes, que nous n'avons jamais employés ni vu employer.

Traitement de la troisième période. Les émissions sanguines sont plutôt nuisibles qu'utiles dans cette période en favorisant les épanchements séreux. On ne doit point cependant les proscrire entièrement. C'est ainsi qu'elles deviennent indispensables lorsque les malades sont frappés tout à coup d'attaques de congestion cérébrale. En général, on doit se borner à cette époque de la maladie, aux purgatifs, lorsque l'état du ventre ne les contre-indique pas, aux moxas et aux sétons.

Les *soins hygiéniques* que réclame la méningite chronique consistent dans l'isolement des malades, dans un régime composé d'aliments de facile digestion, principalement choisis dans le règne végétal, dont la quantité n'excédera pas celle qu'ils mangeaient avant d'être aliénés, et d'où l'on proscrira le vin pur, les liqueurs et le café, et dans une série de moyens de coercition et de contention. Lorsque leur agitation ne va pas jusqu'au point de les rendre dangereux pour les autres ou pour eux-mêmes, on les laisse libres de se promener dans les cours et jardins des établissements où ils sont renfermés. Dans les cas contraires, on leur met une camisole ou gilet de force dont les manches sont fort longues et servent à leur attacher les mains. Lorsqu'ils sont sales et que leurs déjections sont involontaires, on remplace leurs vêtements par une espèce de grande blouse de toile. Enfin, quand ils sont dans une agitation violente et furieuse, on les attache à l'aide de larges bandes sur un grand fauteuil bien rembourré, fixé lui-même au mur d'une manière solide.

Depuis l'époque déjà éloignée (1822, 1825 et 1826) où je découvris et décrivis dans tous ses détails l'aliénation paralytique suite de méningite chronique primitive, on n'a rien ajouté à ce que j'avais trouvé relativement à ses causes, ses symptômes, ses lésions anatomiques et ses signes; on a confirmé tous les résultats auxquels j'étais parvenu. Pourquoi faut-il qu'il en soit de même du traitement? La maladie était presque toujours incurable alors, elle l'est encore aujourd'hui.

Encéphalite.

Ramollissement du cerveau, cérébrite.

Définition. On donne le nom d'encéphalite à l'inflammation du tissu du cerveau, du cervelet et de la protubérance cérébrale, inflammation qui a pour principaux caractères un ramollissement de ce tissu [1], un affaiblissement de l'intelligence,

---

[1] Dans beaucoup de cas, le ramollissement est blanc, diffluent, et ne présente aucun des caractères anatomiques de l'inflammation.

1. 28

des contractures dans les membres ou une paralysie locale, lente et progressive.

Causes. — *Causes prédisposantes.* L'encéphalite attaque les deux sexes; cependant elle paraît plus fréquente chez les hommes que chez les femmes. On l'observe dans tous les âges, mais plus souvent de 65 à 75 ans. L'hypertrophie du cœur, la diminution ou la suppression d'hémorrhagies habituelles, l'abus des liqueurs spiritueuses, les chagrins prolongés favorisent son développement.

Causes occasionnelles. Les principales sont les violences extérieures agissant sur la tête, avec ou sans fracture du crâne, l'insolation, les excès de boissons, les passions vives et subites, l'irritation directe du cerveau par une esquille ou par un corps étranger, un caillot de sang, suite d'hémorrhagie cérébrale, la carie des os du crâne, la méningite chronique, la disparition brusque d'une hémorrhagie ou d'une phlegmasie. Dans beaucoup de cas, il n'existe aucune cause appréciable à laquelle on puisse attribuer la maladie.

Symptômes. — *Prodromes.* L'encéphalite débute parfois tout à coup; d'autres fois elle est précédée de pesanteur de tête, de céphalalgie, d'étourdissements, d'obscurcissement de la vue, de fourmillements dans les membres, de faiblesse et d'engourdissement d'un côté du corps, de tintements d'oreilles, de changement dans le caractère, quelquefois d'attaques de congestion cérébrale. Elle présente des différences bien notables suivant qu'elle est aiguë ou chronique.

ENCÉPHALITE AIGUE. Ses symptômes offrent ordinairement deux périodes.

Première période. Elle commence par une céphalalgie plus ou moins intense, de caractère variable, ayant son siége dans toute la tête, ou dans un point circonscrit de son étendue. Cette douleur précède souvent les autres symptômes, depuis quelques jours jusqu'à quinze, vingt-cinq jours et plus; elle existe tantôt seule, tantôt accompagnée de vertiges, d'étourdissements, de tintements d'oreilles. Après un temps plus ou moins court ou prolongé, il survient chez la plupart des malades, dans les doigts, le poignet, le bras, les orteils, le pied, le membre inférieur d'un côté ou dans tout un côté du corps, des *contractures* tétaniques qui font que ces parties sont fléchies spasmodiquement et d'une manière plus ou moins permanente les unes sur les autres. Les efforts que l'on fait pour étendre les membres contractés provoquent de vives douleurs. La sensibilité de ces membres est diminuée ou abolie, quelquefois exaltée d'une manière si prononcée, que le simple toucher fait faire des grimaces de souffrance au malade ou lui arrache des cris. Plusieurs sujets éprouvent dans ces membres un sentiment d'engourdissement, de refroidissement, de fourmillement, etc. La **céphalalgie** qui existait au début paraît persister le plus souvent, soit que les malades puissent s'en plaindre, soit qu'on en juge par leurs mains qu'ils portent habituellement à la tête, du côté opposé à celui où existe la contracture. Les contractures sont précédées chez quelques malades de mouvements convulsifs qui reviennent sous forme d'attaques plus ou moins fréquentes. L'intelligence conserve son intégrité chez un certain nombre de sujets; mais le plus souvent elle est extrêmement affaiblie, les malades sont hébétés, presque stupides, leur mémoire est profondément altérée, leurs réponses sont lentes et incertaines lorsqu'ils peuvent parler; quelques-uns sont dans un état de somnolence, un très-petit nombre ont du délire. Dans cet état, la parole est conservée dans un certain nombre de cas; ordinairement elle est très-difficile, bégayée ou tout à fait impossible. Le pouls est ordinairement fréquent et développé, assez souvent dans son état normal, quelquefois ralenti. Les fonctions digestives sont généralement saines, excepté chez un petit nombre d'individus qui éprouvent des vomissements.

Cette période commence parfois d'une autre manière. Les malades, après avoir présenté les prodromes que nous avons indiqués, ou sans avoir offert aucune altération notable dans leur santé, sont tout à coup frappés d'une attaque apoplectique, avec perte ou diminution considérable du sentiment et du mouvement. La connaissance ne tarde pas ordinairement à revenir en totalité ou en partie, mais tout un côté du corps ou un seul membre tombent bientôt dans un état de flexion spasmodique ou *contracture* analogue à celle que nous venons de décrire. La maladie présente d'ailleurs les autres symptômes indiqués plus haut.

Deuxième période. La contracture des membres cesse au bout d'un temps variable ; ces parties rentrent dans l'extension, mais non par suite d'un effort de la volonté ; elles sont, au contraire, frappées d'une paralysie complète, avec flaccidité et résolution. Au milieu de cette privation absolue de tout mouvement volontaire, le sentiment n'est pas toujours aboli ; quelques malades conservent assez de sensibilité pour sentir les pincements un peu forts ; un petit nombre éprouvent même des douleurs vives au moindre déplacement. L'affaiblissement de l'intelligence fait des progrès et finit par une abolition complète qui ne tarde pas à dégénérer en état comateux ; la respiration, d'abord fréquente, devient ensuite stertoreuse, et les malades succombent.

Il arrive quelquefois que la première période manque, et que les malades, après une attaque apoplectique, sont atteints d'une hémiplégie avec résolution, sans phénomènes spasmodiques préalables. Dans ce cas, la distinction de l'encéphalite d'avec l'hémorrhagie cérébrale est impossible.

ENCÉPHALITE CHRONIQUE. Elle est le plus souvent primitive et commence par une diminution des forces musculaires, particulièrement des jambes. Les malades ont de la peine à marcher et font des chutes fréquentes ; leurs facultés s'affaiblissent d'une manière sensible. Cette paralysie incomplète affecte les deux membres d'un côté du corps, mais le plus souvent un seul, et dans ce cas, c'est surtout la jambe qui en est atteinte ; elle est parfois accompagnée d'engourdissements dans cette partie, de fourmillements et de douleurs ; elle fait des progrès lents, mais graduels, et dégénère enfin en une hémiplégie complète avec flaccidité des membres. L'intelligence se perd peu à peu aussi, et les malades tombent enfin dans une sorte d'imbécillité. Le pouls est le plus souvent naturel, quelquefois fréquent ; les fonctions digestives conservent ordinairement leur intégrité. Enfin, après un temps plus ou moins long, il survient un état comateux qui se termine par la mort.

Dans un certain nombre de cas, la paralysie lente et progressive qui constitue l'encéphalite chronique est précédée de la contracture des membres; mais ce fait est assez rare.

Terminaison et durée. Jusqu'à présent, on ne connaît guère d'exemples d'inflammation du cerveau qui ne se soit terminée par la mort. Dans l'encéphalite aiguë, le plus grand nombre des malades succombent entre le deuxième et le douzième jour, un certain nombre vivent jusqu'à la fin du premier mois. L'encéphalite chronique dure deux, trois, quatre mois; elle peut même se prolonger une ou plusieurs années.

Lésions anatomiques. A l'ouverture des cadavres qui ont succombé à l'encéphalite, on rencontre dans l'hémisphère opposé au côté du corps où existait la paralysie un ramollissement plus ou moins circonscrit de la substance cérébrale. Ce ramollissement se présente sous quatre aspects principaux; il est blanc, rouge, purulent ou sous forme d'abcès. 1° Dans le ramollissement blanc, il y a une simple diminution de consistance du tissu cérébral qui conserve sa couleur, ou qui même est parfois plus pâle que dans son état naturel. Cette mollesse varie depuis celle d'une bouillie épaisse jusqu'à un état diffluent et presque liquide. On observe principalement cette espèce d'altération chez les vieillards et à la suite des encéphalites chroniques. 2° Dans le ramollissement rouge, la substance corticale ou médullaire est affaissée et dans un état de mollesse semblable à celle du ramollissement blanc, mais elle est très-injectée ou colorée en rose, en rouge plus ou moins foncé, ou en brun. Elle présente parfois de très-petits épanchements de sang répandus çà et là au milieu de la bouillie cérébrale; 3° d'autres fois le parenchyme encéphalique ramolli est infiltré d'un liquide purulent, grisâtre, blanchâtre, jaunâtre ou verdâtre; dans quelques cas, ce liquide ne paraît être qu'une sorte de sérosité; 4° enfin, on rencontre aussi ce pus réuni en foyers ou abcès plus ou moins volumineux. Lorsque la maladie a duré longtemps, les parois de ces cavités se recouvrent d'une fausse membrane ou kyste plus ou moins consistant. — La portion de substance cérébrale qui entoure les ramollissements conserve sa consistance normale. — L'étendue de cette altération varie beaucoup ; elle est ordinairement assez circonscrite et n'a guère que l'étendue d'une noisette, d'une noix ou d'un petit œuf ; mais elle peut occuper la moitié ou la totalité d'un ou même des deux hémisphères. Le siége du ramollissement varie suivant les diverses parties du cerveau : envisagées sous le rapport de la fréquence de cette lésion, on peut classer celles-ci dans l'ordre suivant : lobes moyens, corps striés, lobes antérieurs, couches optiques, circonvolutions seules, un seul hémisphère dans presque toute son étendue. Les autres parties sont très-rarement atteintes ; c'est ainsi qu'il existe à peine des exemples de ramollissement de la protubérance cérébrale. — Lorsque l'encéphalite est compliquée d'hémorrhagie ou de méningite, on trouve en outre dans le cerveau les lésions propres à ces deux maladies.

Diagnostic. — 1° *Signes pathognomoniques.* On reconnaît l'encéphalite tantôt à des contractures d'un ou de plusieurs membres du même côté du corps, précédées de céphalalgie ou d'une attaque apolectique et suivies de paralysie des mêmes membres ; tantôt à une paralysie lente et graduelle, avec affaiblissement des facultés intellectuelles. Mais dans certains cas une partie de ces signes manquent ; les malades meurent dans le coma peu de temps après une attaque, avec perte de connaissance et privation des mouvements volontaires, ou bien ils restent hémiplégiques après une attaque apoplectique. Il est alors impossible de distinguer l'encéphalite de l'hémorrhagie cérébrale.

2° *Nature des lésions cérébrales et rapports des symptômes avec ces lésions.* Les lésions cérébrales que l'on rencontre à l'ouverture des individus qui ont succombé avec les symptômes décrits plus haut se présentent sous la forme d'un ramollissement plus ou moins considérable du parenchyme encéphalique. Mais ce ramollissement offre deux espèces bien distinctes : tantôt il est accompagné d'une injection sanguine et d'une rougeur plus ou moins marquée, ou d'une infiltration de pus qui dans certains cas est rassemblé en foyers ; tantôt, au contraire, la substance cérébrale ramollie n'offre aucune trace d'injection ni de pus ; elle a exactement sa couleur or-

dinaire, ou bien elle est plus pâle et plus blanche que dans son
état naturel. La première espèce est évidemment le résultat
d'une inflammation. Quant à la seconde, il est fort douteux
qu'il en soit de même; elle paraitrait plutôt l'effet d'une lésion asthénique de la pulpe cérébrale. Les symptômes qui
l'accompagnent tendent à favoriser cette opinion. En effet,
c'est principalement chez les vieillards qu'on l'observe, et, au
lieu des phénomènes de contraction qu'on remarque dans la
première espèce de ramollissement, elle donne principalement lieu à une paralysie lente et progressive, qui n'est le
plus souvent accompagnée d'aucun appareil fébrile. D'après
ces idées, il semble que nous aurions dû distinguer cette espèce de ramollissement non inflammatoire du ramollissement
inflammatoire ou encéphalite, et en faire deux maladies différentes. Mais cette opinion n'est pas à l'abri de plusieurs objections sérieuses; elle est, d'ailleurs, combattue par des
auteurs qui font autorité en cette matière. Nous avons donc
cru pouvoir réunir ces deux sortes de ramollissement sous le
nom d'encéphalite, jusqu'à ce que des faits nouveaux et plus
concluants aient permis de lever tous les doutes que renferme
cette question. — L'inflammation de la substance cérébrale et
le ramollissement qui en est la suite donnent lieu à des contractures et à la paralysie des membres du côté opposé à la
lésion cérébrale; ce fait, dont la connaissance et l'explication
par l'entre-croisement des fibres de la moelle allongée remontent à Arétée, souffre cependant quelques exceptions extrêmement rares que nous avons fait connaître ailleurs [1]. Peut-on
diagnostiquer pendant la vie le siége, la nature, l'étendue et
la forme du ramollissement cérébral d'après des modifications
survenues dans les symptômes? Les diverses opinions émises
jusqu'ici sur ces questions sont en opposition avec un trop
grand nombre de faits contradictoires pour devenir des vérités
acquises désormais à la science.

Pronostic. L'encéphalite est une des maladies les plus redoutables; elle se termine presque toujours par la mort, je

[1] Mémoire sur la paralysie du même côté que la lésion cérébrale qui l'occasionne. (*Revue médicale*, t. I, 1824.)

dis presque toujours, car il n'est pas bien prouvé que le petit nombre de cas de guérison qu'on a cités appartinssent réellement à l'inflammation du cerveau. Toutefois, son pronostic est d'autant plus grave que la maladie est plus ancienne, que ses symptômes sont plus prononcés, que l'atteinte portée au sentiment, au mouvement et aux facultés est plus profonde. S'il y a quelque espoir de guérir cette maladie, ce ne peut être qu'à son début, lorsque le cerveau commence à s'enflammer dans un point de son étendue, et que sa désorganisation n'est pas encore opérée. Il est même probable qu'à cette époque on obtiendrait des guérisons assez fréquentes par un traitement convenable, s'il y avait des signes certains qui pussent la faire reconnaître. Malheureusement ces signes ne sont pas connus.

Traitement. S'il était bien prouvé que le ramollissement du cerveau est toujours le résultat d'une inflammation de cet organe, l'indication générale du traitement antiphlogistique en serait la conséquence. Mais nous avons vu plus haut qu'il est des cas où cette inflammation est douteuse et contestée. Ceci est surtout applicable à l'espèce que nous avons décrite sous le nom d'encéphalite chronique. De là, deux sortes de traitements.

1° *Traitement de l'encéphalite aiguë.* Il peut avoir d'autant plus d'efficacité qu'on y recourt à une époque plus rapprochée de l'origine de la maladie. Employé pendant que l'inflammation cérébrale en est encore aux prodromes, il est probable qu'on parviendrait plus souvent à en arrêter le cours ; malheureusement les phénomènes précurseurs pouvant appartenir à la plupart des affections cérébrales inflammatoires ou simplement nerveuses, et n'ayant ordinairement que peu de gravité, on se décide rarement à les combattre par des moyens énergiques. Le traitement de l'encéphalite consiste dans l'emploi des saignées, des sangsues, des révulsifs intestinaux et cutanés, qu'on répète plus ou moins, suivant l'âge, la constitution des malades et l'intensité des symptômes qu'ils présentent. Lorsque le pouls est plein et développé, et qu'il y a des contractures et des rigidités, il faut répéter sans crainte les émissions sanguines générales et locales jusqu'à ce que la petitesse et la faiblesse du pouls annoncent qu'il serait dangereux de porter plus loin la diminution de la masse du sang. On secondera ces moyens par l'usage des purgatifs répétés, des pédiluves sinapisés et des sinapismes promenés sur les extrémités inférieures et par l'application des réfrigérants sur la tête, si cette partie est le siége d'une chaleur un peu intense. Si le sujet est naturellement faible, et que les symptômes inflammatoires ne soient pas très-prononcés, le même traitement convient encore, mais on sera plus sobre des émissions sanguines. Enfin lorsque l'encéphalite est parvenue à sa dernière période, que les membres sont tombés dans un état de résolution, que le pouls est faible, la soustraction du sang serait plus nuisible qu'utile. On doit se borner alors aux purgatifs, aux lavements laxatifs, à un séton à la nuque, aux pédiluves sinapisés, etc. — On prescrira la diète tant que les phénomènes de réaction persisteront, ainsi que l'usage des boissons délayantes et acidulées.

2° *Traitement de l'encéphalite chronique.* Lorsque l'inflammation du cerveau n'est accompagnée d'aucun signe de congestion cérébrale, que le pouls n'est ni fréquent ni développé, que la maladie est caractérisée par une paralysie lente et progressive, la saignée n'est suivie en général d'aucun résultat avantageux. Il est préférable, en pareil cas, de faire de temps en temps quelques applications de sangsues à l'anus ou aux tempes. C'est surtout dans ces cas qu'il convient de recourir à l'usage des purgatifs, des sétons à la nuque, des ventouses placées à la base du crâne, des révulsifs appliqués sur les membres inférieurs.

ENCÉPHALITE CÉRÉBELLEUSE. L'inflammation du cervelet est très-rare en comparaison de celle du cerveau. Les faits particuliers publiés jusqu'ici sur cette maladie sont en trop petit nombre pour permettre d'en tracer une histoire générale. Voici les principaux symptômes qui ont été observés : plusieurs malades se plaignaient d'une douleur à l'occiput qui correspondait à la lésion du cervelet ; l'intelligence, intacte dans le plus grand nombre, était affaiblie et obtuse chez quelques-uns ; la maladie avait débuté quelquefois par une perte subite de connaissance. Dans tous les cas, le mouvement était altéré; cette lésion consistait chez un petit nombre de sujets en une agitation convulsive des membres, et chez la plupart en une paralysie des membres du côté opposé à la lésion cérébelleuse, paralysie qui était survenue d'emblée, ou bien avait été précédée de contracture de ces parties, avec perte ou conservation de la sensibilité. Dans un petit nombre de cas, où le cervelet était ramolli dans la plus grande partie de son étendue, on avait observé tantôt des attaques épileptiformes, tantôt un délire érotique avec érection, tantôt une disposition à marcher à reculons. Les fonctions nutritives n'avaient offert en général aucune altération bien notable. — La lésion du cervelet consistait en un ramollissement analogue pour l'apparence à celui du cerveau. Il occupait presque toujours un des lobes de cet organe, quelquefois la totalité de son volume. — Le traitement de l'encéphalite cérébelleuse ne diffère point de celui de l'encéphalite cérébrale.

2e Genre. **Phlegmasies de la moelle épinière et de ses membranes.**

Méningite spinale.

Définition. La méningite spinale consiste dans l'inflammation de l'arachnoïde et de la pie-mère qui revêtent la moelle épinière. Elle est caractérisée par une douleur vive dans le dos, par un état convulsif des muscles de cette partie et souvent des membres, et par une exaltation de la sensibilité cutanée.

Cette maladie est assez rarement bornée au canal rachidien; le plus souvent elle attaque en même temps les enveloppes du cerveau. Il ne sera question ici que du premier cas; nous renvoyons pour le second à la méningite cérébrale décrite plus haut, et dont les symptômes et le traitement n'offrent aucune différence notable dans les cas où la phlegmasie s'est propagée aux membranes de la moelle.

Causes. Elles sont souvent fort obscures. Ce sont en général celles des inflammations, mais plus particulièrement les violences extérieures, les chutes, les contusions violentes de l'épine dorsale, les plaies de la moelle, les lésions des vertèbres, les efforts considérables, les refroidissements, les métastases rhumatismales, les suppressions des règles et des hémorrhoïdes. Cette maladie est ordinairement sporadique; elle a régné, il y a quelques années, d'une manière épidémique à l'hôpital de Versailles, où elle a fait périr un assez grand nombre d'individus, à Strasbourg, Avignon, etc.

Symptômes. La méningite spinale commence ordinairement par un sentiment de malaise et de fatigue dans les membres, par de la constipation, de la difficulté d'uriner, et quelquefois même par une rétention d'urine. Bientôt survient dans le dos, principalement dans la région lombaire, une douleur légère et sourde d'abord, qui se propage parfois aux membres inférieurs. Cette douleur augmente d'intensité et devient très-vive en se répandant du point où elle a son siége dans le reste de la colonne vertébrale; elle augmente par les mouvements du tronc, par la pression au-dessus du siége du mal, dont la peau est d'une sensibilité excessive; aussi les malades redoutent-ils les déplacements. Il n'est pas rare de voir la douleur propager ses irradiations non-seulement à toute l'étendue du dos, mais même aux membres, et dans ce cas les malades manifestent les plus vives souffrances au plus petit déplacement et même à la plus légère pression.

La douleur vertébrale est presque toujours accompagnée d'un état de contraction tétanique des muscles de la région postérieure du tronc, auquel il n'est pas rare de voir participer les membres. Cet état, qui se prononce surtout lorsqu'on fait éprouver quelque déplacement au malade, varie depuis la simple rigidité jusqu'à une sorte d'opisthotonos qui produit le renversement de la tête et du tronc en arrière. Quelquefois, au lieu de cet état, il survient des convulsions générales. La douleur et l'état convulsif offrent ordinairement des rémissions plus ou moins sensibles, quelquefois même des intermittences irrégulières; la sensibilité et la liberté des mouvements sont alors conservées sans altération notable. — La respiration est difficile et anhélante, le pouls fréquent, la peau chaude et parfois couverte de sueur lorsque la douleur revient par accès.

Marche et terminaisons. Les symptômes décrits plus haut augmentent graduellement d'intensité ; les douleurs et les rigidités musculaires s'étendent des membres inférieurs aux supérieurs et à tout le reste du corps ; la respiration devient de plus en plus difficile, et les malades succombent du cinquième au vingtième jour, et quelquefois plus tard.

La méningite rachidienne est quelquefois légère dès le début et passe à l'état *chronique.* Elle peut alors se prolonger longtemps en donnant lieu seulement à des douleurs sourdes dans la région dorsale, avec un sentiment d'engourdissement dans cette région et de fatigue dans les membres. Elle peut se dissiper à la longue, ou finir, après plusieurs exacerbations, par passer à l'état aigu et par enlever les malades.

Lésions anatomiques. On trouve ordinairement à l'ouverture des sujets qui ont succombé à la méningite rachidienne une fausse membrane molle, d'un blanc jaunâtre, d'une épaisseur et d'une consistance variables, entourant la moelle épinière dans une étendue plus ou moins grande de son trajet. Cette exsudation peut être générale ou partielle, continue ou disposée par plaques irrégulières. Elle est placée ordinairement entre l'arachnoïde et la pie-mère de la moelle, quelquefois entre les deux feuillets de la première de ces membranes. Les méninges sont en même temps injectées et rouges. Le canal vertébral est le siége d'un épanchement trouble, jaunâtre, souvent floconneux. Quelquefois on ne rencontre dans ce canal qu'une collection de sérosité ou de sang accompagnée de rougeur générale ou locale des méninges rachidiennes. Dans certains cas, l'inflammation est bornée au feuillet arachnoïdien de la dure-mère, qui est rouge ou fortement injecté. Enfin on a quelquefois trouvé du pus infiltré dans le tissu cellulaire extérieur à cette enveloppe fibreuse. La substance de la moelle épinière participe parfois à l'inflammation de ses membranes et est sensiblement ramollie ; d'autres fois elle n'offre aucune altération appréciable. — La méningite spinale chronique donne lieu à l'épaississement et à l'opacité des enveloppes de la moelle et à des adhérences entre les deux feuillets de l'arachnoïde.

Diagnostic. Une douleur vive dans une étendue plus ou moins considérable de la colonne vertébrale, jointe à une roideur tétanique des muscles du dos et souvent des membres ou à des convulsions, est un signe à peu près certain de la méningite rachidienne. Ces symptômes peuvent exister dans la myélite, mais on observe en même temps des fourmillements dans les extrémités des membres et une paralysie progressive de ces parties, phénomènes qui manquent dans la méningite. Au reste, la moelle et ses enveloppes étant souvent enflammées en même temps, il n'est pas rare d'observer la réunion des caractères propres à la myélite et à la méningite spinale.

Pronostic. La méningite spinale est une maladie si grave, qu'on l'a vue bien rarement se terminer par la guérison, surtout dans les hôpitaux, où les malades n'entrent ordinairement que lorsqu'ils sont gravement atteints ; mais dans la pratique privée, lorsque la maladie est légère et convenablement traitée, il est probable que les guérisons sont plus communes.

Traitement. On combat la méningite rachidienne d'abord par des saignées générales plus ou moins répétées, suivant la force du sujet, ensuite par des sangsues et des ventouses scarifiées appliquées le long de la colonne vertébrale sur les côtés des apophyses épineuses, par des bains tièdes longtemps prolongés, par des purgatifs légers et par des révulsifs sur les extrémités inférieures. On secondera l'effet de ces moyens par la diète et des boissons délayantes ou acidulées. Ce traitement échoue presque toujours, surtout contre la méningite épidémique. Celle-ci est probablement d'une nature spéciale, comme l'indiquent les éruptions qui surviennent souvent dans son cours. L'opium, à 4, 6, 8 grains par jour, a obtenu plus de succès qu'aucun autre médicament. — La méningite spinale chronique réclame l'emploi sur le siége du mal des rubéfiants, des pommades ammoniacale ou stibiée, des vésicatoires, des cautères, et à l'intérieur l'usage fréquent des purgatifs. — On aura soin de sonder souvent le malade si l'excrétion des urines est difficile.

Myélite.

Spinite, rachialgite.

Définition. La myélite ou inflammation du tissu de la moelle épinière est caractérisée par une douleur dans un point de la colonne vertébrale, accompagnée d'abord d'engourdissement et de faiblesse, et enfin de paralysie d'un ou de plusieurs membres.

Causes. Elles sont souvent fort obscures. Parmi celles qui sont manifestes et bien constatées, les principales sont les efforts, les chutes, les coups portés sur la colonne vertébrale, les fractures et les déplacements des vertèbres, les lésions de ces os et de leurs ligaments par suite de scrofules et de rachitis. La suppression des règles et des hémorrhoïdes fluentes, le rhumatisme, la syphilis, les excès vénériens lui donnent quelquefois lieu ; mais dans beaucoup de cas on ne sait à quelle cause attribuer son développement.

Symptômes. La myélite est aiguë ou chronique.

Myélite aiguë. La myélite aiguë débute ordinairement par un engourdissement et un affaiblissement des doigts ou des orteils, avec gène du mouvement et fourmillement dans ces parties, et parfois avec un sentiment de froid. Ces symptômes remontent graduellement dans les membres et finissent par s'étendre jusqu'au tronc. Dans quelques cas l'invasion de cette maladie est marquée par des convulsions générales ou partielles ; d'autres fois par des vomissements bilieux. Les malades éprouvent dès le début des premiers symptômes, ou peu de temps après, une douleur profonde plus ou moins vive dans un point de la longueur de la colonne vertébrale, douleur qui se propage quelquefois à toute l'étendue du dos. Cette douleur, que le décubitus sur le dos rend quelquefois plus vive, augmente ordinairement lorsqu'on presse les apophyses épineuses qui correspondent à la portion malade de la moelle. La paralysie incomplète suit tantôt une marche ascendante et se propage des orteils aux membres inférieurs, ensuite au tronc et aux membres supérieurs, tantôt une marche descendante; c'est-à-dire qu'elle s'étend de haut en bas. Elle consiste le plus souvent dans un affaiblissement ou la privation simultanée du sentiment et du mouvement, quelquefois dans l'abolition d'une seule de ces facultés, principalement de la faculté motrice. La paralysie est ordinairement bornée dans les premiers temps à un seul membre d'un côté du corps; elle se propage ensuite à l'autre membre du même côté, et enfin aux deux autres membres de l'autre côté; d'autres fois, et le plus souvent, les extrémités inférieures s'affectent les premières et en même temps (paraplégie). La vessie et le rectum participent communément à cette paralysie; de là une constipation et une rétention d'urine plus ou moins opiniâtres; dans les derniers temps de la myélite, il n'est pas rare de voir succéder à ces symptômes un écoulement involontaire des urines et des matières fécales. Dans beaucoup de cas, les membres à demi paralysés sont pris de temps en temps de secousses convulsives et comme tétaniques. Le pouls est ordinairement fréquent, les battements du cœur sont forts et tumultueux, la respiration est plus ou moins embarrassée.

Ces symptômes nerveux sont propres à la myélite dorsale ou lombaire; ils ne sont plus les mêmes lorsque l'inflammation occupe la moelle allongée ou la région cervicale du cordon rachidien. Dans le premier cas, on observe souvent un trouble des sens, du délire, le trismus, un embarras de la déglutition, phénomènes auxquels succède une hémiplégie plus ou moins subite, ou une paralysie générale. Dans le second cas, ces symptômes peuvent également se manifester; mais il s'y joint assez souvent une douleur vive à la nuque et à la partie postérieure du cou, une rigidité convulsive des muscles de cette région et des membres supérieurs, une grande gêne de la respiration et de la déglutition, et enfin la paralysie des membres convulsés.

Les symptômes de la myélite aiguë peuvent présenter de nombreuses variétés.

Myélite chronique. Ses symptômes sont à peu près les mêmes que ceux de la myélite aiguë, mais ils se développent lentement, graduellement et sans appareil fébrile. Certains malades éprouvent, longtemps avant les phénomènes de para-lysie, des douleurs le long du dos et dans les membres, qui augmentent beaucoup par la plus légère pression de ces par-ties. L'engourdissement et la faiblesse des extrémités par les-quels débute ordinairement cette phlegmasie chronique sont en général plus prononcés le matin en sortant du lit que lors-que les malades ont marché pendant un certain temps. A mesure que ces phénomènes font des progrès, la démarche devient de plus en plus difficile ; les malades ont beaucoup de peine à soulever les pieds du sol ; ils marchent en se courbant en arrière et en traînant les pieds, dont la pointe reste sou-vent baissée vers la terre. Il n'est pas rare de voir les mem-bres paralysés tomber au bout d'un certain temps dans un état de contracture permanente, qu'on ne fait cesser momentané-ment qu'en occasionnant une douleur plus ou moins vive. Ils sont quelquefois agités de secousses convulsives. La peau de ces parties est moins chaude que celle des régions du corps qui jouissent de la liberté de leurs mouvements ; elle est en outre sèche et souvent œdématiée à un degré quelconque, principalement aux pieds et aux mains. A ces symptômes se joignent des palpitations, de l'essoufflement, des accès fré-quents de suffocation, une constipation opiniâtre, une grande difficulté dans l'excrétion de l'urine, et quelquefois un senti-ment de forte constriction des parois de l'abdomen. Les ma-lades conservent l'intégrité de leurs facultés.

Marche. — Durée. — Terminaison. La myélite a une marche graduellement croissante ; celle qui est aiguë augmente parfois avec une telle rapidité, qu'elle enlève les malades en moins de vingt-quatre heures. Elle se termine presque toujours par la mort, qui survient ordinairement du troisième au quatrième jour ; elle peut cependant durer quinze jours ou un mois. — La myélite chronique a une durée indéterminée ; son terme le plus ordinaire est d'un à quatre ans, mais elle peut se prolon-ger dix, quinze ou vingt ; elle se termine par la guérison beau-coup plus souvent que la myélite aiguë.

Lésions anatomiques. Ces lésions consistent en général dans le ramollissement et quelquefois dans l'endurcissement de la substance médullaire. Ce ramollissement offre des degrés nombreux, depuis une légère diminution de consistance circonscrite dans une petite étendue de la moelle, jusqu'à une mollesse diffluente de cet organe, ou à sa réduction en un liquide jaunâtre et puriforme. Il peut occuper toute l'épaisseur du cordon ou seulement une de ses moitiés latérales. Dans le premier cas, le centre est ordinairement plus mou que la circonférence. Son étendue et son siége sont également variables. Bornée quelquefois à quelques lignes ou à un demi-pouce, cette altération peut s'étendre à plusieurs pouces, à une région entière de la colonne vertébrale ou à plusieurs régions. Son siége le plus fréquent est aux régions dorsale ou cervicale de la moelle ; vient ensuite la région lombaire, et enfin la moelle allongée. La substance médullaire ramollie est tantôt injectée ou rouge, tantôt de sa couleur naturelle ou plus pâle ; les membranes qui enveloppent la moelle dans le point affecté sont ordinairement rouges et épaissies.

L'endurcissement de la moelle est une lésion beaucoup plus rare que son ramollissement ; il paraît être le résultat d'un mode particulier de l'inflammation chronique de cet organe. C'est un point encore sujet à contestation.

Diagnostic. On reconnaît la myélite aux signes suivants : engourdissement, faiblesse, paralysie ou état convulsif d'un ou des deux membres inférieurs, ou des membres supérieurs coïncidant avec une douleur dans un point de la colonne vertébrale ou le long de son trajet, sans altération des facultés intellectuelles. Lorsque les membres inférieurs sont seuls affectés, c'est un indice que l'inflammation a son siége dans les portions lombaire ou dorsale de la moelle. La paralysie des membres supérieurs provient de l'inflammation de la portion cervicale. La myélite de la moelle allongée est presque impossible à diagnostiquer, parce que ses symptômes ont la plus grande ressemblance avec ceux de l'encéphalite.

Pronostic. La myélite est une maladie fort grave. Celle qui est aiguë, et qui est assez avancée pour produire le ramollissement de la moelle, est presque toujours mortelle ; mais, dans les premiers temps, lorsque la texture de cet organe n'est pas encore sensiblement altérée, un traitement convenable peut en obtenir la guérison ; les exemples d'une heureuse terminaison sont malheureusement très-rares. — La myélite chronique, quoique guérissant rarement, offre cependant plus de chances favorables que l'inflammation aiguë.

Traitement. C'est surtout à son début qu'on peut espérer d'arrêter les progrès de la myélite aiguë. Les saignées générales, plus ou moins répétées suivant la force des sujets, les sangsues appliquées le long de la colonne vertébrale, les ventouses scarifiées, les lavements laxatifs ou purgatifs, les bains tièdes, les boissons délayantes et la diète sont les moyens indiqués en pareil cas. Lorsqu'on est parvenu à surmonter les phénomènes de réaction, au bout d'un mois ou d'un mois et demi, on conseille de faire usage de douches d'eau fortement salée, chaude à 33 ou 34 degrés, et dirigées sur la colonne vertébrale, et d'appliquer deux cautères sur les côtes des apophyses épineuses qui étaient ou qui sont encore le siége de la douleur. Lorsque la myélite paraît se rattacher à une cause rhumatismale, on promène un grand nombre de vésicatoires volants sur toute la surface de l'épine. Un traitement anti-vénérien est indiqué, lorsque la maladie offre dans son origine et dans ses symptômes quelque chose de syphilitique.

Dans la myélite chronique, lorsqu'il y a une douleur un peu vive, on fait usage également des émissions sanguines, mais avec beaucoup plus de modération que dans la myélite aiguë. Lorsque cette douleur n'existe pas ou est très-légère, et que la paralysie est le seul symptôme de la maladie, on a recours aux révulsifs sous toutes les formes, vésicatoires volants, moxa, cautères, sétons appliqués sur la colonne vertébrale, purgatifs répétés. On fait usage avec avantage des douches d'eau chaude et salée, et des bains de mer. La strychnine, à la dose d'un douzième de grain, a été quelquefois utile. L'hydrochlorate de morphine, à la dose d'un quart ou d'un demi-grain, peut être employé avec avantage par la méthode endermique pour calmer les élancements douloureux qu'éprouvent parfois les malades dans les membres paralysés. La rétention d'urine exige qu'on sonde fréquemment les malades. Lorsqu'il y a écoulement continuel et involontaire de ce liquide, on laisse à demeure un urinal ou une sonde fermée. Ollivier (d'Angers) est parvenu à prévenir cette incommodité, par l'usage intérieur de la teinture de cantharides. On combat la constipation par les lavements ordinaires ou purgatifs.

3ᵉ Genre. **Phlegmasies des nerfs.**

Névrite.

Définition. On donne le nom de névrite à l'inflammation des nerfs.

Causes. La névrite affecte le plus souvent les hommes, les adultes, les sujets forts et sanguins. Elle est ordinairement occasionnée par les chutes, les contusions, les piqûres, les déchirures, le travail de l'enfantement, les transitions brusques d'une température à une autre, le corps étant en sueur, par l'impression d'un froid humide, surtout lorsqu'on couche sur la terre pendant la nuit, par la suppression d'une hémorrhagie habituelle, d'une phlegmasie cutanée.

Symptômes. Les malades éprouvent dans le trajet d'un nerf une douleur *continue*, faisant ordinairement éprouver une sensation de déchirement, d'élancement ou d'engourdissement, présentant des rémissions et des exacerbations, augmentant par la pression et par les mouvements, accompagnée d'une sensation de chaleur de la partie malade, et quelquefois, lorsque le nerf enflammé est superficiel, d'un peu de rougeur à la peau, ou même d'un léger gonflement appréciable au toucher. Si la névrite offre un certain degré d'intensité, la fièvre se joint à ces symptômes. Tous les nerfs sont susceptibles d'être atteints d'inflammation, mais plus particulièrement le nerf sciatique ; on l'a observée aussi dans les nerfs médian et cubital. — La névrite n'a pas une durée bien déterminée ; convenablement traitée, elle se termine ordinairement d'une manière favorable : elle peut passer à l'état chronique, et finir par occasionner la paralysie et l'atrophie du membre malade, lorsqu'elle affecte le nerf sciatique.

Lésions anatomiques. **A** l'ouverture des cadavres, les nerfs qui ont été enflammés sont injectés, rouges, tuméfiés, indurés, ramollis, infiltrés d'une sérosité limpide, sanguinolente, purulente. Dans beaucoup de cas, le névrilème paraît être le siége de ces altérations, qui ne pénètrent point jusqu'à la substance nerveuse elle-même.

Diagnostic. Une douleur continue, ayant son siége dans le trajet d'un nerf, augmentant par la pression et par les mouvements, tel est le signe auquel on reconnaît la névrite. On ne peut confondre cette maladie qu'avec les névralgies ; mais, dans ces dernières affections, la douleur est intermittente, subite, instantanée ; elle s'irradie dans les ramifications d'un nerf ; elle est plutôt soulagée qu'augmentée par la pression ; elle ne provoque aucun phénomène général de réaction.

Pronostic. La névrite n'est point en général une maladie dangereuse ; elle ne pourrait compromettre la vie des malades que dans le cas où elle serait très-aiguë et très-intense, et qu'elle occuperait un gros tronc nerveux, comme le nerf sciatique.

Traitement. Si la névrite est vive et accompagnée de fièvre, la saignée est indiquée, à moins que le malade ne soit d'une constitution faible et délicate. Dans les autres circonstances, on se borne à l'emploi des sangsues appliquées sur le siége de la douleur. On doit insister sur les émissions sanguines locales, tant qu'elles produisent un effet avantageux. On en seconde l'action par les bains émollients et par les cataplasmes de farine de graine de lin, rendus plus calmants en les délayant avec une décoction de têtes de pavot, ou avec une infusion de belladone, de morelle, de ciguë, par les boissons délayantes et une diète plus ou moins rigoureuse, suivant qu'il y a ou non réaction générale. Lorsqu'on est parvenu à l'aide du traitement antiphlogistique à calmer les phénomènes d'inflammation aiguë, on peut faire avec avantage sur la partie malade des embrocations opiacées et camphrées, des frictions avec le laudanum, la belladone, le baume nerval. — La névrite chronique réclame l'emploi des vésicatoires volants promenés au-dessus du nerf enflammé, des bains de vapeur, des douches et des bains d'eaux et de boues sulfureuses, des cau-

tères et des moxas placés sur le trajet du nerf malade. On a
conseillé aussi, lorsque la névrite chronique résiste à tous ces
moyens, l'emploi de la teinture de cantharides, du liniment
ammoniacal, de l'onguent mercuriel, de l'électricité, etc.

3ᵉ Section. *Phlegmasies des organes locomoteurs.*

Myosite ou inflammation des muscles.

La véritable inflammation des muscles est une maladie
extrêmement rare ; elle se développe sous l'influence de violences extérieures, telles que des chutes, des coups, un exercice excessif, etc. Les symptômes auxquels elle donne lieu
sont la douleur et le gonflement de la partie malade, l'impossibilité de contracter les muscles enflammés et de faire mouvoir la partie où ils ont leur siége. Lorsque la suppuration
survient, la tuméfaction augmente et s'accompagne parfois de
fluctuation. On a trouvé chez des individus qui avaient succombé à cette affection ou à d'autres maladies, les muscles
qui avaient été enflammés, très-rouges, très-injectés, plus
mous que dans l'état sain, parfois infiltrés d'une sérosité
trouble ou sanguinolente, ou même de sang. Dans ce dernier
cas, le parenchyme musculaire était très-ramolli et changé
en une pulpe d'une couleur lie de vin. La seule maladie avec
laquelle on pourrait confondre la myosite, c'est le rhumatisme.
On distinguera cette dernière affection aux caractères suivants :
elle doit toujours son origine à un refroidissement et jamais à
une violence extérieure ; elle est rarement accompagnée de
tuméfaction, elle se déplace avec une grande facilité, pouvant
se promener successivement dans toutes les parties du système musculaire ; elle ne donne lieu à aucune espèce d'altération appréciable des muscles ; point d'injection, de rougeur ni
de ramollissement de ces organes, qui offrent tous leurs caractères naturels. D'après ces raisons et plusieurs autres que
nous exposerons plus loin, à l'exemple de plusieurs auteurs
célèbres, et entre autres d'Hufeland, nous n'avons pas cru

devoir placer les maladies rhumatismales dans les phlegmasies, et nous en avons fait une classe à part, à côté des maladies goutteuses. — Le traitement de la myosite consiste dans les émissions sanguines générales et locales, les topiques émollients, les bains mucilagineux, etc.

DEUXIÈME ORDRE.

PHLEGMASIES DES ORGANES DE NUTRITION.

Iᵉʳ Genre. **Phlegmasies des organes digestifs.**

Aphthes ou Stomatite aphtheuse.

Définition. Les aphthes sont de petites vésicules qui se développent sur la membrane muqueuse qui tapisse l'intérieur de la bouche, et auxquelles succèdent des ulcérations superficielles plus ou moins douloureuses. On en distingue deux espèces principales : les aphthes qui surviennent à tous les âges, après les premières années de la vie, et qu'on appelle improprement aphthes des adultes, et les aphthes des nouveau-nés ou *muguet.*

Aphthes des adultes. — *Causes.* Ils se manifestent à la face interne des lèvres et des joues, sur les gencives et la langue, plus rarement dans le pharynx et plus rarement encore dans l'estomac. Leurs causes sont le plus souvent fort obscures. Ils peuvent se montrer à tous les âges, mais ils sont plus fréquents chez les enfants qui ne sont plus à la mamelle et les adultes qu'aux autres époques de la vie. Ordinairement sporadiques, ils peuvent devenir extrêmement communs et en quelque sorte épidémiques dans certains climats humides et marécageux, comme en Hollande. Ils paraissent parfois dépendre d'un état saburral de l'estomac, d'un mouvement fébrile dont ils sont un symptôme ou une sorte de crise, de la suppression des sécrétions cutanées, de métastases rhumatismales et catarrhales, d'une altération générale des humeurs.

Symptômes. Les aphthes commencent par une petite vésicule transparente, blanche ou grisâtre, de la grosseur d'un grain de millet ou de chanvre, qui ne tarde pas à s'entourer d'un petit bourrelet dur à sa base, lequel lui donne l'aspect d'une pustule. Cette vésicule se rompt vers le troisième jour, donne issue à un liquide diaphane, et est remplacée par une petite ulcération grisâtre et douloureuse. Cette ulcération persiste plusieurs jours, et quelquefois même une, deux semaines et plus. Elle se cicatrise ensuite, sans laisser de traces de son existence sur la membrane muqueuse.

Les aphthes présentent deux variétés bien tranchées. Tantôt ils sont discrets, solitaires, très-rares et ont une marche rapide. Ils se terminent ordinairement au bout de quatre, six ou sept jours, et ne sont nullement accompagnés de fièvre, malgré la douleur parfois assez vive à laquelle ils donnent lieu; tantôt, au contraire, ils sont très-nombreux et presque confluents; ils occupent la bouche, les fosses gutturales, quelquefois le pharynx; ils peuvent même s'étendre jusqu'au canal intestinal; la déglutition est douloureuse. Ils sont précédés de frissons, de céphalalgie, de vomissements et d'une fièvre qui diminue après l'éruption des aphthes, mais qui persiste sous forme continue; leur marche est lente et stationnaire; ils peuvent durer douze, quinze jours et plus. La première variété est plutôt une incommodité qu'une maladie; la seconde se termine presque toujours par la guérison; on a cependant vu des exemples d'issue funeste, ce qui est, au reste, extrêmement rare.

Traitement. Le traitement des aphthes, lorsqu'ils sont douloureux, consiste dans l'emploi des gargarismes adoucissants, tels que ceux d'eau de mauve, de guimauve, de graine de lin, de pavot, de laitue, etc. Aussitôt que la douleur des ulcérations est calmée, on suspend les topiques émollients pour en venir aux astringents, aux toniques, ou même aux caustiques légers. Dans ce but, on a recours à une solution de sous-borate de soude édulcorée avec le sirop de mûres ou de coing, à de l'eau acidulée avec l'acide hydrochlorique associé au miel rosat, à une solution d'alun, ou même de nitrate d'argent. Ces moyens suffisent lorsque les aphthes sont très-rares; mais s'ils sont nombreux et qu'il y ait de la fièvre, la diète, les boissons délayantes, telles que l'eau d'orge, l'eau de veau, le petit lait, la limonade, quelques laxatifs sont indiqués. Les bains peuvent être aussi très-utiles dans cette circonstance.

APHTHES DES NOUVEAU-NÉS OU MUGUET (millet, blanchet, mal blanc). — *Causes.* Cette maladie, parfois sporadique, est souvent épidémique ou endémique dans les maisons destinées aux nouveau-nés. Quatre causes se réunissent pour rendre cette affection fréquente dans ces asiles : l'allaitement artificiel et les nourritures par lesquelles on le remplace souvent encore; l'insalubrité de l'air que respirent ces petits êtres, trop souvent entassés dans des locaux trop étroits et mal aérés; la malpropreté, et probablement aussi la contagion. Dans les maisons particulières, le muguet est souvent l'effet des succions inutiles et répétées sur un sein vide qui les épuise en vains efforts, d'un lait de mauvaise nature, d'une nourriture qui ne convient pas à leur âge, etc. — Cette affection s'observe principalement chez les enfants d'une constitution faible.

Symptômes. — *Première période.* La membrane muqueuse de la bouche devient très-rouge, très-chaude et plus sèche que de coutume ; elle est sensible au toucher du mamelon, et l'enfant se décide avec peine à le saisir; la peau est sèche et chaude. Cette période constitue quelquefois à elle seule toute la maladie (*stomatite érythémateuse,* Billard); mais le plus souvent elle continue à se développer.

Deuxième période. La membrane enflammée se couvre d'aphthes qui paraissent sous forme de points blancs derrière les lèvres, à la pointe de la langue, etc. Ces points se multiplient, s'étendent à tout l'intérieur de la bouche, et forment en se réunissant des plaques blanches de forme irrégulière. Tantôt celles-ci restent isolées les unes des autres, tombent et se renouvellent à diverses reprises; elles constituent des aphthes discrets; tantôt elles s'élargissent, s'épaississent, se rapprochent par leurs bords et s'unissent de manière à représenter une couche ou fausse membrane continue qui tapisse l'intérieur de la bouche et s'étend même souvent jusqu'au pharynx et à l'œsophage; ce sont les aphthes confluents. — Les aphthes discrets se détachent par flocons et se reproduisent pendant un certain temps, mais enfin, au bout de huit, douze, quinze jours, quelquefois un mois, ils disparaissent entièrement, et la guérison arrive le plus souvent sans que la maladie ait présenté de gravité, surtout lorsqu'elle est sporadique. — Les aphthes confluents sont bien autrement graves : la couche couenneuse s'épaissit graduellement, elle passe de la couleur blanche à une teinte jaune; la bouche de l'enfant est brûlante, les lèvres s'appliquent avec douleur et difficulté sur le mamelon, qui s'excorie, la déglutition est très-gênée, la fièvre forte; il survient des vomissements ou une diarrhée verdâtre qui affaiblit promptement les petits malades; l'abdomen est tendu, l'anus est rouge et parfois excorié. L'enfant est très-faible, assoupi, abattu. Dans quelques cas, la couche couenneuse passe du jaune à une couleur brune presque noirâtre, et la maladie paraît se terminer par gangrène. — Le muguet confluent a le plus souvent une issue funeste.

Traitement. Un air pur, la propreté, l'allaitement maternel ou une bonne nourrice, des aliments proportionnés à l'âge des enfants à la mamelle et la fuite des maisons où règne le muguet, sont les meilleurs moyens de prévenir cette maladie. Lorsqu'elle est développée, son traitement varie suivant la période où elle est parvenue et son degré. Dans la première période, avant la formation de la couche albumineuse, on se borne à prescrire des boissons aqueuses et mucilagineuses, peu sucrées, telles que l'eau de graine de lin ou de coing, de mauve, de guimauve, le lait, le petit-lait, etc. Les bains émollients pourront être très-utiles, en ayant soin d'éviter le refroidissement. S'il y a des signes évidents d'irritation de l'estomac ou des intestins, on conseille des lavements émollients et mucilagineux, des cataplasmes sur le ventre, ou même une ou deux sangsues à l'épigastre ou à l'anus. — Lorsque l'exsudation albumineuse est formée, si l'irritation locale et générale est légère ou si elle s'est calmée sous l'influence des adoucissants, on joint à ces moyens des lotions légères avec les acides, principalement les acides végétaux, tels que le vinaigre, les sucs de citron, de groseilles, d'orange, de grenades, étendus d'eau et édulcorés, suivant le besoin, avec le miel rosat ou avec le sirop de mûres. On touche les points malades de la bouche à l'aide d'un petit pinceau fait avec du linge effilé, attaché à l'extrémité d'un petit morceau de bois. Cette opération doit être renouvelée de cinq à dix fois par jour. On augmente peu à peu la force de ces acides, en les mêlant à une moindre quantité d'eau. Lorsque l'enfant paraît s'affaiblir, on lui fait prendre des boissons plus nourrissantes, telles que la tisane d'orge, de riz ou de mie de pain mêlée avec du lait; sa nourrice lui fera couler son lait dans la bouche, en comprimant légèrement son sein. Enfin, lorsqu'un état prononcé d'adynamie fait craindre une funeste issue, on a recours à des toniques tels que les sirops de quinquina, d'œillet, d'écorce d'orange dissous dans une suffisante quantité de boissons adoucissantes; on fait en même temps sur la peau des lotions et des fomentations avec des infusions amères, aromatiques, spiritueuses.

Oreillons.

Définition. On donne le nom d'*oreillons* ou de *parotides* à l'inflammation de la glande parotide.

Causes. Les oreillons attaquent principalement l'enfance et la jeunesse, mais ils peuvent survenir à tous les âges; ils sont souvent occasionnés par un froid humide; ils n'atteignent ordinairement le même individu qu'une fois dans la vie, et règnent souvent d'une manière épidémique. L'inflammation des parotides se montre encore de temps en temps comme complication ou symptôme du typhus.

Symptômes. Les oreillons débutent ordinairement par des frissons suivis de chaleur et de fréquence du pouls; il se manifeste en même temps ou peu après, sous l'une ou les deux oreilles, un gonflement plus ou moins considérable, qui s'étend parfois jusqu'aux parties latérales du cou et de la face, et qui s'accompagne de douleur, de chaleur et de tension. Cet état augmente jusqu'au quatrième ou cinquième jour; il diminue ensuite et disparaît en quelques jours avec la fièvre légère qui l'accompagnait. La résolution coïncide souvent avec une sueur locale ou générale. Les oreillons peuvent encore se terminer : 1° par suppuration, qu'annoncent l'intensité des symptômes, des douleurs lancinantes et pulsatives et la fluctuation; 2° par induration; 3° par métastase. Cette dernière terminaison n'est pas rare. Dans ce cas, une inflammation des testicules chez l'homme et des seins chez la femme, succède à la disparition prompte et prématurée du gonflement des parotides. Cette affection consécutive se résout ordinairement assez facilement; elle peut cependant se supprimer à son tour, et être suivie d'une métastase vers le cou, le cerveau, etc.

Traitement. L'expérience ayant appris que les émissions sanguines sont plus nuisibles qu'utiles dans cette maladie, on se borne en général à entretenir une bonne chaleur autour des parotides enflammées, en les couvrant de flanelles chaudes ou de cataplasmes émollients, et à maintenir le ventre libre à l'aide de lavements ou de légers laxatifs. On diminue en même temps les aliments et on prescrit des boissons gommeuses et délayantes. Les applications émollientes sur les testicules ou le sein sont indiquées, dans le cas de métastases sur ces organes. Hamilton conseille l'application d'un vésicatoire sur la région parotidienne, pour prévenir une métastase imminente ou pour la faire cesser, surtout si c'est le cerveau ou un autre organe important qui est menacé. — Lorsqu'il survient une inflammation consécutive, on la combat par les moyens qui lui sont propres.

Angine simple.

Définition. On désigne sous ce nom l'inflammation de la membrane muqueuse qui tapisse le voile du palais et ses piliers, les amygdales et le pharynx, caractérisée par la rougeur et le gonflement de ces parties, et accompagnée d'une douleur plus ou moins grande en avalant.

Causes. L'angine attaque tous les âges et tous les tempéraments, mais elle est plus commune dans l'enfance et la jeunesse et chez les personnes d'un tempérament sanguin ou lymphatique sanguin ; elle est fréquente au printemps, en automne et pendant les vicissitudes atmosphériques. Ses causes occasionnelles les plus ordinaires sont l'impression du froid lorsqu'on est échauffé, surtout le refroidissement des pieds et de la nuque, et un courant d'air frais qui frappe le cou, des boissons froides prises pendant qu'on a bien chaud, l'impression de substances âcres et irritantes sur la gorge, des courses à pied ou à cheval faites dans une direction opposée à celle du vent, des cris, des chants forcés, la suppression d'évacuations habituelles. Elle règne sporadiquement ou épidémiquement.

Symptômes. Ils offrent quelques différences suivant que l'inflammation a son siége aux parties latérales de l'isthme du gosier qui comprend le voile du palais, ses piliers et les amygdales (*angine gutturale*), ou suivant qu'elle occupe le pharynx (*angine pharyngée*).

L'angine *gutturale* débute quelquefois par un léger frisson et de la chaleur ; bientôt la déglutition devient plus ou moins gênée, difficile, douloureuse ; en faisant ouvrir la bouche au malade, on voit que le voile du palais, la luette, les piliers, les tonsilles sont plus rouges qu'à l'ordinaire, luisants, secs et sans humidité, plus ou moins tuméfiés. Ce gonflement, ordinairement léger sur les premières de ces parties, est souvent très-considérable aux amygdales, qui font alors une forte saillie derrière la langue (*angine tonsillaire*) et resserrent singulièrement le passage des aliments et des boissons. C'est surtout dans ce dernier cas que l'accent de la voix est nasonné, et que les boissons refluent par les narines. La luette est parfois si gonflée qu'elle touche la base de la langue et provoque des nausées et même de la toux. Les parties latérales du cou au-dessous des mâchoires sont souvent sensibles au toucher ; il y a parfois un mouvement fébrile très-marqué. La secrétion muqueuse d'abord supprimée, augmente ensuite beaucoup ; les malades crachent des mucosités filantes et visqueuses ; les tonsilles se couvrent souvent d'un mucus grisâtre ou de concrétions blanches et sébacées. Cet état dure depuis quelques jours jusqu'à douze ou quatorze; il se termine presque toujours par résolution et par l'expuition de mucosités épaisses et jaunâtres. La suppuration peut en être la suite; dans ce cas, il se forme ordinairement, dans l'intérieur d'une ou des deux amygdales, quelquefois dans la luette ou le voile du palais, un ou plusieurs abcès qui s'ouvrent dans la bouche. L'angine tonsillaire peut encore se terminer par induration ou passer à l'état chronique. L'angine gutturale chronique est caractérisée par un peu de gêne en avalant, par une sensation habituelle de douleur et de sécheresse de la gorge et par un peu de rougeur dans l'isthme du gosier.

L'angine *pharyngée* occupe les parties supérieure et postérieure du pharynx, ou sa partie inférieure que l'œil ne peut apercevoir. Dans le premier cas, ses symptômes sont à peu près les mêmes que ceux de l'angine gutturale; cependant la déglutition est un peu moins difficile et moins douloureuse, la voix est peu ou point altérée; en faisant fortement ouvrir la bouche, on voit la paroi postérieure du pharynx rouge, souvent luisante et sèche, recouverte dans divers points de taches blanchâtres. Le malade crache un mucus d'abord liquide et filant, puis épais et jaunâtre; la douleur se transmet souvent par la trompe d'Eustache. Cette angine dure de sept à quinze jours et plus; elle se termine par résolution, quelquefois par le passage à l'état chronique. — Lorsque l'angine occupe la partie inférieure du pharynx, la douleur et la difficulté d'avaler se font sentir à la partie supérieure du cou, à la hauteur du larynx. Cette douleur augmente par les mouvements de cet organe et par la pression sur les côtés du cou. L'examen de la gorge ne laisse apercevoir aucun chargement anormal dans cette partie. Cette angine a d'ailleurs la même marche, la même durée et les mêmes terminaisons que celle qui a son siége dans la partie supérieure du pharynx. — L'angine peut être générale, c'est-à-dire étendue à la fois à toute la cavité de l'arrière-bouche et du pharynx; dans ce cas, elle offre les symptômes propres aux variétés que nous venons de décrire, auxquels se joint une fièvre intense.

Diagnostic. Rien n'est plus facile que de reconnaître une angine ; les symptômes que nous venons de décrire ne peuvent laisser de doute sur son existence. Il n'est pas toujours aussi aisé de déterminer son véritable caractère ; elle est quelquefois symptomatique de la scarlatine et de la syphilis (voyez ces maladies). Celle qui est idiopathique, la seule dont nous devions nous occuper, est le plus souvent purement inflammatoire ; elle peut être aussi catarrhale, bilieuse, rhumatismale, goutteuse, c'est-à-dire accompagnée d'une augmentation considérable de la sécrétion muqueuse, d'un embarras gastrique ou produite par un principe rhumatismal ou arthritique.

Pronostic. L'angine simple est le plus souvent une maladie légère ; dans les cas les plus graves, elle n'offre point de danger sérieux pour la vie.

Traitement. Lorsque l'angine est légère ou se borne à l'usage des pédiluves irritants, des gargarismes et des boissons adoucissantes et mucilagineuses, telles que les infusions de fleurs de mauve, de guimauve, de violette, etc. Le régime se compose d'aliments liquides et doux, de lait, de bouillon, de potages, de gelées végétales ou animales, de fruits cuits. — Si elle est d'une intensité médiocre, on ajoute à ces moyens des sangsues en nombre plus ou moins considérable, suivant l'âge et la force du malade, et appliquées sur les parties latérales du cou ; on couvre cette région de cataplasmes émollients et on ordonne quelques laxatifs, tels que l'eau de veau, la décoction légère de tamarin, les lavements de mercuriale, etc. L'angine très-violente et accompagnée de fièvre réclame d'abord la saignée générale, surtout celle du pied ; on en vient ensuite aux émissions sanguines locales, plus ou moins répétées suivant les cas : la diète est de rigueur. Les vomitifs ne sont indiqués que dans les cas d'angine bilieuse ou avec embarras gastrique.

Angine couenneuse ou pseudo-membraneuse.

Ulcère syriaque des anciens, angine plastique, maligne, gangréneuse, angine diphthéritique de Bretonneau.

Définition. L'angine couenneuse est une inflammation de l'arrière-bouche et du pharynx, qui a pour caractère spécial d'être accompagnée de la formation d'une fausse membrane qui tapisse la membrane muqueuse de ces parties.

Causes. Cette maladie peut survenir à tout âge ; elle affecte plus particulièrement les enfants, rarement les adultes et les vieillards ; elle se montre dans toutes les saisons et sous tous les climats, mais elle règne surtout dans les pays humides ; elle est sporadique, endémique ou épidémique. Un grand nombre de faits tendent à prouver qu'elle est contagieuse, du moins dans certaines épidémies.

Symptômes. L'angine pseudo-membraneuse commence par un peu de gêne dans la déglutition, une rougeur plus ou moins marquée du pharynx, le gonflement d'une ou des deux amygdales, et un mouvement fébrile qui souvent est à peine appréciable. Dans quelques cas, il y a une cuisson et une chaleur vive dans la gorge, dans d'autres, la fièvre est très-vive dès le début; les mouvements de déglutition et ceux du cou sont très-douloureux. Après un temps très-court, toutes les parties de la gorge, le voile du palais, la luette, les amygdales, la face postérieure du pharynx se couvrent de petites plaques blanches ou d'un blanc jaunâtre, irrégulières, lisses, luisantes, d'un aspect lardacé, épaisses et saillantes à leur centre, amincies vers leurs bords. Dès ce moment les ganglions cervicaux et sous-maxillaires s'engorgent et deviennent douloureux, surtout pendant les mouvements de déglutition. Les plaques s'accroissent et s'étendent plus ou moins promptement et d'une manière irrégulière. La luette en est parfois entièrement enveloppée comme d'un doigt de gant; elles s'entourent d'un cercle rouge, se boursoufflent et se détachent par petits lambeaux, en donnant lieu à l'écoulement de quelques gouttelettes de sang qui se mêlent à une salive abondante, écumeuse et fétide. La maladie se propage très-souvent aux fosses nasales, de là l'écoulement par les narines d'un liquide séreux, jaunâtre ou sanguinolent et très-fétide; il n'est pas rare non plus de voir survenir une hémorrhagie nasale plus ou moins abondante. Pendant huit ou dix jours, les malades crachent des lambeaux membraniformes mêlés à une salive épaisse. Les plaques se renouvellent ordinairement quelques heures après s'être détachées, mais au bout du terme que nous venons d'indiquer elles cessent de se former, et la maladie touche à sa guérison. Quelquefois les plaques se ramollissent, se fondent dans la salive et le mucus guttural, et sont expulsées par petits fragments dans une sorte de *deliquium;* enfin, dans un petit nombre d'autres cas, elles sont peu à peu résorbées. Le gonflement des ganglions cervicaux diminue dans la même proportion que l'affection gutturale.

Les phénomènes locaux que nous venons de décrire sont accompagnés de fièvre, de pâleur et de bouffissure de la face, d'altération des traits. Dans un petit nombre de cas, il se développe sur les lèvres, les ailes du nez, derrière les oreilles, à l'anus, à la vulve, sur le mamelon, etc., des plaques couenneuses analogues à celles qui existent dans la gorge.

L'angine pseudo-membraneuse donne souvent lieu au croup, par l'extension de l'exsudation albumineuse au larynx, à la trachée-artère et aux bronches. Ce redoutable accident arrive quelquefois au début de la maladie, plus souvent du 3e au 8e jour. (Voyez l'article *Croup.*) — Il survient quelquefois aussi, du 3e au 7e jour des angines couenneuses, une broncho-pneumonie qui exige de la part du médecin une attention particulière, parce que ses symptômes sont en partie masqués par ceux de l'affection gutturale.

Durée et terminaison. Cette maladie se termine ordinairement d'une manière heureuse, spontanément ou par les secours de l'art, du 15e au 25e jour. Elle ne devient grave que lorsqu'elle est suivie du croup ou de la pneumonie.

Lésions anatomiques. Avant la formation des plaques, on trouve seulement la membrane muqueuse rouge et injectée; après leur développement, ces plaques se présentent sous la forme de fausses membranes plus ou moins fermes, épaisses, adhérentes au tissu muqueux, qui est rouge, injecté, infiltré de sang et ecchymosé en divers endroits. On remarque souvent dans ce tissu des taches grises et sèches, comme si la membrane muqueuse avait été cautérisée par un acide. Les ganglions cervicaux et sous-maxillaires sont tuméfiés, d'un rouge violacé, quelquefois déjà ramollis à leur centre; les amygdales qui ont été longtemps recouvertes de fausses membranes, au lieu d'être gonflées, sont assez souvent retirées sur elles-mêmes, rapetissées et rétractées.

Diagnostic. Il est facile de reconnaître l'angine couenneuse à la présence de fausses membranes qui tapissent les voies gutturales, et dont des lambeaux plus ou moins volumineux sont rendus par les malades. Une distinction qui n'est pas aussi facile, et qui est de la plus haute importance, c'est celle des angines qui ont de la tendance à s'étendre au larynx et aux bronches, et de celles qui n'ont point cette funeste disposition et qui sont essentiellement bénignes. Celles qui sont sporadiques sont plus particulièrement dans ce dernier cas, mais ceci n'est point absolu, et la prudence exige de se conduire comme si toutes les angines couenneuses devaient donner lieu au croup. On ne peut guère confondre celles-ci qu'avec l'angine décrite par Fothergill et Huxham sous le nom de *mal de gorge gangréneux,* et qui d'ailleurs, d'après Guersant, n'en est qu'une variété. Celle-ci diffère de l'angine que nous venons de décrire en ce qu'elle est toujours le résultat de la scarlatine.

Pronostic. L'angine pseudo-membraneuse n'est point dangereuse par elle-même, tant qu'elle reste bornée à l'isthme du gosier et du pharynx; mais elle doit toujours inspirer des craintes, à cause de sa funeste tendance à s'étendre au larynx, à la trachée-artère et aux bronches.

Traitement. Le danger de l'angine couenneuse consistant dans l'extension de la fausse membrane au larynx et à la trachée-artère, le premier soin du médecin doit être de s'attacher à prévenir ce redoutable événement. Il pourra le plus souvent y parvenir par un traitement topique promptement et convenablement employé. La cautérisation des fausses membranes par les acides, mais surtout par l'acide hydrochlorique, est le moyen dont l'expérience a prouvé l'efficacité. Lorsque l'angine s'accroît rapidement, on emploie cet acide pur ou presque pur, surtout si les malades éprouvent peu de douleur dans la gorge; si, au contraire, la marche de l'affection est lente, on mêle l'acide avec un tiers ou un quart de miel rosat. On touche les fausses membranes avec cet acide, qu'on porte dans la gorge à l'aide d'un pinceau de charpie ou d'une éponge fixée au bout d'un petit cylindre de bois. On peut aussi employer le sulfate acide d'alumine dissous dans deux ou trois parties d'eau, le chlorure de soude étendu du cinquième ou du sixième de son poids de ce liquide, la solution de nitrate d'argent dissous dans cinq ou six parties d'eau. On peut encore cautériser directement avec un crayon de pierre infernale fixé dans un porte-pierre et légèrement humide à son extrémité. Ce moyen expose au danger qu'un petit morceau de nitrate d'argent ne se casse et ne tombe dans l'œsophage, accident qui serait souvent mortel. Enfin un dernier moyen topique qui peut être aussi très-utile consiste dans l'insufflation dans la gorge de sulfate acide d'alumine ou de calomel réduits en poudre impalpable et mêlés à la poudre de gomme arabique. On fait cette opération à l'aide d'un petit tube de verre, d'un tuyau de plume, ou mieux du souffloir de M. Bretonneau, perfectionné par M. Guillon. Pour calmer l'irritation produite par les caustiques, on est souvent obligé d'en alterner l'emploi avec les gargarismes d'eau de guimauve ou de lait. — Dans les angines pseudo-membraneuses communes, qui n'ont point de tendance à s'étendre et qui sont très-douloureuses, on se borne assez souvent à l'emploi des lotions émollientes et mucilagineuses. — Les moyens généraux consistent dans l'usage des boissons adoucissantes, des émulsions, du petit-lait dans la première période, et des boissons acidulées dans le reste du cours de la maladie. — La saignée est indiquée chez les adultes forts et robustes; chez les enfants, lorsqu'il y a beaucoup de fièvre et une toux fréquente, on doit appliquer des sangsues sur les parties latérales du cou. — Les vomitifs sont très-utiles dans la seconde et la troisième période de la maladie pour faciliter l'expulsion des fausses membranes, et peut-être aussi pour prévenir leur extension dans les voies aériennes. Les bains tièdes peuvent encore être avantageux pour calmer l'état fébrile et les douleurs locales.

Œsophagite.

C'est l'inflammation de l'œsophage.

Causes. Cette maladie assez rare est ordinairement occasionnée par le contact sur la membrane muqueuse œsophagienne des substances âcres, irritantes et corrosives, des acides concentrés, d'une boisson trop chaude ou glacée, par le passage dans l'œsophage d'un corps trop volumineux ou hérissé d'aspérités; elle est quelquefois le résultat de l'abus de l'opium, du mercure, de l'iode, de la suppression du rhumatisme ou d'une éruption cutanée.

Symptômes. Les malades éprouvent dans une partie plus ou moins étendue de l'œsophage une douleur qui répond ordinairement entre les deux épaules, ou à la partie inférieure du pharynx et qui augmente par les mouvements de déglutition, surtout au moment où les aliments et les boissons traversent la portion malade du conduit. Souvent même cette douleur ne se manifeste que lorsque les malades mangent ou boivent. Elle est assez souvent accompagnée d'un sentiment de chaleur et de sécheresse dans le conduit et de l'expuition de mucosités filantes; elle peut être assez vive, dans un petit nombre de cas, pour empêcher entièrement le passage des aliments et des boissons les plus douces; elle donne lieu parfois à un spasme de l'œsophage qui fait rejeter convulsivement les boissons par la bouche et les narines au moment où elles parviennent à la partie enflammée. — La fièvre se joint à l'œsophagite lorsque cette phlegmasie est très-vive. — L'œsophagite se termine presque toujours par résolution, quelquefois par suppuration ou même par gangrène; elle peut passer à l'état chronique.

Traitement. La privation des aliments solides, l'usage du lait, des boissons douces, mucilagineuses, émulsionnées, de l'eau pure ou légèrement acidulée, les bains tièdes prolongés, des cataplasmes émollients sur le cou, des pédiluves irritants et des purgatifs doux, tels sont les moyens qui suffisent ordinairement pour guérir l'œsophagite légère. Si l'inflammation est vive, on applique, en outre, sur les parties latérales du cou des sangsues en nombre proportionné à l'intensité de la maladie, à l'âge et à la force du sujet. Une ou deux saignées générales seraient indiquées au début de l'œsophagite violente accompagnée d'une fièvre très-marquée. — L'œsophagite chronique réclame les mêmes moyens, auxquels on ajoute des purgatifs répétés, des vésicatoires volants le plus près possible du siége du mal, des bains de vapeur, des cautères ou même des moxas.

Gastrite.

Définition. On donne ce nom à l'inflammation de la membrane muqueuse qui tapisse l'estomac, inflammation rarement aiguë et très-souvent chronique.

Causes. La gastrite aiguë affecte également les deux sexes, tous les âges et tous les tempéraments. La gastrite chronique, rare dans l'enfance et la vieillesse, règne surtout de 20 à 50 ans. Les causes excitantes de la gastrite sont une chaleur atmosphérique excessive coïncidant avec une forte stimulation de l'estomac, des contusions, des coups et des chutes sur la région épigastrique, des boissons glacées prises pendant que le corps est en sueur, les excès de liqueurs alcooliques, les poisons irritants, âcres, caustiques, narcotiques, les fortes indigestions, les écarts de régime, les excès d'alimentation, l'administration intempestive des vomitifs et des purgatifs, les aliments trop stimulants et trop épicés, mal préparés, de mauvaise qualité, en partie putréfiés, les œufs de brochet et de barbeau, les moules à quelques époques de l'année, l'ingestion de certains corps étrangers, la soif et la faim prolongées, les fatigues excessives ou le défaut absolu d'exercice, les travaux de cabinet et les veilles prolongées, les passions violentes et concentrées, les métastases goutteuses et rhumatismales, la suppression brusque des exanthèmes chroniques. Il n'est pas rare de ne savoir à quelle cause attribuer la gastrite, surtout celle qui est chronique.

La gastrite se divise en deux espèces, dont les symptômes offrent entre eux de grandes différences, la gastrite aiguë et la gastrite chronique.

Gastrite aiguë.

La gastrite aiguë n'est pas une maladie aussi fréquente qu'on pourrait le croire d'après les causes si nombreuses qui peuvent agir sur l'estomac; elle est surtout beaucoup plus rare que la gastrite chronique.

Symptômes. Cette maladie offre des degrés extrêmement variés, suivant l'intensité de ses causes, l'âge des malades et la susceptibilité individuelle. Nous nous bornerons à décrire la plus légère et la plus violente, les nuances intermédiaires étant faciles à concevoir d'après la description que nous donnerons de ces deux degrés.

Dans la gastrite légère, l'appétit est diminué, nul et parfois augmenté, l'ingestion des aliments est suivie d'un sentiment de poids, de tension ou même de douleur et de chaleur à la région épigastrique; la gorge est sèche, la langue rouge à sa pointe; il y a une soif vive, souvent des rapports acides et des nausées; le pouls est un peu augmenté de fréquence; la peau est chaude, surtout au ventre, à la tête et aux mains; la tête est lourde ou douloureuse; il y a de la fatigue dans les membres. — Ces symptômes, après une durée variable, s'amendent peu à peu, et la maladie se termine par résolution. Le défaut de soins et d'un traitement convenable peuvent augmenter l'acuité de la maladie ou la faire passer à l'état chronique.

La gastrite intense débute tout à coup par des frissons et des lassitudes spontanées, à moins qu'elle ne soit le résultat de l'aggravation de la gastrite légère. Dans cette espèce, il y a anorexie complète, soif excessive avec appétence de boissons froides et acidulées, nausées et vomissements, qui souvent ne permettent pas au malade de conserver dans l'estomac la plus petite quantité des liquides qu'il avale, douleur légère ou vive, parfois intolérable à la région épigastrique, laquelle augmente par la pression de cette partie, souvent par les mouvements d'inspiration. Cette douleur a quelquefois son siége sous le diaphragme, derrière le sternum, dans l'hypocondre gauche, dans l'épaule et le bras du même côté; elle est accompagnée d'une chaleur brûlante dans la région de l'estomac. La gorge est sèche, la langue rouge, pointue, resserrée. Les vomissements sont fréquents et douloureux, et font rejeter les liquides avalés souvent mêlés à de la bile et à quelques stries de sang; la respiration est fréquente, accompagnée de hoquet chez quelques malades; le pouls est extrêmement fréquent et petit, quelquefois inégal et intermittent, et même lent; la peau est chaude et brûlante, surtout à la région abdominale; cette chaleur coïncide parfois avec le froid des mains. La sueur et les urines sont supprimées. La tête est ordinairement douloureuse; le malade est dans une anxiété et une agitation qui le portent à changer sans cesse de place, à se coucher sur le ventre, à se découvrir, etc. Il y a parfois du délire, des mouvements convulsifs des muscles de la face ou même des convulsions générales.

Marche. — Durée. — Terminaison. La gastrite violente marche quelquefois avec une telle rapidité, qu'elle enlève les malades en un jour ou même en quelques heures; cette prompte terminaison ne s'observe guère que dans les cas d'empoisonnement; dans les autres circonstances, la mort ne survient ordinairement que du quinzième au vingtième jour. Malgré sa violence, cette maladie, surtout lorsqu'elle est convenablement traitée, se termine le plus souvent par la guérison, c'est-à-dire par la résolution. L'ulcération de la membrane muqueuse de l'estomac, le passage à l'état chronique, rarement la gangrène et la perforation des parois de cet organe peuvent encore survenir à la suite de la gastrite.

Lésions anatomiques. La gastrite aiguë donne lieu à des altérations variables, suivant son intensité et sa durée. L'estomac est parfois extrêmement rétréci et retiré sur lui-même. Sa membrane muqueuse est le plus souvent fortement injectée, rouge, épaissie, plus ou moins ramollie. Cette rougeur peut présenter toutes les nuances intermédiaires entre le rose vif et le rouge-brun violacé. Le ramollissement de cette membrane est quelquefois tellement considérable qu'elle s'enlève chez certains sujets sous forme d'une bouillie gélatineuse lorsqu'on racle la paroi interne de l'estomac. Dans quelques

cas rares, la membrane muqueuse de l'estomac présente des
ulcérations, ou bien les trois tuniques de cet organe sont perforées dans un ou plusieurs points de leur étendue.

Diagnostic. On reconnaît facilement la gastrite aiguë aux
signes suivants : douleur et chaleur épigastriques, nausées,
vomissements, soif, rougeur de la langue. On ne pourrait la
confondre avec une autre maladie que dans les cas où les
symptômes locaux que nous venons d'énumérer seraient en
quelque sorte masqués par des symptômes généraux très-intenses, tels que du délire, des convulsions, etc. Mais cette
erreur est facile à éviter en examinant avec soin la marche de
la maladie et en remarquant que ces phénomènes de réaction
générale ne sont survenus qu'après le désordre des fonctions
digestives.

Pronostic. Il varie beaucoup, suivant le degré de la maladie.
La gastrite très-violente, suite d'empoisonnement, est souvent
mortelle. Celle qui tient à d'autres causes, lors même qu'elle
est intense, guérit fréquemment, surtout quand elle est bien
traitée. En général, la gastrite accompagnée de symptômes
généraux est bien plus grave que celle qui n'offre que des
phénomènes locaux; ce fait n'est pas cependant absolu, et il
n'y a pas toujours de proportion entre l'affection locale et les
symptômes généraux; chez les enfants, les femmes, les personnes très-irritables, une gastrite d'une médiocre intensité
peut provoquer le délire, le coma, des convulsions, etc.,
tandis que l'inflammation la plus violente occasionne à peine
de la fièvre chez les vieillards et les personnes peu sensibles.

Traitement. Il varie suivant que la gastrite est légère, d'une
intensité moyenne ou très-intense, suivant qu'elle est accompagnée de fièvre ou apyrétique, etc. — Quelques jours de
diète et d'usage de boissons gommeuses ou acidulées suffisent
pour faire disparaître la gastrite légère. — Celle qui est plus
aiguë réclame de plus l'application sur l'épigastre de cataplasmes émollients et de sangsues, dont le nombre doit être
proportionné au degré de l'inflammation et à l'âge du malade.
Dans la gastrite très-intense, il est souvent convenable de
commencer le traitement par une ou deux saignées; on en

vient ensuite aux émissions sanguines locales et aux applications émollientes. Dans les cas extrêmes, lorsque le pouls est très-petit et que les extrémités sont froides, il est souvent utile d'appliquer des sinapismes ou des vésicatoires pour produire un certain degré d'excitation dans l'organisme. On donne les boissons froides, ou même glacées, à très-petites doses rapprochées les unes des autres. Si l'estomac ne pouvait pas les supporter, on se contenterait d'apaiser la soif du malade en lui faisant sucer quelques tranches d'orange. On a conseillé aussi d'appliquer sur l'épigastre une vessie contenant de la glace. On seconde ces moyens par les lavements adoucissants, quelquefois laxatifs, par les bains tièdes et émollients prolongés pendant une heure ou deux, et lorsque la douleur épigastrique est vive par des frictions de laudanum sur l'épigastre. Une diète absolue est de rigueur pendant le cours de la maladie; lorsque le malade est bien et que la faim se fait sentir, on ne doit permettre des aliments qu'avec la plus grande réserve, et en commençant par les plus légers.

Traitement de l'empoisonnement et de la gastrite qui en est la suite. L'indication principale que présentent les poisons quand ils viennent d'être ingérés, ou même un certain temps après et lorsque déjà ils ont produit une inflammation de l'estomac, c'est d'en déterminer le plus tôt possible l'expulsion et de les neutraliser par des contre-poisons. On cherche à faire rejeter les poisons en provoquant le vomissement à l'aide de l'eau tiède bue abondamment, de la titillation de la luette avec le doigt ou la barbe d'une plume, ou enfin de l'émétique; mais ce dernier moyen ne convient guère que dans les empoisonnements par des substances végétales ou animales, lorsque l'estomac n'est pas encore enflammé. Les neutralisants liquides ou antidotes qu'on fait prendre au malade promptement et en quantité varient suivant la nature de la substance délétère. On combat les poisons alcalins concentrés par les boissons légèrement acidulées, — les poisons acides par une solution étendue de magnésie, — les sels de mercure et de cuivre par du blanc d'œuf étendu dans l'eau et bu en grande quantité, — les sels d'étain par du lait coupé avec de l'eau, — les com-

posés antimoniaux solubles par l'infusion légère de noix de
galle ou la décoction de quinquina, — les sels de plomb ou
de baryte par une solution de sulfate de magnésie ou de soude,
— le nitrate d'argent par une solution de sel commun. Le
vomissement est le seul moyen qu'on puisse employer dans
les empoisonnements par des substances dont les contre-poisons ne sont pas connus, tels sont les composés d'arsenic,
d'or, de bismuth, de zinc, le nitre, le sel ammoniac, le sulfure de potasse, les cantharides, les végétaux âcres et leurs
principes immédiats, les poisons narcotiques, ou narcotico-
âcres, le camphre, la noix vomique, la strychnine, l'upas tienté,
la fève de saint Ignace, etc. — Les purgatifs peuvent aussi
être fort utiles pour chasser au dehors les portions de poisons
qui seraient déjà descendues dans le canal intestinal.

Qu'on ait pu ou non expulser ou neutraliser les poisons,
lorsque leur séjour dans l'estomac a produit une inflammation
de cet organe, on traite cette inflammation par les mêmes
moyens qui conviennent dans les gastrites ordinaires ; mais
un fait d'observation qu'il ne faut jamais oublier, c'est qu'un
grand nombre de poisons, surtout ceux qui sont tirés du règne
végétal ou du règne animal, sont souvent beaucoup plus nuisibles par leur absorption et leur action générale sur l'organisme et les principaux centres de vie que par leur action
locale. Plusieurs d'entre eux irritent médiocrement l'estomac
et n'en occasionnent pas moins la mort. Il en résulte que
dans le traitement des empoisonnements, après avoir cherché
à provoquer l'expulsion de la substance vénéneuse, il faut
s'attacher d'abord à combattre les effets généraux, qui offrent
souvent un caractère dynamique opposé à l'effet local. C'est
ainsi que beaucoup de poisons déterminent une irritation, une
surexcitation ou une inflammation de l'estomac, tandis que
leur absorption produit des phénomènes généraux de débilitation (hyposthénie). Exemples : l'arsenic, la ciguë, la digitale,
les cantharides, etc. — Dans ces cas, il ne faut pas craindre
d'administrer des toniques et des stimulants, tels que le bouillon,
le vin généreux, et même les spiritueux, qu'on peut donner
en lavement si l'estomac est trop irrité pour les supporter.

Gastrite chronique.

La gastrite chronique est tantôt la suite de la gastrite aiguë, tantôt, et le plus souvent, une maladie primitivement chronique; ce qui tient à l'action lente, continue et peu énergique des causes qui lui ont donné lieu. Ces causes sont au reste les mêmes que celles de la gastrite aiguë, mais agissant d'une manière beaucoup moins intense. La gastrite chronique est infiniment plus fréquente que la gastrite aiguë.

Symptômes. La gastrite chronique présente des formes excessivement variées, dont le tableau complet excéderait les bornes de cet ouvrage. L'âge, la constitution individuelle, la nature et l'intensité des causes qui ont agi sur les malades donnent à cette affection un grand nombre d'aspects ou de physionomies différentes. Nous nous bornerons à décrire deux de ces formes : la gastrite chronique légère et la gastrite chronique intense.

Gastrite chronique légère. Un certain nombre de malades n'éprouvent autre chose qu'une diminution de l'appétit, un sentiment continuel ou périodique de malaise ou de douleur vague à la région épigastrique, augmentant pendant le travail de la digestion, qui devient paresseuse, lente et difficile. A ces symptômes se joignent, chez d'autres individus, une augmentation de la soif, la constipation, et une accélération fébrile du pouls après les repas. D'autres sujets plus fortement atteints éprouvent en outre, de temps en temps, des nausées, des acidités, des rapports, des éructations, des flatuosités, une grande pesanteur à l'épigastre pendant la durée du travail digestif, un peu de céphalalgie, quelquefois de l'assoupissement aussitôt après les repas et des lassitudes dans les membres. Ces malades sont sombres, tristes, et maigrissent souvent sensiblement; ils désirent les boissons stimulantes, qui paraissent les soulager momentanément, mais qui, en réalité, aggravent de plus en plus leur état.

Gastrite chronique intense. Elle offre la plupart des symptômes précédents, mais à un degré plus élevé. La douleur épigastrique est plus vive et augmente par la pression et après l'ingestion des aliments ; elle est accompagnée d'un sentiment de chaleur ardente et de gonflement au creux de l'estomac ; il s'y joint des vomissements plus ou moins fréquents ; la constipation est opiniâtre ; pendant la digestion, les pommettes sont rouges, le pouls est fréquent, la peau chaude et sèche ; il y a parfois une petite toux sèche qu'on a appelée toux gastrique ; l'amaigrissement est ordinairement très-marqué. Ces symptômes peuvent rester longtemps dans le même état ; d'autres fois ils augmentent graduellement d'intensité ; les vomissements deviennent presque continuels ; les malades rendent la plus grande partie des aliments et des boissons qu'ils prennent, tantôt immédiatement après leur ingestion, tantôt après quelques heures de séjour dans l'estomac ; la douleur de l'estomac devient souvent intense lorsque le malade vient de prendre quelque aliment ; une petite fièvre hectique mine graduellement les forces, le visage est ridé, triste, et offre une expression de souffrance ; l'amaigrissement continue à faire des progrès, et aboutit enfin à un marasme complet qui ne tarde pas à enlever le malade. Dans quelques cas fort rares, la gastrite chronique donne lieu à des vomissements noirs ou couleur de café, comme le cancer de l'estomac.

La gastrite chronique peut donner lieu à des phénomènes sympathiques très-variés. La plupart sont des symptômes nerveux qui donnent quelquefois à la maladie la forme de l'hypocondrie.

Marche. — *Durée.* — *Terminaison.* La gastrite chronique a toujours une marche très-lente et très-longue. Beaucoup de sujets en sont atteints pendant des années, ce qui tient encore moins à l'opiniâtreté de l'affection qu'à la difficulté de faire observer pendant longtemps un régime sévère aux malades ; de temps en temps ils se relâchent et éprouvent des rechutes plus ou moins graves. La gastrite chronique laisse souvent assez de calme aux malades pendant le jour ; elle augmente d'intensité le soir et dans la nuit. Sa durée est indéterminée ; elle peut se terminer au bout de quelques mois ou se prolonger pendant des années, ou même une partie de la vie. —

Elle se termine le plus souvent par résolution, quelquefois par ulcération, par induration ou par perforation. Dans ce dernier cas, qui est heureusement fort rare, les aliments et les liquides s'épanchent dans la cavité abdominale; les malades sont immédiatement en proie aux accidents les plus graves : douleur atroce et subite à l'épigastre, efforts de vomissement, chute des forces, décomposition des traits de la face, pouls petit et extrêmement fréquent, ballonnement du ventre. La mort ne tarde pas à terminer cette scène.

Lésions anatomiques. A la suite des gastrites chroniques, on trouve la membrane muqueuse de l'estomac ordinairement épaissie, tantôt rouge comme dans la gastrite aiguë, tantôt, et le plus souvent, grise, ardoisée, brune ; cette coloration se présente sous forme de points ou de taches plus ou moins grandes, arrondies et irrégulières. Cette membrane est quelquefois détruite dans divers points, ou ramollie d'une manière très-sensible. — L'épaississement des parois de l'estomac dépend parfois de l'hypertrophie de la tunique musculeuse. — Enfin la membrane muqueuse gastrique est quelquefois ulcérée; d'autres fois les trois tuniques sont perforées. Mais ces altérations sont très-rares, surtout la dernière.

Diagnostic. Une douleur ancienne et habituelle à l'épigastre, légère ou forte, continue ou intermittente, augmentant par la pression, par le travail de la digestion et les écarts de régime, accompagnée d'anorexie, de difficulté de digérer, de rapports, de chaleur à l'estomac, souvent de nausées, parfois de vomissements, et à laquelle se joignent fréquemment de la fièvre et un amaigrissement graduel, tels sont les signes auxquels on reconnaît la présence de la gastrite chronique. — Certaines gastralgies et le cancer de l'estomac sont les maladies qu'on pourrait le plus facilement confondre avec elle. Les premières s'en distinguent par le caractère de la douleur épigastrique qui, loin d'augmenter par la pression, est souvent calmée ou même dissipée par elle, par la manière remarquable dont les aliments, même pris en quantité, sont supportés et digérés, ce qui n'existe point dans la gastrite chronique; enfin par le peu d'influence que les gastralgies exercent en général sur la nutrition. Le cancer de l'estomac est caractérisé par des douleurs lancinantes, par des vomissements couleur de café ou noirs, par une tumeur à l'épigastre, et enfin dans les derniers temps par une coloration jaune paille de la peau. La couleur des matières vomies ne suffirait point pour distinguer d'une manière certaine cette dernière affection de la gastrite chronique, car nous avons vu plus haut que dans quelques cas, fort rares à la vérité, l'inflammation de l'estomac pouvait donner lieu à des vomissements noirs ou couleur de café.

Pronostic. Il est extrêmement variable, suivant une foule de circonstances. L'âge, le sexe, la constitution, le degré et l'ancienneté de la maladie établissent des différences trop considérables pour qu'on puisse rien établir de général. Les gastrites légères guérissent assez facilement avec les soins convenables et longtemps prolongés; les gastrites intenses sont toujours fort opiniâtres; on peut dire cependant que, tant qu'il n'est point survenu de dégénération organique de l'estomac, toute inflammation chronique de cet organe, quelque vive qu'elle soit, laisse des chances de guérison.

Traitement. Lorsque la gastrite chronique est légère, il suffit souvent pour la guérir de diminuer la quantité des aliments, de proscrire toutes les substances stimulantes, d'ordonner des boissons émollientes, acidulées ou gommeuses, et de mettre les malades à l'usage exclusif du laitage, des fécules, des légumes légers et frais, des fruits, du poisson et des viandes blanches. Les repas doivent être peu abondants. Mais si la gastrite est un peu intense et que ces moyens ne suffisent pas, il faut prescrire d'abord la diète, ou des aliments très-légers et peu abondants, et en venir à l'application des sangsues à l'épigastre, qu'on renouvellera plus ou moins souvent, suivant le résultat obtenu. On doit en proportionner le nombre à l'âge et à la force des individus. On en met de deux à six chez les enfants, et de douze à vingt chez les adultes. En général le moment le plus favorable pour les appliquer, c'est celui où les symptômes sont le plus prononcés, c'est-à-dire pendant les exacerbations. On en seconde l'effet par des cataplasmes émollients ou des emplâtres opiacés sur l'abdomen, et par des bains d'une chaleur modérée et plus ou moins prolongés, suivant la force des malades. Parmi les boissons, on peut prescrire l'eau froide, pure ou sucrée, l'eau de gomme, les décoctions d'orge, de guimauve, de gruau, de pomme de reinette, l'infusion de fleurs de mauve, l'eau de poulet ou de veau, la limonade légère, l'orangeade, etc.; elles doivent être peu chargées, froides autant que possible, prises en petite quantité et à des intervalles rapprochés. Les lavements émollients ou laxatifs, s'il y a de la constipation, les frictions sèches sur la peau, l'usage des gilets de flanelle et un exercice modéré doivent être également prescrits. Quant au régime, la diète absolue n'est de rigueur que lorsque les symptômes d'inflammation sont très-prononcés; il faut la faire cesser le plus tôt possible, et commencer par les aliments les plus légers et en petite quantité, tels que le lait coupé ou pur, les crèmes, les fruits cuits, etc. On en donne ensuite de plus substantiels, mais en augmentant avec précaution.

Lorsque la gastrite résiste à ces moyens, on conseille l'emploi de révulsifs appliqués sur l'épigastre, tels que les frictions avec la pommade émétisée, ou bien un cautère sur cette région, pratiqué avec la potasse caustique, et dont on entretient la suppuration à l'aide de la pommade au garou.

Gastro-malaxie ou ramollissement de l'estomac.

Gastro-entérite gélatiniforme.

Définition. On donne ce nom à une maladie assez rare, qui offre la plupart des symptômes de l'inflammation de l'estomac et de l'intestin grêle, et qui paraît tenir à un ramollissement gélatiniforme de la membrane muqueuse de ces organes, lésion considérée comme inflammatoire par les uns et comme d'une nature différente par les autres.

Causes. Cette maladie est presque exclusivement bornée aux enfants à la mamelle; quelques exemples très-rares ont été observés chez les adultes. Ses principales causes sont un lait de mauvaise nature, le sevrage trop prompt, des aliments trop abondants, trop excitants, ou nullement proportionnés à la délicatesse des organes de l'enfant, l'abus des vomitifs, des purgatifs et des stimulants.

Symptômes. Les petits malades ont une soif ardente ; ils vomissent fréquemment des matières muqueuses ou bilieuses ; ils ont des coliques violentes qui leur font pousser des cris, et sont suivies d'une diarrhée verte et semblable à de l'herbe hachée ; ils maigrissent promptement et tombent dans la prostration. Ils sont alors pâles, continuellement assoupis, jetant de temps en temps des cris plaintifs et s'agitant dans divers sens. Le pouls est lent et irrégulier, les extrémités sont froides. Beaucoup de malades succombent à cette maladie.

Lésions anatomiques. La membrane muqueuse de l'estomac et de l'intestin grêle est excessivement ramollie et ressemble par sa consistance et son aspect à un mucus gélatineux, ou à de la gélatine transparente et décolorée ; elle exhale une odeur aigrelette, sans odeur de putréfaction ni de gangrène. Dans quelques cas, les parois de l'estomac sont très-amincies dans certains points par la destruction et l'usure de leurs tuniques muqueuse et musculaire ; dans d'autres plus rares, le péritoine lui-même a été désorganisé et l'estomac est perforé. — Les vaisseaux qui avoisinent le ramollissement gélatiniforme dont nous parlons sont colorés en noir.

Il y a contestation sur la nature de cette altération. M. Cruveilhier, à qui nous devons les principales connaissances que nous possédons sur ce sujet, nie son caractère inflammatoire et l'attribue à une irritation spéciale. M. Louis et M. Roche la regardent comme le dernier terme d'une phlegmasie, comme une désorganisation amenée par un état inflammatoire préalable. Ils s'appuient sur ce que les causes, les symptômes et le traitement de la gastro-malaxie se rapprochent beaucoup de ceux de la gastro-entérite ordinaire. Il est certainement fort difficile de déterminer quelle est la nature de la lésion de l'estomac pendant la vie ; quant à celle que révèle l'autopsie, il est très-probable qu'elle est au moins en partie un effet cadavérique ; en effet, les portions ramollies de l'estomac s'observent presque toujours à son extrémité splénique, lieu où s'accumulent les liquides dans les cadavres étendus sur le dos. D'après ce fait d'observation, M. Cruveilhier est porté à penser qu'un liquide d'une nature inconnue produit par la maladie concourt, du moins après la mort, à transformer ainsi la muqueuse gastrique en matière gélatiniforme.

Traitement. Le traitement de la gastro-malaxie est encore fort incertain ; ceux qui ne voient dans cette altération qu'une désorganisation provenant d'un état inflammatoire préalable s'attachent à prévenir cette fâcheuse terminaison en attaquant par le traitement antiphlogistique la gastro-entérite qui lui donne lieu. Ceux, au contraire, qui attribuent cette affection à un travail morbide spécial non inflammatoire proscrivent les émissions sanguines locales. M. Cruveilhier est de ce nombre. Ce praticien conseille l'abstinence des solides et des liquides, à l'exception du lait ; il fait prendre à l'intérieur de petites doses d'opium proportionnées à l'âge et à la force des enfants, à l'extérieur des bains plus ou moins répétés.

Entérite.

Définition. On donne le nom d'entérite à l'inflammation de la membrane muqueuse des intestins, surtout des intestins grêles, accompagnée de douleurs de ventre, de selles liquides et quelquefois de constipation.

Causes. Elle attaque également les deux sexes, tous les âges et toutes les constitutions. Elle se manifeste en tout temps ; cependant une température froide et humide, ou chaude et humide, la malpropreté, en favorisent le développement. Ses causes les plus communes sont les écarts de régime, les aliments de mauvaise qualité, tels que les viandes salées et fumées, le poisson gâté, les fruits verts, les eaux malsaines, les vins frelatés acides, les mauvais cidres, etc. Viennent ensuite l'abus des alcooliques, les substances âcres prises à l'intérieur, les purgatifs violents administrés à contre-temps ou à trop forte dose, les poisons. On doit encore compter au nombre de ces causes la dentition, les vers, les blessures, les

compressions et toutes les violences extérieures portant sur
le ventre, l'intussusception d'une portion d'intestin dans une
autre, l'endurcissement et l'accumulation des matières fécales
produisant une constipation longue et opiniâtre, une hernie,
la métastase de différents exanthèmes cutanés, du rhumatisme,
de la goutte. L'entérite peut succéder à la gastrite, à l'hépatite, à la péritonite.

Symptômes. L'entérite présente comme la gastrite de nombreuses variétés. Les deux plus importantes et auxquelles
toutes les autres peuvent se rattacher sont l'entérite aiguë et
l'entérite chronique.

Entérite aigue. L'entérite débute tout à coup ou bien est
précédée, ce qui est le plus ordinaire, de quelques jours de malaise, pendant lesquels le ventre fait mal ses fonctions. La maladie
se déclare bientôt par des coliques sourdes, profondes, rares
ou fréquentes, dont le siége le plus ordinaire est à la région om-
bilicale, et qui augmentent par la pression. L'appétit diminue
ou cesse, la fièvre se manifeste, souvent précédée de frissons
irréguliers. Les coliques ne tardent pas à augmenter et à devenir plus fréquentes; elles sont souvent accompagnées d'une
vive chaleur qui se fait sentir dans l'endroit de l'abdomen où
elles ont leur siége; elles sont provoquées par les aliments,
par le froid et quelquefois par les boissons seules. Il y a tantôt
de la constipation et tantôt de la diarrhée; ce dernier symptôme s'observe surtout lorsque l'inflammation occupe la partie
inférieure de l'intestin grêle ou le gros intestin. Les selles sont
très-fétides, rendues avec douleur et suivies de beaucoup de
fatigue. Il y a ordinairement de la soif, des borborygmes et
quelquefois même du météorisme. La langue est naturelle ou
rouge sur les bords et à la pointe, la peau est sèche et chaude;
le pouls continue à être fréquent et la fièvre présente quelquefois des rémissions et des exacerbations analogues à celles
des fièvres rémittentes.

Dans quelques cas intenses, où une portion d'intestin est
vivement enflammée, cette portion forme, vers le siége de la
douleur, une tumeur oblongue et rénitente, et dans cet endroit l'abdomen présente une sorte d'intumescence; en même

temps douleurs vives, constipation, vomissements, pouls dur et déprimé, respiration fréquente, hoquet, anxiété et prostration des forces. L'urine est fortement colorée.

Marche. L'entérite suit une marche continue sans avoir de périodes bien déterminées ; elle présente souvent des exacerbations fébriles qui tiennent à des écarts de régime. Lorsque la maladie est légère ou lorsqu'elle a été convenablement traitée, on voit après quelques jours la fièvre se calmer et cesser, les coliques devenir moins fortes et moins fréquentes, la transpiration se rétablir et l'appétit se prononcer d'une manière souvent énergique. Le rétablissement complet ne tarde pas alors à s'opérer. Mais les rechutes sont fréquentes, parce que les malades se laissent facilement entraîner à satisfaire la faim qui les tourmente.

Lorsque l'entérite est très-intense, ou bien lorsqu'elle a été exaspérée par des moyens intempestifs, les symptômes augmentent de violence au lieu de se calmer : les douleurs abdominales deviennent plus vives, les évacuations alvines d'un plus mauvais caractère et très-fétides ; elles se suppriment parfois tout à fait, mais passagèrement ; le ventre se météorise ; le pouls est petit et très-fréquent, la peau sèche et brûlante ; il survient un délire plus ou moins marqué ; l'amaigrissement et la faiblesse font des progrès rapides, et le malade succombe. — Indépendamment de ces deux formes dans sa marche, l'entérite peut encore offrir de nombreuses variétés.

Complications. Il n'est pas très-rare de voir survenir tout à coup, dans le cours d'une entérite grave ou même légère, tous les symptômes d'une violente péritonite, accident promptement mortel, qui dépend le plus souvent d'un épanchement des matières fécales dans le péritoine par suite d'une perforation de l'intestin grêle. Dans ce cas, il se manifeste une douleur très-vive et subite dans un point de l'abdomen, accompagnée de vomissements fréquents et incoercibles ; il y a des frissons, une pâleur générale et souvent des syncopes. Le pouls devient petit, mou, misérable et extrêmement fréquent. — L'entérite peut encore être suivie d'une gastrite ou d'une hépatite, complications qui se dénotent par des vomissements, de la sensibilité à l'épigastre et à l'hypocondre droit, par l'ictère et souvent le délire. Les malades succombent fréquemment à ces maladies consécutives.

ENTÉRITE CHRONIQUE. L'entérite aiguë passe souvent à l'état chronique, soit à cause de son intensité, soit à cause d'écarts dans le régime ou de traitements mal dirigés; elle est souvent aussi primitivement chronique. Ses causes sont les mêmes que celles de la gastrite et de l'entérite.

Symptômes. Une douleur plus ou moins sourde, augmentant par la pression, se fait sentir dans un point de l'abdomen quelque temps après l'ingestion des aliments. Il y a en même temps de 'a constipation ou de la diarrhée, souvent des borborygmes et des coliques passagères, surtout après avoir mangé; le ventre est tantôt tendu, tantôt plat; une soif assez vive survient après les repas, surtout après celui du soir; la peau est sèche et aride. Pendant ou à la suite du travail de la digestion, il s'allume souvent un petit mouvement fébrile, marqué par la chaleur générale et l'accélération du pouls. Suivant l'intensité de la maladie, cette fièvre peut devenir continue.

Lorsque ces symptômes ont duré un certain temps, l'abdomen s'aplatit considérablement par la rétraction des parois abdominales; la face pâlit, le corps maigrit peu à peu, une faiblesse générale se fait sentir.

L'entérite chronique ancienne, surtout lorsqu'elle a été exaspérée par des écarts de régime ou des moyens intempestifs, peut finir par déterminer des ulcérations plus ou moins nombreuses de la membrane muqueuse de l'intestin grêle. La diarrhée prend alors un caractère particulier : après avoir alterné avec la constipation, elle devient ensuite habituelle; les matières rendues sont à moitié ramollies, blanches, cendrées, argileuses ou formées par des aliments digérés à demi; elles finissent par être entièrement liquides et extrêmement abondantes. L'amaigrissement et la faiblesse font des progrès rapides, et les malades succombent dans le marasme le plus complet.

Marche. — Durée. — Terminaison. L'entérite chronique est sujette, dans son cours, à de nombreuses variations; elle s'améliore souvent d'une manière très-prononcée, pour augmenter ensuite sous l'influence de quelques écarts de régime, et quelquefois même sans cause bien appréciable. Elle peut durer des années entières et se terminer par la guérison; cette heureuse issue est même la plus fréquente. Mais d'autres fois, elle augmente d'intensité; les aliments les plus légers ne peuvent être digérés; la pâleur et la maigreur font des progrès, et les malades succombent. Cette terminaison est surtout à craindre lorsque l'entérite chronique est accompagnée d'ulcérations de la muqueuse intestinale.

Lésions anatomiques dans l'entérite aiguë. A l'ouverture des cadavres, on trouve la membrane muqueuse intestinale plus ou moins rouge dans une certaine étendue, épaissie, ramollie; altérations auxquelles participe souvent le tissu cellulaire sous-muqueux. Dans quelques cas très-rares, on trouve du pus infiltré dans les mailles de ce dernier tissu. Les ulcérations de la muqueuse sont très-rares chez les adultes; mais elles sont fréquentes chez les enfants à la mamelle.

Lésions anatomiques dans l'entérite chronique. Les cadavres sont extrêmement maigres, les parois abdominales retirées vers la colonne vertébrale, les intestins rétrécis. La membrane muqueuse est tantôt d'un rouge inégal et nuancé de brun, tantôt d'un brun violacé, tantôt d'un gris brunâtre. Elle est amincie et ramollie, ou épaissie d'une manière très-prononcée. Il y a quelquefois des ulcérations dans une étendue variable.

Diagnostic. On reconnaît facilement l'entérite aiguë ou chronique à la diarrhée et aux coliques. La première pourrait être confondue avec la fièvre typhoïde qui dure depuis peu de temps. Mais cette fièvre, indépendamment de la diarrhée, est accompagnée de gargouillement dans la fosse iliaque droite, d'une grande fréquence du pouls, d'une chaleur forte à la peau, d'une faiblesse considérable, d'un râle sibilant dans la poitrine, d'étonnement, de stupeur ou de délire, de taches à la peau. Or tous ces symptômes n'existent pas dans l'entérite aiguë.

La diarrhée et les coliques existant depuis longtemps, produisant l'amaigrissement et enfin le marasme, constituent l'entérite chronique, et ne permettent guère de la confondre avec aucune autre maladie. La phthisie pulmonaire s'accompagne souvent d'une diarrhée opiniâtre due à des ulcérations tuberculeuses des intestins. La coexistence de la maladie de poitrine et du dévoiement suffiront pour éclairer le médecin dans cette circonstance et pour lui apprendre qu'il n'a point affaire à une entérite ordinaire. Le cancer intestinal est également accompagné d'une diarrhée qu'on distinguera de celle qui dépend de l'entérite chronique aux signes suivants : on sent ordinairement une tumeur dure dans l'abdomen, les matières sont de temps en temps mêlées de sang et de pus, les douleurs intestinales sont parfois très-violentes et lancinantes; le teint du malade est jaune paille.

Pronostic. L'entérite aiguë ordinaire chez les adultes offre très-rarement du danger, surtout lorsqu'elle est convenablement traitée. Il n'en est pas de même de celle qui est occasionnée par des poisons violents ou de celle qui est endémique dans les pays très-chauds. Celle des vieillards et des petits enfants à la mamelle se termine assez souvent par la mort.

L'entérite chronique est plus fâcheuse et plus grave, à cause de la difficulté qu'on a souvent à observer assez longtemps un régime sévère. Les plus petits écarts sur ce point sont suivis de récidives ou d'exaspérations auxquelles il n'est pas toujours aisé de remédier. Lorsque la maladie a déjà produit un grand amaigrissement et lorsqu'elle est accompagnée d'ulcérations intestinales, la guérison est rare, ou du moins fort difficile à obtenir.

Traitement. La privation des aliments solides et du vin, l'usage du bouillon de poulet et de bœuf, des boissons mucilagineuses et gommeuses, des lavements d'eau de guimauve contenant une petite quantité de décoction de tête de pavot, des cataplasmes émollients sur le ventre et le repos suffisent presque toujours pour guérir promptement l'entérite aiguë, légère, sans fièvre ou avec un appareil fébrile peu prononcé. Lorsque le pouls est habituellement fréquent, la peau chaude.

les douleurs abdominales assez vives, la diète est nécessaire. On appliquera des sangsues sur le ventre, et s'il ne survient pas un prompt amendement, on pratiquera une ou plusieurs saignées. On secondera ces moyens par des bains tièdes prolongés, qu'on pourra rendre mucilagineux en y ajoutant une décoction de graine de lin ou de plantes émollientes. Si les coliques et la diarrhée persistent, après la diminution ou la cessation de la fièvre, on donnera, matin et soir, une pilule d'opium de deux centigrammes et demi chacune. On augmentera ou l'on diminuera cette dose, suivant l'effet obtenu et les dispositions du sujet. Le même traitement convient aux enfants, mais en observant une grande sobriété dans l'usage des émissions sanguines et des opiacés, qui peuvent avoir du danger.

Le traitement de l'entérite chronique diffère en plusieurs points de celui de l'entérite aiguë. La diète ne peut convenir à une maladie de long cours et le plus souvent apyrétique ; les aliments seront peu abondants, donnés plus souvent et choisis avec grand soin parmi ceux qui sont très-digestifs, qui ne contiennent rien d'irritant, de stimulant ou de relâchant, ou qui nourrissent sous un petit volume ; tels sont les bouillons de viande, les potages gras au vermicelle, à la fécule, au tapioka, au salep, au riz, les gelées végétales et animales. On passera peu à peu à une nourriture plus abondante et plus solide, en faisant avec prudence des essais sur ce qui peut convenir. On pourra même permettre un peu de vin généreux de Bourgogne ou mieux de Bordeaux. Il ne faut jamais oublier que l'idiosyncrasie joue un grand rôle sur les aliments utiles et nuisibles ; c'est le cas de consulter avec soin le malade à cet égard. Les bains tièdes ou même sulfureux pourront être fort utiles. On conseillera la flanelle sur la peau, ou du moins une ceinture de cette étoffe sur le ventre.

Les lavements d'eau de graine de lin, de guimauve, d'amidon, avec addition de décoction de tête de pavot, les cataplasmes sur l'abdomen, les boissons mucilagineuses, la décoction blanche de Sydenham conviennent comme dans l'entérite aiguë. C'est surtout dans cette forme que l'opium et les opiacés seront d'un grand secours. On donnera l'opium en pilules, en commençant par deux centigrammes et en s'élevant peu à peu, suivant les cas, jusqu'à dix centigrammes. Si l'on éprouve quelque difficulté à faire prendre des pilules, on pourra employer le laudanum liquide de Sydenham, depuis cinq gouttes jusqu'à vingt. On remplace souvent l'opium avec avantage par des médicaments composés qui en contiennent, comme le diascordium et la thériaque, depuis un gramme par jour jusqu'à huit. Il est rare que l'entérite chronique réclame les émissions sanguines; cependant l'application de sangsues sur le ventre peut devenir nécessaire dans certains cas d'exacerbation, ou lorsque les coliques continuent à être fortes et fréquentes, malgré l'usage des autres moyens dont nous venons de parler.

Si la maladie ne s'améliore pas sous l'influence de ces moyens et que le malade s'affaiblisse, on en viendra aux toniques et aux astringents énergiques donnés en boisson ou en lavement, comme le quinquina, le cachou, le ratanhia, le simarouba, en commençant par de faibles doses qu'on augmente graduellement. On les suspendrait promptement s'il survenait des symptômes d'exaspération. M. Trousseau conseille le sous-nitrate de bismuth depuis 50 centigrammes jusqu'à un gramme chez les enfants, et depuis 2 grammes jusqu'à 10 chez les adultes. L'opiniâtreté de l'entérite peut indiquer l'usage de cautères ou de larges vésicatoires sur le ventre. Dans les cas rebelles à tous les autres moyens, on peut recourir avec un grand avantage à des lavements contenant depuis trente centigrammes jusqu'à un gramme et demi de nitrate d'argent dissous dans soixante grammes d'eau.

Les enfants à la mamelle ne devront pas teter trop souvent, et seront soumis à des heures réglées. Ceux qui sont sevrés seront mis à la diète lactée, au lait de chèvre ou de vache coupé, s'il est trop substantiel, et mieux encore au lait d'ânesse. On leur redonnera une nourrice, si l'on peut parvenir à les faire teter.

Dysenterie.

Définition. On donne le nom de dysenterie à l'inflammation de la membrane muqueuse du gros intestin, caractérisée par un besoin presque continuel d'aller à la selle, des coliques, et l'excrétion fréquente et laborieuse d'un mucus sanguinolent et rendu en petite quantité.

Causes. Aucun âge et aucune constitution ne son à l'abri de la dysenterie. Elle peut se montrer dans toutes les saisons et dans tous les pays, mais elle est bien plus fréquente à la fin de l'été et en automne qu'en hiver et au printemps. Elle est très-commune dans les pays très-chauds, bas, humides, marécageux, où elle est souvent endémique et même épidémique. Les rassemblements de beaucoup de personnes dans des lieux étroits, comme les hôpitaux, les prisons, les vaisseaux, y prédisposent. Ses causes occasionnelles les plus ordinaires sont le pain préparé avec des farines avariées, avec du blé fermenté, échauffé, moisi ou altéré de toute autre manière; les viandes provenant d'animaux morts de différentes maladies, ou pourries en partie; les eaux stagnantes, bourbeuses, croupies et altérées; les vins doux, non fermentés; les fruits verts, les vins de mauvaise qualité, l'abus des drastiques, les indigestions fréquentes, les émanations putrides et infectes, surtout celles qui s'exhalent des matières fécales de personnes atteintes de dysenterie; enfin tous les écarts considérables de régime. Il faut ajouter à ces causes les vêtements mouillés gardés sur le corps, et tous les autres genres de refroidissement chez des sujets prédisposés, la fatigue et les émotions morales. Suivant que la dysenterie est occasionnée par des causes qui agissent sur quelques individus isolément ou sur un grand nombre à la fois, elle règne sporadiquement ou épidémiquement. La plupart des auteurs qui ont observé des épidémies de dysenterie la croient contagieuse. Le caractère contagieux paraît prouvé par les cas où des personnes ont contracté la maladie pour s'être rendues aux mêmes latrines que des dysentériques, comme cela arrive dans les établissements où un petit nombre de lieux d'aisances servent à tous.

Symptômes. La dysenterie est le plus souvent aiguë; elle peut cependant passer à l'état chronique.

Dysenterie aiguë. Celle-ci peut être légère et bénigne ou grave.

La dysenterie bénigne survient tout à coup, ou s'annonce par du malaise, du frisson et quelques douleurs abdominales vagues, bientôt suivies de borborygmes et de coliques. Le malade sent le besoin d'aller à la selle, il fait des efforts considérables, et ne parvient qu'avec peine et douleur à expulser une petite quantité de matières liquides et muqueuses, dont la sortie donne lieu à un sentiment de chaleur et de cuisson dans le rectum et l'anus. Il éprouve en même temps la sensation d'un poids au périnée, comme si un corps étranger était arrêté dans le rectum. Les évacuations se répètent jusqu'à douze fois par jour, quelquefois jusqu'à trente, quarante et plus. Elles sont blanchâtres, floconneuses, sanguinolentes, mêlées parfois à du sang pur, à de la bile, à des lambeaux membraneux, rendues en très-petite quantité à la fois et toujours accompagnées de tranchées ou coliques violentes, de ténesme et du sentiment d'une grande faiblesse. En même temps la face est pâle, tirée, abattue et souffrante, surtout pendant les évacuations; l'appétit est ordinairement nul; le pouls est tantôt calme, tantôt fréquent; la peau est ordinairement chaude et sèche. Après avoir duré plusieurs jours, ces symptômes s'apaisent peu à peu, les matières évacuées reprennent leur caractère stercoral, et la maladie est terminée en six, sept ou dix jours.

La dysenterie grave se manifeste surtout pendant les épidémies et dans les grands rassemblements d'individus. Ses symptômes sont les mêmes que ceux que nous venons de décrire, mais beaucoup plus intenses. Les tranchées sont plus aiguës et souvent atroces; les envies d'aller à la selle sont si fréquentes, qu'elles sont presque continuelles, et quelques malades se présentent jusqu'à deux cents fois à la garde-robe; les évacuations sont rougeâtres, rouges, brunes, noires, puri-

formes, analogues à la lavure de chair et toujours extrêmement fétides. Elles contiennent quelquefois des lambeaux
de fausses membranes, ou même des morceaux de la membrane muqueuse intestinale elle-même. Chez quelques sujets,
elles se composent de temps en temps de sang pur plus ou
moins abondant. En même temps les malades sont profondément abattus, la face est pâle et décomposée, le pouls fréquent, tantôt petit et concentré, tantôt plein et développé, la
peau est chaude et sèche; il y a une soif ardente, que le malade ne peut satisfaire sans provoquer des évacuations.

Ces symptômes peuvent éprouver de nombreuses variations
dans leur cours; parfois il en survient d'autres qui ont fait
établir différentes espèces de dysenterie. Ainsi, la langue
peut être couverte d'un enduit jaunâtre, avec nausées ou vomissements verdâtres (*dysenterie bilieuse*); il peut survenir du
délire, de l'agitation et des spasmes (*dysenterie ataxique* ou
maligne). D'autres fois, la prostration est extrême, le pouls est
petit et misérable, la langue est sèche et brune, les dents sont
couvertes d'un enduit brunâtre ou noirâtre et fuligineux (*dysenterie adynamique*).

Après une durée qui varie de huit à vingt jours et plus, la
dysenterie grave se termine par la guérison ou par la mort.
Dans le premier cas, les symptômes vont en s'améliorant jusqu'au retour complet de la santé. Dans le second cas, les accidents s'aggravent; le facies s'altère davantage, le ventre se
météorise, le pouls s'affaiblit encore; un hoquet fatigant se
joint souvent à ces symptômes; la prostration est extrême, et
les malades succombent. Dans les pays intertropicaux, la mort
peut arriver le troisième ou le quatrième jour; elle est parfois
occasionnée par une péritonite, suite d'une perforation des
intestins, ou par une hémorrhagie intestinale.

Complications. Indépendamment des deux maladies dont
nous venons de parler comme causes de mort, il n'est pas
très-rare, dans les pays très-chauds, de voir la dysenterie se
compliquer d'hépatite.

DYSENTERIE CHRONIQUE. Dans certaines épidémies, la dysenterie se prolonge parfois au delà du vingt et unième jour,

et prend un caractère chronique. Le ténesme persiste, quoique moins fréquent; les déjections sont très-fétides, grises, purulentes et moins sanguinolentes que dans la forme aiguë; le ventre est souvent météorisé; il y a de l'appétit. Si les malades n'observent pas un régime sévère, après une suite d'améliorations et de rechutes, ils maigrissent, s'infiltrent et finissent par tomber dans un marasme mortel.

Lésions anatomiques. A l'ouverture du corps des dysentériques, on trouve la membrane muqueuse du rectum et du côlon, et quelquefois même celle de la partie inférieure de l'iléon rouge, épaissie, boursouflée, friable, avec gonflement des follicules muqueux. Les trois tuniques de l'intestin sont épaissies et infiltrées de sérosité. Dans les épidémies graves, la muqueuse du côlon présente des ulcérations plus ou moins étendues, arrondies ou irrégulières, taillées à pic, ayant leur siége sur des follicules, souvent recouvertes par des lambeaux d'une fausse membrane grisâtre. On trouve quelquefois au milieu de ces ulcérations de véritables perforations intestinales. Les ganglions mésentériques sont tuméfiés, rouges, souvent friables et même suppurés.

Diagnostic. Ces deux symptômes, une envie fréquente et presque continuelle d'aller à la selle et des déjections alvines rares, douloureuses, muqueuses ou sanguinolentes, suffisent pour caractériser la dysenterie et la distinguer de toute autre maladie. Nous n'entrerons donc dans aucun autre détail.

Pronostic. La dysenterie sporadique ordinaire est généralement sans danger et se termine presque toujours d'une manière favorable. Il n'en est pas de même de la dysenterie épidémique grave, surtout de celle qui règne dans les pays chauds; elle fait de nombreuses victimes, et on l'a vue emporter un cinquième, un quart et même un tiers des sujets qui en étaient atteints. Celle qui régna parmi nos soldats à l'époque de notre expédition d'Égypte fit plus de ravages que la peste.

Traitement. Le traitement de la dysenterie aiguë varie suivant la gravité des cas. Lorsque la maladie est bénigne ou modérée, et qu'elle est sans fièvre ou accompagnée d'un mouvement fébrile léger et passager, on ordonne le repos, la diète, des boissons mucilagineuses, des cataplasmes de farine de graine de lin sur le ventre, des demi-lavements avec l'eau de guimauve et l'eau de tête de pavot et des bains tièdes. On prescrit l'opium à l'intérieur, soit en pilules d'extrait gommeux, à la dose de 5 jusqu'à 15 centigrammes par jour, soit dans une potion qu'on peut formuler ainsi : mucilage de gomme arabique, 30 grammes ; eau de fontaine, 200 grammes ; laudanum liquide de Sydenham, 15 à 25 gouttes ; sirop de guimauve, 30 grammes, à prendre par cuillerées toutes les heures ou toutes les deux heures.

Si la fièvre est prononcée, le pouls fort et plein, on pratique une saignée, ou l'on applique des sangsues à l'anus ou sur l'abdomen une ou plusieurs fois, et l'on ne fait usage des opiacés que lorsque la réaction fébrile est calmée.

L'on permettra des aliments lorsque les coliques seront apaisées et lorsque les évacuations ne seront plus sanguinolentes ; mais on y mettra une extrême prudence, en commençant par quelques potages légers à la crème de riz et à la fécule, soit au lait, soit au beurre.

La plupart des dysenteries sporadiques et beaucoup de dysenteries épidémiques modérées cèdent au traitement que nous venons d'indiquer ; mais il n'en est pas toujours ainsi. Les épidémies graves font souvent de nombreuses victimes, malgré ces moyens. C'est le cas de recourir avec prudence aux vomitifs et aux purgatifs, qui faisaient la base du traitement de la dysenterie dans le dernier siècle. On donne d'abord l'ipécacuanha, soit à petite dose (25 centigrammes deux ou trois fois par jour), soit à dose vomitive (un gramme à un gramme et demi en poudre). Un ou deux jours après, on prescrit un purgatif doux, comme le calomel, l'huile de ricin, le sulfate de magnésie ou de soude, et l'on y revient une ou plusieurs fois, suivant l'effet obtenu. Il est certain que les médecins du dernier siècle, et en particulier Pringle, Cullen, Zimmermann, Tissot, ont obtenu de grands avantages de ce mode de traitement, qui contrarie beaucoup de nos idées régnantes.

Dans les dysenteries adynamiques avec prostration des

forces, on associe aux opiacés la valériane, l'angélique, l'arnica, le quinquina, le vin. L'ipécacuanha à petites doses est considéré par Zimmermann comme un excellent tonique dans ces cas. On combat les symptômes ataxiques par le musc, le camphre, les affusions.

Quelquefois la dysenterie, après s'être améliorée sous l'influence des traitements prescrits, continue cependant et ne s'arrête point; on peut alors recourir avec avantage à la noix vomique, soit en poudre à la dose de trente à cinquante centigrammes, soit en extrait à la dose de dix à vingt centigrammes.

Enfin, dans certains cas très-graves, on a employé avec succès les lavements au nitrate d'argent : 5 centigrammes chez les enfants et 30 à 50 centigrammes chez les adultes.

La dysenterie chronique réclame la plupart des moyens que nous avons conseillés dans les cas opiniâtres d'entérite chronique. On peut aussi recourir, mais avec précaution, aux astringents, comme le colombo, le bois de campêche, le simarouba.

Hépatite aiguë.

Définition. On appelle *hépatite* l'inflammation du foie caractérisée par une douleur obtuse ou lancinante dans la région de cet organe, avec fièvre et un trouble plus ou moins considérable des fonctions digestives.

Causes. La température exerce une grande influence sur la production de l'hépatite; aussi est-elle fort rare dans nos climats et très-commune dans les pays chauds; elle est principalement occasionnée par l'abus des boissons spiritueuses, par des vomitifs trop énergiques, des lésions extérieures, une commotion cérébrale, des calculs biliaires, un violent accès de colère.

Symptômes. L'hépatite débute brusquement ou est précédée de frissons, de lassitudes, de malaises. Les phénomènes qui l'accompagnent présentent deux formes principales, suivant que l'inflammation a son siége à la convexité et à la surface du foie, ou à sa concavité et dans son parenchyme.

Dans le premier cas, il y a dans l'hypocondre droit une douleur vive, tantôt lancinante, tantôt brûlante, qui s'étend souvent jusqu'au sternum et à l'épaule du côté droit, et en arrière jusqu'à la colonne vertébrale, qui augmente dans les mouvements d'inspiration, dans les efforts de toux, par la pression et les mouvements du tronc. La marche exaspère beaucoup cette douleur, et plusieurs malades sont obligés de se tenir fortement penchés en avant. Lorsqu'ils sont au lit, il leur est impossible de se coucher sur le côté droit. On remarque ordinairement une augmentation du volume du foie, qui dilate l'hypocondre droit et fait une saillie au delà du rebord des fausses côtes droites, ce qu'on apprécie facilement par le toucher de cette partie. Il y a en même temps une toux plus ou moins fréquente et douloureuse, de l'oppression et fréquemment des vomissements.

Dans le second cas (hépatite de la concavité), la douleur est beaucoup moins vive, sourde, accompagnée d'un sentiment de pesanteur ; le trouble de la respiration est peu marqué, la sclérotique et même toute la face et tout le corps ont une teinte jaune plus ou moins prononcée ; il y a en même temps une tension marquée à l'épigastre, des hoquets, des nausées, des vomissements bilieux.

Quel que soit le siége de l'hépatite, l'hypocondre droit est tuméfié d'une manière sensible, chaud et douloureux au toucher ; la langue est jaunâtre avec un goût d'amertume à la bouche ; il y a de la constipation ou une diarrhée de matières blanchâtres ou bilieuses ; le pouls est fréquent, ordinairement fort et plein, la peau chaude ; en même temps, céphalalgie et fatigue générale, quelquefois agitation, insomnie et même délire.

L'hépatite aiguë, après avoir suivi une marche variable suivant son siége, son intensité et le pays où elle règne, se termine après une durée de quinze à vingt et un jours.

Terminaisons. L'hépatite se termine par résolution, par le passage à l'état chronique, par suppuration et par gangrène. La résolution est annoncée par la diminution graduelle de tous les symptômes, et ordinairement par des évacuations critiques, telles que des sueurs, des épistaxis, des selles abondantes et diarrhéiques. La maladie devient chronique, lorsque les symptômes continuent et se prolongent après avoir éprouvé une diminution considérable dans leur intensité et leur acuité.

La suppuration est annoncée par la diminution de la douleur et de la fièvre, par des frissons vagues, des sueurs nocturnes, et un sentiment de pesanteur dans l'hypocondre, qui offre parfois un empâtement sensible. Le pus peut être résorbé; mais ces cas sont très-rares : le plus souvent il se rassemble en un ou plusieurs foyers d'une étendue variable. Ces abcès peuvent détruire peu à peu une partie de la substance du foie et donner lieu à des symptômes de *phthisie hépatique* (fièvre, sueurs abondantes et colliquatives, amaigrissement rapide, etc.). Le plus souvent ils s'ouvrent au dehors. Dans ce cas, tantôt le pus s'épanche dans le péritoine et provoque une péritonite très-aiguë et promptement mortelle, tantôt, et le plus souvent, le foie ayant contracté des adhérences avec les organes voisins autour des abcès, ceux-ci s'ouvrent dans l'estomac, le duodénum, le gros intestin, dans la plèvre et surtout dans les tuyaux bronchiques; le pus fuse parfois le long de la colonne vertébrale et va former des abcès à l'ombilic, à l'aine, dans les flancs et au dos; de là des vomissements ou des déjections de pus, des crachats purulents abondants et répétés, etc. L'évacuation du pus au dehors est ordinairement suivie d'un prompt soulagement; et quelques-uns des malades ne tardent pas à se rétablir; mais le plus souvent la marche de ces abcès n'est pas si heureuse. L'amélioration, suite de leur ouverture, est de courte durée, et fait place à tous les symptômes de résorption purulente et de phthisie hépatique, qui ne tardent pas à entraîner les malades au tombeau.

Lésions anatomiques. On a trouvé, à l'autopsie d'individus qui avaient présenté des symptômes d'hépatite, le foie augmenté de volume, fortement injecté de sang, ayant une coloration rouge très-prononcée, friable ou ramolli. Ces altérations se rencontrant assez souvent sur des sujets qui n'avaient offert pendant la vie aucun signe d'inflammation du foie, ne sauraient être des caractères anatomiques certains d'hépatite ; mais la présence du pus ne peut laisser aucun doute à cet égard. Ce pus est tantôt infiltré dans une étendue variable du parenchyme, et donne à celui-ci une couleur blanchâtre ou jaunâtre ; tantôt il est réuni en un ou plusieurs foyers superficiels ou profonds, plus ou moins considérables. Ces abcès sont enkystés et contiennent un pus ordinairement blanc, quelquefois verdâtre, lie de vin, brun, etc. ; ce qui tient à son mélange avec du sang et avec le tissu du foie détruit et ramolli.

Diagnostic. On reconnait l'hépatite aux symptômes que nous avons décrits plus haut, et surtout au siége de la douleur, qui se fait sentir dans la région du foie. On pourrait la confondre, à un examen superficiel, avec la gastrite aiguë, la pleurésie et la pneumonie. Mais dans la première de ces maladies, la douleur occupe l'hypocondre gauche, la soif est très-vive, les vomissements sont opiniâtres et provoqués par l'ingestion des liquides. Dans la seconde, il y a à la fois de la matité et de l'égophonie au côté inférieur de la poitrine. La pneumonie se distingue par le râle crépitant, le souffle tubaire et les crachats teints de sang et rouillés.

Pronostic. L'hépatite est toujours une maladie dangereuse, surtout lorsqu'elle se termine par la suppuration.

Traitement. Des saignées générales et des applications de sangsues sur l'hypocondre droit, répétées plus ou moins, suivant l'intensité des symptômes et l'effet obtenu, des cataplasmes émollients sur le siége du mal, des bains tièdes prolongés, des boissons délayantes ou acidulées, sont les principaux moyens à employer contre l'hépatite aiguë. On donnera en même temps des lavements laxatifs, du petit-lait avec la crème de tartre ou le tamarin, et même des purgatifs doux. Quand ces moyens ne suffisent pas, on prescrit l'usage du calomel, un à deux grammes en 24 heures, divisés en doses de 25 centigrammes ; et l'on fait sur l'hypocondre droit des frictions avec 15 à 30 grammes d'onguent napolitain pendant le même espace de temps.

Hépatite chronique.

L'hépatite chronique est tantôt la suite et une des terminaisons de l'hépatite aiguë, tantôt, et plus souvent encore, elle est primitivement chronique.

Symptômes. Cette maladie n'est pas encore assez connue pour qu'on puisse la décrire avec précision. En général, les sujets qui en sont atteints éprouvent dans la région hépatique un sentiment de pesanteur et une douleur vague, obtuse, gravative; le foie est tuméfié et fait saillie au delà des fausses côtes. L'appétit est nul ou faible, la digestion est lente, pénible, difficile, avec constipation ou diarrhée; il y a de temps en temps des mouvements fébriles. La peau a parfois sa couleur ordinaire, d'autres fois elle est grisâtre, jaunâtre; elle est souvent le siége de démangeaisons. Certains malades finissent par guérir, d'autres s'affaiblissent avec le temps, maigrissent et succombent aux progrès de la maladie ou sont pris d'hydropisie ascite qui les enlève.

Lésions anatomiques. On trouve, à l'ouverture des cadavres des sujets qui ont succombé à l'hépatite chronique, les altérations suivantes, qui peuvent, la plupart, se rencontrer sur des individus qui n'avaient point d'hépatite : une congestion sanguine plus ou moins considérable du foie, une diminution ou une augmentation de sa consistance avec augmentation de son volume, quelquefois des abcès enkystés.

Diagnostic et pronostic. L'hépatite chronique se reconnaît aux symptômes décrits plus haut. On pourrait la confondre avec les différentes lésions organiques du foie. Nous indiquerons les signes qui peuvent les faire distinguer, en traitant de ces lésions. Cette maladie est toujours grave, mais son danger varie beaucoup suivant son intensité.

Traitement. Il consiste dans l'emploi du calomélas à dose fractionnée, des frictions d'onguent mercuriel, des eaux minérales alcalines, des bains alcalins et savonneux. On appliquera des sangsues sur la région du foie toutes les fois que la douleur hépatique deviendra plus forte. Si tous ces moyens sont insuffisants, on en viendra à des vésicatoires, à des moxas ou à des cautères sur le lieu douloureux.

Splénite.

Définition. La splénite, ou inflammation de la rate, est une maladie fort rare, et qui n'est pas encore bien connue.

Causes. Il est impossible jusqu'ici de les indiquer avec quelque précision. Les plus communes et les plus appréciables sont les violences extérieures sur l'hypocondre gauche. La splénite est souvent consécutive à une autre maladie.

Symptômes. Après quelques phénomènes précurseurs, les malades sont pris d'une douleur obtuse, gravative, qui occupe l'hypocondre gauche et qui se fait parfois sentir jusqu'à l'épaule et au sein du même côté ; la rate est ordinairement tuméfiée et dépasse le rebord des fausses côtes gauches ; il y a souvent des vomissements, quelquefois de la dyspnée et de la toux ; la fièvre accompagne communément les symptômes de splénite, qui se termine le plus souvent par résolution, quelquefois cependant par suppuration, après avoir duré un temps variable que l'état de la science sur ce point ne permet pas encore de préciser.

La résolution est suivie du rétablissement prompt et complet du malade ; la suppuration donne lieu à des frissons vagues, à des sueurs nocturnes, à un dépérissement rapide. Le pus se fraye une issue, comme pour l'hépatite, dans l'estomac, le côlon, le péritoine, la plèvre ou les bronches. L'évacuation de l'abcès splénique dans le canal digestif peut être suivie d'une amélioration ou d'une guérison entière ; les autres modes d'expulsion du pus ou sont promptement mortels, ou donnent lieu aux accidents de la résorption purulente et d'une sorte de phthisie splénique.

Lésions anatomiques. Il est difficile de déterminer les altérations de la rate produites par l'inflammation. On trouve souvent, à la suite des fièvres et de beaucoup d'autres maladies, cet organe tuméfié, ramolli, se réduisant même en une sorte de bouillie sous la pression des doigts, sans qu'il y ait eu pendant la vie aucune apparence de splénite. Ces lésions ne sont donc pas produites par l'inflammation. Mais il ne peut y avoir aucun doute, lorsqu'il existe du pus, soit diffus, soit réuni en abcès, ce qui, au reste, est fort rare. Ce pus est tantôt blanc et homogène, tantôt brunâtre et mêlé au tissu splénique; le foyer peut communiquer avec l'estomac, le côlon, le péritoine, la plèvre, les bronches, etc. Un autre caractère d'inflammation, c'est une matière blanchâtre et albumineuse qui infiltre le tissu de la rate, et que l'on rencontre parfois chez les sujets qui ont succombé à la splénite.

Diagnostic. On reconnaît la splénite aux symptômes précédents, et surtout au siége précis de la douleur dans l'hypocondre gauche, sous les fausses côtes, laquelle coïncide ordinairement avec le gonflement de la rate. Celui-ci est facile à apprécier par le toucher et par la percussion de la région splénique. L'étendue du son mat indique les limites de la rate, et permet ainsi de savoir jusqu'à quel point elle est augmentée de volume.

Pronostic. Cette maladie n'est grave que lorsqu'elle se termine par suppuration.

Traitement. Il est le même que celui qui convient à l'hépatite; nous nous bornerons à y renvoyer.

Péritonite.

Définition. On donne le nom de *péritonite* à l'inflammation du péritoine, maladie caractérisée par des douleurs abdominales vives et une extrême sensibilité du ventre, par un pouls petit et très-fréquent, une soif ardente et des vomissements.

Il y a trois espèces de péritonite, qui méritent chacune une description particulière : la *péritonite aiguë ordinaire*, la *péritonite puerpérale*, qui survient chez les femmes en couches, et la *péritonite chronique*.

Péritonite aiguë ordinaire.

Causes. Envisagée sous le rapport de ses causes, cette espèce de péritonite présente deux espèces bien tranchées, l'une qui est *primitive et spontanée* et dépendant des causes ordinaires aux autres phlegmasies, l'autre qui est *consécutive* à une autre maladie. La première espèce est une maladie fort rare; elle est plus fréquente chez les femmes que chez les hommes, dans l'âge adulte qu'aux autres époques de la vie ; mais nul âge n'en est exempt; on l'a observée chez les nouveau-nés et même chez le fœtus. Elle est occasionnée par les causes communes aux autres inflammations, telles que l'impression du froid, les contusions, les chutes sur le ventre, des indigestions, des excès de boissons alcooliques. La seconde espèce est produite par des causes pathologiques, savoir : une perforation intestinale survenant dans le cours d'une fièvre typhoïde, de la phthisie, d'une entérite, d'une dysenterie ; une rupture de la vessie, de la vésicule du fiel, de l'estomac ; un étranglement interne ; un épanchement de pus, de bile, de sang ou d'un autre liquide dans le péritoine ; des plaies pénétrantes dans l'abdomen, une opération chirurgicale telle que le débridement d'une hernie, la taille, la lithotritie, la paracentèse, etc.

Symptômes. La péritonite débute ordinairement par des frissons et des lassitudes ; une douleur aiguë ne tarde pas à se faire sentir dans l'abdomen. Cette douleur est vive, pongitive, tensive, lancinante, quelquefois locale d'abord, presque toujours générale ; elle augmente par la pression de la main, par la toux, la défécation, l'action d'uriner, les vomissements, par les mouvements du malade dans son lit. La sensibilité est souvent tellement vive que le malade ne peut supporter le simple toucher du ventre, les cataplasmes, et même le poids des couvertures du lit, qu'on est obligé de soutenir éloignées de l'abdomen à l'aide de cerceaux. La peau du ventre est chaude. Il y a en même temps, et dans la plupart des cas, des vomissements d'un liquide transparent, muqueux ou bilieux, jaunâtre ou verdâtre, et une soif ardente. La face est altérée et exprime la souffrance ; le malade, pour ne pas augmenter sa douleur, se tient immobile et couché sur le dos ; le pouls est très-fréquent, tantôt petit et dur, tantôt plein ; la peau est chaude et sèche ; la respiration fréquente et parfois interrompue.

La douleur abdominale augmente promptement et s'étend davantage ; le ventre devient plus volumineux et un peu tendu, par suite d'un développement de gaz dans les intestins et d'un commencement de sécrétion séro-purulente dans la cavité du péritoine. Les nausées sont presque continuelles, les vomissements deviennent plus fréquents. La face est tirée en dedans, contractée et grippée ; l'anxiété est extrême ; le pouls est petit, faible, extrêmement fréquent, les pulsations s'élevant de 120 à 130 par minute. Dans cet état, le délire n'est pas rare.

Au bout de peu de jours, la douleur et l'extrême sensibilité du ventre diminuent ou se calment presque entièrement, l'abdomen se tuméfie davantage, l'abattement est extrême, le pouls devient encore plus faible, filiforme, irrégulier et d'une telle fréquence qu'on ne peut le compter ; les pieds et les mains se refroidissent. Les malades succombent vers le 4e, le 5e ou le 6e jour, conservant leurs facultés, ou dans un état de délire ou de coma. La péritonite peut aussi se terminer par la guérison ou le passage à l'état chronique.

Lorsque la guérison doit avoir lieu, la fièvre et la sensibilité du ventre diminuent graduellement, les vomissements cessent, le visage reprend son aspect naturel, le gonflement du ventre disparaît ; enfin tous les symptômes morbides se dissipent et la convalescence se prononce. Dans ce cas, les adhérences qui se sont établies dans le paquet intestinal peuvent donner lieu chez certains sujets à un sentiment de gêne, d'embarras, et même de douleur dans le ventre, que provoquent les mouvements, et qui finit par disparaître avec le temps.

Variétés. Les symptômes que nous venons de décrire présentent des différences notables : 1° lorsque la péritonite est *consécutive* à l'épanchement d'un liquide dans l'abdomen par suite de la perforation d'une cavité naturelle ou artificielle ; 2° lorsque la péritonite est *partielle*, c'est-à-dire bornée à une portion plus ou moins circonscrite de la membrane séreuse de l'abdomen.

Dans la *péritonite consécutive,* les malades éprouvent tout à coup, au moment où se fait cet épanchement, une douleur déchirante extrèmement violente, ayant son siége dans le lieu de la perforation, se répandant bientôt dans tout l'abdomen, et augmentant par la pression. Il survient presque en même temps, ou peu de temps après, des frissons, des nausées, des vomissements, l'altération des traits de la face, de la fièvre caractérisée par la fréquence et la petitesse du pouls. Tantôt alors les symptômes continuent à s'accroître comme dans la péritonite ordinaire et aboutissent plus promptement encore à une terminaison funeste; tantôt la douleur, après avoir été extrêmement vive, finit par s'apaiser, et l'on pourrait espérer une heureuse issue, si les autres symptômes, tels que la décomposition de la face, les vomissements, la petitesse et la fréquence du pouls, le froid des extrémités, cessaient d'augmenter et de s'aggraver. Dans ce cas, la mort arrive dans l'espace d'un à trois jours. Quelquefois cependant, mais bien rarement, les accidents se calment au bout d'un temps plus ou moins court, et les malades guérissent; ce qui tient à ce que la péritonite est restée partielle, par suite de la formation de fausses membranes et d'adhérences qui se sont promptement formées autour de la perforation et de l'épanchement, et qui ont empêché ce dernier de se répandre dans l'abdomen. Le liquide épanché peut alors être résorbé ou trouver une issue au dehors.

La péritonite *partielle* n'atteint qu'une portion du péritoine, le plus souvent celle qui tapisse le bassin ou les hypocondres. Les symptômes qui l'accompagnent sont les mêmes que ceux de la péritonite générale, mais beaucoup moins violents. Il y a une douleur vive dans le lieu malade, augmentant par la pression, des vomissements, de la fièvre. Mais le ventre n'est point sensible dans les endroits éloignés du siége du mal, les traits sont beaucoup moins altérés, le pouls est fréquent sans être petit et faible. Cette péritonite se termine le plus souvent d'une manière heureuse. Dans ces cas, l'épanchement s'ouvre parfois une issue à travers les intestins ou les parois abdominales.

Lésions anatomiques. Lorsque la péritonite s'est terminée

par la mort au bout d'un ou deux jours, on trouve le péritoine injecté, rouge, luisant, et çà et là quelques couches très-minces de matière albumineuse qui lie entre elles différentes circonvolutions intestinales. Lorsque le cours de la maladie a été plus long, il y a constamment dans la cavité du péritoine un liquide séro-purulent, blanchâtre, parfois tirant un peu sur le jaune, assez analogue à du petit-lait ou à du lait dans lequel nagent une quantité considérable de flocons albumineux blancs, jaunes ou verdâtres. La quantité de ce liquide varie depuis quelques onces jusqu'à une ou deux livres. Le péritoine et ses replis sont tapissés dans une étendue plus ou moins considérable d'une couche albumineuse et membraneuse, blanchâtre, molle, qui réunit les circonvolutions entre elles et qu'on détache facilement de la membrane séreuse subjacente. Celle-ci est injectée, mais conserve sa transparence. Lorsqu'on ouvre le cadavre d'individus qui avaient guéri de la péritonite, on trouve que les fausses membranes se sont organisées, sont devenues plus ou moins épaisses, d'une texture celluleuse, et qu'elles ont établi des adhérences fort résistantes entre différents organes contenus dans l'abdomen.

La péritonite suite de perforation donne lieu aux mêmes altérations que nous venons de décrire, mais plus prononcées dans les environs de cette ouverture. Il y a en outre dans le péritoine un épanchement rare ou plus ou moins abondant du liquide naturel ou accidentel qui était contenu dans l'organe, le kyste, ou l'abcès qui a été perforé ou rompu. En cherchant avec soin, on parvient ordinairement à retrouver l'ouverture qui a donné lieu à l'épanchement et comme conséquence à l'inflammation du péritoine.

Diagnostic. Une douleur vive dans l'abdomen, augmentant par la pression la plus légère, accompagnée de vomissements, de fièvre, d'anxiété et d'altération des traits de la face, tels sont les signes principaux de la péritonite aiguë, et qui permettent, en procédant avec l'attention convenable, de distinguer cette maladie d'avec celles qui ont quelque ressemblance avec elle. Ainsi, le rhumatisme des parois abdominales, sauf la douleur, n'a aucun des autres caractères de l'inflammation du péritoine. La gastrite, l'hépatite, la cystite, la métrite, qui pourraient être confondues avec les péritonites partielles, se font reconnaître par une douleur beaucoup moins vive, assez profonde au lieu d'être superficielle, un pouls moins fréquent et plein au lieu d'être petit, par l'absence de la décomposition des traits de la face et par une série de symptômes propres à ces diverses phlegmasies muqueuses et décrits aux articles qui les concernent. Quoique la péritonite des nouveau-nés ait les mêmes caractères que celle des adultes, elle est le plus souvent méconnue. Chez la plupart de ces petits malades, elle est accompagnée d'une saillie remarquable de l'ombilic.

On reconnaît que la péritonite est l'effet d'une perforation à l'invasion subite de la douleur, promptement suivie des autres symptômes de la maladie. Toutefois ce caractère peut manquer par suite de la faiblesse du sujet, de l'étroitesse de la perforation ou pour quelque autre cause non appréciable.

Pronostic. La péritonite est toujours une maladie grave; celle qui est générale se termine ordinairement par la mort. La péritonite partielle guérit assez souvent.

Traitement. Le traitement antiphlogistique doit être suivi avec promptitude et énergie dans cette redoutable maladie, lorsqu'elle est générale et intense. On commence par une saignée du bras de 5 à 600 grammes, qu'on renouvelle une ou même deux fois, suivant le besoin, en 24 heures. On applique sur l'abdomen un grand nombre de sangsues, dont on peut élever le nombre jusqu'à 50 ou même 100, suivant la violence de la maladie et l'état des forces du malade. Sitôt que la réaction générale est diminuée, on recouvre le ventre d'un large cataplasme de farine de graine de lin, qu'on renouvelle assez souvent pour qu'il ne se refroidisse pas. Si son poids était trop douloureux, on se contenterait de fomentations émollientes. Il arrive parfois que le poids même des couvertures ne peut être supporté; dans ce cas, on le soutient au-dessus du ventre à l'aide d'un cerceau. Les bains tièdes et émollients seraient fort utiles, sans le grave danger d'exaspérer la maladie par les mouvements que nécessitent l'entrée dans l'eau et sa sortie. Il ne faudra donc employer ce moyen qu'avec de grandes précautions. La meilleure consisterait à faire usage d'une baignoire à double fond, qui permet de mettre le malade dans l'eau et de l'en retirer sans lui imprimer des mouvements douloureux. Si les bains soulagent, il faut les répéter une ou deux fois par jour et en prolonger la durée.

Pour boisson, on prescrit le petit-lait, l'orangeade, la limonade, la solution de sirop de groseilles ou de cerises, etc., qu'on doit prendre fraîches ou froides, en petite quantité à la fois et souvent. On entretient la liberté du ventre par des lavements donnés avec le clyso-pompe, pour éviter le déplacement du malade, et en ajoutant aux boissons ordinaires du miel, du jus de pruneaux, du tamarin ou dix à vingt grammes de sulfate de soude ou de magnésie. En cas d'insuffisance de ces moyens, on peut prescrire une à deux cuillerées à café d'huile de ricin mêlées avec du bouillon.

Lorsque tous ces moyens sont insuffisants, on en vient à l'emploi des mercuriaux. On fait une ou deux fois par jour des frictions avec l'onguent napolitain, sur le ventre et à la partie interne des cuisses, en employant chaque fois de 20 à 30 grammes de cet onguent. On donne le calomel à l'intérieur à la dose de 15 centigrammes, qu'on répète toutes les deux heures. On peut au reste recourir aux frictions mercurielles dès le début de la péritonite, concurremment avec les émissions sanguines, les laxatifs, les cataplasmes émollients.

S'il y avait un embarras gastrique évident, se manifestant par le goût amer de la bouche, des vomituritions, le rejet de matières bilieuses avec soulagement des malades, il faudrait favoriser ou provoquer le vomissement à l'aide d'un gramme à un gramme et demi de poudre d'ipécacuanha.

Des symptômes nerveux et ataxiques venant s'ajouter aux phénomènes propres à la péritonite indiquent l'emploi des révulsifs et des antispasmodiques, principalement du musc, souvent vanté par les auteurs, quoique la terminaison de ces péritonites soit malheureusement presque toujours funeste. Les péritonites adynamiques réclament les révulsifs et les toniques.

Dans certains cas extrêmes, après avoir épuisé toutes les

ressources ordinaires, on a quelquefois employé avec succès un large vésicatoire sur l'abdomen; ce moyen est particulièrement indiqué, lorsque la fièvre et la douleur ayant diminué, il reste surtout à combattre un épanchement séro-purulent dans le péritoine.

Péritonite puerpérale.

Fièvre puerpérale, typhus puerpéral.

La péritonite puerpérale est celle qui survient chez les femmes nouvellement accouchées.

Causes. La cause prédisposante essentielle de cette maladie c'est l'état particulier dans lequel se trouve l'organisme avant et après l'accouchement. Il y a d'abord pléthore sanguine et lymphatique de l'abdomen, accompagnée d'un changement considérable des fonctions viscérales; le travail de la parturition qui succède amène nécessairement une violente irritation que font graduellement cesser l'écoulement sanguin des lochies et la sécrétion du lait.

Dans cet état, une ou plusieurs causes occasionnelles peuvent faire dégénérer la disposition inflammatoire en une inflammation réelle; telles sont l'altération de l'air dans les salles des hôpitaux, surtout lorsqu'il s'y trouve en même temps un grand nombre de femmes en couches, une constitution épidémique particulière, un refroidissement, une température artificielle trop élevée, des aliments ou des boissons trop excitants, une affection morale, un travail de l'accouchement long et pénible, terminé par le forceps ou accompagné de quelques lésions, une délivrance artificielle et laborieuse, la suppression des lochies et du lait.

La péritonite puerpérale règne d'une manière sporadique ou épidémique, suivant que les causes qui lui donnent naissance agissent sur quelques sujets individuellement ou sur un grand nombre de femmes à la fois.

Les épidémies de fièvre puerpérale sont assez communes dans les hôpitaux et y causent souvent de grands ravages. Elles tiennent presque toujours à l'encombrement des salles, à des foyers d'infection dus à la réunion d'un certain nombre de femmes en couches dans les mêmes pièces, au non-renouvellement de l'air. Il survient parfois des épidémies générales qui atteignent à la fois beaucoup de femmes vivant isolément chez elles, ou réunies dans des maisons hospitalières, ce qui ne peut s'expliquer que par un état particulier de l'air entièrement inconnu dans sa nature. Quelques auteurs ont cru à la contagion de la péritonite puerpérale épidémique des hôpitaux. Cette opinion ne paraît pas jusqu'ici reposer sur des preuves suffisantes.

Symptômes. La péritonite puerpérale débute ordinairement du troisième au cinquième jour après l'accouchement ; rarement après une semaine. Son invasion a lieu presque toujours par un frisson plus ou moins violent suivi d'une grande chaleur et d'une douleur vive et aiguë dans l'abdomen qu'exaspèrent la pression et la toux. Cette douleur commence ordinairement par la région hypogastrique, s'étend rapidement et devient générale. Le ventre est chaud et plus ou moins ballonné. Il y a en même temps des nausées, des vomissements bilieux, de la constipation ou de la diarrhée. Les lochies se suppriment ou coulent en petite quantité, la sécrétion du lait ne s'établit pas ou s'arrête; les seins s'affaissent. La respiration est accélérée, la peau chaude, le pouls très-fréquent et ordinairement petit et concentré; la face exprime la douleur et la souffrance et ne tarde pas à se gripper.

Lorsque la maladie fait des progrès, la sensibilité du ventre devient encore plus vive, les vomissements sont plus fréquents et font rejeter une bile jaune, le plus souvent verdâtre et porracée; l'abdomen se gonfle davantage et rend un son clair; sa dilatation, en refoulant le diaphragme, rend la respiration plus fréquente et plus courte; il s'y joint souvent un hoquet fatigant. Le pouls est encore plus petit et d'une telle fréquence qu'il s'élève de 130 à 140 pulsations par minute; la peau est chaude et couverte d'une sueur visqueuse; la face est pâle, décomposée et fortement grippée. Les malades sont tantôt dans un état d'agitation et de délire, tantôt couchées sur le dos, immobiles, accablées et assoupies. La mort arrive ordinairement au milieu d'un état comateux, quelquefois cependant avec conservation complète des facultés intellectuelles.

La péritonite puerpérale se termine ordinairement par la mort, entre le sixième et le neuvième jour, quelquefois en quelques jours seulement; on l'a vue faire périr les malades en moins de 24 heures. Il s'est trouvé cependant quelques rares épidémies assez bénignes pour que la terminaison ait été souvent favorable.

Lorsque cette maladie doit avoir une heureuse issue, la douleur abdominale, les vomissements, la fièvre, la tuméfaction du ventre diminuent graduellement; les lochies recommencent souvent à couler; la sécrétion du lait peut aussi se rétablir.

Variétés et complications. Les phénomènes que nous venons de décrire offrent dans leur cours de nombreuses variétés, suivant la constitution individuelle des malades ou la nature des épidémies; la péritonite puerpérale présente parfois une prédominance de symptômes inflammatoires, adynamiques ou bilieux, dont il faut tenir compte dans le traitement.

Il n'est pas rare de voir cette maladie compliquée de métrite, de phlébite utérine et de pleurésie.

Lésions anatomiques. On trouve ici les mêmes altérations que nous avons déjà décrites plus haut en parlant de la péritonite ordinaire : l'épanchement d'un liquide séro-purulent dans le péritoine, les flocons albumineux et les fausses membranes, mais avec quelques différences. Le liquide est ordinairement plus abondant, plus opaque, d'une apparence laiteuse plus marquée, ce qui avait fait croire aux médecins du dernier siècle que c'était véritablement du lait altéré qui s'était dévié de la route normale. Le péritoine est moins injecté et moins rouge. Les intestins sont distendus par des gaz.

Chez un assez grand nombre de sujets, les altérations propres à la péritonite sont accompagnées des caractères anatomiques d'une métrite aiguë. L'utérus et les ovaires sont tuméfiés, leur tissu est injecté, rouge, ramolli, infiltré de pus ou contenant çà et là de petits foyers purulents. Les ligaments larges sont parfois aussi le siége d'abcès. On trouve très-fréquemment du pus dans le tissu cellulaire sous-péritonéal de la matrice; des faisceaux de vaisseaux lymphatiques, dilatés, sinueux, renflés par intervalles et remplis de pus, se rencontrent souvent aux surfaces externe et interne de cet organe, dans l'épaisseur de son tissu, dans les ligaments larges, dans le tissu cellulaire du petit bassin. On peut quelquefois suivre le pus jusque dans le réservoir de Pecquet et dans le canal thoracique. — Une altération beaucoup plus rare que celles qui précèdent, et qu'on rencontre parfois sur le cadavre des femmes qui succombent à la fièvre puerpérale, c'est une phlébite des veines utérines.

Diagnostic. Le diagnostic ne diffère point de celui de la péritonite ordinaire dont nous avons parlé. Nous y renvoyons. Il faut faire une grande attention au frisson qui peut survenir après l'accouchement. La fièvre de lait, qui survient vers le troisième jour, est souvent précédée d'un refroidissement; mais un froid interne, qui se montre le premier jour après les couches ou après la fièvre de lait, est un phénomène fort inquiétant et qui indique fréquemment le début de la péritonite. La constipation, l'expulsion des caillots utérins, donnent lieu parfois à des douleurs abdominales vives, qu'on distinguera des douleurs de la péritonite par leur siége, qui est plus profond, par leur durée, qui n'est pas continue, mais surtout par l'absence de la fièvre.

Pronostic. La péritonite puerpérale est presque toujours mortelle lorsqu'elle n'est point partielle. Les épidémies de péritonite, surtout celles qui surviennent dans les hôpitaux des femmes en couche, sont ordinairement très-meurtrières; cependant, parmi ces épidémies, il en est qui ont un caractère moins délétère que d'autres.

Traitement. Il est préservatif ou curatif.

1° *Traitement préservatif.* La femme, pendant les derniers mois de la grossesse, prendra chaque jour de l'exercice; si elle ne va pas à la selle aussi souvent qu'avant la grossesse, on entretiendra la liberté du ventre à l'aide d'un léger laxatif; on pratiquera une saignée, si elle est jeune et pléthorique. Après l'accouchement, la femme gardera le lit au moins pendant neuf jours dans un état de calme de corps et d'esprit ; elle évitera toutes les causes de refroidissement et d'excitation, et observera un régime très-modéré. On veillera à la propreté en changeant fréquemment le linge qui garnit la femme ; on favorisera le gonflement des mamelles avant l'invasion de la fièvre de lait, et on s'informera avec soin de l'état de l'écoulement lochial. S'il était supprimé, on ferait des fomentations émollientes sur les parties génitales et on les couvrirait de cataplasmes de farine de graine de lin, on appliquerait des ventouses sèches à la partie interne des cuisses et des sangsues aux grandes lèvres.

Les salles des hôpitaux où se trouvent des femmes en couches doivent être saines, propres, bien aérées et jamais encombrées d'un grand nombre de lits.

2° *Traitement curatif*. On emploie ici le même traitement que dans la péritonite ordinaire, mais en lui faisant subir de grandes modifications, surtout lorsqu'il y a épidémie, ce qui est très-fréquent.

Lorsque des coliques, accompagnées d'un mouvement fébrile, font craindre le début de la maladie, on administre des purgatifs rafraîchissants. S'il n'y a aucun doute sur son invasion, on commence par une petite saignée de 2 à 300 grammes, qu'on renouvelle bientôt si c'est nécessaire et si l'état des forces et du pouls le permet ; on applique en même temps 25 à 30 sangsues sur l'abdomen, que l'on couvre ensuite de cataplasmes émollients. On renouvelle ceux-ci toutes les trois ou quatre heures. Lorsque la faiblesse générale, la petitesse et la fréquence du pouls ne s'y opposent pas, on peut être obligé de revenir plusieurs fois aux émissions sanguines locales. Communément, avec le traitement antiphlogistique, on fait usage des frictions mercurielles aux doses que nous avons indiquées en parlant du traitement de la péritonite ordinaire.

Doucet, et plusieurs auteurs qui l'ont suivi, ont conseillé l'ipécacuanha à dose vomitive dès le début de la péritonite puerpérale ; malheureusement, ce moyen est rarement suivi de succès, et il est presque entièrement abandonné de nos jours.

Breuan, et à son exemple douze autres médecins anglais, ont fait usage de la térébenthine contre la fièvre puerpérale avec un succès qui mériterait d'être soigneusement vérifié par les médecins français, au lieu d'être repoussé presque sans examen. Nous avons rapporté, dans un autre ouvrage [1], dix-neuf observations de l'emploi de ce moyen et le résultat général du traitement de soixante femmes. En admettant qu'il y ait eu plus d'une erreur de diagnostic dans ces faits particuliers, ils méritent cependant d'éveiller l'attention des praticiens. Voici le résultat : sur 60 femmes, 30 ont été guéries, une a éprouvé de l'amélioration, 28 ont succombé. Au reste, les médecins anglais faisaient usage de la térébenthine concurremment avec les émissions sanguines. Ils administraient de quatre à huit grammes de cette huile dans trente grammes d'eau toutes les trois ou quatre heures. Ils faisaient en même temps des applications sur le ventre de compresses imbibées de ce médicament.

Lorsque les malades tombent dans un état de prostration et d'adynamie, on prescrit les toniques, le quinquina et des vésicatoires aux jambes. On combat la diarrhée par les boissons gommées et l'opium, les vomissements par la glace, les eaux gazeuses, et, en cas d'insuffisance de ces moyens, par l'ipécacuanha.

Péritonite chronique.

La péritonite chronique est presque toujours primitive ; elle ne succède à la péritonite aiguë que dans des cas rares. Elle est partielle ou générale.

Causes. Elles sont différentes suivant les espèces de cette maladie que nous venons d'indiquer. Celle qui est primitive est à peu près constamment liée à la présence de tubercules dans l'abdomen ; elle attaque tous les âges, mais principalement les enfants et les personnes qui étaient déjà plus ou moins gravement malades. Celle qui est consécutive dépend

---

[1] *Bibliothèque de thérapeutique,* t. IV.

des mêmes causes que la péritonite aiguë dont elle est la suite. Enfin celle qui est partielle est l'effet d'une contusion ou de l'inflammation d'un des viscères abdominaux qui s'est propagée jusqu'à son enveloppe séreuse.

Symptômes. La péritonite chronique, lorsqu'elle est primitive, survient d'une manière lente et obscure. Les malades éprouvent dans le ventre une douleur profonde, obtuse, ordinairement peu intense, quelquefois assez vive, rarement continue, qui augmente ou se manifeste par la pression de l'abdomen, par certains mouvements du corps, par un effort, une secousse, un faux pas, un cahotement de voiture. Les digestions sont difficiles, laborieuses, accompagnées de douleurs dans l'abdomen qui reviennent après chaque repas et se font sentir dans les mêmes points; il y a le plus souvent de la constipation, parfois de la diarrhée ou des alternatives de l'une ou de l'autre; il survient ordinairement de temps en temps des vomissements; bientôt les malades pâlissent, maigrissent, perdent leurs forces; la peau devient sèche et terreuse; il y a le soir un mouvement fébrile plus ou moins sensible.

A cette époque de la maladie, il survient chez un certain nombre de malades un épanchement dans l'abdomen; celui-ci augmente de volume, et rend un son mat principalement dans la région hypogastrique; une fluctuation obscure s'y fait parfois sentir; chez quelques-uns les membres inférieurs et même les parois abdominales sont le siége d'un gonflement œdémateux plus ou moins prononcé.

Lorsqu'il n'y a pas d'épanchement, le ventre est plutôt resserré qu'augmenté de volume; au lieu de sa souplesse normale, il offre, quand on le palpe, une résistance, une tension et une dureté remarquables.

La péritonite chronique a communément une marche lente; elle peut rester stationnaire pendant plusieurs mois, ou même offrir une amélioration remarquable qui le plus souvent n'est que passagère. Sa terminaison est presque toujours funeste et arrive après une durée qui varie depuis quelques mois jusqu'à un ou même deux ans. Les malades succombent à l'épuisement, suite de la maladie, à la diarrhée, à une perforation.

Lésions anatomiques. A l'ouverture des cadavres, on trouve, mais assez rarement, un épanchement séro-albumineux et floconneux, quelquefois purulent, dans le péritoine. Dans le plus grand nombre de cas, il n'y a point d'épanchement, et la paroi antérieure de l'abdomen est déformée et adhérente dans une partie de son étendue au paquet intestinal subjacent. Des fausses membranes très-fermes ou molles, plus ou moins épaisses, de couleur variable, établissent des adhérences entre les anses intestinales, et forment à la surface du péritoine une couche qui souvent après l'ouverture du ventre empêche de voir aucun des viscères qu'il contient. Au-dessous se trouve le tube digestif rétracté au-devant de la colonne vertébrale, adhérent à lui-même, diminué d'étendue en longueur et en diamètre.

On rencontre sur la plupart des cadavres des tubercules rares ou nombreux, crus ou ramollis, ayant leur siége tantôt dans les fausses membranes, tantôt sous le péritoine, tantôt à la face interne des intestins ou dans tous ces endroits à la fois. Les sujets qui offrent ces tubercules intestinaux en ont aussi presque constamment dans les poumons.

Diagnostic. Il n'est pas facile, surtout à son début, de reconnaître la péritonite chronique primitive; aussi le plus souvent ne fait-on que la soupçonner. Mais plus tard les douleurs abdominales, l'épanchement, la déformation du ventre, sa résistance et sa dureté seront des signes non douteux de cette maladie. La péritonite partielle a des signes si peu certains, qu'on ne la reconnaît souvent qu'à l'ouverture des cadavres.

Pronostic. La péritonite chronique partielle est la seule qui offre des chances probables de guérison. Celle qui est générale, surtout lorsqu'elle est compliquée de tubercules, est presque toujours au-dessus des ressources de l'art.

Traitement. Le repos, une alimentation douce, les cataplasmes de farine de graine de lin sur le ventre, les bains et les demi-bains émollients, alcalins ou sulfureux, les frictions mercurielles et iodurées, les vésicatoires, cautères, sétons ou moxas sur l'abdomen forment la base du traitement de cette maladie. Lorsqu'il survient des symptômes de recrudescence inflammatoire, on applique des sangsues sur le ventre, en nombre proportionné aux forces du malade. On combat la diarrhée par l'opium et les boissons gommeuses, les vomissements opiniâtres par les boissons gazeuses et la glace.

2ᵉ Genre. **Phlegmasies des organes respiratoires.**

Laryngite.

On donne le nom de *laryngite* à l'inflammation de la membrane muqueuse qui tapisse la cavité du larynx. On en distingue cinq espèces différentes, qui sont la laryngite aiguë simple, la laryngite striduleuse ou faux croup, la laryngite pseudo-membraneuse ou croup, la laryngite sous-muqueuse ou œdème de la glotte et la laryngite chronique.

Laryngite aiguë simple.
Angine laryngée.

Causes. Les principales sont celles qui agissent directement sur le larynx, telles que l'inspiration d'un air très-froid ou très-chaud, de vapeurs irritantes, la marche dans une direction opposée à celle du vent, l'exposition du cou à une température froide, le chant, la lecture ou la déclamation long-temps continuées et animées.

Symptômes. Dans une foule de cas cette maladie est si légère, qu'elle fixe à peine l'attention des malades. Elle est sans fièvre; la voix est grave, un peu voilée, rauque, enrouée; il y a un peu ou point de toux; mais point de douleur au larynx; au bout de quelques jours de repos, et à l'aide des moyens les plus simples, la voix reprend son timbre normal. D'autres fois la maladie débute par du malaise, un mouvement fébrile plus ou moins prononcé et une douleur au larynx. Cette douleur augmente par la toux, la parole et la compression du cartilage thyroïde; la voix est très-rauque, s'entend difficilement et même se supprime tout à fait; il y a une toux sèche, sourde et douloureuse; l'inspiration est gênée et souvent sifflante; la déglutition est douloureuse; la membrane muqueuse de l'épiglotte paraît plus ou moins rouge chez les malades où l'on peut l'apercevoir en baissant la langue. — Dans quelques cas plus graves, il survient de véritables accès de suffocation avec suppression de la voix et dyspnée considérable. La laryngite un peu intense est ordinairement accompagnée d'anxiété, de chaleur à la peau et de fréquence du pouls.

Cette maladie dure ordinairement de quatre à huit jours. Elle se termine dans la plupart des cas d'une manière heureuse, par l'expectoration de mucosités abondantes et épaisses. Elle passe parfois à l'état chronique; d'autres fois elle est remplacée par une bronchite; quelquefois, mais rarement, elle se change en laryngite sous-muqueuse, maladie si souvent mortelle. Lorsque la laryngite simple est très-violente, surtout chez les enfants, elle peut amener la suffocation et la mort.

La laryngite est quelquefois compliquée d'angine gutturale, de trachéite, de bronchite.

Lésions anatomiques. Chez les enfants qui succombent à cette maladie, la membrane muqueuse du larynx est rouge, plus ou moins épaissie, couverte de mucosités épaisses; chez les adultes, indépendamment de ces lésions, les replis aryténo-épiglottiques sont ordinairement infiltrés d'un liquide séreux ou séro-purulent.

Diagnostic. On reconnaît de suite cette maladie à l'enrouement et à la douleur du larynx. On la distingue de l'angine striduleuse en ce qu'il n'y a point d'accès subit de suffocation et du croup, en ce qu'il n'y a point de fausses membranes dans le pharynx, ni d'engorgement des ganglions cervicaux.

Pronostic. Cette maladie n'est point généralement une maladie grave; elle peut le devenir par son intensité, surtout si elle existe chez de jeunes sujets.

Traitement. Le silence, le repos, une température douce, une boisson adoucissante sont les seuls moyens nécessaires, lorsque la laryngite est légère. Lorsqu'elle est intense, il faut en outre recourir à la saignée et à l'application simultanée de sangsues sur le larynx, ou à un seul de ces genres d'émission sanguine. On fera usage en même temps de cataplasmes de farine de graine de lin sur le larynx, de bains de pieds sinapisés, de sinapismes, de fumigations émollientes qu'on fera respirer au malade à l'aide d'un entonnoir. S'il y avait crainte de suffocation, surtout chez les enfants, il faudrait provoquer le vomissement à l'aide de l'ipécacuanha. Si le danger augmentait malgré ces moyens, il faudrait appliquer un large vésicatoire à la nuque ou sur le larynx; enfin, si l'asphyxie était imminente, il ne resterait d'autre chance de salut que l'opération de la bronchotomie.

Laryngite striduleuse ou Faux Croup.

Asthme aigu, asthme spasmodique de Millar, catarrhe suffoquant, spasme de la glotte, croup de beaucoup d'auteurs.

Définition. La laryngite striduleuse est une espèce de laryngite simple, propre aux enfants, et accompagnée d'accès effrayants et subits de toux rauque et de suffocation.

Causes. La laryngite striduleuse est une maladie propre aux enfants depuis l'âge d'un an jusqu'à six ou sept, très-rarement au delà; elle atteint plus souvent les garçons que les filles; elle règne dans les pays humides, qu'ils soient froids ou tempérés. Elle est provoquée par toutes les causes qui donnent lieu à la laryngite simple, mais principalement par les refroidissements de toute espèce. Elle est beaucoup plus fréquente que le croup.

Symptômes. Cette maladie débute ordinairement la nuit, pendant le sommeil. L'enfant est réveillé tout à coup par une toux rauque, sonore, éclatante, sifflante, ressemblant parfois à l'aboiement d'un jeune chien; la difficulté de respirer est si grande qu'il paraît menacé de suffocation; dans son effroi, il s'agite et fait des efforts pour crier qui augmentent la dyspnée. La face est rouge, les lèvres violettes, le pouls vif et fréquent; mais bientôt cet effrayant appareil de symptômes diminue, la toux devient moins grave, les craintes de suffocation cessent; la figure est alors pâle, froide et couverte de sueur. Dès que les premières quintes sont passées, l'enfant peut parler avec une voix enrouée, mais point éteinte. Si l'on examine alors le pharynx, on n'y trouve aucune fausse membrane, et les ganglions cervicaux ne sont point tuméfiés. Il survient ensuite d'autres quintes qui vont en diminuant d'intensité; dans leur intervalle, la voix reste un peu enrouée, la respiration fait entendre un peu de sifflement laryngo-trachéal. Le premier accès de cette maladie peut atteindre des enfants éveillés, mais il est alors bien moins violent.

La plupart des symptômes se dissipent ordinairement au bout d'une ou deux heures; l'enfant reprend sa gaieté et ses jeux, toussant un peu de loin en loin, la voix conservant encore quelque chose de rauque. La nuit suivante, il survient de nouveaux accès, mais beaucoup moins forts; le pouls est calme et la peau naturelle.

Du premier au troisième jour, la toux s'humecte, les quintes deviennent plus courtes; la maladie suit la marche d'un rhume ordinaire et se termine heureusement vers le troisième ou le quatrième jour. Elle peut durer cependant douze à quinze jours. Lorsque la maladie se prolonge aussi longtemps, cela tient en général à l'intensité de l'affection catarrhale; dans ce cas, il y a le plus souvent un mouvement fébrile plus ou moins prononcé.

Lésions anatomiques. Cette maladie n'étant jamais ou presque jamais mortelle, on n'a point eu occasion de noter les altérations qu'elle occasionne. Quelques enfants qui en étaient atteints ayant succombé à des maladies accidentelles, on n'a trouvé dans le larynx qu'un peu de rougeur de la membrane muqueuse, qui ne pouvait expliquer les symptômes observés.

Diagnostic. Des accès de dyspnée et de suffocation, avec une toux rauque et sifflante, survenant subitement et se terminant au bout de peu de temps d'une manière heureuse, tels sont les signes qui distinguent cette maladie de la laryngite simple, dont la marche est successivement croissante, et du croup, avec lequel on l'a longtemps confondue. En parlant de cette dernière affection, nous reviendrons sur les caractères qui ne permettent pas de la confondre avec l'angine striduleuse.

Le faux croup est bien une phlegmasie de la muqueuse laryngée ; mais l'élément nerveux y joue un grand rôle, dont il importe de tenir compte dans le traitement.

Pronostic. Quoique très-effrayante par ses symptômes, cette maladie n'offre point une gravité réelle, puisque son issue est presque constamment heureuse.

Traitement. Depuis qu'on a établi une différence essentielle entre le croup et la laryngite striduleuse, le traitement de celle-ci s'est singulièrement simplifié. Au lieu des vomitifs et des sangsues, premier moyen qu'on employait autrefois, on se borne aujourd'hui à traiter cette maladie, comme un simple rhume, par les boissons adoucissantes et mucilagineuses, auxquelles on peut ajouter les fumigations émollientes dans la bouche, les pédiluves excitants, les cataplasmes de farine de graine de lin sur le cou. Cependant, lorsqu'il y a de la fièvre et beaucoup de dyspnée, il faut recourir parfois aux émissions sanguines et même aux vomitifs. Dans ces cas, il existe souvent une bronchite, quelquefois une pneumonie, maladies qu'il faut traiter comme s'il n'y avait point de toux croupale.

Le faux croup nerveux demande l'emploi des lavements purgatifs, des laxatifs doux et des antispasmodiques, comme le camphre et l'éther succiné en fumigations, en frictions, etc., l'assa fœtida en lavement, les bains tièdes.

Croup.

Suffocatio stridula : angina membranacea, polyposa ; cynanche trachealis, angine laryngée membraneuse, diphthérite, laryngite pseudo-membraneuse.

Définition. Le croup est une espèce de laryngite occasionnée par la formation d'une fausse membrane dans la cavité du larynx, et accompagnée d'une voix rauque plus ou moins éteinte et d'accès de suffocation le plus souvent mortels.

Causes. Le croup est une maladie propre aux enfants, qu'il atteint principalement depuis l'âge de sept mois jusqu'à douze ans ; il est le plus fréquent de deux à sept ans. Les garçons y sont plus sujets que les filles. Quoique très-rare aux autres époques de la vie, on l'y observe quelquefois, et l'on peut dire qu'aucun âge n'en est entièrement exempt. Plus commun dans les pays froids, tempérés et humides, que dans les pays chauds et secs, il exerce principalement ses ravages dans les lieux bas, aquatiques, boisés, humides, sur les enfants mal nourris, mal vêtus, vivant dans des habitations mal aérées, trop étroites, insalubres. Les maladies longues qui ont affaibli la constitution, les affections catarrhales, mais surtout l'angine couenneuse et les fièvres éruptives y prédisposent d'une manière violente, et même y donnent souvent lieu sans l'intervention d'aucune cause occasionnelle. D'autres fois, la maladie est produite par l'action d'un froid humide. Des faits nombreux établissent qu'elle peut se propager par la contagion médiate ou immédiate. Le croup est le plus souvent sporadique ; mais il n'est pas rare de le voir régner épidémiquement. Il paraît n'atteindre qu'une fois dans la vie, ou du moins les exemples contraires n'ont pas été jusqu'ici suffisamment constatés.

Symptômes. Les symptômes du croup présentent en général dans leur succession trois périodes distinctes.

Première période ou *période d'angine couenneuse.* La maladie débute par de légers frissons, suivis de fièvre et de mal de gorge, assez souvent accompagné d'un peu de douleur à la partie antérieure du cou et du gonflement des ganglions sous-maxillaires. Le pharynx est rouge, les amygdales sont tuméfiées ; l'on observe sur ces parties, sur le voile du palais, sur la luette, quelquefois sur tous ces organes à la fois, de petites plaques blanches qui suivent la marche que nous avons décrite plus haut (p. 462) en parlant de l'angine couenneuse, dont elles forment le caractère essentiel. On observe assez souvent un léger suintement séreux, jaunâtre et fétide par les narines, et des escarres pseudo-membraneuses sur diverses parties du corps. Cette période se termine en vingt-quatre heures dans les cas violents ; ordinairement elle dure quatre à cinq jours, quelquefois sept.

Deuxième période. Elle commence par de courtes quintes d'une petite toux sèche, revenant fréquemment et s'accompagnant d'aphonie et d'un peu de suffocation. Ces symptômes augmentent rapidement : la toux devient rauque, sourde, comme étouffée et douloureuse ; elle est suivie d'une inspiration courte, sèche et sifflante, comme si l'air traversait un tube métallique. Dans l'intervalle des quintes, la poitrine du malade fait entendre un râle sifflant laryngo-trachéal, si bruyant qu'il est impossible, en auscultant la respiration, de percevoir le bruit de l'expansion pulmonaire. La voix est enrouée, faible, plus ou moins éteinte, ayant un timbre métallique comme la toux, présentant quelque analogie avec celle des ventriloques. Les quintes sont accompagnées d'une grande anxiété et d'un sentiment de suffocation qui fait dresser subitement les malades sur leur séant. En même temps la respiration et le pouls sont très-fréquents, la face est pâle, livide et bouffie, quelquefois rouge pendant les exacerbations fébriles. La toux détermine parfois des vomissements de mucosités et de lambeaux membraneux, qui sont suivis d'une amélioration momentanée dans l'état de la respiration et d'une diminution de la tristesse du malade.

En général, lorsque l'issue de la maladie doit être heureuse, les accès de suffocation, moins violents et plus rares, finissent par disparaître, la toux devient moins sèche, humide ; il y a expuition ou expectoration de crachats visqueux, mêlés de petits lambeaux membraneux. Les malades ne guérissent guère que dans cette période. Dans ce cas, la convalescence est prompte, la guérison parait le résultat de l'élimination des fausses membranes ; mais l'aphonie persiste souvent assez longtemps.

Troisième période. Elle peut arriver après vingt-quatre heures depuis l'invasion, d'autres fois après plusieurs jours, très-rarement après le septième jour. L'état du malade empire sous tous les rapports : l'état de suffocation est continuel et se manifeste par une respiration bruyante, accélérée et convulsive, par un sifflement qui se fait entendre à une grande distance, par une aphonie complète, par une toux qui aggrave l'anxiété et la dyspnée et porte le malade à se renverser en arrière pour respirer. Le pouls est très-fréquent et irrégulier, la face couverte de sueur, l'assoupissement presque continuel. La mort ne tarde pas à terminer cette scène cruelle. Les malades, très-affaiblis, succombent dans un état d'asphyxie calme, sans présenter les angoisses de suffocation.

Variétés. Dans quelques circonstances rares, les fausses membranes se forment instantanément et à la fois dans le pharynx et le larynx; il n'y a qu'une période promptement mortelle. Dans un vingtième des cas environ, l'angine couenneuse manque; les fausses membranes se développent d'emblée dans le larynx, et quelquefois dans la trachée-artère et les bronches. Chez les adultes, la marche du croup est moins rapide et moins violente, et il n'y a point d'accès de suffocation.

Lésions anatomiques. Une fausse membrane à la surface du larynx, tel est le caractère anatomique du croup chez les sujets qui ont succombé. Sur 180 autopsies, on a trouvé cette concrétion pelliculaire bornée au larynx et à la trachée dans les trois quarts des cas, et s'étendant aux bronches et à leurs ramifications dans un quart. Les plaques blanches qu'on remarquait dans la gorge pendant la première période de la maladie ont disparu après la mort par suite du traitement employé ou d'une élimination spontanée; il n'en est pas de même pour les voies aériennes : les fausses membranes qu'on y rencontre offrent de grandes variétés d'étendue, de couleur, de forme et de consistance : ce sont quelquefois des lambeaux épars çà et là sur la membrane muqueuse; plus souvent elles sont répandues uniformément sur une portion plus ou moins grande de cette membrane; ordinairement blanches ou d'un blanc grisâtre, elles peuvent, dans quelques circonstances, contracter une couleur rougeâtre ou noirâtre. Elles sont tantôt molles, friables, presque diffluentes, tantôt plus ou moins résistantes; parfois aussi minces qu'une pellicule d'œuf ou même qu'une toile d'araignée, elles peuvent présenter une épaisseur de cinq millimètres. Ces fausses membranes, quelquefois séparées de la membrane muqueuse dans plusieurs points par une couche liquide, ou même ayant quelques portions libres et flottantes dans ce liquide, sont adhérentes à cette membrane, tantôt d'une manière assez lâche, tantôt plus ou moins intimement. Après avoir détaché ces concrétions, on trouve la membrane muqueuse subjacente d'un rouge plus ou moins foncé, quelquefois conservant sa couleur et sa consistance normales. Indépendamment de ces lésions, on trouve toujours dans le larynx un liquide spumeux, muqueux ou puriforme.

On rencontre encore très-souvent les concrétions pseudo-membraneuses dans le pharynx et l'arrière-bouche, quelquefois dans les fosses nasales, dans le conduit auditif, ou même sur les surfaces de la peau accidentellement dénudées, comme celles des vésicatoires, des cautères, etc.

Diagnostic. Autrefois le croup et la laryngite striduleuse étaient confondus ensemble et considérés comme la même maladie. Depuis qu'une observation plus attentive a prouvé que c'étaient deux affections distinctes, beaucoup de médecins s'y trompent encore, et cette erreur est grave sous le double point de vue du pronostic et du traitement. La distinction n'est cependant pas très-difficile : le croup débute par l'angine couenneuse et l'engorgement des ganglions sous-maxillaires, ce qui n'existe pas dans la laryngite striduleuse ; dans la première de ces maladies, la voix est enrouée, faible, sourde, étouffée et comme éteinte ; dans la seconde, elle est enrouée aussi, mais forte, sonore, éclatante. Dans les deux maladies, il y a des accès de suffocation, mais ils sont suivis, dans le faux croup, d'une rémission presque complète qui n'existe jamais dans le vrai croup.

Les causes du croup, ses symptômes, les lésions anatomiques qu'il entraîne, prouvent que cette maladie est une inflammation spécifique de la membrane muqueuse des voies aériennes.

Pronostic. Cette maladie est une des plus redoutables et des plus graves qui existent, puisqu'elle enlève la plupart des malades qui en sont atteints. L'aphonie complète, une grande dyspnée, un pouls petit et irrégulier sont les signes d'un danger très-prochain. Lorsque les malades sont parvenus à la troisième période, il ne reste presque aucun espoir de guérison.

Traitement. Lorsque le croup débute par une angine couenneuse dans le pharynx, ce qui arrive le plus souvent, la première indication à remplir consiste à arrêter les progrès de cette angine ; on prévient ainsi le développement des symptômes croupaux. On devra, dans ce but, recourir de suite à la cautérisation des plaques blanches du pharynx avec l'acide hydrochlorique affaibli, ou mieux encore avec une solution de nitrate d'argent (20 à 30 centigrammes de ce sel dans 15 grammes d'eau), qu'on porte dans cet organe à l'aide d'une éponge solidement fixée à l'extrémité d'un morceau de baleine flexible. Quant aux autres moyens à employer dans cette première période du croup, nous renvoyons à l'article que nous avons consacré au traitement de l'angine couenneuse (p. 465).

Si la maladie commence par le larynx ou la trachée-artère, ce qui est très-rare, la première période de la maladie manque, et il n'y a plus lieu au traitement local ; l'on est réduit aux moyens généraux, dont on fait d'ailleurs usage lorsque le croup a suivi sa marche régulière.

Quoique les émissions sanguines ne conviennent point en général dans le croup, il est quelquefois utile de recourir à la saignée locale ou générale chez les adultes et chez les enfants forts et vigoureux, lorsqu'il survient, dès le début, des symptômes de suffocation imminente ; mais dans la plupart des cas, loin d'être utile, elle accélère la perte des malades. Un des moyens le plus recommandés, et auquel on a dû des guérisons bien prouvées, c'est l'emploi des mercuriaux à l'extérieur et à l'intérieur, poussé jusqu'à la salivation ; on se propose de modifier par ce médicament la phlegmasie diphthéritique. On prescrit le calomel à l'intérieur à la dose d'un à trois centigrammes, répétée toutes les demi-heures ou toutes les heures, et l'on fait en même temps des frictions avec l'onguent napolitain à la partie interne des cuisses et des bras, aux aisselles, sur les côtés du cou. Les mercuriaux conviennent chez les sujets robustes, mais ils peuvent jeter ceux qui sont d'une pauvre constitution dans une débilité funeste, surtout lorsqu'ils amènent la salivation. Il est prudent de s'en abstenir, dans ce cas, ou de n'y recourir qu'avec une grande prudence.

Une autre médication qu'on emploie concurremment avec les moyens que nous venons d'indiquer, dans le but de favoriser ou de provoquer l'expulsion des fausses membranes, ce sont les expectorants et surtout les vomitifs, l'ipécacuanha et l'émétique. On donne l'émétique dès le début à la dose de 5 centigrammes d'un à quatre ans, et de 10 centigrammes au delà de cet âge. On fait vomir une fois par jour pendant plusieurs jours de suite ou même deux fois par jour. Tous les praticiens ont obtenu des succès par les vomitifs répétés; mais le succès le plus important que nous connaissions c'est celui que fait connaître M. Valleix dans son *Guide du praticien*. Sur 31 malades chez lesquels l'ipécacuanha et l'émétique furent les moyens principaux de traitement, 15 furent guéris, tandis que sur 22 autres malades chez lesquels on ne fit qu'un usage très-modéré des vomitifs, un seul guérit. Il s'en faut cependant que tous les praticiens soient aussi heureux dans l'emploi des vomitifs coup sur coup. Plusieurs médecins allemands font vomir avec le sulfate de cuivre à la dose d'un décigramme dans 5 à 6 décigrammes de sucre en poudre. On y revient ensuite plus ou moins souvent, comme pour le tartre stibié. L'expérience n'a pas encore prouvé que ce sel cuivreux soit préférable aux autres vomitifs.

On a encore conseillé contre le croup les sternutatoires, les purgatifs, les affusions froides, le sulfure de potasse, tous moyens aujourd'hui généralement abandonnés comme n'ayant pas une efficacité constatée, et quelques-uns d'eux même pouvant être nuisibles.

Lorsque tous les agents thérapeutiques ont été employés inutilement, et que la maladie est parvenue à sa troisième période, il ne reste plus d'autre ressource que la trachéotomie, pourvu qu'on n'y recoure pas trop tard. M. Bretonneau a sauvé cinq malades sur dix-sept par cette opération; M. Trousseau, vingt-neuf sur cent vingt-huit. Le résultat général des opérations pratiquées en divers temps par différents médecins et publié par M. Trousseau a été de soixante-dix guérisons sur plus de trois cents morts; ce qui donne à peu près une chance de succès sur cinq. Cette proportion, quoique faible, offre cependant encore une voie de salut qu'il ne faut pas négliger dans un état qui est à peu près constamment mortel. On pratique la trachéotomie par les procédés ordinaires. **M.** Trousseau introduit ensuite dans l'ouverture une espèce de pince qu'il appelle, d'après sa destination, *dilatateur*, laquelle élargit l'ouverture et favorise l'entrée et la sortie de l'air. Avant de placer la canule qui doit rester à demeure, **MM.** Bretonneau et Trousseau nettoyent la trachée et les bronches à l'aide d'un procédé qu'ils appellent *écouvillonnement*, et cautérisent la membrane muqueuse qui les tapisse; pour cela, ils introduisent dans la trachée un petit *écouvillon*, composé d'une éponge fine attachée au bout d'une tige de baleine de six à huit pouces de long; ils l'enfoncent rapidement de trois à cinq pouces en le faisant tourner sur lui-même et en le faisant cheminer plusieurs fois de haut en bas ; chaque écouvillonnement ne doit pas durer plus de deux ou trois secondes. On retire alors l'instrument, on le nettoie, et on l'enfonce de nouveau jusqu'à ce qu'on ait emporté les mucosités et les fausses membranes que l'on entend s'agiter dans la trachée. Lorsque les fausses membranes sont trop adhérentes, il emploie un écouvillon de cuir. Après cette opération, ce praticien cautérise en portant dans la trachée et le larynx l'éponge de l'écouvillon imbibée d'une solution de nitrate d'argent (4 grammes d'eau et un gramme de ce sel). Cela fait, on place dans la trachée une canule dont l'orifice doit avoir au moins le calibre normal de la glotte ; on la fixe à l'aide de deux cordonnets, en ayant soin qu'elle reste bien en place et qu'elle ne s'obstrue pas. Si ce cas arrive, on la nettoie, on écouvillonne de nouveau et on la replace. A la suite de l'opération, on soutient les forces du malade par une alimentation légère. On ne retire définitivement la canule que lorsque les symptômes graves se sont dissipés et que l'air entre librement par la glotte. Au reste, **M.** Trousseau a maintenant renoncé à l'écouvillonnement et à la cautérisation. Il se borne à laisser dans la plaie une canule double ; la canule interne s'engoue souvent; on l'enlève et on la nettoie toutes les deux heures. Par ce procédé simplifié, **M.** Trousseau aurait sauvé 8 malades sur 18 en 1851.

Laryngite sous-muqueuse.

Angine laryngée œdémateuse, œdème de la glotte.

Définition. Cette maladie, décrite pour la première fois en 1808 par Bayle, mon oncle, sous le nom d'*œdème de la glotte,* est une laryngite dans laquelle l'inflammation s'est propagée au tissu cellulaire sous-muqueux des bords de la glotte, et a donné lieu au gonflement et à l'infiltration séreuse ou purulente de ce tissu.

Causes. Cette maladie, très-rare dans l'enfance, plus commune chez l'homme que chez la femme, dans la jeunesse qu'aux autres époques de la vie, peut être déterminée par l'impression du froid et par toutes les causes des maladies catarrhales et inflammatoires ; le plus souvent elle n'a aucune cause occasionnelle bien précise, et survient pendant la convalescence des maladies fébriles. Elle succède assez souvent à l'angine pharyngée, à la laryngite chronique et autres affections chroniques du larynx avec ulcération.

Symptômes. La laryngite sous-muqueuse peut débuter par la suffocation avec douleur dans la région du larynx ; mais ordinairement elle commence par un sentiment de gêne dans cet organe, gêne dont les malades cherchent à se débarrasser par une expiration forte et sonore ; la voix est un peu rauque, il n'y a point de fièvre. Au bout d'un ou de plusieurs jours. les efforts pour débarrasser le larynx se multiplient avec expuition de crachats glaireux ; la voix devient plus rauque et s'éteint même quelquefois, il y a parfois un peu de toux ; la respiration, gênée d'abord par courts intervalles, devient peu à peu bruyante et même un peu râlante ; l'inspiration fait entendre un sifflement particulier. Après un temps variable depuis quelques jours jusqu'à quelques semaines le malade est pris d'un accès de suffocation qui dure de cinq minutes à un quart d'heure, et pendant lequel l'inspiration est bruyante, sifflante et très-difficile, tandis que l'expiration est très-facile. Ces accès, plus ou moins rares ou fréquents, finissent par se rapprocher et devenir plus violents ; dans leurs intervalles, la respiration devient progressivement plus gênée et plus bruyante. Le pouls est inégal, irrégulier, quelquefois intermittent.

Après un temps qui varie depuis quelques jours jusqu'à un mois, les malades succombent soit dans un accès de suffocation, soit dans l'intervalle des accès au milieu d'un état d'apoplexie lente. Chez quelques individus, la maladie est très-courte ; ils périssent en quelques heures d'une orthopnée foudroyante. Toutefois, la terminaison n'est pas toujours funeste, et il guérit environ un cinquième des malades.

Lésions anatomiques. Les replis aryténo-épiglottiques, qui forment les bords de la glotte, sont gonflés, blancs, comme tremblotants, et constituent deux bourrelets plus ou moins saillants, infiltrés d'une sérosité qu'il est très-difficile de faire sortir des mailles du tissu cellulaire sous-muqueux qui la contiennent. Le gonflement de ces replis œdémateux est disposé de telle manière que l'impulsion de la colonne d'air, qui vient du pharynx dans l'inspiration, les renverse dans l'ouverture de la glotte qu'ils bouchent plus ou moins complétement, tandis que l'impulsion de la même colonne, qui vient de la trachée dans l'expiration, repousse ces bourrelets sur les côtés de l'ouverture de la glotte, dont l'orifice devient libre. Ce mécanisme explique tous les symptômes de la maladie. Le larynx présente tantôt un gonflement œdémateux léger et uniforme, tantôt des taches rouges, une injection de ses vaisseaux, quelquefois un abcès. — Au lieu de sérosité dans le tissu cellulaire des replis aryténo-épiglottiques, on trouve dans certains cas une sorte de lymphe plastique ou du pus, soit infiltré, soit réuni en foyer. Il y a quelquefois carie d'un des cartilages du larynx. Dans quelques cas fort rares, le calibre du larynx est rétréci et obstrué par un gonflement œdémateux ou purulent situé au-dessous des bords de la glotte qui sont sains; c'est ce que M. Cruveilhier appelle la *laryngite sous-glottique.*

Diagnostic. Les signes suivants feront facilement reconnaître cette maladie et permettront de la distinguer de toutes celles avec lesquelles elle a de la ressemblance : elle n'est point ordinairement accompagnée de fièvre ; la voix est enrouée ; il y a dans la respiration une gêne habituelle caractérisée par une inspiration difficile et sifflante, tandis que l'expiration reste facile ; il survient de loin en loin des accès de suffocation dans lesquels l'inspiration est très-sonore, très-bruyante et presque impossible, pendant que l'expiration est libre.

Pronostic. La terminaison presque toujours funeste de la laryngite sous-muqueuse dit assez que son pronostic est excessivement grave. Les accès de suffocation, devenant plus fréquents et plus violents, font craindre une mort prochaine.

Traitement. Les moyens généraux à employer sont la saignée, les sangsues au cou, aux environs du larynx ou à l'anus, les vomitifs et les purgatifs ; à titre de révulsifs, de larges sinapismes et des vésicatoires au cou, aux bras ou à la nuque. Au reste, ces moyens employés seuls n'ont presque jamais été suffisants pour amener la guérison, lorsque les accès étaient fréquents ou violents. La seule ressource qu'il y ait pour sauver le malade, c'est de se hâter de pratiquer la laryngotomie, qui elle-même deviendrait inutile, si on y avait recours trop tard. C'est surtout après cette opération que les agents thérapeutiques dont nous venons de parler pourront être utiles pour combattre l'infiltration séreuse de la glotte.

Laryngite chronique.

On distingue deux espèces de laryngite chronique : l'une idiopathique et essentielle, c'est la *laryngite chronique simple;* l'autre, qui est toujours ou presque toujours le symptôme de tubercules, de la syphilis et de maladies organiques des voies respiratoires, c'est la *laryngite chronique ulcéreuse,* à laquelle on donne ordinairement le nom de *phthisie laryngée.* Nous ne traiterons point ici de cette dernière espèce, qui est purement symptomatique, et nous renvoyons aux maladies dont elle dépend.

Causes. Rare chez les enfants, plus fréquente chez l'homme que chez la femme, cette maladie s'observe surtout entre trente et quarante ans. Elle succède assez souvent à une laryngite aiguë négligée, et dépend alors de toutes les causes qui ont donné lieu à celle-ci; d'autres fois elle est primitivement chronique; et dans ce cas, elle est presque toujours occasionnée par des efforts de voix chez les personnes qui sont obligées, par leur profession, de parler ou de chanter en public; tels sont les prédicateurs, les avocats, les acteurs, les chanteurs, les crieurs publics, etc., surtout si ces personnes sont en même temps exposées aux intempéries de l'air, comme cela arrive aux marchands et chanteurs ambulants. Elle est encore occasionnée par les poussières très-fines qui voltigent dans l'air dans l'exercice de certaines professions, par des corps étrangers qui tombent dans les voies aériennes, par l'usage immodéré des liqueurs alcooliques, par la masturbation et l'abus du coït. Ces dernières causes rendent la maladie fréquente chez les filles publiques, surtout celles de bas étage.

Symptômes. Ils consistent essentiellement dans l'état de la voix, qui est toujours altérée, mais avec des nuances variées; elle peut être plus ou moins voilée, dure, inégale, rauque à divers degrés. Cet enrouement diminue pendant le travail de la digestion et le séjour dans une atmosphère chaude; il s'aggrave au froid et à l'humidité; il varie au reste suivant une foule d'autres circonstances. Les malades éprouvent par moments un sentiment de gêne au larynx; ils toussent quelquefois, surtout le matin, et expectorent quelques crachats d'un blanc jaunâtre. La santé générale n'est d'ailleurs nullement troublée.

La laryngite chronique est sujette dans son cours à des exacerbations plus ou moins vives; elle peut passer à l'état aigu; sa marche est lente; sa durée indéterminée. Elle peut durer des années sans nuire à la santé. On a prétendu que, dans quelques cas rares, elle pouvait se terminer par ulcération, mais cela n'est point encore prouvé.

Diagnostic. La laryngite chronique se reconnaît facilement aux symptômes qui précèdent; mais il importe surtout de la distinguer des laryngites ulcéreuse, tuberculeuse et syphilitique. Celles-ci présentent l'une et l'autre des phénomènes beaucoup plus prononcés et plus graves que la laryngite chronique; de plus, elles sont accompagnées, la première des signes de la phthisie pulmonaire, et la seconde des signes de la syphilis.

Pronostic. Cette maladie est toujours bénigne et sans danger.

Traitement. On devra d'abord soustraire le malade aux causes qui ont occasionné ou qui entretiennent la laryngite chronique; on prescrira un silence plus ou moins complet, suivant l'intensité de l'affection, la respiration d'un air calme, tempéré ou chaud, le soin d'éviter le vent, les exercices forts, l'air froid et humide et toutes les causes de refroidissement. Si l'enrouement était fort et le larynx douloureux, il faudrait appliquer des sangsues à la région thyroïdienne et quelques ventouses à la nuque. Mais les moyens les plus utiles en pareil cas, ce sont les révulsifs extérieurs, tels que les vésicatoires volants ou à demeure au cou ou à la nuque, les frictions d'huile de croton tiglium ou de pommade émétisée. On calme la toux, lorsqu'elle est fréquente, en faisant fumer au malade un mélange de feuilles bien sèches de stramonium et de belladone, soit dans une pipe, soit sous forme de cigarettes. Dans les cas opiniâtres, M. Trousseau cautérise le larynx avec une solution de deux grammes de nitrate d'argent sur quatre grammes d'eau. Il en imbibe une petite éponge fixée au bout d'une baleine flexible et la porte, sous l'épiglotte, jusque dans le larynx qu'il cautérise. Dans d'autres cas, ce praticien fait insuffler dans le même organe une poudre fine de nitrate de bismuth, de sulfate de zinc, de cuivre, mêlée avec du sucre. À cet effet, il met une certaine quantité de cette poudre dans un tuyau de plume à écrire; le malade en porte un bout au fond du gosier, et faisant une forte inspiration, il fait pénétrer jusqu'au larynx une partie de cette poudre. Les résultats avantageux obtenus par M. Trousseau de la cautérisation et des insufflations ne sont pas encore assez nombreux pour porter un jugement assuré sur le degré d'utilité de ces moyens.

Bronchite.

Rhume, catarrhe pulmonaire, fièvre catarrhale.

Définition. On donne le nom de *bronchite* à l'inflammation de la membrane muqueuse qui tapisse la trachée-artère, les bronches et les ramifications bronchiques, dont elle occupe une portion plus ou moins étendue, quelquefois même la totalité. C'est sans doute la maladie la plus fréquente, puisqu'il n'est peut-être pas d'homme qui n'en soit atteint plusieurs fois en sa vie. On la divise en bronchite aiguë et en bronchite chronique.

Bronchite aiguë.

Causes. Quoique très-commune à tous les âges de la vie, cette maladie paraît encore plus fréquente dans la vieillesse et surtout dans l'enfance, époque où le travail de la dentition, une constitution faible, une vie molle et sédentaire y prédisposent évidemment. Les hommes y sont plus sujets que les femmes, par suite de leur vie extérieure qui les expose davantage aux intempéries. Les personnes qui se couvrent trop, qui habitent des chambres trop chaudes en sont plus souvent atteintes que les autres. Au reste, certains individus ont une prédisposition particulière à cette affection, dont ils sont souvent atteints spontanément et sans cause bien appréciable. Elle règne surtout pendant l'automne et en hiver.

La bronchite reconnaît ordinairement pour causes occasionnelles l'impression du froid, surtout d'un froid humide, les variations brusques de température, le passage d'un air chaud à un air froid et *vice versâ*. La bronchite est le plus souvent sporadique. Dans certaines constitutions atmosphériques, dont la nature est entièrement inconnue, elle règne épidémiquement.

Symptômes. A un faible degré, la bronchite, ou le *rhume,* est une affection légère qui mérite plutôt le nom d'indisposition que celui de maladie. Les individus qui en sont atteints n'ont qu'un peu d'enrouement et une toux médiocre, avec expectoration de quelques crachats grisâtres, symptômes qui cessent au bout de peu de jours ou persistent plus ou moins long-temps, sans apporter dans leur cours aucun trouble dans la santé générale et sans empêcher les malades de vaquer à leurs occupations habituelles.

A un degré intense la bronchite, que beaucoup d'auteurs désignent sous le nom de *fièvre catarrhale*, est ordinairement précédée de lassitudes, de céphalalgie, de refroidissement, de mal de gorge et de coryza. Elle présente communément trois périodes. La première période débute par une toux sèche, fréquente, douloureuse, accompagnée d'un peu d'oppression, d'un sentiment de gêne, de pesanteur, de chaleur à la partie antérieure de la poitrine et d'une fièvre plus ou moins prononcée. La toux revient en général sous forme de *quintes*, c'est-à-dire qu'après une seule inspiration il survient plusieurs secousses d'inspiration. Les quintes provoquent des douleurs vives, parfois déchirantes, dans toute la poitrine, mais surtout derrière le sternum, dans la direction de la trachée-artère et des bronches, aux attaches du diaphragme, à l'épigastre et jusque dans la tête. En même temps, la face est rouge et gon-flée ; l'ébranlement de la toux donne souvent lieu, surtout chez les enfants, à des nausées ou à des vomissements. Ces quintes, d'abord sèches, deviennent humides au bout d'un ou de plu-sieurs jours, et se terminent par l'expectoration d'un mucus clair, écumeux, contenant quelquefois de petites stries de sang. Elles reviennent plus ou moins souvent soit spontané-ment, soit sous l'influence du froid, de l'action de parler, du besoin d'expulser les mucosités pectorales, etc. Elles sont plus fréquentes le soir et pendant la nuit qu'au milieu de la journée.

Il y a souvent un peu d'oppression, surtout après les quintes ; la peau est chaude et moite, le pouls fréquent, la tête souvent lourde ou douloureuse, la soif vive, l'appétit faible ou nul. Il y a souvent le soir des paroxysmes de toux et de fièvre, parfois précédés de froid. Si l'on percute la poitrine, elle rend un son clair dans toute son étendue ; si on l'ausculte, c'est-à-dire si l'on applique l'oreille à un point de sa surface, on entend trois sortes de bruits que Laennec, qui les a découverts, a désignés sous les noms de râles sibilant, ronflant et muqueux ou sous-crépitant. Les deux premiers de ces bruits proviennent du passage de l'air à travers les tuyaux bronchiques, passagèrement rétrécis par le boursouflement de leur membrane muqueuse et par des mucosités très-adhérentes ; le troisième dépend du passage de l'air à travers un liquide. Le râle sibilant est un petit sifflement aigu ou grave qui ressemble quelquefois au gazouillement des oiseaux ; le râle sonore ou ronflant imite le bruit d'un homme qui ronfle, le roucoulement d'une tourterelle, le frémissement d'une corde de basse ; le râle muqueux ressemble au bruit que font entendre des bulles d'air qui viennent crever à la surface d'une eau de savon visqueuse, lorsqu'on souffle dans cette eau avec un chalumeau. Lorsque ces bulles sont assez petites, inégales et nombreuses, le râle muqueux est dit sous-crépitant.

Le murmure de la respiration dans la bronchite est souvent affaibli ou masqué dans une étendue variable du thorax, mais il reparaît après un effort de toux qui a désobstrué les tuyaux bronchiques engorgés de mucosités.

Dans la deuxième période, les mêmes symptômes persistent, mais avec une amélioration sensible, la toux est plus rare et plus humide, les crachats sont plus consistants, la chaleur, la douleur de poitrine et la fièvre sont bien diminuées.

Dans la troisième période, que les anciens appelaient la période de coction, la douleur de poitrine et la fièvre cessent entièrement, la toux est rare, les crachats sont opaques, quelquefois puriformes, l'urine est plus abondante ou sédimenteuse, l'appétit se prononce.

La durée de la bronchite varie depuis quinze jours jusqu'à un ou deux mois et plus.

La bronchite aiguë se termine presque toujours par la guérison, quelquefois elle passe à l'état chronique. Elle peut entraîner la mort chez les sujets très-affaiblis par l'âge et par des maladies antérieures, ou lorsque l'inflammation se propage jusqu'aux dernières ramifications bronchiques, ou au parenchyme pulmonaire.

Variétés. La bronchite présente de nombreuses variétés, suivant la constitution des individus qui en sont atteints, le siége qu'occupe l'inflammation dans l'arbre aérien et une foule d'autres circonstances. Chez certains individus pléthoriques, le pouls est plein, la peau colorée; il y a parfois des épistaxis : c'est le *catarrhe inflammatoire* de quelques auteurs; chez d'autres, la bouche est amère, la langue est couverte d'un enduit jaunâtre, la peau a une teinte ictérique; c'est ce qu'on appelait autrefois la *fièvre catarrhale bilieuse*. Parmi ces variétés, il en est deux surtout qui méritent une description particulière, ce sont : la bronchite capillaire ou catarrhe suffocant, et la bronchite membraneuse.

La *bronchite capillaire* s'observe surtout chez les enfants; elle survient à la suite d'une bronchite ordinaire, ou se montre tout à coup avec les symptômes graves qui lui sont propres. Elle est caractérisée par une grande oppression; l'inspiration est sifflante, et se fait avec effort à l'aide de tous les muscles qui dilatent la poitrine; la respiration est très-accélérée; la toux est fréquente et douloureuse; les quintes sont suivies de l'expectoration de mucosités filantes et de crachats opaques et écumeux. La poitrine percutée rend un son clair; auscultée, elle fait entendre à la fois les râles sibilant, ronflant et muqueux qui masquent souvent le bruit respiratoire. Les malades restent constamment sur leur séant pour respirer avec moins de peine; en même temps, anxiété, pouls très-fréquent, peau chaude, moite ou sèche, face pâle, lèvres et joues violacées. Si la bronchite capillaire doit avoir une issue funeste, après quelques jours de cet état, il survient de l'affaissement; les bronches se remplissent de mucosités et font entendre un bruit de gargouillement; le pouls devient petit et irrégulier pendant que sa fréquence augmente; les malades succombent dans un état de somnolence. Cette funeste terminaison arrive chez plus des trois quarts des enfants et chez un sixième des adultes. Si, au contraire, la guérison doit arriver, l'oppression diminue graduellement et avec elle tous les autres symptômes graves. Cette espèce de bronchite a une durée très-variable; dans la plupart des cas elle est de cinq à quinze jours.

La *bronchite membraneuse* est une affection fort rare qui présente d'ailleurs tous les symptômes de la bronchite capillaire. Elle s'en distingue par ce caractère particulier, que les malades expectorent, au milieu de crachats ordinaires, des fausses membranes en forme d'anneaux, de tuyaux, de tubes ramifiés, etc., dont le rejet est suivi d'une grande amélioration.

Lésions anatomiques. La bronchite étant rarement une cause de mort, les lésions que nous allons décrire ne s'appliquent qu'aux cas violents et extrêmes de cette maladie. On trouve, chez les sujets qui succombent à cette affection, les bronches plus ou moins remplies de mucosités écumeuses, blanches, opaques, purulentes. Leur membrane muqueuse est rouge, injectée, plus ou moins ramollie. Ces altérations sont ordinairement bornées à un certain nombre de tuyaux bronchiques dans les deux poumons.

Lorsque les cadavres appartiennent à des individus morts de la bronchite capillaire, les mêmes lésions se rencontrent dans les bronches depuis les troisièmes divisions jusqu'aux plus petites ramifications. Ces divisions ou ramifications sont pleines de mucosités purulentes qui les obstruent. On observe le plus souvent dans ce cas de petits noyaux de pneumonie lobulaire et un peu d'emphysème vésiculaire, c'est-à-dire la dilatation par l'air d'un certain nombre de vésicules pulmonaires. Enfin, les sujets qui ont succombé à la bronchite membraneuse présentent des fausses membranes analogues à celles du croup, lesquelles tapissent les tuyaux aériens dans une étendue variable.

Diagnostic. On reconnaît facilement la bronchite à la toux, à la nature des crachats, aux râles sibilant, ronflant et muqueux qu'on entend dans la poitrine, au son clair que rend cette cavité et au bruit respiratoire qui peut être en même temps puéril, naturel, faible ou nul dans des points différents, suivant que les bronches sont libres ou obstruées par des mucosités. La bronchite capillaire se distingue de celle qui est ordinaire par une oppression extrême jointe aux autres caractères de la maladie.

Pronostic. Le pronostic est presque toujours favorable ; il n'est grave que dans les bronchites très-intenses existant chez les enfants ou les vieillards affaiblis. La bronchite capillaire est le plus souvent mortelle chez les enfants, et elle n'est pas sans danger chez les adultes.

Traitement. La bronchite légère et sans fièvre ne réclame que quelques moyens très-simples : on conseille de se vêtir chaudement, d'éviter le froid et l'humidité, de ne point parler longtemps et à haute voix, de prendre une infusion pectorale, telle que celle de fleurs de violette, de mauve, de bouillon-blanc, prise en petite quantité à la fois, seule ou coupée avec du lait, des pâtes de guimauve et de jujubes. Au début, on peut souvent enlever promptement une bronchite peu grave en provoquant une réaction vive suivie de sueur. Pour cela, le malade doit se coucher chaudement et prendre une boisson chaude et diaphorétique, ou bien, suivant la pratique des gens du peuple, du vin chaud sucré ou du punch.

Dans la bronchite intense, le malade doit garder le lit, respirer un air d'une température chaude et égale et observer la diète. On lui prescrira, outre les boissons pectorales dont il vient d'être parlé, des loochs et des boissons gommeuses, l'inspiration, à l'aide d'un entonnoir dont il tient l'ouverture dans la bouche, de vapeurs émollientes de fleurs de mauve ou de guimauve, et chez les enfants surtout des cataplasmes de farine de graine de lin sur la poitrine, maintenus chauds et renouvelés avant qu'ils se refroidissent. On fera usage, une ou plusieurs fois par jour, de pédiluves dont la chaleur sera graduellement augmentée et qu'on rendra irritants à l'aide de sel, de savon ou de cendres. Si la fièvre, la céphalalgie et l'oppression sont prononcées, il faut pratiquer une ou même plusieurs saignées, suivant l'exigence des cas. L'âge des malades et diverses autres circonstances obligent assez souvent à remplacer la saignée par des sangsues sur la poitrine, dont le nombre varie suivant l'âge et la force des sujets, ou par des ventouses scarifiées. On a recours, dans certains cas, chez le même malade à ces divers modes d'émission sanguine.

Lorsque la maladie se prolonge au delà du deuxième ou du troisième septénaire, quoique la fièvre ait cessé ou considérablement diminué, on conseille les infusions diaphorétiques de bourrache, de serpolet, de sauge, les décoctions de polygala ou de lichen. C'est alors que les sinapismes ou les vésicatoires appliqués sur la poitrine, les frictions sur la même partie avec l'huile de croton tiglium, sont indiqués si l'irritation de la membrane muqueuse pulmonaire persiste avec opiniâtreté. On se borne parfois, dans ce cas, à couvrir le thorax de diachylon gommé ou d'un emplâtre de poix de Bourgogne.

Dans le cas où la fièvre est nulle ou peu intense et les voies digestives en bon état, on emploie avec avantage, pour calmer la toux et l'insomnie, les narcotiques, tels que le sirop de pavot blanc à la dose de quelques grammes jusqu'à 16 à 20 grammes, l'extrait aqueux d'opium en pilules (1 centigramme et demi à 5 centigrammes), la belladone, soit en extrait (2 centigrammes à 10 centigrammes), soit à l'extérieur, en faisant fumer dans une petite pipe des feuilles bien sèches.

Les vomitifs, et en particulier l'ipécacuanha, sont souvent extrêmement utiles, surtout chez les enfants, dont ils débarrassent à la fois les voies aériennes et digestives des mucosités et des crachats qui les obstruent.

La bronchite capillaire réclame les émissions sanguines et les révulsifs, en ayant soin, toutefois, de ménager les forces du malade. Toutefois, le moyen le plus efficace en pareil cas, surtout chez les enfants qui supportent mal la saignée, c'est le vomitif. On le répétera plusieurs fois à quelques jours de distance. Si malgré ce traitement l'oppression continue ou augmente, on appliquera un large vésicatoire à la partie antérieure de la poitrine. On combat l'accablement et la faiblesse qui peuvent survenir dans la seconde période par le polygala, les macérations de quinquina, les boissons vineuses, en même temps qu'on favorise l'expectoration par le kermès et l'oxymel scillitique. La bronchite membraneuse se traite de la même manière que la bronchite capillaire.

Bronchite chronique.

Catarrhe pulmonaire chronique.

La bronchite chronique est quelquefois primitive, mais le plus souvent elle succède à une ou à plusieurs bronchites aiguës.

Causes. Les vieillards et les personnes d'une constitution faible y sont particulièrement prédisposés. Elle est quelquefois consécutive à la coqueluche chez les enfants ; d'autres fois elle est entretenue par une maladie organique du cœur ou par des tubercules pulmonaires. Elle est d'ailleurs produite, comme la bronchite aiguë, par toutes les vicissitudes atmosphériques.

Symptômes. Les malades toussent plus ou moins, surtout le matin, et expectorent des crachats épais, opaques, blanchâtres, jaunâtres, verdâtres ; ils éprouvent quelques douleurs vagues dans la poitrine et un peu de gêne de la respiration, surtout après l'exercice. L'auscultation fait entendre les râles muqueux et sibilant ou sonore. La plupart du temps il n'y a aucun trouble dans les autres fonctions ; chez certains sujets, la bronchite chronique est accompagnée d'une fièvre obscure ou manifeste, de diminution de l'appétit et des forces. Cette maladie, extrêmement influencée par le froid, a une marche inégale, comme les saisons : elle débute ou s'exaspère pendant l'automne et l'hiver, et s'améliore ou disparaît au printemps et en été. Sa durée est extrêmement variable, depuis plusieurs mois, jusqu'à un an ou deux et plus. Il y a des personnes, surtout parmi les vieillards, qui en sont atteintes une partie de leur vie, ou du moins qui, après en avoir été exemptes en tout ou en partie pendant la belle saison, éprouvent des rechutes habituelles au retour du printemps ou de l'hiver. Ces rechutes ou recrudescences débutent quelquefois par une forte toux et une assez grande difficulté de respirer. Le catarrhe pulmonaire chronique se termine assez ordinairement d'une manière heureuse, ou devient en quelque sorte habituel, sans empêcher le plus souvent les malades, dans l'un ni dans l'autre cas, de vaquer à leurs occupations. Dans certains cas plus graves, l'expectoration devient de plus en plus abondante et même puriforme; les malades maigrissent graduellement et s'affaiblissent; la fièvre nocturne tend de plus en plus à devenir continue et est accompagnée de sueurs plus ou moins abondantes. Cet état se termine par la guérison ou par la mort au milieu de symptômes qui ont la plus grande analogie avec ceux de la phthisie pulmonaire. D'autres fois la bronchite chronique passe à l'état aigu.

Variétés. Les formes de la bronchite chronique sont nombreuses; nous n'en indiquerons que deux plus importantes, indépendamment de celles que nous venons de décrire : ce sont 1° le *catarrhe sec*, qui est sans expectoration ou avec expectoration fatigante et très-rare de crachats globuleux et très-petits; 2° le *catarrhe pituiteux* avec crachats filants, spumeux, transparents et si abondants que leur quantité peut s'élever en 24 heures à 4 ou même à 6 livres.

Lésions anatomiques. La membrane muqueuse des bronches est ordinairement violacée, ardoisée, brune ou grisâtre; quelquefois blanche ou rosée, tapissée par des mucosités plus ou moins épaisses et adhérentes, parfois puriformes; les extrémités des bronches sont souvent dilatées. Dans le catarrhe sec, la membrane muqueuse, surtout dans les petits rameaux, est rouge et épaissie, souvent obstruée par une matière visqueuse.

Diagnostic. Une toux ancienne, généralement sans fièvre, avec expectoration rare ou abondante, un son clair de toute la poitrine qu'on percute, l'audition des râles muqueux et sibilant ou sonore, sont les signes auxquels on reconnaît la bronchite chronique. Nous parlerons à l'article *phthisie tuberculeuse*, des caractères qui la distinguent de cette dernière maladie.

Pronostic. La bronchite chronique ne présente ordinairement aucun danger; elle peut devenir grave lorsqu'elle est accompagnée d'amaigrissement, surtout chez les vieillards.

Traitement. Les malades atteints de catarrhe pulmonaire chronique devront éviter avec soin les refroidissements et l'influence des vicissitudes atmosphériques, porter un gilet de flanelle sur la peau, habiter une chambre exposée au midi, à la campagne, si c'est possible; mais ce qui leur sera encore plus avantageux, c'est d'aller passer un certain temps dans un climat plus chaud.

Lorsque la maladie conserve encore un certain caractère d'acuité, on fait usage des boissons adoucissantes, de la diète lactée et même de quelques évacuations sanguines.

Dans les cas plus nombreux où il y a plutôt faiblesse que réaction, on conseille l'emploi des substances amères, résineuses et aromatiques, telles que les tablettes ou gelées de lichen d'Islande, les infusions de polygala, de sauge, de lierre, les décoctions de quinquina, la térébenthine, le baume de Tolu, du Pérou, de la Mecque, de copahu, l'inspiration des vapeurs de goudron, de benjoin, de succin, de bois de genièvre, d'iode, de chlore ou de chlorure alcalin; les eaux minérales sulfureuses d'Enghien, de Bonnes, de Cauterets, de Barèges, du Mont-d'Or, etc.

On emploie généralement avec avantage contre cette maladie les révulsifs cutanés, tels que les emplâtres' de poix de Bourgogne, les vésicatoires, les cautères, les sétons, appliqués aux bras ou sur la poitrine. Les purgatifs doux peuvent être utiles aussi dans certains cas à titre de dérivatifs.

Lorsque la toux est fréquente et fatigante, on parvient souvent à la calmer en faisant fumer au malade des feuilles de belladone ou de stramonium. Ce même moyen et les opiacés, comme nous l'avons indiqué en parlant du traitement de la bronchite aiguë, peuvent être très-utiles pour procurer le sommeil souvent interrompu chez certains sujets. Il arrive parfois que les crachats expectorés incomplétement s'accumulent dans les bronches et produisent de la dyspnée et d'autres accidents. On se trouve bien dans ces cas de provoquer soit des vomissements à l'aide de l'ipécacuanha, soit des nausées seulement à l'aide du même médicament à dose fractionnée. On fait encore usage dans ce dernier but du kermès minéral et de l'oxymel scillitique.

Grippe.

Catarrhe épidémique, influenza.

Définition. La grippe est une maladie épidémique caractérisée par une courbature et un affaiblissement remarquable,
la céphalalgie, un mouvement fébrile, le coryza et les symptômes d'une bronchite, et dont la terminaison a lieu ordinaire
ment par des sueurs du quatrième au dixième jour.

Causes. La grippe est une affection essentiellement épidémique, qui frappe toujours un très-grand nombre d'individus
à la fois. Elle dépend de changements particuliers qui ont
lieu dans l'état de l'air, et qui échappent entièrement à tous
nos moyens d'investigation. Parmi un grand nombre d'épidémies qui ont régné en Europe à différentes époques, nous
citerons seulement celles qu'on a observées en France en 1803,
1830, 1833, 1837 et 1851.

Cette maladie, rangée ici dans les phlegmasies pulmonaires,
tient beaucoup des fièvres primitives; en effet certains de ses
symptômes, tels que la céphalalgie et l'affaiblissement général,
ne sont nullement en rapport avec l'affection locale et paraissent
plutôt des effets de la réaction générale de l'organisme, im-
pressionné par la cause épidémique. Sous ce rapport, nous
aurions pu et peut-être dû la placer dans la classe des fièvres.

Symptômes. La grippe débute par du malaise, de la fatigue,
des douleurs contusives dans les membres; il se joint promptement à ces prodromes une céphalalgie plus un moins intense, quelquefois très-violente, souvent des saignements de
nez. Les malades éprouvent une grande lassitude, souvent
portée jusqu'à la prostration des forces; le pouls est toujours
plus ou moins fréquent et la peau chaude; il y a en même
temps tous les symptômes du coryza et de la bronchite : éternument, écoulement abondant d'un liquide séreux par les
narines, yeux larmoyants, mal de gorge plus ou moins prononcé, voix rauque, toux plus ou moins fréquente, douloureuse, quinteuse, d'abord sèche et ensuite suivie de l'expectoration de crachats muqueux, parfois accompagnée d'une
certaine dyspnée. La poitrine est sonore à la percussion et fait

entendre, en l'auscultant, quelques râles sibilant et muqueux. Dans plusieurs épidémies, on observe ordinairement des nausées, des vomissements ou de la diarrhée.

Ces symptômes sont légers ou très-intenses ; quelques-uns d'entre eux peuvent prédominer et donner à la grippe un caractère particulier.

Cette maladie suit une marche continue, avec un peu d'exacerbation le soir ; elle dure ordinairement de six à dix jours, et se termine le plus souvent par des sueurs critiques plus ou moins abondantes ; mais la convalescence est quelquefois longue, et les forces reviennent lentement. La grippe se complique parfois avec la pneumonie ; ce n'est que dans ce cas qu'elle peut avoir une issue fâcheuse.

Lésions anatomiques. Lorsqu'une maladie accidentelle a fait périr des individus atteints de la grippe, on a trouvé la membrane muqueuse des fosses nasales, du pharynx, du larynx et des bronches, injectée et rouge à des degrés variés.

Diagnostic. On distingue cette maladie de la laryngite et de la bronchite ordinaire à son caractère essentiellement épidémique et aux symptômes de courbature et de faiblesse qui accompagnent toujours l'affection catarrhale.

Pronostic. La grippe n'est point par elle-même une maladie grave, puisqu'elle aurait constamment une heureuse terminaison, si elle n'était jamais compliquée de pneumonie.

Traitement. La nature faisant tous les frais de la guérison de cette maladie, on se borne, dans la plupart des cas, à prescrire le repos, la diète, quelques pédiluves, le lit, des boissons pectorales et sudorifiques chaudes pour provoquer la moiteur et la sueur, qui sont les crises ordinaires de la grippe. Si la réaction fébrile et la bronchite étaient intenses, une petite saignée ou l'application de quelques sangsues seraient indiquées. Lorsque la fièvre est légère, la toux fréquente et le sommeil troublé, on prescrit dix à quinze grammes de sirop de pavot dans une tasse de tisane à prendre le soir. On calme les douleurs des membres, lorsqu'elles sont vives, en les frottant soit avec du baume tranquille, soit avec une pommade de belladone et en les entourant de flanelle.

Pneumonie.

Péripneumonie, fluxion de poitrine, fièvre pneumonique.

Définition. On donne le nom de pneumonie à l'inflammation du parenchyme pulmonaire, caractérisée par la fièvre, la toux, une douleur de côté, des crachats visqueux, sanguinolents et rouillés, un son obscur ou mat d'une portion de la poitrine, et un râle crépitant plus ou moins étendu qu'on entend en auscultant cette cavité.

Causes. — Causes prédisposantes. La pneumonie, une des maladies les plus fréquentes et les plus graves de l'espèce humaine, attaque tous les âges, mais elle est plus fréquente dans l'enfance et la vieillesse que dans l'âge adulte. Elle est plus commune de 20 à 30 ans chez l'adulte que dans les années qui précèdent ou qui suivent. L'homme, qui vit plus à l'extérieur, qui a une vie plus pénible que la femme, y est aussi deux ou trois fois plus exposé qu'elle. La pauvreté, les excès, les professions fatigantes, les anciennes attaques de pneumonie, y prédisposent également. On l'observe dans tous les climats, mais beaucoup plus souvent dans les pays froids ou tempérés que dans les pays chauds. On doit encore compter parmi les causes prédisposantes les plus puissantes, surtout chez les enfants et les vieillards, les maladies aiguës ou chroniques accompagnées de faiblesse, mais principalement la rougeole, la variole, le croup, la coqueluche, la gangrène de la bouche, la fièvre typhoïde, la phlébite, le rhumatisme aigu, la phthisie, les maladies organiques du cœur, l'aliénation mentale semi-paralytique, etc.

Causes occasionnelles. La pneumonie se développe assez souvent spontanément et sous la seule influence de la prédisposition ; d'autres fois elle survient après un refroidissement prolongé, suite d'exercices violents du poumon, de courses, de luttes, d'efforts véhéments, d'impression d'un air froid après un grand exercice, d'une boisson froide prise lorsque le corps est échauffé, etc.

Cette maladie peut régner en toutes saisons d'une manière

sporadique ou épidémique. Dans ce dernier cas, elle reconnaît pour cause spéciale un état particulier de l'air inappréciable à tous nos moyens d'investigation.

Phénomènes précurseurs. La pneumonie débute souvent brusquement et sans prodromes. Chez un certain nombre de malades, elle est précédée de malaises, de lassitudes, de bâillements, de frissons, phénomènes qui durent plusieurs jours ; chez d'autres elle survient dans le cours d'une bronchite aiguë ordinairement légère.

Symptômes. Dans la plupart des cas, l'invasion a lieu par un frisson violent, par une douleur vive dans un des côtés de la poitrine, accompagnée de toux, d'oppression et d'accélération du pouls. Le frisson est bientôt suivi d'une chaleur vive et d'un ensemble de phénomènes locaux et généraux que nous exposerons isolément pour mettre plus de clarté dans leur description.

1° *Symptômes locaux.* La douleur de côté se manifeste dès le début ; elle est vive, poignante, profonde, parfois obtuse, correspondant ordinairement aux environs du mamelon ; elle augmente par les mouvements respiratoires, par la toux, souvent par la pression. La respiration est difficile et fréquente, surtout chez les enfants et chez les malades dont le poumon est enflammé dans une étendue un peu considérable. La toux est plus ou moins fréquente, avec expectoration de crachats visqueux, transparents, adhérents au vase, mêlés de sang qui leur donne une couleur de rouille ou de brique pilée. D'autres fois ils sont jaunes, verdâtres, ou d'un rouge obscur analogue à celui de jus de pruneaux ; quelquefois ils sont séreux, coulants, diversement colorés, ressemblant à une solution épaisse de gomme arabique ; dans des cas très-rares, les crachats restent blancs ou manquent entièrement ; cette dernière circonstance s'observe chez les enfants. Si l'on percute la poitrine dans les environs de la douleur, le son, au lieu d'être clair comme dans l'état normal, est devenu plus ou moins obscur ; ce qui est surtout frappant en comparant ce son avec celui que rend le point correspondant du côté sain du thorax. A mesure que la maladie fait des progrès, le son obscur devient tout à fait mat et analogue à celui que donne la percussion de la cuisse ; le thorax a perdu dans ce point toute son élasticité. Toutefois, le son mat manque dans les pneumonies qui occupent le centre des poumons ou quelques lobules de ces viscères.

L'auscultation donne les résultats suivants : l'oreille appliquée sur la partie malade de la poitrine entend pendant l'inspiration, surtout pendant les grandes inspirations et la toux, le *râle crépitant*, à bulles très-petites, nombreuses, égales et sèches. Ce râle est un bruit particulier analogue à celui que fait le sel lorsqu'on le projette sur des charbons ardents ; il a probablement son siége dans les vésicules pulmonaires. Le râle crépitant n'existe que dans la première période de la pneumonie, la période d'engouement. Dans les parties du thorax qui correspondent aux portions saines du poumon, on entend tantôt le murmure respiratoire normal, tantôt la respiration puérile, c'est-à-dire ce même murmure augmenté de force et semblable à celui qu'on observe chez les enfants bien portants. A une époque plus avancée de la pneumonie, lorsque le poumon cesse d'être perméable à l'air par suite de son hépatisation, on observe deux nouveaux symptômes à l'aide de l'auscultation, la *respiration bronchique* et la *bronchophonie*. Au lieu du murmure respiratoire, on entend un bruit sourd, rude, métallique, analogue à celui qu'on produit en soufflant dans un tube de métal, et qui est l'effet du retentissement de l'air dans les gros tuyaux bronchiques. C'est là ce qu'on appelle respiration bronchique ou souffle tubaire. Lorsqu'on fait parler le malade, pendant qu'on écoute sa poitrine, on entend la résonnance de sa voix, qui est sourde, métallique, non articulée : c'est la *bronchophonie*.

2° *Symptômes généraux.* L'organisme tout entier participe aux désordres locaux que nous venons de décrire. La face est animée, une des pommettes est souvent plus rouge que celle du côté opposé ; les forces sont affaiblies, surtout chez les vieillards ; le décubitus a lieu sur le dos ou sur le côté malade. Le pouls est large, fort, résistant, plus ou moins fréquent, suivant l'intensité de la maladie ; chez les enfants, il bat souvent depuis 120 jusqu'à 130 ou 140 fois par minute; la peau est chaude, souple, halitueuse, souvent moite. Cette fièvre est continue avec des exacerbations le soir et la nuit. Le sang qu'on extrait par les saignées forme un caillot fibrineux très-épais, couvert d'une couenne inflammatoire grisâtre ou jaunâtre très-prononcée. En même temps, anorexie, langue blanche, soif vive, quelquefois vomissements ou diarrhée, surtout chez les enfants; parfois chez les vieillards langue sèche, brunâtre, dents fuligineuses. La sécrétion urinaire est souvent diminuée, quelquefois elle est devenue plus acide et elle dépose de l'urate d'ammoniaque. Il y a presque toujours dès le début une céphalalgie frontale très-vive, qui finit par se dissiper après sept à huit jours. Il n'est pas rare, surtout chez les adultes et les vieillards, et chez les individus adonnés aux boissons alcooliques, d'observer un délire plus ou moins prononcé, tranquille ou accompagné d'agitation.

Ces troubles généraux, toujours très-marqués chez les enfants et les adultes, peuvent être légers ou même fort obscurs chez les vieillards, dont l'irritabilité est souvent singulièrement émoussée. C'est une raison pour ausculter avec grand soin la poitrine des hommes âgés, toutes les fois qu'on observe chez eux une altération légère en apparence des fonctions respiratoires.

Marche. La pneumonie présente dans son cours les périodes d'accroissement, d'état et de déclin qui sont propres à la plupart des maladies aiguës. Après avoir commencé dans une partie plus ou moins circonscrite d'un poumon, l'inflammation s'étend ordinairement en profondeur et en surface; elle peut même envahir l'autre poumon, ce qui constitue la pneumonie double; en même temps l'oppression, la fièvre, l'abattement des forces augmentent; le râle crépitant se fait entendre dans une plus grande étendue; la douleur de côté et la céphalalgie diminuent d'intensité ou même se calment entièrement. Dans un nombre de cas malheureusement assez rares, tous ces symptômes diminuent dès les premiers jours; la respiration est plus libre, les crachats deviennent moins visqueux et moins rouges, et la maladie se termine par résolution, dans sa première période

(période d'engouement), au bout de 4 à 7 jours, à la suite d'une évacuation critique, telle qu'une urine sédimenteuse, des sueurs abondantes, une épistaxis. Mais le plus souvent la pneumonie continue sa marche et passe à sa seconde période, celle d'hépatisation, ce qui arrive fréquemment du troisième au sixième jour. On en est averti par le son plus obscur ou tout à fait mat du thorax dans la portion qui correspond à l'induration pulmonaire, par la diminution ou la cessation de la crépitation, par la respiration bronchique et par la bronchophonie. A cette époque, la difficulté de respirer, l'accélération de la respiration, la fièvre augmentent encore, la douleur de côté et le mal de tête sont apaisés; les crachats sont toujours visqueux, mais moins transparents, moins rouges; ils deviennent parfois blanchâtres, comme dans une simple bronchite. A cette époque, lorsque la maladie doit avoir une heureuse issue, ce qui est le plus fréquent, les symptômes précédents s'amendent graduellement, le râle crépitant et ensuite le murmure respiratoire reviennent; la poitrine reprend peu à peu sa sonorité. Dans le cas contraire, la dyspnée devient énorme, on entend dans la poitrine un râle très-bruyant produit par l'accumulation des crachats dans les bronches, le pouls devient extrêmement fréquent, faible et irrégulier, la face s'altère et les malades succombent dans une agonie plus ou moins longue.

Durée. La durée de la pneumonie varie de sept à vingt et un jours. Il est assez rare qu'elle ne parvienne pas à ce premier terme et qu'elle se prolonge au delà du second.

Terminaisons. La pneumonie se termine le plus souvent par la guérison, quelquefois par la mort et très-rarement par le passage à l'état chronique. La guérison a lieu par résolution, qui arrive le plus ordinairement dans la seconde période, très-rarement dans la première. La fièvre est un des premiers symptômes qui diminuent; on observe bientôt l'amendement des phénomènes locaux que nous avons indiqués plus haut. La résolution est fréquemment accompagnée d'évacuations critiques manifestes et heureuses; ce sont le plus souvent un dépôt briqueté ou blanc dans les urines, d'autres fois, des sueurs abondantes, une éruption herpétique sur les lèvres; plus rarement la diarrhée, une hémorrhagie, des crachats muqueux abondants. La convalescence marche rapidement et les rechutes sont très-rares.

La terminaison par la mort est l'effet du passage de l'hépatisation rouge du poumon à l'hépatisation grise, c'est-à-dire à l'infiltration purulente; elle peut résulter de la formation d'abcès pulmonaires, phénomène d'ailleurs très-rare, ou de la gangrène du poumon, altération encore plus rare. L'infiltration purulente produit une aggravation de tous les symptômes généraux; les crachats sont tantôt rares et opaques, tantôt couleur de réglisse ou de jus de pruneaux; bientôt la face s'altère, le râle survient, et le malade succombe dans le coma ou un délire tranquille. Il n'est pas prouvé cependant que cette infiltration purulente ne puisse pas se terminer quelquefois par la guérison. Le pus se réunit parfois, mais rarement, en abcès, qui restent inconnus pendant la vie, ou qui finissent par communiquer avec des tuyaux bronchiques. Dans ce cas, les malades expectorent du pus qui peut être blanchâtre, grisâtre, jaunâtre, sanieux, d'une odeur fade et quelquefois fétide. Les crachats fétides sont un indice de la gangrène des parois de l'abcès. Lorsqu'un foyer purulent communique avec l'extérieur, on entend à l'auscultation le gargouillement, la respiration caverneuse et la pectoriloquie. La mort est le résultat à peu près certain des abcès pulmonaires; il paraît cependant qu'ils peuvent se terminer quelquefois par la guérison. — La terminaison de la pneumonie par gangrène, cas excessivement rare et tenant à des conditions spéciales qu'on ignore, donne lieu à des crachats verdâtres, brunâtres ou noirâtres, qui sont d'une puanteur et d'une fétidité très-pénétrantes.

Le passage de la pneumonie à l'état chronique est si rare qu'il a été très-peu observé jusqu'ici. Dans ce cas, la maladie se prolonge, la fièvre et la toux continuent quoique à un moindre degré; le son de la poitrine est mat; on entend la respiration bronchique et la bronchophonie; les malades maigrissent graduellement et finissent par succomber. Il n'est pas encore bien prouvé que cet état soit susceptible de guérison.

Variétés. Dans un certain nombre de cas il se joint aux phénomènes locaux de la pneumonie un appareil d'autres symptômes qui donnent à cette maladie une physionomie et une forme particulières.

On observe parfois, surtout chez les enfants et les ivrognes, du délire, de l'agitation, des convulsions, des contractures, phénomènes nouveaux qui ont fait donner à cette espèce de pneumonie l'épithète d'*ataxique.*

D'autres fois, principalement chez les vieillards, il survient une grande prostration des forces, la sécheresse et la couleur brune de la langue, la fuliginosité des dents. C'est la pneumonie *adynamique.*

Dans d'autres circonstances, la pneumonie s'accompagne d'enduit jaunâtre de la langue, de teinte ictérique de la sclérotique et surtout de la peau, de nausées, de vomissements de bile jaune ou verte. C'est la pneumonie *bilieuse,* qui se montre souvent sporadiquement, quelquefois épidémiquement.

Chez les enfants atteints de bronchite capillaire, il se forme parfois, au milieu des poumons, des noyaux isolés d'inflammation, espèce de pneumonie qu'on nomme *lobulaire,* et qui reste presque toujours latente, ses symptômes étant masqués par ceux de la bronchite.

Complications. Plusieurs maladies peuvent compliquer la pneumonie : les plus fréquentes sont la bronchite, la pleurésie, le délire, l'ictère; viennent ensuite la péricardite, l'endocardite, les concrétions fibrineuses du cœur.

Lésions anatomiques. A l'ouverture des cadavres on trouve les poumons dans trois états différents, qui sont les degrés divers de l'altération inflammatoire de ces organes, savoir : l'*engouement,* l'*hépatisation rouge* et l'*hépatisation grise.*

Premier degré. — Engouement. Le poumon est violacé ou livide dans les parties malades, moins crépitant, plus pesant, sans élasticité; il surnage incomplétement dans l'eau; il est gorgé d'un liquide séreux, rougeâtre, écumeux. Son tissu est rougeâtre, friable et laisse facilement pénétrer le doigt dans sa substance.

Deuxième degré. — *Hépatisation rouge.* Le poumon ressemble beaucoup par son poids, sa couleur et sa texture au parenchyme du foie, d'où vient le nom d'hépatisation qu'on a donné à cette espèce d'altération. Il est dur, sans crépitation, friable, augmenté de volume, et surtout de poids, ce qui le fait tomber au fond du vase lorsqu'on le jette dans l'eau. Sa couleur à l'extérieur et à l'intérieur est d'un rouge foncé, tantôt uniforme, tantôt mêlé de diverses nuances et comme marbré. Lorsqu'on le déchire, il s'en écoule un liquide rougeâtre et sans bulles d'air ; les surfaces déchirées sont formées de granulations rouges, dures, arrondies, qui ne sont autre chose que les vésicules pulmonaires changées en corps solides par l'inflammation de leurs parois. Quelquefois le tissu du poumon est d'un rouge vineux, mou, sans granulations, et ressemble au parenchyme de la rate ; on donne le nom de *splénisation* à cette altération.

Troisième degré. — *Hépatisation grise* ou *infiltration purulente.* A ce degré le tissu du poumon présente tous les caractères de l'hépatisation que nous venons de décrire, à l'exception de la couleur, qui est grise, et qui disséminée d'abord par points épars, finit par s'étendre à toute la partie hépatisée. Ce tissu est extrêmement friable et laisse écouler à la compression un liquide grisâtre, d'apparence purulente. Parfois ce pus est rassemblé en un ou plusieurs foyers, presque toujours situés sur la plèvre. Ces abcès, très-variables pour le volume, sont remplis d'un pus blanc ou rougeâtre, inodore et quelquefois fétide ; ils communiquent parfois avec les bronches. Leurs parois sont tantôt anfractueuses, indurées, quelquefois gangrenées, tantôt lisses et tapissées d'une fausse membrane.

Les trois altérations que nous venons de décrire, ou du moins deux d'entre elles se rencontrent presque toujours sur le même poumon, ce qui tient à ce que l'inflammation a envahi successivement plusieurs parties de cet organe. Elles ont une étendue variable : ordinairement bornées à un seul poumon, qui est le plus souvent le droit, et à une partie de ce poumon, elles peuvent s'étendre aux deux poumons ou occuper un poumon tout entier ; ce dernier cas est d'ailleurs fort rare. Il arrive

quelquefois principalement chez les enfants, que les lésions
précédentes sont disséminées par noyaux dans le parenchyme
pulmonaire et n'occupent que quelques lobules ; c'est ce qu'on
nomme pneumonie *lobulaire* ou *mamelonnée*.

Avec les lésions que nous venons de décrire et qui constituent les caractères anatomiques de la pneumonie, il s'en
rencontre souvent d'autres dans différents organes : ainsi
chez les adultes, la plèvre présente presque toujours des restes
d'inflammation, ce qui s'observe beaucoup moins chez les
vieillards, et ce qui est rare chez les enfants. — Les ganglions
bronchiques sont presque toujours tuméfiés, rouges, ramollis
ou même en suppuration. Le cœur contient assez souvent des
caillots fibrineux plus ou moins denses qui paraissent s'être
formés dans la dernière période de la pneumonie.

Diagnostic. A son premier degré, deux signes vraiment pathognomoniques caractérisent la pneumonie : 1° des crachats
sanglants et rouillés, ou jaunâtres et verdâtres ; 2° une crépitation nombreuse, fine, sèche et égale. Le râle sous-crépitant
à bulles grosses et humides, quoique propre à cette maladie,
accompagne parfois certaines bronchites. Dans ce dernier cas,
le bruit coïncidant avec les symptômes de l'inflammation de
la muqueuse bronchique se fait entendre dans une grande étendue de la poitrine, tandis que, lorsqu'il accompagne la pneumonie, il s'observe dans un espace beaucoup plus étroit et
existe en même temps que les autres caractères de l'inflamma-
mation du poumon. La douleur de côté, le son obscur ou
mat, la toux et la dyspnée sont des signes de cette affection
importants, mais non essentiels, puisqu'on peut les rencontrer dans d'autres maladies de la poitrine. La fièvre, qui se lie
à tant d'affections diverses, ne peut être un signe de l'existence
de la pneumonie, quoiqu'elle l'accompagne toujours ; mais
elle est un indice de sa gravité, surtout chez les adultes et les
vieillards. Lorsqu'elle est vive, principalement chez ces derniers, et que les phénomènes locaux sont peu apparents, il
importe d'ausculter avec soin la poitrine, où l'on découvre
parfois les caractères d'une pneumonie latente. Le son mat de
la poitrine, la respiration bronchique et la bronchophonie sont

les signes du second degré de la pneumonie. Lorsque ces caractères existent en même temps que la crépitation qui se fait entendre dans d'autres points de la poitrine, c'est une marque que le poumon est enflammé à ses deux premiers degrés dans des endroits différents.

Les caractères que nous venons d'indiquer ne permettent pas de confondre la pneumonie avec aucune autre maladie de poitrine.

Pronostic. La gravité de la pneumonie varie suivant l'âge. Presque toujours funeste chez les enfants à la mamelle, elle fait encore de nombreuses victimes jusqu'à cinq ou six ans. Depuis ce dernier âge jusqu'à 15 ans, elle est beaucoup moins dangereuse. D'après M. Grisolle, la mortalité est d'un quatorzième de 16 à 30 ans, d'un septième entre 30 et 40 ans, d'un sixième entre 40 et 50, d'un cinquième entre 50 et 60 et des huit dixièmes au delà de 70 ans. La pneumonie est plus dangereuse chez la femme, surtout chez la femme enceinte, que chez l'homme, chez les personnes faibles, maladives, mal constituées, chez les ivrognes que chez celles qui sont robustes, bien portantes et sobres. — La pneumonie du lobe supérieur droit est plus grave que celle du lobe supérieur gauche. Un pouls extrêmement fréquent, une grande accélération de la respiration, sont des signes fâcheux; un pouls petit et irrégulier en même temps que très-fréquent, des crachats couleur jus de pruneaux, la suppression de l'expectoration dénotent un grand et prochain danger, tandis que des sueurs abondantes et des urines qui déposent sont des signes favorables. La gravité du pronostic se tire de l'état général du malade, plutôt que de l'état local. La pneumonie est plus grave lorsqu'il s'y joint une complication; elle est le plus souvent mortelle, lorsqu'elle survient pendant le cours d'une autre maladie déjà sérieuse par elle-même.

Traitement. Il consiste principalement dans le bon usage de deux moyens, les émissions sanguines et l'émétique à haute dose. La saignée du bras doit être pratiquée le plus près possible de l'invasion de la pneumonie, et lors même que celle-ci serait bénigne. Si la douleur de côté prédomine, et qu'elle n'ait pas été sensiblement diminuée par l'ouverture de la veine, on appliquera des sangsues sur le lieu douloureux. On combinera ces deux espèces d'émissions sanguines, suivant les cas qui se présenteront. Leur nombre et la quantité de sang à extraire devront varier beaucoup, suivant l'âge et la constitution des malades. Chez les enfants jusqu'à six ans, on se borne à l'application de sangsues depuis deux ou trois jusqu'à douze, et l'on y revient une ou plusieurs fois, si c'est nécessaire. Chez les adultes forts et vigoureux, on pourra faire deux, trois, ou même quatre saignées en 24 heures, et recommencer une ou plusieurs fois les jours suivants, suivant l'état des forces et l'effet obtenu ; tandis que chez ceux qui sont doués d'une moins bonne constitution, ou qui sont faibles, trois, deux saignées, ou même une seule peuvent suffire. Cependant, en tenant compte de l'état des forces, il ne faut pas oublier que la saignée prompte et abondante est de précepte général dans la pneumonie ; il est d'observation que plus on saigne de bonne heure, plus la première saignée est copieuse et plus elle a d'efficacité pour enrayer le travail inflammatoire. Il est quelques pneumonies, néanmoins, où l'on ne doit point y recourir, parce qu'elle serait nuisible ; telles sont celles qui sont secondaires à d'autres maladies graves, celles qui atteignent des individus très-affaiblis, qui sont accompagnées de symptômes typhoïdes, en un mot toutes celles où se remarquent une grande prostration des forces et un pouls petit et misérable.

Lorsque le pouls, à la suite d'une ou de plusieurs saignées, a perdu de sa force et de sa dureté, et qu'il est devenu souple et mou, on en vient à l'émétique à haute dose, médication héroïque qui convient à tous les âges et à toutes les constitutions. On fait dissoudre de l'émétique dans une infusion de tilleul, de camomille ou dans une potion gommeuse (90 à 120 grammes pour 24 heures), et l'on donne toutes les heures une cuillerée de cette boisson. La dose de ce sel dans chaque potion destinée à un jour varie suivant les âges ; elle est de 10 centigrammes chez les nouveau-nés, de 15 à 20 au-dessus de trois ans, de 40 à 50 centigrammes chez les adultes, de

60 chez les vieillards. Le second jour et les suivants, on diminue la dose d'émétique, s'il est survenu une amélioration très-considérable; si cette amélioration est faible ou nulle, on porte cette dose à 80 centigrammes ou un gramme pour les adultes et les vieillards. Les premières cuillerées de la potion stibiée provoquent le plus souvent des vomissements et des selles bilieuses qui cessent ordinairement les jours suivants. Dans ce dernier cas, comme dans celui où dès le début le tartre stibié ne donne lieu à aucune évacuation, on dit qu'il y a *tolérance*, phénomène qui n'empêche point l'action thérapeutique et bienfaisante de ce précieux médicament. L'effet de l'émétique est ordinairement assez prompt; il consiste dans une diminution de tous les symptômes, et en particulier de la fièvre, de la toux et de la dyspnée.

Après l'emploi des saignées, on applique, avec un avantage très-marqué, des vésicatoires sur le côté malade de la poitrine. Chez les enfants à la mamelle, on tire un grand profit des vésicatoires volants, qu'on place successivement sur divers points du thorax.

Dans la pneumonie bilieuse, lorsque l'embarras gastrique se manifeste par des signes très-prononcés (tels que langue très-chargée, amertume de la bouche, nausées ou vomissements de bile, céphalalgie, teinte jaune de la bouche ou de la face), on donne de suite l'émétique, jusqu'à ce qu'il ait provoqué des vomissements suffisants. Souvent alors on voit diminuer considérablement ou disparaître tous les symptômes de l'inflammation du poumon, et l'on n'a pas besoin de recourir à d'autres moyens. Lorsque les symptômes bilieux sont moins intenses, que la constitution est pléthorique, le pouls plein et dur, le tartre stibié doit être précédé de la saignée.

Les pneumonies typhoïdes ne peuvent exiger la saignée qu'au début, et seulement lorsqu'il y a des phénomènes prononcés de réaction, et encore dans ce cas ne faut-il tirer qu'une quantité médiocre de sang. Sitôt que la prostration se manifeste, avec ou sans troubles nerveux, on fait usage du quinquina et du vin, du polygala de Virginie, des vésicatoires. Dans les pneumonies consécutives à une autre maladie, existant presque toujours chez des individus très-affaiblis, la saignée est souvent contre-indiquée. Il faut alors se borner à l'émétique à haute dose, comme contro-stimulant.

La pneumonie avec délire doit être traitée comme la pneumonie ordinaire, lorsque ce dernier phénomène paraît dépendre d'une irritation ou d'une inflammation des méninges, ou de l'intensité de la fièvre. Si ce trouble de l'intelligence se lie à cet ensemble de symptômes qui caractérisent la forme ataxique de la pneumonie, on fait usage des antispasmodiques, et en particulier du musc, qu'on donne en pilules d'un grain (5 centigrammes), toutes les heures, de manière à employer environ un gramme de ce médicament en vingt-quatre heures. Enfin, lorsque la pneumonie atteint des ivrognes, et que le trouble des facultés intellectuelles n'est qu'un des symptômes du *delirium tremens*, auquel ces hommes sont sujets, on doit s'empresser de recourir à l'opium, dont une longue expérience a prouvé l'efficacité en pareil cas. On donne ce médicament en pilules de cinq centigrammes chacune; on en fait prendre trois, quatre, cinq, six ou même davantage en 24 heures, en ayant soin de n'en prescrire qu'une seule à la fois, et de mettre un intervalle d'une ou deux heures d'une prise à l'autre.

La diète est de rigueur dans le cours de la pneumonie. On fera prendre au malade une infusion de fleurs pectorales, qu'on devra changer de temps en temps pour éviter qu'il ne s'en dégoûte.

Pleurésie.

Définition. On désigne sous ce nom l'inflammation de la plèvre caractérisée par une douleur de côté, une toux sèche, l'égophonie, un son obscur ou mat de la poitrine, l'absence de râle crépitant et de crachats rouillés, et la fièvre.

On divise la pleurésie en pleurésie *aiguë* et pleurésie *chronique*. Suivant qu'elle envahit la plèvre entière, ou seulement une partie de son étendue, on la distingue encore en pleurésie *simple* ou *double*, *générale* ou *partielle*. Celle-là affecte la plèvre entière; celle-ci peut être bornée au médiastin, au diaphragme, à la scissure interlobaire.

Pleurésie aiguë.

Causes. La pleurésie est une maladie fréquente qui atteint tous les âges, mais principalement la jeunesse et l'âge adulte. Elle se développe parfois, sans cause occasionnelle, sous l'influence d'une prédisposition intérieure qu'il est impossible d'apprécier. Sa cause déterminante la plus ordinaire, c'est un refroidissement qui peut dépendre lui-même de l'impression subite d'un air froid, d'une boisson froide bue après un violent exercice, du passage brusque d'un air chaud à un air froid, etc.; de là, la suppression de la transpiration et le développement de l'inflammation. La pleurésie est quelquefois le résultat d'une violence extérieure sur la poitrine. Elle survient assez souvent pendant le cours d'une autre maladie, telle que la pneumonie, le rhumatisme articulaire fébrile, la pleurodynie, la péritonite puerpérale, la phthisie pulmonaire.

Dans ce dernier cas, elle est ordinairement l'effet de l'introduction dans la plèvre du pus d'un tubercule ramolli. La rupture d'un abcès, d'un kyste, d'un foyer gangréneux, peuvent encore lui donner naissance de la même manière.

Symptômes. La pleurésie débute sans prodromes, ou après un frisson plus ou moins intense, par une douleur de côté vive, pongitive et déchirante, qui a le plus souvent son siége à la région mammaire, quelquefois dans le dos, à la base de la poitrine ou à l'aisselle. L'inspiration, la toux et la pression intercostale rendent cette douleur beaucoup plus vive. Il y a en même temps une toux sèche et pénible, une oppression marquée, une respiration fréquente, courte et anxieuse. Le pouls est fréquent, la peau chaude; il y a soif et anorexie. Le malade reste couché sur le dos, incliné sur le côté où siége la douleur. A ce début de la pleurésie, le son de la poitrine est encore normal, quoique le murmure respiratoire soit souvent sensiblement affaibli, ce qui tient à ce que la douleur empêche le malade de dilater entièrement sa poitrine, Mais bientôt il se fait dans le côté malade un épanchement qui commence par la partie la plus déclive de la cavité thoracique , c'est-à-dire à la partie inférieure de cette cavité, vers la grande courbure des côtes, à égale distance du sternum et de la colonne vertébrale. Si l'on percute dans cet endroit, on trouve le son moins clair ou même tout à fait obscur ou nul suivant la quantité de liquide. Lorsque l'épanchement est médiocrement abondant, l'auscultation de la voix dans les endroits de la poitrine qui correspondent à cette accumulation fait entendre le phénomène que Laennec appelle *égophonie*. C'est tantôt une voix aigre, saccadée, tremblotante, analogue au bêlement d'une chèvre, tantôt une voix qui a beaucoup de ressemblance avec celle de polichinelle, ou avec le son d'un mirliton ; dans quelques cas rares , l'égophonie est remplacée par la bronchophonie. Le murmure respiratoire dans le siége de l'égophonie est faible, éloigné de l'oreille, quelquefois nul , et, dans ce cas, remplacé par la respiration bronchique. Lorsque l'épanchement devient plus considérable, l'égophonie cesse de même que le bruit respiratoire, le son du thorax est entièrement mat; l'on n'entend plus aucun bruit dans la poitrine, excepté le long de la colonne vertébrale, dans les points correspondants à la racine du poumon, où l'on perçoit encore le murmure respiratoire. Lorsque des adhérences de la plèvre n'y mettent pas obstacle, on peut déplacer le liquide épanché dans sa cavité en faisant changer les positions du malade dans son lit ; il en résulte des changements correspondants dans les endroits où l'on entendait les phénomènes stéthoscopiques dont nous venons de parler. Cette mobilité est d'ailleurs un symptôme assez rare, parce que, le plus souvent, l'épanchement est entouré d'adhérences qui ne lui permettent aucun déplacement.

Parvenue à ce degré, tantôt la pleurésie s'arrête par suite de la résorption de l'épanchement, tantôt elle continue à faire des progrès par l'augmentation du liquide qui s'exhale dans la cavité de la plèvre, et qui peut être assez abondant pour remplir tout un côté de la poitrine. Dans ce cas, le côté malade se dilate dans tous ses diamètres , ce dont il est facile de s'assurer en le mesurant comparativement au côté sain ; les espaces intercostaux s'élargissent, et l'on peut quelquefois sentir dans leurs intervalles la fluctuation d'un liquide. L'abondance de celui-ci, continuant à dilater le côté malade, peut déprimer le médiastin, repousser le cœur, dont les battements ne se font plus sentir à leur place ordinaire, refouler le diaphragme et abaisser en même temps la rate ou le foie suivant que l'épanchement a son siége à gauche ou à droite. L'un ou l'autre de ces viscères fait alors dans l'abdomen une saillie très-prononcée. Lorsque l'épanchement est aussi considérable, l'oppression est très-grande, le malade ne peut respirer que couché sur le dos ou sur le côté pleurétique, le son est entièrement mat dans tout ce côté, où l'on n'entend plus aucun bruit à l'auscultation ; en même temps le poumon resté sain augmente d'activité et le plus souvent on y entend la respiration puérile, c'est-à-dire un murmure vésiculaire beaucoup plus fort, plus bruyant et plus fréquent.

Marche. Au bout d'un temps variable, l'épanchement pleurétique est peu à peu résorbé ; la fièvre et les autres phénomènes généraux cessent, la dyspnée diminue, le bruit de la respiration et la sonorité du thorax reviennent peu à peu et graduellement sous la clavicule, à la partie antérieure de la poitrine, sous l'omoplate, où souvent l'égophonie se fait entendre de nouveau, surtout lorsque la pleurésie est très-récente. Cette égophonie ne tarde pas elle-même à disparaître pour faire place à la respiration naturelle. La matité et l'absence de murmure vésiculaire persistent beaucoup plus longtemps, quelquefois plusieurs mois, à la partie inférieure de la poitrine, partie la plus déclive où le liquide était accumulé en plus grande quantité. On observe ces phénomènes chez certains sujets longtemps après leur guérison, quelquefois le reste de leur vie, ce qui tient à des fausses membranes épaisses qui gênent dans cet endroit l'expansion du poumon pendant l'inspiration.

Lorsque la pleurésie est ainsi en voie de guérison, l'auscultation fait entendre parfois un bruit rude et saccadé, comme si deux corps durs se frottaient avec lenteur l'un sur l'autre. On désigne ce phénomène sous le nom de *bruit de frottement pleurétique*, et on l'explique par le frottement, dans l'acte de la respiration, des plèvres costale et pulmonaire, entre lesquelles de fausses membranes dures et inégales sont interposées. On l'observe presque toujours à la base de la poitrine; il disparaît après quelques jours, quelquefois après une ou plusieurs semaines. Dans quelques cas rares de pleurésie où l'épanchement est nul, et que, pour cette raison, on a appelée *pleurésie sèche*, le bruit de frottement pleurétique est le principal symptôme physique qui puisse servir à la faire reconnaître.

Durée. La pleurésie peut durer depuis cinq à six jours jusqu'à quinze, vingt et un ou vingt-huit. Si l'épanchement est considérable, le travail de la résorption peut durer plusieurs mois.

Terminaisons. Cette maladie a presque toujours une terminaison heureuse, lorsqu'elle est sans complication, et qu'elle atteint des sujets d'une bonne constitution. Elle peut cependant entraîner la mort lorsqu'elle est double, qu'elle occupe le diaphragme, ou que l'épanchement est porté à un degré extrême. Dans ces cas, les malades succombent dans un accès d'orthopnée ou au milieu d'une syncope. La pleurésie peut encore se terminer par le passage.à l'état chronique.

Variétés. Les principales variétés de la pleurésie aiguë sont les pleurésies *latente, double, partielle* et *subite.*

Pleurésie latente. Quelquefois la plupart des symptômes que nous avons décrits manquent ou sont tellement légers, que la maladie échappe à la sagacité du médecin ou est seulement soupçonnée. Cependant il est fort rare qu'on ne puisse percevoir aucun phénomène physique par la percussion et l'auscultation. Cela arrive lorsque l'inflammation est bornée à la plèvre du médiastin ou de la scissure qui sépare les lobes pulmonaires.

Pleurésie double. La pleurésie peut occuper les deux côtés de la poitrine, ce qui arrive successivement. Les symptômes auxquels elle donne lieu sont les mêmes que ceux de la pleurésie simple, seulement l'oppression est en général beaucoup plus prononcée.

Pleurésie partielle. La pleurésie partielle est celle qui n'occupe qu'une partie plus ou moins circonscrite de la plèvre. Elle a lieu lorsque l'inflammation se développe dans une portion de cette membrane qui se trouve entourée d'adhérences récentes ou anciennes. Cette pleurésie est quelquefois si peu étendue, qu'elle donne seulement lieu à une douleur vive dans un point de la poitrine, accompagnée d'un peu de dyspnée, sans fièvre ou avec un peu de fréquence du pouls. Parmi les pleurésies partielles, il en est trois principales, savoir : les pleurésies médiastine, interlobaire et diaphragmatique. Les deux premières, presque toujours latentes, comme nous l'avons dit plus haut, ne paraissent provoquer qu'une douleur profonde dans la poitrine, avec oppression et fièvre, mais sans aucun des phénomènes physiques propres à la pleurésie ordinaire. Dans ces deux espèces de pleurésie circonscrite, il arrive souvent que le liquide séro-albumineux emprisonné au milieu d'adhérences solides perce le poumon et s'échappe au dehors par les bronches. La pleurésie diaphragmatique (*paraphrénésie* des anciens) a pour symptômes une douleur vive le long du rebord cartilagineux des fausses côtes, laquelle s'étend jusqu'aux hypocondres et s'exaspère par la toux, la pression et les mouvements ; une oppression si considérable et si anxieuse, qu'elle oblige les malades à se tenir sur leur séant pour respirer, le tronc fortement penché en avant, quelquefois, mais bien rarement, le hoquet, le vomissement et l'ictère. Cette espèce de pleurésie se termine souvent par la mort.

Pleurésie subite. Elle arrive lorsqu'un abcès tuberculeux, un kyste, un foyer gangréneux, s'ouvrent tout à coup dans la plèvre. Le malade est pris alors d'une douleur de côté subite extrêmement vive, accompagnée d'une dyspnée et d'une anxiété considérables. Les symptômes de la pleurésie ordinaire combinés avec ceux qui naissent de l'introduction de l'air dans la cavité de la plèvre ne tardent pas à se manifester. Nous en parlerons en traitant du pneumo-thorax.

Complications. Beaucoup de maladies aiguës peuvent compliquer la pleurésie. La plus commune et la plus importante à connaître, c'est la pneumonie. Cette complication prend le nom de *pleuro-pneumonie*. Dans ce cas, tantôt on observe les phénomènes physiques propres à ces deux maladies, tantôt celle qui prédomine masque plus ou moins complétement les symptômes de l'autre ou les modifie d'une manière remarquable. ·

Lésions anatomiques. Lorsqu'on ouvre la poitrine des sujets qui ont succombé à la pleurésie, on trouve le côté de cette cavité où siégeait la maladie plus ou moins rempli d'un liquide séreux, le plus souvent de couleur citrine, d'autres fois jaune, verdâtre, louche et opaque, quelquefois rougeâtre, dans lequel nagent en quantité variable des flocons albumineux et des concrétions membraniformes; des concrétions analogues, molles, plus ou moins épaisses, recouvrent en même temps la surface interne de la plèvre dans une étendue variable. La quantité du liquide épanché varie depuis quelques grammes jusqu'à un ou plusieurs kilogrammes. Dans quelques cas rares, il n'y a point ou presque point d'épanchement séreux, et la plèvre contient une grande quantité d'exsudations albumineuses d'un blanc jaunâtre, quelquefois à moitié fluide, ordinairement de la consistance de l'albumine cuite ou de la couenne inflammatoire, rassemblées en masse dans les gouttières vertébrales et sur le diaphragme, et tapissant plus ou moins les deux feuillets de la plèvre, entre lesquels elles établissent des adhérences. On a donné le nom de *pleurésies sèches* à ces cas de pleurésie sans liquide séreux. Lorsqu'on détache les fausses membranes de la surface de la plèvre, on trouve cette membrane plus ou moins rouge et injectée, mais conservant son poli, sa transparence et son épaisseur normales.

Lorsque l'épanchement pleurétique est très-abondant, le côté de la poitrine est dilaté, le médiastin et le cœur sont déviés vers le côté sain, le diaphragme est abaissé, le poumon est réduit à un petit volume, flasque, exsangue, vide d'air et refoulé dans les gouttières vertébrales.

Si la maladie a été longue, l'épanchement est souvent peu considérable, les fausses membranes commencent à se rapprocher de la structure du tissu cellulaire; on y voit parfois des lignes rouges, indices des vaisseaux qui devaient s'y développer si la vie s'était prolongée. D'autres fois ce travail d'organisation est plus avancé; les fausses membranes, devenues entièrement celluleuses, établissent des adhérences plus ou moins intimes et variables pour l'étendue entre les deux feuillets de la plèvre. C'est ainsi que se forment ces unions que l'on rencontre si souvent entre les poumons et les côtes chez des sujets qui avaient guéri de la pleurésie. Les fausses membranes peuvent avec le temps éprouver encore d'autres transformations. On les trouve quelquefois passées à l'état fibreux, cartilagineux ou même osseux. Dans certains cas, on rencontre des épanchements circonscrits, suite de pleurésies récentes, et emprisonnés au milieu d'adhérences celluleuses, anciennes ou récentes elles-mêmes. C'est ainsi que se forment les pleurésies partielles, dont le siége le plus ordinaire est à la base du poumon, dans les scissures interlobaires et sur le médiastin.

Diagnostic. Quoique la pleurésie n'ait pas de signes pathognomoniques, on ne peut cependant la méconnaître aux caractères suivants : une douleur vive de côté, une toux sèche, l'égophonie, une diminution du murmure vésiculaire, un son obscur ou mat du thorax du côté malade. La pleurodynie et la pneumonie sont les seules maladies avec lesquelles on pourrait la confondre. Mais la première de ces affections donne lieu à une douleur de côté superficielle et mobile, qu'exaspère le plus petit mouvement d'inclinaison de la poitrine; il n'y a point de toux ; le bruit de la respiration et le son du thorax n'offrent aucune espèce d'altération. La pneumonie a deux signes qu'on ne rencontre jamais dans la pleurésie, c'est-à-dire les crachats visqueux, sanglants et rouillés et le râle crépitant. On ne pourrait être embarrassé dans le diagnostic qu'à une époque avancée de la pleurésie, lorsqu'on observe à la fois, dans les deux maladies en question, le son mat du thorax, la respiration bronchique et la bronchophonie. Mais on parviendra à dissiper les doutes à cet égard en s'informant si le malade n'a point craché de sang dans le commencement de son état, en examinant les crachats actuels, qui sont toujours purement muqueux dans l'inflammation de la plèvre, et visqueux et colorés dans l'inflammation du poumon, en se rappelant que l'oppression, l'abattement et tous les phénomènes généraux sont bien plus considérables dans cette dernière maladie que dans la première.

Pronostic. Le pronostic de la pleurésie simple est presque toujours favorable. Il ne devient grave que dans certains cas où l'inflammation affecte les deux plèvres en même temps, ou seulement la plèvre diaphragmatique, ou bien encore lorsque l'épanchement est assez considérable pour dilater beaucoup le thorax et déplacer le cœur.

Traitement. Le repos absolu, la diète et l'usage des boissons pectorales sont les premières choses à observer dans cette maladie. Le traitement actif consiste essentiellement dans l'emploi des émissions sanguines générales et locales. On commence ordinairement par une saignée, qu'on fait bientôt suivre de l'application de sangsues ou de ventouses scarifiées sur le point douloureux de la poitrine. On reviendra une ou plusieurs fois aux saignées locales, suivant l'effet obtenu et la force des sujets. Chez les enfants l'on ouvre rarement la veine et l'on se borne aux sangsues *loco dolenti;* on se trouve bien chez eux de l'application de larges cataplasmes de farine de graine de lin sur la poitrine. Si, malgré ces moyens, la douleur locale et la toux persistaient avec opiniâtreté, on ferait prendre au malade le soir de dix à vingt grammes de sirop de pavot blanc. Lorsque la fièvre est apaisée et que l'épanchement se dissipe lentement ou reste stationnaire, le moyen le plus puissant pour le combattre consiste dans l'application sur le côté malade d'un ou de plusieurs vésicatoires volants ou à demeure; la plupart des pleurésies cèdent à cet agent thérapeutique. On emploie concurremment les purgatifs salins et les diurétiques. Parmi ces derniers, on choisit surtout ceux qui sont en même temps contre-stimulants : tels sont la digitale, qu'on donne ordinairement en poudre à la dose de 5 centigrammes par jour en commençant, et qu'on augmente graduellement jusqu'à 50 centigrammes; le nitre (d'un à 20 grammes), et l'acétate de potasse (20 à 50 centigrammes). Quelquefois la pleurésie résiste à ce traitement et passe à l'état chronique. Il en sera question dans l'article suivant. L'épanchement aigu de la pleurésie peut faire, malgré tous les moyens, des progrès si considérables qu'il menace prochainement la vie, si l'on ne parvient promptement à le faire cesser. C'est dans ces cas qu'on a conseillé et pratiqué plusieurs fois avec succès la paracentèse du thorax.

Pleurésie chronique.

La pleurésie chronique est tantôt primitive, et tantôt consécutive à la pleurésie aiguë.

Causes. Celle-ci passe à l'état chronique lorsqu'elle a été mal soignée, ou lorsqu'elle existait chez des individus déjà malades, d'une mauvaise constitution ou tuberculeux. La pleurésie primitive tient souvent à des causes qui échappent à l'observation, ou aux mêmes influences qui ont fait naître la pleurésie aiguë, mais qui agissent ici d'une manière lente et graduelle.

Symptômes. Ce sont les mêmes que ceux de la pleurésie aiguë avancée, mais avec différentes modifications : le son de la poitrine est entièrement mat, et l'auscultation ne fait entendre aucune espèce de bruit ; l'égophonie n'existe que dans les cas rares où l'épanchement est peu abondant ; le côté malade est plus large que le côté sain, et immobile, tandis que celui-ci se dilate et se rétrécit bien plus que dans l'état de santé ; il y a de la toux et une oppression plus ou moins grande que les mouvements augmentent ; le décubitus a lieu sur le dos ou sur le côté pleurétique. Ordinairement il n'y a ni fièvre ni douleur de côté ; lorsqu'elles existent, elles diminuent et se dissipent au bout d'un certain temps, et la maladie reste bornée aux symptômes locaux décrits plus haut. En même temps, anxiété, faiblesse, pâleur et amaigrissement. Chez certains malades, surtout ceux qui ont des tubercules, il survient une fièvre hectique avec des sueurs nocturnes et de la diarrhée.

Marche. La pleurésie chronique peut rester longtemps à peu près stationnaire, mais au bout d'un temps variable, elle fait des progrès sensibles ou elle diminue et marche vers la guérison. Dans le premier cas, la dyspnée, la maigreur et la faiblesse augmentent; il survient un œdème d'abord borné au côté pleurétique et s'étendant ensuite au reste du corps, la fièvre hectique se joint à ces symptômes, et les malades succombent. Dans le second cas, les forces reviennent peu à peu, l'oppression diminue et cesse, le son de la poitrine, d'abord moins mat, commence à redevenir clair, surtout dans la partie supérieure de la poitrine; le murmure respiratoire renaît dans les mêmes endroits. Ce retour à l'état normal a lieu graduellement dans tout le côté malade. En même temps ce côté, qui était dilaté, revient peu à peu sur lui-même et finit souvent par être sensiblement plus étroit et plus resserré que le côté resté sain; différence qui peut aller depuis un centimètre jusqu'à trois ou même quatre. Ce remarquable phénomène s'explique par l'état du poumon, qui entouré de fausses membranes épaisses ne peut plus se développer autant que l'autre poumon. Alors les côtes de ce côté se courbent davantage, se rapprochent les unes des autres et viennent s'appliquer à la surface du poumon rétréci, remplissant ainsi le vide qui est résulté de la résorption du liquide épanché dans la plèvre. Lorsque le rétrécissement thoracique est très-prononcé, la percussion donne souvent un son obscur, le bruit d'expansion vésiculaire est faible, et les malades restent débiles et sujets à l'essoufflement; état qui persiste presque toujours pendant toute la vie. Il arrive quelquefois que le liquide pleurétique se fraye une issue à l'extérieur, soit par les bronches, soit à travers les parois thoraciques. Dans ce dernier cas, les malades succombent le plus souvent lorsque la pleurésie est générale, tandis qu'ils guérissent lorsqu'elle est seulement partielle.

Durée. La pleurésie chronique se prolonge longtemps et n'a aucun terme fixe. Sa durée ordinaire est de deux, trois ou quatre mois; elle peut être d'une ou de plusieurs années.

Terminaisons. La pleurésie se termine tantôt par la guérison qui arrive graduellement, comme nous venons de le dire plus haut, et tantôt par la mort. Cette issue funeste tient souvent à la présence de tubercules dans le parenchyme pulmonaire.

Lésions anatomiques. Elles sont les mêmes que dans la pleurésie aiguë, mais avec des modifications plus ou moins considérables. Le liquide épanché est généralement très-abondant, opaque, laiteux ou purulent, d'une odeur fade, quelquefois fétide. Les fausses membranes sont plus épaisses et plus friables et la plèvre subjacente est très-injectée et parfois épaissie. C'est ici surtout qu'on rencontre le côté de la poitrine très-dilaté, le médiastin, le cœur et le diaphragme refoulés, et le poumon réduit à un très-petit volume, atrophié et repoussé contre le médiastin, la colonne vertébrale, ou la gouttière du même nom. Ces diverses altérations coexistent avec des tubercules pulmonaires chez les trois quarts des sujets qui succombent.

Diagnostic. Il est impossible de méconnaître la pleurésie chronique aux signes que nous avons indiqués plus haut, et en particulier à la matité complète du côté malade et à l'absence de tout bruit normal ou morbide dans la poitrine.

Pronostic. Le pronostic de cette maladie est généralement grave, surtout à cause des tubercules qui la compliquent si souvent, complication presque constante lorsque la pleurésie existe des deux côtés. Cette gravité varie, au reste, suivant l'ancienneté de la maladie, le degré de dilatation de la poitrine et l'effet du traitement. Elle est portée au plus haut degré lorsque le malade, très affaibli et amaigri, est en proie à la fièvre hectique.

Traitement. Il est rare qu'il y ait lieu de tirer du sang dans cette maladie; cependant s'il y avait des signes de réaction inflammatoire, et que le sujet fût robuste, on pourrait appliquer des sangsues sur le lieu malade. Les exutoires sous toutes les formes forment la base du traitement de la pleurésie chronique; on commence par appliquer des vésicatoires à demeure sur la poitrine, et en cas d'insuffisance on en vient aux cautères, aux moxas et aux sétons. On administre en même temps des diurétiques, la digitale, le nitre, l'acétate de potasse aux doses indiquées dans l'article précédent, des purgatifs drastiques, si l'état de l'estomac et des intestins ne s'y oppose pas. Dans les cas où l'état du malade, malgré ces moyens, reste stationnaire ou empire, on conseille l'opération de l'empyème pour évacuer le liquide épanché dans la poitrine. Deux médecins anglais, MM. Hughes et Cock, ont publié vingt cas d'opération dans lesquels il y a eu sept guérisons et sept améliorations ; M. Hamilton Roé a obtenu dix-huit guérisons sur vingt-quatre opérations, résultat qui serait extrêmement favorable. En France, on n'a pas été si heureux, ce qui tient beaucoup sans doute à ce qu'on attend, pour pratiquer la thoracentèse, que le malade soit sur le point d'étouffer, et en proie à la fièvre hectique. A cette époque, le poumon, atrophié et entouré de fausses membranes épaisses, ne peut plus se dilater, et l'opération ne saurait procurer qu'une amélioration passagère.

La thoracentèse se pratique de la manière suivante : on tire fortement en haut la peau d'un espace intercostal, au niveau du milieu du bord postérieur de l'aisselle ; on incise alors la peau avec une lancette au dessus de la côte, et on enfonce le trocart dans cette incision, de manière à pénétrer dans la poitrine ; on retire alors le plus possible du liquide épanché. Pour empêcher l'entrée toujours grave de l'air dans la poitrine, on a proposé d'adapter au pavillon de la canule une peau de baudruche mouillée qui bouche l'entrée de cet instrument lorsque, le liquide cessant de couler, l'air tend à y pénétrer.

3e Genre. **Phlegmasies des organes circulatoires.**

Péricardite.

Définition. On donne ce nom à l'inflammation de la membrane séreuse qui tapisse le cœur et le feuillet fibreux du péricarde, maladie qui a pour signes principaux une douleur et de la matité à la région précordiale, de la fièvre, des lipothymies, de la dyspnée, une voussure au dessus du mamelon, des bruits de souffle, de râpe et de frottement qu'on entend dans la même région.

Causes. La péricardite se montre à tous les âges, mais surtout de 15 à 35 ans; elle est beaucoup plus fréquente chez l'homme que chez la femme. Elle peut être occasionnée par une violence extérieure sur la poitrine, et plus fréquemment par un refroidissement. Elle se développe souvent dans le cours du rhumatisme aigu, de la pneumonie, de la pleurésie, des lésions organiques du cœur et de l'aliénation mentale. Dans le plus grand nombre de cas, les causes occasionnelles de cette maladie restent inconnues.

Symptômes. La péricardite est *aiguë* ou *chronique;* mais comme ses symptômes sont à peu près les mêmes dans les deux cas, nous n'en donnerons qu'une seule description.

La péricardite débute souvent par un frisson plus ou moins intense, quelquefois par une défaillance, prodromes qui manquent lorsqu'elle se développe dans le cours d'une autre maladie. Les malades sont pris d'une douleur obtuse, parfois déchirante, située au-dessus et au dedans du mamelon gauche, augmentant par la toux et la pression, ordinairement accompagnée de palpitations intermittentes, qui reviennent surtout la nuit. En même temps, dypsnée très-marquée, respiration fréquente, toux sèche, quelquefois, mais rarement, lipothymies. Au bout de quelques jours, la percussion de la région précordiale donne un son mat dans une étendue variable, par suite de l'épanchement qui s'est opéré dans le péricarde. Cette matité peut changer de place, en faisant varier la position du malade. Si le liquide séreux est abondant dans cette enveloppe, on remarque sur la poitrine, à la région du cœur, une saillie ou voussure plus ou moins sensible, au niveau de laquelle on n'entend point le murmure respiratoire; les battements du cœur, inégaux et obscurs, paraissent plus profonds que dans l'état normal. Il s'y joint deux autres sortes de bruits, les bruits de *souffle* et de *râpe* et les bruits de *frottement.* Les premiers, dont le nom exprime assez bien le caractère, sont des modifications morbides des contractions mêmes des cavités du cœur; les seconds résultent du frottement des surfaces internes du péricarde, rendues inégales par des fausses membranes; ils ressemblent aux bruits que produisent du papier mince qu'on froisse, ou du cuir neuf qu'on ploie. Ces phénomènes locaux s'accompagnent d'une fièvre ardente; le pouls est souvent développé, d'autres fois il est faible et irrégulier; il y a de la céphalalgie, un sommeil agité et interrompu par des réveils en sursaut, quelquefois du délire. Un petit nombre de malades présentent un léger œdème de la face et des extrémités inférieures. La plupart des symptômes qui précèdent peuvent être masqués par une autre maladie, et la péricardite rester latente, c'est ce qui arrive souvent chez les aliénés.

Marche. Le plus souvent, les symptômes indiqués augmentent d'intensité pendant sept à huit jours; ils diminuent ensuite graduellement, et finissent par disparaître; quelquefois la marche de la maladie est beaucoup plus lente; dans certains cas, elle est très-rapide : l'oppression est de plus en plus considérable, les battements du cœur sont tumultueux et désordonnés, l'œdème est très-prononcé, et les malades succombent au bout d'un ou de quelques jours au milieu d'une syncope.

Durée. La péricardite dure quinze à vingt jours dans la plupart des cas; elle peut se prolonger un mois et demi, ou se terminer en un ou en quelques jours; mais dans ce dernier cas, c'est toujours d'une manière funeste.

Terminaisons. Cette maladie se termine dans un certain nombre de cas par la mort, mais le plus souvent par la guérison. L'issue funeste arrive ou subitement, comme nous l'avons dit, ou bien au bout de quinze jours à un mois, dans une violente orthopnée. — La guérison a lieu par la résorption du liquide séreux épanché dans le péricarde, à laquelle se joint dans un certain nombre de cas l'adhérence de cette enveloppe à la surface du cœur. Ces adhérences, qu'il est impossible jusqu'aujourd'hui de reconnaître pendant la vie, donnent souvent lieu chez les sujets qui en sont atteints à la dilatation et à l'hypertrophie du cœur. On a quelquefois observé, chez des individus qui avaient eu une péricardite guérie par adhérence, une déformation sensible de la région précordiale, consistant dans une sorte de dépression de cette région.

La péricardite *chronique* est tantôt primitive, tantôt consécutive à la péricardite aiguë. Cette maladie peut durer plusieurs mois. Elle donne lieu d'ailleurs aux mêmes symptômes que cette dernière ; mais sa terminaison est bien plus souvent mortelle, surtout lorsqu'elle est primitivement chronique.

Lésions anatomiques. Les lésions propres à la tunique séreuse du péricarde ont la plus grande analogie avec celles des autres membranes séreuses enflammées. Si la maladie a été d'une courte durée, on ne rencontre parfois qu'une rougeur plus ou moins vive du feuillet séreux du péricarde qui conserve son épaisseur et sa transparence ; ou bien sa surface est sèche, dépolie, parsemée de plaques ou de granulations albumineuses. Dans la plupart des cas, on trouve le péricarde plus ou moins rempli par un liquide séreux dans lequel nagent des flocons albumineux, et dont la quantité, ordinairement de 60 grammes à 120, peut s'élever jusqu'à un, deux ou même trois kilogrammes. Ce liquide peut être blanchâtre, laiteux et purulent, ou bien louche, rougeâtre ou même sanguinolent. La surface du cœur et celle du péricarde sont plus ou moins tapissées de fausses membranes molles, dont la surface libre est presque toujours inégale, âpre, parsemée d'aspérités et d'enfoncements qui lui donnent l'aspect d'un réseau, d'une langue de chat, d'une pomme de pin, etc. Dans les cas où les concrétions albumineuses ont cette apparence, il n'existe plus ou presque plus d'épanchement séreux. Dans certains cas, ces fausses membranes établissent des adhérences plus ou moins intimes entre les deux feuillets séreux du péricarde, adhérences qui peuvent aller jusqu'à unir entièrement, et dans toute son étendue, le péricarde au cœur. Ces concrétions sont le plus souvent résorbées ; dans le cas contraire, elles peuvent, comme toutes celles de la même nature, devenir, avec le temps, celluleuses, fibreuses, cartilagineuses et osseuses. La péricardite chronique est accompagnée des mêmes lésions que celle qui est aiguë, l'épanchement est ordinairement laiteux, et les fausses membranes sont plus épaisses et plus résistantes.

Le cœur, dans la péricardite, est tantôt sans lésion apparente, tantôt il est rétréci, ou dilaté et hypertrophié. Son tissu peut être ramolli, pâle et décoloré. Ses cavités contiennent des concrétions fibrineuses, entrelacées au milieu des piliers; sa membrane interne est parfois rouge et injectée.

Diagnostic. Une douleur précordiale avec fièvre et dyspnée, des lipothymies, un son mat à la région du cœur, une voussure de la poitrine à cette région, des bruits de souffle, de râpe et de frottement, tels sont les principaux signes de la péricardite. Mais plusieurs de ces signes peuvent manquer. Il importe alors d'observer avec soin tous les symptômes qui se présentent, et de les comparer attentivement avec ceux des maladies qui peuvent avoir quelque analogie avec la péricardite, comme la pneumonie, la pleurésie, la pleurodynie. On parviendra ainsi à une grande probabilité, sinon à une certitude complète de l'existence de l'inflammation du péricarde.

Pronostic. La péricardite est une maladie sérieuse, mais moins dangereuse cependant qu'on ne le croyait autrefois, puisque la plupart des observations modernes tendent à prouver qu'elle se termine ordinairement par la guérison, lorsqu'elle est simple. Celle qui est chronique d'emblée est le plus souvent mortelle.

Traitement. Il doit être prompt et énergique. On pratique d'abord une saignée copieuse, et le lendemain on applique de 15 à 30 sangsues sur la région précordiale. On reviendra encore aux émissions sanguines, si l'effet des premières n'a pas été suffisant, et si le malade peut les supporter. On secondera leur action par les contre-stimulants, comme la digitale et les boissons nitrées, par des purgatifs et par des révulsifs aux extrémités. Lorsque ces moyens sont épuisés, on applique sur la région du cœur un large vésicatoire dont on entretient la suppuration. Les exutoires, comme vésicatoires, cautères, moxas, sétons, sont les principales ressources qu'on possède contre la péricardite chronique. On y joint les diurétiques les plus énergiques.

Endocardite.

M. Bouillaud a donné ce nom à l'inflammation de la membrane qui tapisse les cavités du cœur, maladie qu'il a fait connaître.

Causes. L'endocardite survient surtout dans le cours d'autres maladies, principalement du rhumatisme articulaire aigu ; ses autres causes sont les mêmes que celles de la péricardite.

Symptômes. — *Marche.* — *Durée.* — *Terminaison.* Elle débute, sans phénomènes précurseurs, par des palpitations et une oppression plus ou moins grande, quelquefois avec un sentiment de gêne ou une douleur dans la région précordiale. La percussion donne un son obscur dans une grande étendue de la région précordiale, indice d'une augmentation très-prononcée du volume du cœur ; à l'auscultation, les battements de cet organe sont forts, superficiels, tantôt sourds, tantôt clairs, parfois remplacés par les bruits de souffle, de râpe ou de lime ; le pouls est fréquent, fort et résistant, quelquefois petit et faible. Bientôt l'oppression dégénère en suffocation ; il survient des lipothymies, des syncopes, du délire, l'œdématie des membres, quelquefois la gangrène d'une partie du corps. Après avoir duré depuis quelques jours jusqu'à une ou deux semaines, ces symptômes se dissipent le plus souvent, sans laisser aucune trace ; quelquefois ils augmentent encore d'intensité et se terminent par la mort ; enfin ils peuvent diminuer, se prolonger, passer à l'état chronique et donner peut-être naissance à quelques-unes de ces concrétions cartilagineuses et osseuses qu'on rencontre parfois dans les cavités du cœur.

Lésions anatomiques. Le cœur est ordinairement dilaté. Sa membrane interne ou l'endocarde présente une coloration rouge partielle ou générale ; elle est souvent boursouflée, épaissie, ramollie, quelquefois ulcérée. On rencontre parfois de petits caillots adhérents à sa surface et contenant du pus. L'endocarde est souvent tapissé dans plusieurs points de sa surface de fausses membranes grisâtres, lisses ou inégales, très adhérentes, ayant principalement leur siége autour des valvules. Des caillots fibrineux, décolorés, plus ou moins épais, sont assez fréquemment fixés à un des points de l'endocarde. Enfin il n'est pas rare de rencontrer sur le bord libre des valvules sigmoïdes et ventriculaires de petites tumeurs grisâtres ou rougeâtres, ou des granulations de la grosseur d'une tête d'épingle ou d'un grain de millet. Lorsque toutes ces altérations ou les principales se trouvent réunies chez le même sujet, il ne peut y avoir aucun doute sur leur nature inflammatoire. Il n'en est pas de même lorsqu'il n'y a qu'une simple rougeur plus ou moins étendue de l'endocarde, cette coloration pouvant dépendre d'une imbibition cadavérique. — L'endocardite chronique donne probablement lieu à certaines adhérences et à plusieurs productions crétacées, cartilagineuses et osseuses, qu'on rencontre dans les valvules. Nous disons plusieurs et non toutes ; car les progrès de l'âge suffisent seuls pour les produire.

Diagnostic. On ne peut guère reconnaître l'endocardite que lorsque tous les symptômes décrits plus haut sont intenses, se trouvent réunis chez le même malade, et qu'on les compare avec soin à ceux des autres maladies du cœur et de ses enveloppes. Mais il arrive souvent qu'ils sont assez légers et que plusieurs d'entre eux manquent. Dans ces cas, qui sont les plus nombreux, on peut tout au plus soupçonner plutôt que diagnostiquer l'endocardite.

Pronostic. Quoique cette maladie se termine le plus souvent par la guérison, elle n'en est pas moins grave, puisqu'elle occasionne parfois une mort prompte, et qu'elle peut faire naître des maladies organiques du cœur.

Traitement. Il ne diffère point de celui de la péricardite.

Cardite.

On appelle ainsi l'inflammation du tissu musculaire du cœur, maladie très-rare, peu connue, ordinairement consécutive à la péricardite et à l'endocardite, et déterminée par les mêmes causes.

On a noté comme propres à la cardite les symptômes suivants : une douleur vive, poignante, profonde dans la région précordiale, l'orthopnée, des syncopes fortes et fréquentes, un pouls très-fréquent et irrégulier, l'œdématie des extrémités. Mais ces phénomènes, qui appartiennent aussi bien à la péricardite, manquent très-souvent chez des sujets qui avaient évidemment le cœur enflammé. L'on doit en conclure qu'on ne connaît point jusqu'ici les signes de la cardite. — Les lésions anatomiques de cette maladie sont moins obscures : on a trouvé parfois dans le parenchyme du cœur de petits abcès de la grosseur d'un pois ou d'une noisette, contenant un pus blanc ou rougeâtre. Autour d'eux, le tissu musculaire était friable et ramolli. Les malades qui portaient ces signes évidents de cardite n'avaient souvent présenté aucun trouble spécial de la circulation. — Au reste, si cette maladie pouvait être reconnue, le traitement de la péricardite lui serait parfaitement applicable.

Artérite.

Définition. On donne ce nom à l'inflammation de la membrane interne ou des deux membranes internes d'une ou de plusieurs artères.

Causes. L'artérite est une maladie rare, plus commune chez l'homme que chez la femme, et à laquelle paraissent prédisposer l'usage habituel d'aliments excitants, un sang riche, la pléthore. Elle est parfois l'effet de violences extérieures ; elle est souvent occasionnée par les grandes opérations ou plutôt par les ligatures d'artères qu'on est obligé de faire. Dans le plus grand nombre de cas, l'artérite tient à des causes obscures qu'il est impossible de déterminer.

Symptômes. L'artérite donne lieu à de vives douleurs le long du trajet du vaisseau enflammé. Celui-ci, dans le petit nombre de cas où il est superficiel, est tendu, bosselé et très-douloureux à la pression. L'inflammation s'étend plus ou moins rapidement dans la direction de l'artère, en suivant ordinairement le cours du sang. Elle est accompagnée d'une fièvre légère ou forte, suivant l'étendue et le degré de cette phlegmasie. Il arrive parfois que la circulation du sang dans l'artère enflammée se trouve empêchée par des concrétions albumineuses ou des caillots de sang qui rétrécissent ou obstruent le vaisseau ; il en résulte, surtout lorsque celui-ci a un certain volume, des douleurs vives dans la partie où il portait le sang, de l'engourdissement, la paralysie et la gangrène de cette partie. Celle-ci se refroidit, devient bleuàtre, se couvre de phlyctènes, indice de la mortification qui s'en est emparée et qui commence par la partie la plus éloignée du centre circulatoire.

Lorsque l'oblitération de l'artère malade est lente et graduelle, les artères collatérales se développent et suppléent en partie celle qui est obstruée ; la gangrène ne survient pas, mais la partie qu'alimentait le vaisseau obstrué, souffrant dans sa nutrition, diminue plus ou moins de force et de volume ou s'atrophie. Cependant, lorsque l'inflammation atteint un gros tronc artériel, ce tronc se rétrécit, mais ne s'oblitère pas, et la circulation continue. — Les symptômes qui précèdent présentent de nombreuses variétés, suivant le volume et l'espèce d'artère enflammée et sa situation. — L'artérite n'est pas encore assez connue pour qu'on puisse rien dire de précis sur sa durée et ses terminaisons.

Lésions anatomiques. L'artérite laisse après la mort sur la portion de vaisseau, sur le vaisseau ou les vaisseaux qui en ont été atteints, les altérations suivantes : la membrane interne de l'artère est rouge, inégale, ridée, friable, plus ou moins épaisse, et se détache facilement de la membrane fibreuse subjacente ; elle est souvent couverte de caillots fibrineux décolorés, qui lui sont adhérents, et de fausses membranes molles, disposées sous forme de lames ou de plaques plus ou moins épaisses, qui peuvent être assez considérables pour obstruer le vaisseau. Une exsudation albumineuse et une sécrétion purulente peuvent encore avoir lieu entre les tuniques des artères enflammées, ou à l'extérieur sur leur enveloppe celluleuse.

Nous dirons ici, comme à l'article de l'endocardite, que la rougeur seule de la membrane interne des artères, pouvant être un simple phénomène d'imbibition cadavérique, ne saurait être suffisante pour prouver qu'il y a eu inflammation de cette membrane.

L'artérite chronique présente pour principale et peut-être pour unique lésion, des plaques cartilagineuses qui sont le résultat de la transformation des fausses membranes décrites plus haut. Les productions osseuses, crétacées, ne peuvent-elles pas avoir la même origine? Ce point de doctrine est encore douteux.

Diagnostic. Le diagnostic de l'artérite, surtout lorsqu'elle occupe un vaisseau profond, est fort difficile à établir tant que la douleur est son principal caractère; il devient beaucoup plus clair lorsque la circulation éprouve un trouble profond, et surtout lorsqu'il survient des indices ou des symptômes de gangrène.

Pronostic. L'artérite est toujours une maladie grave, à cause de la gangrène qui peut en être la suite, et des altérations chroniques qu'elle peut occasionner dans le vaisseau malade.

Traitement. Cette maladie exige un traitement antiphlogistique énergique. Suivant la gravité des cas, on pratique une ou plusieurs saignées; on applique un grand nombre de sangsues sur la partie malade; on y fait des frictions mercurielles, on la couvre de cataplasmes émollients fréquemment renouvelés. On ajoutera à ces moyens les bains émollients, locaux ou généraux, et une position élevée du membre, propre à favoriser la circulation artérielle.

Aortite.

Parmi les inflammations des artères, nous devons citer en particulier l'aortite ou phlegmasie de la membrane interne de l'aorte, maladie qu'on connaît beaucoup mieux sous le rapport des lésions anatomiques qui l'accompagnent que sous celui des phénomènes physiologiques qu'elle produit. Ces lésions sont d'ailleurs les mêmes que celles qui sont propres à l'artérite, nous n'y reviendrons pas. On a assigné à cette maladie les symptômes suivants : des douleurs sourdes et profondes dans la direction de l'aorte, une chaleur ardente dans la poitrine et l'abdomen, des battements très-forts dans le vaisseau, un pouls petit et faible, des lipothymies, des syncopes, une grande anxiété, des accès de suffocation analogues à ceux de l'angine de poitrine, l'anasarque survenant avec une grande rapidité. Ces phénomènes peuvent être suivis des accidents propres à l'obstruction des vaisseaux, comme le refroidissement, la faiblesse, la paralysie et même la gangrène des membres inférieurs. Mais on a plus d'une fois ouvert le cadavre de sujets qui n'avaient pas présenté ces symptômes pendant la vie, et qui cependant offraient tous les caractères anatomiques de l'aortite. Aussi n'a-t-on peut-être jamais reconnu jusqu'ici l'aortite pendant la vie.

Phlébite.

Définition. On donne ce nom à l'inflammation des veines, maladie qui a pour principaux symptômes une douleur dans le trajet de la veine enflammée, qui est dure et tendue, douleur accompagnée de fièvre ; et consécutivement des abcès dans différentes parties du corps, et une fièvre hectique résultat de la résorption purulente.

Causes. Toutes les veines du corps peuvent s'enflammer, mais principalement celles qui sont superficielles. La phlébite est ordinairement occasionnée par des causes physiques ou mécaniques ; telles sont : une contusion, une déchirure d'une veine, une piqûre d'un de ces vaisseaux par un instrument sale, rouillé, souillé d'une matière irritante ou putride, l'opération de la saignée faite avec une lancette dans ces conditions, le défaut de soins convenables pour cicatriser la plaie qui résulte de cette opération, les piqûres ou coupures qu'on peut se faire en disséquant ou en ouvrant les cadavres de sujets morts de fièvres typhoïde, putride ou gangréneuse, le contact de liquides fétides, purulents et âcres avec des parties du corps excoriées ou dénudées, toutes les grandes opérations chirurgicales, enfin le travail de l'accouchement et de la délivrance, après lequel les veines utérines béantes peuvent rester baignées plus ou moins longtemps par des liquides purulents, corrompus et fétides. — Les causes des phlébites intérieures sont peu connues.

Symptômes. Ils présentent ordinairement deux périodes.

Première période. Une douleur vive se fait sentir dans la

veine, qui est dure, roide, inégale et tendue comme une corde, si ce vaisseau est situé sous la peau. S'il est plus profond, on remarque sur la peau, le long de son trajet, une résistance et une tension douloureuses ; les mouvements de la partie malade sont gênés, et cette partie est souvent le siége d'un gonflement œdémateux. Il y a en même temps une fièvre légère ou prononcée avec céphalalgie, malaise et soif. Bientôt la phlébite, d'abord assez circonscrite, s'étend, en allant vers le cœur, à une plus grande étendue de la même veine, souvent à ses ramifications, ou même à des veines voisines qui s'anastomosent avec celle qui a été primitivement atteinte. Après être restée plusieurs jours dans cet état, tantôt la maladie diminue peu à peu d'intensité, la fièvre cesse et les phénomènes locaux disparaissent les derniers, tantôt elle continue et prend une forme nouvelle et redoutable en passant à la seconde période.

Deuxième période (période d'infection purulente). Elle débute par des frissons qui reviennent d'une manière irrégulière, quelquefois périodique, et qui sont suivis à chaque accès d'une plus grande fréquence du pouls, d'une chaleur vive et de sueurs plus ou moins abondantes. Il survient bientôt de l'inquiétude, de l'agitation, des rêvasseries, un trouble passager dans les idées et enfin un délire continu. Face pâle, jaunâtre, terreuse, exprimant l'hébétude et la stupeur, prostration des forces, pouls fréquent, petit et faible, langue sèche, fuligineuse et tremblante, souvent diarrhée fétide. C'est alors que se montrent à l'extérieur, dans le tissu cellulaire, dans l'épaisseur des muscles, dans les articulations, des foyers purulents plus ou moins abondants, et des symptômes indiquant que des abcès semblables se forment ou se sont formés à l'intérieur, dans les poumons, le foie, la rate, le cerveau, le cœur, etc. Ces symptômes consistent en des douleurs violentes et souvent atroces dans une ou plusieurs articulations, en une douleur vive de poitrine avec toux et oppression, en un ictère général, etc. Il n'est pas rare d'observer à la peau des pustules et des escarres. Les mêmes malades ne présentent ordinairement qu'un certain nombre de ces symptômes, et non tous à la fois. — La mort, à quelques exceptions près, est la terminaison constante de cette période. Elle peut être prompte; mais dans la plupart des cas, elle arrive du 15e au 21e jour.

Les symptômes de la seconde période sont les mêmes, quelle que soit la veine malade; il n'en est pas de même de ceux de la première période, qui s'observent ou manquent, suivant que le vaisseau enflammé est extérieur ou intérieur.

Lésions anatomiques. On les rencontre dans une portion de veine, dans une veine tout entière ou même dans ses ramifications. Toutes les veines du corps peuvent être atteintes de phlébite; mais les altérations qui la constituent sont beaucoup plus communes dans les veines superficielles et les veines utérines que dans celles qui sont profondes. La membrane interne des veines qui ont été enflammées pendant la vie est rouge, inégale, plus ou moins épaissie, ramollie, souvent recouverte d'une fausse membrane grisâtre et de caillots fibrineux, grisâtres ou blanchâtres, qui obstruent plus ou moins son canal et adhèrent à ses parois; elle présente quelquefois à sa surface du sang altéré ou un liquide sanieux et purulent. La veine est parfois ulcérée et en communication avec le tissu cellulaire environnant, qui est induré et infiltré de pus. Les caillots contiennent du sang couleur lie de vin ou du pus grisâtre plus ou moins abondant, suivant le nombre et le volume de ces concrétions. Chez les sujets qui ont guéri de la phlébite, on trouve la veine tantôt obstruée par les caillots et transformée en un cordon fibreux étroit et dur, tantôt seulement rétrécie dans le siége de l'inflammation et cependant perméable au sang. — Les caractères de la phlébite présentent quelques variétés suivant l'organe où siége la veine malade : la phlébite des os donne lieu à l'infiltration purulente de la membrane médullaire; on la rencontre très-souvent chez les individus qui périssent après l'amputation des membres. La phlébite utérine, résultat du travail de l'accouchement, occupe un nombre plus ou moins grand des veines et des sinus de la matrice, surtout auprès de l'insertion du placenta; l'inflammation s'étend assez souvent au parenchyme utérin, qui est rougeâtre, ramolli et infiltré de pus. — La phlébite des sinus de la dure-mère est souvent accompagnée d'une forte injection des veines superficielles du cerveau, d'une infiltration séreuse de la pie-mère, d'un épanchement séreux des ventricules.

Quelle que soit la veine enflammée, on rencontre chez les individus qui ont succombé à cette maladie des *abcès métastatiques* dans les principaux organes de l'économie, mais principalement dans les poumons, le foie, la rate, les reins, le cerveau, le tissu cellulaire, les muscles, les articulations, etc. On les rencontre surtout auprès de la surface extérieure de ces viscères. Ils paraissent commencer par une infiltration sanguine qui donne lieu à de petits noyaux durs, de la grosseur d'un pois, d'une noisette ou d'une noix. Il se forme bientôt au milieu de ces noyaux des points purulents qui augmentent rapidement et finissent par les convertir entièrement en un abcès plus ou moins étendu dont le pus est en général blanc et épais, quelquefois mêlé de sang et de détritus de l'organe, comme on le remarque dans la rate. — Le sang est diffluent et ressemble à la gelée de groseille. On a pu y reconnaître des globules de pus.

Pathogénie. Il est facile d'expliquer les symptômes de la phlébite par les altérations qui précèdent. Le pus engendré par l'inflammation dans une veine se mêle au sang à mesure qu'il est formé ; il est transporté aux cavités droites du cœur et ensuite chassé par les contractions des cavités gauches dans toutes les parties du corps, avec le sang artériel. Ce sang, profondément altéré par son mélange avec le liquide purulent, dépose des globules de ce liquide dans une foule d'organes, où ils agissent comme des corps étrangers et donnent lieu à des inflammations promptement terminées par la suppuration. Peut-être aussi y a-t-il formation des abcès par l'accumulation successive des globules purulents dans les mêmes endroits. La fièvre, les sueurs, le délire et les autres symptômes sont expliqués par la réaction violente de l'organisme, qui cherche en vain à se débarrasser de l'infection générale à laquelle il est en proie.

Diagnostic. Le diagnostic de la phlébite est facile lorsqu'elle est située à l'extérieur, soit qu'elle reste bornée à ses symptômes locaux, soit qu'il s'y joigne des phénomènes consécutifs d'infection. Mais il n'en est plus de même lorsque l'inflammation, occupant une veine intérieure, ne se décèle que par ces derniers phénomènes. On est alors fort exposé à confondre cette maladie avec une affection cérébrale ou une fièvre typhoïde. On parviendra souvent à éviter cette erreur en se rappelant avec soin les symptômes propres à ces maladies, dont l'origine et la marche sont bien différentes de celles de l'inflammation des veines. Ainsi les épistaxis, le météorisme, le gargouillement dans la fosse iliaque droite, les taches lenticulaires à la peau, qui sont propres à la fièvre typhoïde, n'existent point dans la phlébite purulente. Si les symptômes de celle-ci étaient survenus après un accouchement, cette circonstance serait de nature à faire penser qu'on a affaire à une inflammation des veines utérines. La phlébite pourrait encore être confondue avec la fièvre rémittente par les accès qu'elle présente ; mais elle en diffère par les différents symptômes de résorption purulente que nous avons indiqués et par l'absence de rémission de ces symptômes dans l'intervalle des frissons.

Pronostic. La phlébite est une maladie fort dangereuse, à cause de l'absorption purulente et de l'infection du sang qui peut en être le résultat ; cette infection est presque toujours mortelle.

Traitement. Cette maladie exige dès son début un traitement antiphlogistique énergique et prompt. On pratique une ou plusieurs saignées, surtout dans les cas où il existe une fièvre prononcée ; on applique un nombre plus ou moins considérable de sangsues le long du trajet de la veine malade ; on couvre le membre où siége cette veine de cataplasmes émollients ou de linges imbibés d'une forte décoction de racine de guimauve et de tête de pavot ; on plonge ce membre plusieurs fois par jour dans des bains de la même nature et prolongés pendant plusieurs heures ; on y pratique des frictions avec l'onguent mercuriel. Dans le but d'empêcher le pus qui peut se former de se répandre dans le torrent de la circulation, on comprime la veine malade du côté du cœur, afin d'en provoquer l'adhérence et l'oblitération ; mais pour arriver à ce résultat, il faut que la veine soit peu profonde ou superficielle. Lorsque les symptômes d'infection purulente se manifestent malgré ces moyens, le mal est presque toujours sans ressource, et l'on a vu jusqu'ici échouer tous les traitements dont on a fait usage pour le combattre.

Angioleucite.

Définition. On appelle ainsi l'inflammation des vaisseaux lymphatiques. On n'a observé jusqu'ici que celle qui affecte les vaisseaux lymphatiques sous-cutanés.

Causes. Cette maladie est presque toujours liée à une irritation de la peau ; elle se montre à la suite d'une contusion, d'une piqûre, d'une écorchure, d'une plaie quelconque ou d'une inflammation de cet organe.

Symptômes. Les vaisseaux lymphatiques enflammés donnent lieu à la surface de la peau à une rougeur violacée qui se montre sous forme de stries, de lignes, de rubans ou de plaques. Ces lignes irrégulières et tortueuses partent ordinairement du point où les téguments sont altérés et s'étendent à une distance variable. Il n'est pas rare de voir ces rougeurs s'élargir, se rapprocher les unes des autres et former des surfaces érysipélateuses plus ou moins étendues ; dans cet endroit la peau est le siége d'une douleur brûlante, augmentant par la pression, et d'un léger gonflement œdémateux ; le toucher fait souvent sentir sous la peau des cordons durs, bosselés, roides et tendus ; ce sont les vaisseaux enflammés. Les ganglions lymphatiques voisins sont tuméfiés. — Lorsque l'inflammation occupe les plans profonds des vaisseaux lymphatiques, la douleur est pongitive, lancinante, et surtout très-vive lorsqu'on touche la partie malade ; l'on sent à une certaine profondeur des points durs et très-douloureux ; la peau est tendue, luisante et souvent érysipélateuse.

L'angioleucite est ordinairement accompagnée de fièvre. Dans quelques cas très-rares, il peut s'y joindre les symptômes d'infection purulente que nous avons décrits en parlant de la phlébite, mais moins graves et moins rapides.

Cette maladie se termine le plus souvent par résolution du quatrième au huitième jour; d'autres fois elle a une durée beaucoup plus longue, qui peut aller jusqu'au vingtième jour. Elle peut se terminer par suppuration et donner lieu à des abcès plus ou moins étendus autour des vaisseaux lymphatiques enflammés.

Lésions anatomiques. Les vaisseaux lymphatiques qui ont été enflammés pendant la vie sont considérablement augmentés de volume et forment des cordons blancs ou rougeâtres, durs, inégaux et bosselés, souvent pleins d'un pus blanchâtre et homogène. Leurs parois sont épaissies, parfois rouges et friables: leur face interne est quelquefois tapissée par une fausse membrane. Dans quelques cas, un ou plusieurs de ces vaisseaux sont oblitérés. Il arrive assez souvent que des vaisseaux lymphatiques contiennent du pus, quoiqu'on ne puisse constater aucune altération de leur texture; dans ce cas, on trouve communément quelque abcès dans le voisinage. On a rencontré quelquefois, mais très-rarement, des abcès métastatiques dans les poumons et le foie chez des individus qui avaient succombé à l'angioleucite.

Diagnostic. On peut confondre l'angioleucite avec la phlébite et l'érysipèle. Mais dans la phlébite le cordon qu'on sent sous la peau est plus gros, plus dur, plus douloureux et situé sur le trajet continu d'une veine; il n'y a point de gonflement des ganglions lymphatiques voisins. — La rougeur de l'érysipèle est plus uniforme que celle de l'angioleucite et accompagnée de tension de la peau, qui offre souvent des phlyctènes à sa surface. *Pronostic.* Il est presque toujours favorable.

Traitement. Il est le même que celui de la phlébite.

Adénite.

C'est l'inflammation des ganglions lymphatiques, maladie beaucoup plus fréquente que celle des vaisseaux de la même espèce. Il n'est question ici que de ceux qui sont situés à l'extérieur, au cou, à l'aisselle, à l'aine, etc.

Causes. Cette maladie est presque toujours occasionnée par l'inflammation d'un organe voisin. telle que : un érysipèle, la stomatite, une dentition difficile, l'angine couenneuse, une plaie, une piqûre, une écorchure aux doigts ou aux orteils, une maladie des organes génitaux externes, etc. L'adénite est cependant quelquefois spontanée.

Symptômes. Les ganglions lymphatiques enflammés sont tuméfiés, endurcis, douloureux. Le gonflement peut être assez considérable pour soulever la peau et faire saillie à l'extérieur. Au bout de quelques jours cette maladie se termine ordinairement par la résolution. Elle peut être suivie de suppuration et d'induration.

Lésions anatomiques. Après la mort, on trouve ces ganglions augmentés de volume, rouges, rougeâtres, ramollis, quelquefois diffluents. Il y a parfois dans leur parenchyme du pus infiltré ou rassemblé en foyers.

Traitement. Lorsque l'adénite est légère, le repos et quelques cataplasmes émollients suffisent ordinairement pour en amener la résolution. Lorsqu'elle est plus prononcée, on ajoute à ces moyens des sangsues appliquées sur le siége du mal et des bains mucilagineux. On ouvre les abcès aussitôt qu'ils sont formés. On combat l'induration par les frictions iodurées et les eaux thermales sulfureuses.

4ᵉ Genre. **Phlegmasies des organes urinaires.**

Néphrite.

Définition. On donne ce nom à l'inflammation des reins, caractérisée par une vive douleur dans la région de ces organes, des urines rares, rouges, chaudes et rendues difficilement, et la rétraction du testicule du côté malade.

Division. L'inflammation peut avoir son siége dans les substances corticale et tubuleuse des reins, c'est la *néphrite* proprement dite; ou affecter la membrane muqueuse des calices, des bassinets et des uretères, c'est la *pyélite.* Ces deux espèces se compliquent très-souvent.

Néphrite proprement dite. *Causes.* Plus fréquente chez l'homme que chez la femme, rare chez les enfants, plus commune chez l'adulte et surtout le vieillard qu'à tout autre âge, cette ma-

ladie est quelquefois spontanée; elle est le plus souvent occasionnée par des chutes, des plaies, des contusions, des excès
de boissons, l'équitation, des cahots d'une voiture mal suspendue, des calculs, des refroidissements, l'abus des diurétiques
âcres, comme les cantharides, par le rhumatisme et la goutte.

Symptômes. La néphrite débute ordinairement par un frisson
plus ou moins long suivi d'une douleur sourde et profonde
dans la région rénale, douleur qu'exaspèrent la pression de
cette région, les mouvements de flexion du tronc et le décubitus sur le dos. Cette douleur retentit souvent jusqu'aux uretères, à la vessie, aux aines et aux testicules, qui parfois se
rétractent. L'urine est peu abondante, rouge, laissant parfois
déposer un sédiment muqueux ou purulent; elle est peu acide,
neutre ou même alcaline. Il y a en même temps une fièvre
plus ou moins prononcée, souvent accompagnée d'anorexie,
de nausées et de constipation. Dans quelques cas rares, où la
néphrite est double, il peut survenir du coma, du délire, de
la prostration, de la fuliginosité, des accès de fièvre analogues
à ceux de la fièvre rémittente.

Marche. — Durée. — Terminaisons. Les symptômes qui précèdent diminuent ordinairement peu à peu, et la maladie se
termine par résolution au bout de huit à quinze jours. D'autres fois la fièvre persiste, il survient des frissons irréguliers,
des redoublements de fièvre suivis de sueurs nocturnes; c'est
un indice que la maladie s'est terminée par suppuration; la
plupart des malades succombent avec des symptômes de résorption. Dans quelques cas rares, la néphrite se termine par
gangrène; l'urine est alors noire et fétide, la prostration considérable et la mort prompte. Cette maladie peut encore passer à l'état chronique; dans ce cas, tantôt les malades n'éprouvent aucun trouble bien appréciable dans leur santé, tantôt ils
ressentent une douleur habituelle dans la région rénale, avec
amaigrissement graduel et affaiblissement des membres inférieurs; les urines sont troubles, très-rarement purulentes.
Cet état est long et sans durée déterminée.

Lésions anatomiques. Les reins sont tuméfiés, leur surface
extérieure est tantôt d'une couleur rouge uniforme, tantôt

injectée ou pointillée ; elle est en outre parsemée d'une foule
de petits points d'un rouge vif, quelquefois noirs, n'offrant
aucune saillie au toucher. Lorsqu'on fend le rein dans toute
son épaisseur, on trouve les substances corticale et tubuleuse
rouges, fortement injectées, friables, quelquefois ramollies.
Ces altérations sont propres au premier degré de la néphrite.
Au second degré, on trouve du pus dans le parenchyme du
rein ; ce liquide est ordinairement rassemblé en petits foyers
dans la substance corticale. Au lieu de pus, on rencontre
quelquefois dans le rein un dépôt de lymphe plastique. Dans
les cas excessivement rares où la néphrite s'est terminée par
gangrène, le rein est brunâtre, ramolli et fétide. — Dans la
néphrite chronique, les reins sont souvent diminués de volume,
un peu atrophiés, plus pesants et plus durs que dans l'état
normal. Leur surface est ardoisée, marbrée, souvent parsemée de saillies et de dépressions.

Diagnostic. On reconnaît la néphrite aiguë à une douleur fixe
dans la région rénale, à une urine rouge et rare, avec fièvre
et trouble des fonctions digestives.

Pronostic. Le pronostic n'a rien de grave lorsque la maladie
est simple ; elle se termine presque toujours par la guérison.
Mais il n'en est pas de même lorsqu'elle est double, ou lorsqu'elle
est suivie de suppuration. Dans ce dernier cas, la mort en est
souvent le résultat.

Traitement. On pratique une ou plusieurs saignées générales
et locales, qu'on fait suivre de l'application de larges cataplasmes de farine de graine de lin sur la région rénale. On
fait prendre des bains tièdes prolongés, des lavements émollients, des purgatifs doux avec la manne et le tamarin, et des
boissons douces et mucilagineuses. — On combat la néphrite
chronique avec des vésicatoires, des moxas ou des cautères à
la région lombaire. On applique de temps en temps des sangsues à la même région, et l'on fait un fréquent usage de
purgatifs.

Pyélite.

Causes. La pyélite ou inflammation du bassinet et des calices
des reins est presque toujours occasionnée par des graviers

ou des calculs qui irritent la muqueuse de ces organes par leur nombre ou leurs aspérités ou en bouchant l'uretère (*néphrite calculeuse*). Les différentes causes de la néphrite ordinaire indiquées plus haut, les rétrécissements de l'urètre, la paralysie de la vessie, les tumeurs qui compriment les uretères, peuvent encore donner lieu à la même maladie.

Symptômes. Les malades qui ont des calculs rénaux sont sujets à éprouver de temps en temps des accès de douleur violente ayant son siége dans la région lombaire, et auxquels on donne le nom de *coliques néphrétiques*. Après plusieurs attaques de cette colique qui s'étaient calmées, il arrive qu'une d'elles se prolonge davantage et est suivie des premiers symptômes de pyélite, assez semblables à ceux de la néphrite ordinaire. Alors la douleur devient moins vive et continue; cependant elle s'exaspère par moments soit d'elle-même, soit sous l'influence d'un mouvement de flexion du corps, de la toux, de la pression, et souvent elle est atroce; elle s'irradie à la vessie, à l'aine, à la verge et au testicule. Tantôt l'urine reste dans son état naturel, tantôt elle est sanguinolente, ou laisse déposer une matière muqueuse en se refroidissant; elle est presque toujours acide. En même temps, malaise, fièvre, nausées, vomissements bilieux, constipation.

Au bout d'un temps variable, ces symptômes peuvent s'amender et cesser par le déplacement ou l'expulsion du calcul rénal, ou bien ils continuent à faire des progrès. Il s'y joint des frissons irréguliers, des pulsations dans le rein malade, avec engourdissement du membre inférieur du même côté. Les urines deviennent très-souvent alors troubles, lactescentes, purulentes; il survient quelquefois des hématuries. Beaucoup de malades guérissent après avoir ainsi rendu des urines mêlées de pus et souvent de graviers; mais ils sont très-sujets à être repris du mal qui finit par les enlever.

Lorsqu'un calcul engagé dans l'uretère empêche l'écoulement de l'urine dans la vessie, ce liquide et le pus s'accumulent dans le rein, qu'ils dilatent et distendent; on sent dans la région lombaire correspondante une tumeur bosselée et fluctuante; les malades sont en proie à de vives douleurs et à une fièvre hectique purulente qui ne tardent pas à les entraîner au tombeau. D'autres fois l'abcès s'ouvre dans le colon, le duodénum, l'estomac, dans le tissu cellulaire qui environne le rein, dans le péritoine, etc. ; le pus peut fuser au loin et aller former des abcès par congestion à l'aine ; de là des symptômes variés et une fièvre hectique qui épuise promptement les sujets qui en sont atteints. Il arrive quelquefois que le pus, étant peu considérable, finit par être résorbé ; le rein s'atrophie, revient sur le calcul, devient incapable de remplir sa fonction sécrétoire, dans laquelle il est remplacé par le rein resté sain. Les malades reviennent ainsi à la santé.

Lésions anatomiques. Le bassinet et les calices du rein contiennent le plus souvent des calculs, des graviers ou du sable. Leur membrane muqueuse est rouge, injectée, ramollie, ulcérée, quelquefois recouverte de fausses membranes. Lorsque la maladie a été longue, cette membrane est grisâtre, épaissie, parfois parsemée de petites vésicules. Les calices et le bassinet sont dilatés, déformés et souvent énormément distendus par divers liquides purulents mêlés de calculs et de graviers qui bouchent l'ouverture de l'uretère. Le rein est adhérent aux parties voisines et communique souvent par une ouverture accidentelle avec le tissu cellulaire, le colon, le péritoine, la plèvre, etc. Les substances du rein sont atrophiées ou rouges et infiltrées de pus. Dans quelques cas, le rein forme une poche cellulo-fibreuse remplie par un calcul.

Diagnostic. On distingue la pyélite de la néphrite simple par des coliques néphrétiques auxquelles le malade a été parfois sujet, par la violence de la douleur et des autres symptômes, et par des urines qui sont mêlées à du sang, à du mucus et à du pus. Lorsque le rein, dilaté et plein de pus, forme une tumeur dans les lombes, on ne peut se méprendre sur la nature de cette tumeur, à cause des douleurs rénales et du trouble des fonctions urinaires. Les mêmes signes serviront à reconnaître l'origine des nouveaux symptômes qui résultent de la rupture de l'abcès rénal.

Pronostic. La pyélite est une maladie grave, tant à cause de la suppuration qui en est souvent la suite, qu'à cause des rechutes auxquelles les malades sont exposés lorsqu'ils guérissent. En effet, les calculs rénaux peuvent toujours renouveler la maladie lorsqu'ils ne sont pas expulsés. La mort est presque toujours le résultat des abcès rénaux considérables.

Traitement. Il est le même que celui de la néphrite ; on y ajoute l'opium à l'intérieur pour calmer les violentes douleurs de la première période, en commençant par 5 à 10 centigrammes par jour, dose qu'on augmente graduellement si c'est nécessaire. On donne peu de boissons à prendre, afin de diminuer autant que possible la sécrétion urinaire. — S'il y a déjà du pus dans les urines, on applique des cautères à la région rénale. Lorsque l'abcès tend à se frayer une voie à l'extérieur, on la favorise par des cataplasmes émollients dans la région lombaire, et si la tumeur est assez sensible au toucher et superficielle, on ne craint pas de l'ouvrir pour procurer un écoulement au liquide purulent et aux corps étrangers qu'il peut contenir.

Lorsque des coliques néphrétiques font supposer l'existence de calculs rénaux, ou lorsque le malade a échappé à une première atteinte de néphrite calculeuse, on combat cette disposition par le régime végétal, des boissons délayantes abondantes, les eaux de Vichy ou des boissons contenant un gramme environ de bicarbonate de soude par pinte de liquide.

Cystite.

Définition. On donne ce nom à l'inflammation de la vessie, soit que la phlegmasie affecte seulement sa membrane muqueuse, ce qui est le plus ordinaire, soit qu'elle s'étende à sa tunique musculeuse.

Division. La cystite peut être *symptomatique* de calculs vésicaux (elle est alors du domaine de la chirurgie) ou *idiopathique* ; c'est la seule dont il sera question dans cet article. Elle est *aiguë* ou *chronique*, *muqueuse* ou *phlegmoneuse, générale* ou bornée au col de la vessie.

Causes. Cette maladie est rare. Ses principales causes sont des excès de boissons spiritueuses, une chute sur les reins et le périnée, une contusion sur l'hypogastre, une plaie qui pénètre jusqu'à la vessie, le cathétérisme, le séjour des sondes dans cet organe, un accouchement laborieux, la rétention d'urine, une urétrite qui s'étend à la vessie, l'absorption des cantharides à la suite de l'application des vésicatoires, une métastase rhumatismale ou goutteuse.

Symptômes. L'invasion de la cystite a lieu par une douleur derrière le pubis qu'augmentent les mouvements et la pression; l'hypogastre est souvent tendu, et parfois le siége d'une tuméfaction formée par la vessie. L'urine est chaude, rouge, très-peu abondante, rendue avec difficulté et douleur; il y a des besoins d'uriner fréquents et sans résultat. En même temps, fièvre, anorexie, soif, constipation, parfois nausées, vomissements et anxiété très-grande. Lorsque l'inflammation est bornée au col de la vessie, ce qui est le plus fréquent, il y a un sentiment de douleur et de pesanteur au périnée, accompagné d'ischurie et de ténesme vésical. Le cathétérisme est très-douloureux, difficile ou même impossible, à cause du gonflement de la portion prostatique de l'urètre. Dans quelques cas de cystite du bas fond, l'inflammation s'étend à l'une ou aux deux ouvertures des uretères; l'urine, qui ne peut plus descendre dans la vessie, s'accumule dans les calices et le bassinet, et donne lieu à une fièvre urineuse dans laquelle toutes les excrétions exhalent une forte odeur d'urine. Il survient bientôt une grande prostration et du délire, et les malades ne tardent pas à succomber.

La cystite occasionnée par les cantharides présente chez quelques sujets un symptôme particulier, c'est l'expulsion, au milieu d'efforts considérables et de vives douleurs, de lambeaux de fausses membranes albumineuses.

Terminaisons. La cystite se termine par résolution, par suppuration, par gangrène, ou par le passage à l'état chronique. La résolution est la solution la plus ordinaire de cette maladie; elle arrive après quelques jours de durée de cette affection, par la diminution graduelle des symptômes. La suppuration est rare; elle donne lieu à des urines blanchâtres et lactescentes. La gangrène est une suite infiniment plus rare encore que la précédente. Dans ce cas, les urines sont fétides: il se fait alors une rupture de la vessie dans le siége de l'escarre : l'urine s'épanche soit dans le péritoine, où elle donne lieu à une inflammation de cette membrane promptement mortelle, soit dans le tissu cellulaire du bassin, qu'elle frappe de mortification, accident non moins funeste. Le passage de la cystite à l'état chronique est assez fréquent. Cet état est, d'ailleurs, quelquefois primitif.

La cystite *chronique* donne lieu à une douleur habituelle à l'hypogastre et au périnée, à des besoins fréquents d'uriner, à des urines muqueuses, filantes, troubles, floconneuses, parfois purulentes, à un état de malaise quelquefois accompagné de fièvre et de trouble dans les fonctions digestives. Après un temps variable, mais toujours long, tantôt la cystite chronique finit par se dissiper, tantôt la douleur et les autres symptômes locaux disparaissent, à l'exception de l'altération de l'urine, qui devient habituelle, sans autre dérangement de la santé.

Lésions anatomiques. La membrane muqueuse de la vessie est rouge et injectée à différents degrés, boursouflée, épaissie, plus ou moins ramollie, quelquefois tapissée dans certains points de son étendue de fausses membranes albumineuses. Dans quelques cas, cette membrane présente des ulcérations étroites et peu nombreuses, bornées presque toujours à cette tunique, mais cependant pouvant perforer les parois de la vessie. — Dans certains cas, il y a du pus qui est infiltré dans le tissu cellulaire sous-muqueux, ou réuni en un ou plusieurs foyers. Enfin on trouve quelquefois, mais très-rarement, des plaques gangréneuses sur la même membrane. — Dans la cystite chronique, la vessie est presque toujours rétrécie ; sa membrane muqueuse est rouge, violacée, ardoisée, brunâtre, friable, fongueuse et souvent ulcérée. Ses parois sont fortement épaissies. Il y a quelquefois du pus comme dans la cystite aiguë. Il n'est pas rare de rencontrer avec les lésions de la vessie diverses altérations des reins et de la prostate.

Diagnostic. On reconnaît la cystite aux symptômes que nous avons indiqués plus haut. Il importe de distinguer la cystite idiopathique d'avec celle qui dépend de la présence de calculs dans la vessie ; on ne peut guère y parvenir qu'à l'aide du cathétérisme.

Pronostic. La cystite est une maladie sérieuse et souvent grave. Celle que déterminent les cantharides est toujours une affection légère.

Traitement. Lorsqu'il y a fièvre, on saigne d'abord ; dans les autres cas, on se borne à des applications de sangsues à l'hypogastre ou au périnée ; leur nombre varie suivant l'intensité de la maladie. On seconde les émissions sanguines par des bains tièdes, des cataplasmes émollients, des laxatifs doux et une tisane mucilagineuse qui doit être prise en quantité modérée. Si, l'excrétion de l'urine étant très-difficile ou nulle, la vessie était distendue et saillante à l'hypogastre, il faudrait pratiquer le cathétérisme avec toutes les précautions convenables. Les cystites goutteuse et rhumatismale exigent en outre des sinapismes aux extrémités ; celle qui est l'effet des cantharides réclame l'emploi du camphre combiné avec l'opium à l'intérieur et à l'extérieur. — La cystite chronique, lorsqu'elle a un certain degré d'acuité, doit être traitée de la même manière que la cystite aiguë ; on agit en même temps sur la peau par la flanelle, des bains de vapeur ou sulfureux, des vésicatoires sur l'hypogastre, des frictions stibiées. — On injecte parfois avec succès dans la vessie, à l'aide de la sonde à double courant de M. Cloquet, de l'eau pure ou mucilagineuse, sulfureuse, goudronnée, ou contenant une certaine quantité de nitrate d'argent. Cette dernière solution peut être légère ou concentrée, suivant les cas ; elle n'expose à aucun accident, et ne provoque presque pas de douleur ; elle est souvent d'une grande efficacité.

FIN DU TOME PREMIER.

TABLE

DU PREMIER VOLUME.

I. 38

FIN DE LA TABLE.